脑卒中临床诊疗技术培训教程

主 编 王金环

天津出版传媒集团
天津科技翻译出版有限公司

图书在版编目（CIP）数据

脑卒中临床诊疗技术培训教程/王金环主编. —天津:天津科技
翻译出版有限公司,2015.6
ISBN 978 - 7 - 5433 - 3486 - 1

Ⅰ.①脑⋯　Ⅱ.①王⋯　Ⅲ.①脑血管疾病 - 诊疗 - 技术培训 -
教材　Ⅳ.①R743

中国版本图书馆 CIP 数据核字（2015）第 077061 号

出　　　版:天津科技翻译出版有限公司
出 版 人:刘 庆
地　　　址:天津市南开区白堤路 244 号
邮政编码:300192
电　　　话:(022)87894896
传　　　真:(022)87895650
网　　　址:www. tsttpc. com
印　　　刷:唐山新苑印务有限公司
发　　　行:全国新华书店
版本记录:787×1092　16 开本　27 印张　500 千字
　　　　　2015 年 6 月第 1 版　2015 年 6 月第 1 次印刷
　　　　　定价:98.00 元

编者名单

主　编　王金环

编　者　（按汉语拼音顺序排序）

安中平　曹德晨　陈　岩　范一木　韩　彤　洪　雁
纪　勇　金　奕　靳　松　亢建民　李　毅　尚彦国
施铭岗　石志鸿　苏丽娜　孙志明　佟小光　王　艳
王宏图　王育新　巫嘉陵　席　刚　邢永红　徐小林
姚　鑫　尹　龙　于德林　俞　宁　岳　伟　张琳瑛
张佩兰　赵俊丽　赵文娟　周官恩　周玉颖

前　言

　　尊敬的各基地医院的同道们,为了推进国家卫生和计划生育委员会"脑卒中防治工程"的健康发展,全面提高全国各基地医院的相关诊疗水平,天津市环湖医院根据对全国基地医院专家培训要求,并结合多年临床治疗的实践经验,设计了7项实用技术相关培训课程。这些课程既有面向不同专业人员的讲座,也有多个学科共同参加的疑难病例讨论,还有院长业务查房的具体内容等,以增进各位专家对脑血管病的融合和贯通,扩大视野,促进各学科的协作与配合。此外,本书还包括同行专家的讲课,着重于提高本专业的具体诊疗水平,解决临床经常面临的实际问题。

　　各位同道会发现,本书并不是内容齐全的教科书,撰写各章节内容的多是临床经验丰富的科室主任及主任医师们,他们并不都是知名专家,但他们阐述的内容却实战性很强,本书内容不求"高、大、全",却力争从实际出发,期望能为各位专家"穿针引线",把我们对脑卒中的认识,对各种指南和规范的理解和贯彻,通过具体的病例介绍给大家。各个章节的内容犹如在脑血管病诊疗中架起的桥梁,连接着规范、指南与患者。通过培训使专家们能在今后的工作中为每位患者都能提供个体化、规范化的诊疗,真正体现各医疗机构对患者的关爱,使以患者为中心的理念能够真正得到落实,给广大的脑卒中患者带来福音。

目　录

第 2 篇　神经外科诊疗技术 ························ **229**

第 1 篇

神经内科诊疗技术

第1章

实用技术介绍

第1节 卒中单元

脑卒中是目前严重危害人类健康的主要疾病之一,具有发病率高、死亡率高、致残率高、复发率高、合并症多及治愈率低的特点,给个人、家庭和社会造成了沉重的负担。按照循证医学的研究结果,只有4种治疗方法被认为是有效的,分别是:卒中单元(stroke unit)(OR值为0.71)、溶栓治疗(OR值为0.83)、抗血小板治疗(OR值为0.99)和抗凝治疗(OR值为0.99)。因此,卒中单元可能是近年来在卒中治疗方面最重要的进展,其概念的提出和完善为卒中患者的管理和治疗提供了全新的模式。目前我国很多综合性的大医院甚至部分基层医院也已经建立了卒中单元,但是多数还不能称之为真正意义上的卒中单元。有的由于条件的限制不符合规范,有的还不能达到统一协调的高度组织化的程度。有的地方对卒中单元模式治疗效果缺乏信心,从而投入资金、人员不够。很多卒中单元没能配备语言康复、吞咽康复、临床心理医生及社会工作者,而且缺乏脑卒中的治疗指南,关键是对卒中单元的理念没有正确领会,甚至认为卒中单元就是药物治疗加康复。本节对卒中单元的概念、发展史、分类、构建及运行模式和我院的卒中单元进行了介绍。

卒中单元的概念

狭义的卒中单元是指在医院的一定区域内,具有诊疗指南和规范指导的、有组织化的多学科专业人员共同参与讨论治疗和护理脑卒中患者的医疗综合体模式。广义的卒中单元还把患者的管理延续到出院后的家庭治疗、社会保健,形成了管理卒中的"医疗-社会系统",相比传统卒中治疗扩大了治疗范围。

从以上概念可以看出,卒中单元并不是一种药物或一种技能,而是一种急性脑卒中综合性治疗的模式,是一种新的病房管理模式。其最大特点是把药物治疗与肢体康复、心理康复、语言训练、健康教育和生活护理指导整合起来,建立起一种整体的综合治疗模式。它与普通病房的不同之处就在于具有一支经过特殊康复训练的队伍,制订康复的目标,共同参与常规的医疗活动,为脑血管病患者,特别是急性期患者提供治疗,重点在于早期的功能锻炼和护理的整合。因此可以认为卒中单元是一种整合医疗或组织化医疗的特殊类型。

卒中单元的发展史

卒中单元起源于欧洲北爱尔兰。Adams于1950年率先报道了有组织的卒中服务模式，即在老年病房建立卒中康复组后，有关卒中的医疗服务模式的研究便引起了各国的重视，美英等国家相继建立了类似的机构，相关研究亦不断深入和完善。卒中的医疗服务模式也经历了从最初的卒中康复组到20世纪60年代的卒中监护病房（借鉴了心脏重症监护单元的模式），从20世纪70年代的卒中康复病房到20世纪80年代的急性卒中病房，再到21世纪初的延伸卒中单元，共50多年的发展历程。然而，由于开始时缺乏针对急性脑卒中的有效治疗手段，疗效并未达到预期目的。20世纪80年代后，神经影像学诊断技术的飞速发展和临床应用积累了大量有关不同卒中亚型疗效和临床病理的资料，随着循证医学的普及和推广，对卒中单元进行了多次Meta分析和系统回顾，证实了卒中单元在降低急性卒中患者的死亡率、致残率，提高存活者的生活质量等方面的确有效，从而奠定了卒中单元在临床实践中的确切地位，并且把卒中单元的概念改变为非重症卒中单元。2000年开始出现延伸卒中单元的概念，即把卒中单元中的患者管理延续到出院之后的家庭医疗和社区医疗，形成了卒中患者管理的社会系统工程。许多国家的卒中治疗指南都把患者是否能进入卒中单元治疗作为评价卒中患者是否接受了最佳治疗的指标之一。

卒中单元的分类

按照收治的对象和工作方式，把卒中单元分为以下5种基本类型。①急性卒中单元：通常收治发病1周内的患者，在这种卒中单元中强调监护，患者住院数天，一般不超过1周。②康复卒中单元：收治发病1周后的患者，连续治疗和康复达数周，必要时达数月。③联合卒中单元：联合急性和康复的共同功能，收治急性期患者，但住院数周，如果需要，可延长至数月。④移动卒中单元：此种模式中没有固定的病房，患者收治到不同病房，由一个多学科医疗小组去查房和制订医疗方案。⑤延伸的卒中单元：把患者的管理延续到出院之后的家庭医疗和社会医疗，形成卒中患者管理的社会系统工程。

卒中单元的人员组成

由于卒中单元要求能为患者提供药物治疗、肢体康复、心理康复、语言训练、健康教育等优化治疗措施，因此，卒中单元必须组建多学科卒中小组，其成员包括经过培训的卒中治疗专家、专业护士、临床药理医师、物理治疗师、作业治疗师、语言训练师、心理治疗师、医学社会工作者等。

卒中单元的构建及运作

卒中单元运作的基本特点

与普通病房相比，卒中单元的基本特点及其优越性主要体现在：①多科协同工作；②有系统、规范的卒中单元管理的治疗指南；③能更好地组织急性期治疗，更广泛地选择治疗，提高和完善治疗；④早期的康复治疗；⑤具有关于卒中基本知识及工作态度的职工教育计划；⑥家属的积极参与；⑦对家属及患者的健康教育。

卒中单元的工作程序

● 建立及改造病房：建立卒中单元后，

增加了康复和健康教育的内容,同时对于急性卒中单元和综合卒中单元要求有监护功能,因此对病房进行改造以适应新的工作需要。病房一般设置 30~40 张床,具体根据医院情况和卒中患者数量而定。

- 患者选择标准:所有卒中患者。入院后首先要对患者进行标准评估,由多科协作组共同进行标准和(或)康复治疗,必要时入院开始给予数天监护。各种治疗措施应按指南规范化进行。

- 住院时间:受床位数、周转率影响,各个医院有所不同。

- 每周进行神经功能缺损程度及功能残疾评分以监测病情变化。

- 治疗措施:多学科卒中协作组成员经常召开联席会议,治疗小组至少每周开会 1 次,时间 1~3 小时,由卒中专家主持。患者或照料者不常规参加。会议内容是把患者情况介绍给治疗小组,讨论病情,根据每名患者的主要问题制订长短期康复目标及出院计划。有些卒中单元还安排较短时间讲课,拓展成员知识水平。卒中单元治疗专业组成员应当在患者住院 1 周内就积极与患者及其家属和看护者接触。看护者应参与治疗,接受卒中康复及护理技能培训,协助观察病情变化。

- 教育培训及健康教育:是卒中单元的重要特点。包括病例讨论、每周进行非正式的培训活动、每年进行 1~6 周的正式培训。治疗小组成员要学习最新脑血管病治疗指南,了解脑血管病的最新进展。每周组织两次针对住院患者及家属的健康教育讲座,由临床医师、康复师、营养师、护士轮流讲课,普及防治基本知识。通过健康教育,使卒中患者对抗栓药物的使用、戒烟、卒中早期症状和自身危险因素这几个方面加深了解,从而提高患者二级预防的依从性。

- 随访:建立随访门诊,出院患者在特定时间点到随访门诊随访,由医师按照指南对患者进行治疗、二级预防指导。

卒中单元的疗效

根据循证医学研究的结果,卒中单元模式是目前治疗卒中最有效的方法。研究表明,相比普通病房,卒中单元能减少脑梗死住院患者的病死率,明显提高患者的早期日常生活能力,减少神经功能缺损,提高回归社会的能力,不增加患者的花费。2003 年,研究者对 23 个随机对照研究(5000 个病例)进行系统分析后,获得趋向性的结论:卒中单元模式治疗卒中可显著降低卒中患者的整体的病死率,降低患者对疗养机构的长期医疗保健需求和减少患者对别人的长期依赖,对减少卒中患者的整体致残率、提高卒中患者的生存率和改善生活质量有长期的作用。卒中单元模式不但住院时近期疗效好,患者出院后的远期生存率和生活质量等疗效也较好。Jorgensen 对 1241 名卒中患者进行了社区对照研究,普通病房组和卒中单元组患者卒中后 1 年的病死率分别是 39% 和 32%,有显著差异;普通病房组和卒中单元组患者卒中后 5 年的病死率分别是 71% 和 64%,有显著差异;卒中单元组患者 5 年后死亡的相对危险性减少 40%。Indredavik 等用 Frenchay 活动指数量表(FAD)评估卒中幸存患者的日常活动状况,并进行了随机对照试验,发现卒中单元的患者在卒中 10 年后的生存率和功能状态比普通病房高,回归家庭的人数也有所增加。

我国的卒中单元存在的问题及探索

由于医疗体制和专业人员配置的缘故,目前我国真正意义上的卒中单元寥寥无几,尚存在许多问题。①我国各地经济发展水平不同,卫生状况千差万别,卒中单元的管理模式在总体上亟须一定的标准来规范。②目前我国治疗脑卒中的主要费用在药物治疗上，忽视了康复、语言、心理治疗等卒中单元的重要组成内容，临床各学科缺乏合作的动力。③我国医学教育中没有语言训练专业，加上各地语言或方言差别巨大，从而使语言训练不能落实，这也是卒中单元语言康复缺失的原因。④我国医院缺乏专业的健康教育者和社会工作者。⑤对卒中后期患者缺乏合理安置，导致治疗缺乏连续性。另外，我国许多地方建立了中西医结合卒中单元、针灸卒中单元，尚在探索之中。

环湖医院卒中单元简介

天津市环湖医院（简称我院）于2005年4月建立了符合天津市情且更具特色的天津市第一家卒中单元医疗模式和示范病区。研发了卒中单元数字化管理软件以及相应的数据库，建立了卒中研究平台。我们所建立的卒中单元由多学科医师，包括神经内科、神经外科、心理科、营养科、康复科、药剂科及中医科医师等共同参与，是一种延伸的卒中单元，不仅对患者住院期间进行管理，而且还包括出院后的定期随访，以及对社区和农村居民的健康宣教。按照循证医学指南对患者进行药物治疗、康复指导、二级预防和健康教育。与卒中单元配套的数字化卒中单元管理软件是由天津市中天驰软件科技开发公司与天津市环湖医院合作开发与编制的卒中单元管理软件，可将每位卒中患者的所有相关信息（包括随访信息）录入并保存到数据库，供医师进行医疗救治、随访、学习研究等时使用。

本软件系统综合了神经内科医师、神经内科护士、临床康复师、临床心理医师、营养师、脑血管外科医师对患者的各项检查记录。康复师模块又分语言康复师、物理康复师、职业康复师，临床医师模块中还加入了化验检查结果和影像学检查结果。为了减轻

临床工作者的负担，本系统量表都采用了复选框和下拉框，不需要填写任何文字。

●临床医师模块：由神经内科医师将患者的一般信息、血液学检查结果（血常规、血液流变学、血脂、血糖、凝血六项、血同型半胱氨酸、超敏CRP、血电解质和肝肾功能）、颈动脉及脑动脉彩色超声及影像学检查结果及时输入数据库。该模块还提供了卒中相关的各种电子测评量表，包括格拉斯哥昏迷评分、NIHSS评分、Barthel指数、改良Rankin评分、格拉斯哥结局评分、Hunt-Hess评分、中国卒中量表、欧洲卒中量表等，共13个，并将定期的神经功能评分结果、卒中危险因素在完成评价后自动录入数据库。

●护士模块：由神经内科护士对患者的压疮危险性及神经功能在电子量表中进行评分。操作护士点击压疮危险性复选框，系统便自动弹出Norton压疮电子量表的下拉式菜单，由护士逐项进行评分，评价结束后系统将评分结果自动录入数据库。

●康复师模块：该模块提供了大量神经康复医学常用电子量表。可供语言康复师选择的电子量表有失语症筛查表，口颜面、言语失用检查量表，失语症检查成绩量表和构音障碍检查量表等。可供职业康复师选择的量表有知觉功能评定量表，认知功能评定量表，Valpa评定、训练记录，改良的Barthel指数评定表，独立性生活能力评定表。由卒中单元的康复师对患者进行语言康复、物理康复和职业康复评价，并将评价结果录入数据库。

●临床心理医师、营养师和脑血管外科医师模块：可供临床心理医师选择的电子量表有HAMILTON焦虑量表、HAMILTON抑郁量表、MMSE量表、九十项症状清单、MoCA量表、心理会诊病例。可供营养师选择的电子量表有患者的基本情况，糖尿病、高脂血症、高血压的分型及相关膳食处方。可供脑血管外科医师选择的电子量表有亚低温治疗观察量表、颅内及颅外血管狭窄的部位、

相关特点及所采取的治疗措施、脑动脉瘤或动静脉畸形的分类、治疗和转归。

● 治疗记录模块：由神经内科医师点击治疗原则复选框，系统便自动弹出治疗原则的下拉式菜单，根据患者的病情，将患者用药情况、用药的起始和结束时间录入数据库。

● 确定诊断模块：涵盖内容丰富。该系统的诊断包括了出血性脑血管病，短暂性脑缺血发作和缺血性卒中。其中后者包含了 TOAST 分型、OCSP 分型和 CISS 分型。该系统的诊断还包括对高血压的分级和分层标准，并自动评价高血压的危险度。

● 卒中总结模块：将患者住院以来的所有卒中记录汇总在一个界面中显示查看。通过它了解患者详细情况，方便快捷。该界面包含了患者一般情况记录、危险因素记录、神经功能缺损评分记录、辅助检查结果记录，以及卒中单元相关学科各种规范化数据的输出。

● 卒中学习与工具、患者及家属健康教育演示模块：提供了大量 ppt、doc、pdf、flash 动画以及多种格式文件的上传、更新及演示功能。这些文件涉及卒中学习、各种卒中指南的更新、临床指导、健康教育、病理病因、理论知识等方方面面，在一定程度上对临床工作者提高业务水平、学习技能和经验交流起到了推动作用，同时为医患互动交流提供平台。

每位卒中患者进入卒中单元病区后就进入卒中管理流程：对入院的每位卒中患者进行综合评价治疗；每周二、周四对患者及其家属进行健康宣教（图 1.1.1），由临床医师、康复师、营养师、项目经理、药剂师轮流讲课，重点是脑血管病的一级预防和二级预防及用药指导；设立卒中随访室，项目经理与患者及其家属进行沟通，强化二级预防概念。

对出院患者进行定期随访，重点内容包括：患者神经功能评价，二级预防依从性，血

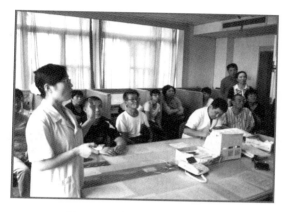

图 1.1.1　卒中单元健康宣教。

液指标改善等。主要是通过到院随访来完成，对于来院随访有困难者，进行电话随访或入户随访（图 1.1.2）。

为了使卒中单元数据库能够满足临床研究的需要，并在全院推广卒中单元的管理模式，我院重新对数据库进行修订，使数据库录入完全按照结构化的要求进行改建，以便于数据的导出与统计。另外，将过去一个病区使用推广成全院使用，还专门成立了随访办公室，由多名资深护士作为健康管理的专门人员，协作医师对出院患者进行门诊随访，使我院出院患者的复发率明显降低。

病例分享

某患者，已随访 8 年，入院时 37 岁，如今已经 45 岁，每年均来我院随访。患者 8 年前因阵发性言语不清 1 天就诊于我院急诊，以"短暂性脑缺血发作"收入院。入院后查头部 MRI 为左基底节腔隙性梗死。入院时 NIHSS 评分 2 分，改良 Rankin 评分 1 分。住院 3 周出院。出院后在门诊随访，针对患者的危险因素如吸烟、高血压、高脂血症、肥胖进行干预，患者成功戒烟，服用硝苯地平调控血压，服用辛伐他汀降脂治疗。营养师针对患者的化验指标进行营养方面的干预，使患者成功控制体重。患者在 3 个月随访时达标。此后在我院长期随访过程中有时血脂

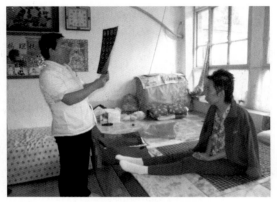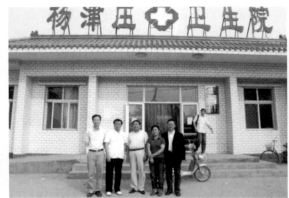

图 1.1.2　环湖医院医师到区县进行随访和卒中宣教。

高，在服用降脂药物时肝酶升高，指导患者调整用药，患者肝功能很快正常，对医师的信任度增强，依从性增强，从没有自作主张停药，因此患者从未复发。出院康复后一直在正常工作。出院 8 年时随访：NIHSS 评分 0 分，改良 Rankin 评分 0 分。

　　在我院卒中单元正式运行的 8 年期间，我院卒中单元工作获得中国科学技术协会和中国质量协会颁发的优秀奖，在天津市质量管理小组评比中获得金奖，作为科研课题获天津市科学技术进步三等奖。以科主任为组长的质量管理小组对医护人员的工作进行定期检查和培训，及时发现不合格项目，提出持续改进措施，再次进入 PDCA 循环。通过质量控制，我们规范了脑卒中治疗，提高了疗效及患者的生存质量，提高了医疗资源整合能力，缩短了平均住院日，降低了平均住院费用，提高了患者及家属满意度，并建立了二级预防制度，为做好二级预防奠定了良好的基础。

结语

　　综上所述，循证医学的研究已经证明卒中单元是目前治疗脑卒中最有效的方法，卒中单元的发展使卒中的治疗科学化、系统化。在未来几年里，卒中单元的建设关键在

于对卒中医护人员进行从理念上到具体运作上的规范培训，培养大批具有脑血管病临床诊疗规范和技能的临床医护人员，并且需要对卒中单元进行数字化、规范化建设，使卒中单元不流于形式，切实为我国脑卒中的防治做出重要贡献。

（周官恩　安中平）

参考文献

[1] 曾宪容. 卒中单元简介. 中国循证医学杂志，2004, 1: 57–59.

[2] 马锐华，王拥军. 卒中单元的研究进展. 中华内科杂志，2002,41(11): 779–781.

[3] 郑萍，章军建. 卒中单元——脑血管病管理的新模式. 国外医学：脑血管疾病分册，2002, 10(4): 259–263.

[4] Langhorne P, de Villiers L, Pandian JD. Applicability of stroke-unit care to low-income and middle-income countries. Lancet Neurol, 2012,11(4): 341–348.

[5] Jorgensen HS, Kammersgaard LP, Nakayama H, et al. Treatment and rehabilitation on a stroke unit improves 5-year survival: A community-based study. Stroke, 1999,30(5):930–933.

[6] 王拥军. 卒中单元. 北京：科学技术文献出版社, 2004.

第 2 节　缺血性卒中的一级与二级预防

脑卒中是全球最主要的致死病因之一,亦是最主要的疾病负担。我国是脑卒中高发国家之一,卒中防治形势严峻,卒中发病率以每年8.7%的速率上升,发病者约30%死亡,生存者也常伴有偏瘫、失语等残障。我国2008年的居民死因抽样调查显示,脑卒中已成为我国国民第一位的死亡原因,70%~80%的脑卒中患者为缺血性脑卒中。在中国,每年有250万新发卒中病例,有160万人死于卒中。脑卒中已超过心脏病,成为引起死亡及成年人致残的主要原因。每年脑卒中治疗费用约400亿元人民币。目前,现存脑卒中患者近750万。卒中致残率高达75%,卒中复发率超过30%,脑卒中的复发相当普遍,卒中复发导致患者已有的神经功能障碍加重,并使死亡率明显增加。首次卒中后6个月内是卒中复发危险性最高的阶段,所以在卒中首次发病后有必要尽早开展二级预防工作。

卒中虽然无法预测,但却有办法预防。卒中的预防包括对整个人群的健康宣教,对没有发生卒中但有卒中危险因素的人群进行一级预防,及对已发生卒中患者的二级预防。因此,脑卒中的一级、二级预防对于该病的防治尤为重要。

公众意识及教育

- 建议通过教育计划提高公众对卒中的了解(Ⅱ类证据,B级建议)。
- 建议通过教育计划提高专业人士(护理人员/急诊医生)对卒中的了解(Ⅱ类证据,B级建议)。

脑卒中的一级预防

一级预防是通过治疗血管危险因素、进行抗栓治疗、行颈动脉手术和血管成形术从而减少无症状人群患脑卒中的风险。由戒烟、适度饮酒、规律锻炼身体、健康饮食和保持BMI于正常指数范围内所组成的健康生活模式,可以使发生缺血性脑卒中和短暂性脑缺失发作(TIA)的风险降低(RR=0.29;95% CI 0.14~0.63)。

血管危险因素

包括高血压、糖尿病、心房颤动、心肌梗死、高胆固醇血症、高同型半胱氨酸血症、颈动脉疾病、吸烟、嗜酒、缺乏体育运动和肥胖等。

高血压

高血压与脑卒中的发病密切相关,对所有卒中亚型,高血压是最重要的危险因素,中国一项前瞻性队列研究结果显示,44.1%的脑卒中归因于高血压。另一项Meta分析表明,降压药物可使脑卒中发病率降低约达40%,这比冠心病事件、心血管疾病和全死因死亡率的减少更为显著。因此,必须长期稳定控制血压,减少脑卒中事件的发生。JAMA杂志近期公布了《2014年美国成人高血压治疗指南》,该新指南的亮点如下:不推荐强化降压治疗;起始治疗不推荐联合用药,单药、单药后联合和起始就联用降压药是三种平起平坐的策略;在糖尿病合并高血压时,ARB和ACEI不再是优选,而与其他类型药物平起平坐；肾病患者首选RAS阻断剂；β受体阻滞剂退出一线，降至四线。60岁以上老年高血压患者的高血压治疗目标值应为150/90mmHg；30~59岁高血压患者舒张压应低于90mmHg，收缩压应低于140mmHg；30岁以下高血压患者血压应低于140/90mmHg。对于60岁以下患高血压合并糖尿病，或高血压合并非糖尿病性慢性肾脏疾病患者，指南推荐的治疗目标值和60岁以下普通人群一致。该指南推荐的起始用药包括：ACEI类药物、ARB类药物、钙通道阻滞剂以及噻嗪类利尿剂。此外，指南推荐对于合并慢性肾脏疾病的高血压患者，治疗起始或继续抗高血压治疗时，应该使用ACEI或ARB类药物，以改善肾功能。

糖尿病

糖尿病是缺血性脑卒中的独立危险因素。对糖尿病患者，应当定期检测血糖和糖化血红蛋白，建议改进生活方式，进行个体化药物治疗（Ⅳ类证据，C级建议）。最新研究表明，强力降糖治疗和标准降糖治疗在减少心血管死亡率和非致死性卒中的发生方面没有明显区别，但是强力降糖治疗会明显增加发生低血糖的风险。使HbA1C降低至7%，可以减少小血管和大血管并发症。对于许多非孕成年人，HbA1C的理想目标值是<7%，临床医生应该权衡降低HbA1C所带来的益处和反复发生低血糖的风险，同时应该考虑患者的年龄、糖尿病的持续时间和存在的合并症。

高脂血症

他汀类药物能显著降低血浆总胆固醇、LDL-C和载脂蛋白B（apo B）的水平，也可降低TG水平和轻度升高HDL-C。此外，他汀类药物还可能具有抗炎、保护血管内皮等作用，均可能与冠心病事件的减少有关。近20年来临床研究显示，他汀类药物是当前防治高胆固醇血症和动脉粥样硬化至关重要的药物。对26个他汀类药物试验（总共纳入95 000位

患者）的评价结果显示，他汀类药物可使脑卒中的发生率从3.4%降低到2.7%，这主要是由于他汀类药物治疗可以使非致命性脑卒中的发生率从2.7%降低到2.1%。卒中指南建议：应当定期监测血胆固醇。建议高胆固醇[例如 LDL >150mg/dL（3.9mmol/L）]者要改进生活方式（Ⅳ类证据，C级建议），并服用他汀类药物（Ⅰ类证据，A级建议）。对没有心血管疾病病史的2型糖尿病患者，每天服用他汀类药物可以减少心血管疾病和卒中的发生。无论基线血脂水平如何，他汀类药物治疗联合生活方式干预适用于糖尿病患者卒中的一级预防和二级预防。对没有卒中或TIA发作的糖尿病患者，不推荐联合应用他汀类和非诺贝特类药物来减少卒中的发生。

吸烟

吸烟是男性和女性患缺血性脑卒中的一个独立危险因素，一个包含22项研究的Meta分析显示：与不吸烟人群相比，吸烟可使缺血性脑卒中的发生率增加2~3倍。戒烟后2年将会使缺血性脑卒中发生的风险降低50%。美国卒中协会和美国心脏病协会建议将停止吸烟作为卒中的一个预防措施（Ⅲ类证据，B级建议）。

饮酒

酗酒（>60g/d）会增加患缺血性脑卒中（RR=1.69；95% CI 1.34~2.15）和出血性脑卒中（RR=2.18；95% CI 1.48~3.20）的风险。相反，少量饮酒（<12g/d）能减少所有脑卒中（RR=0.83；95% CI 0.75~0.91）和缺血性脑卒中（RR=0.80；95% CI 0.67~0.96）的发生率。饮红酒可以使缺血性脑卒中发生的风险降得更低。2008年欧洲脑卒中指南建议：劝阻大量饮酒（Ⅲ类证据，B级建议）。

体力活动

一份关于队列研究和病例–对照研究的

Meta分析表明:与缺乏体力活动的人相比,坚持体力活动的人发生脑卒中或死亡的风险更低(RR=0.73;95% CI 0.67~0.79),这是由于体育锻炼有助于体重、血压、血胆固醇和血糖的控制。规律地锻炼身体(2~5h /w)能使发生缺血性脑卒中的风险和严重性降低。糖尿病成年人应该至少每周做150分钟的中强度需氧体育运动,每周至少坚持锻炼3天,每周没有锻炼的天数不能超过2天。在无禁忌证的情况下,应该鼓励2型糖尿病的成年人每周至少做2次耐力训练。

体重、饮食和绝经后激素替代疗法

无论男性和女性,体重指数升高(BMI≥25kg/m²)常常伴随高血压和糖尿病的发生,并常会增加患脑卒中的风险而腹部脂肪增多只是男性患脑卒中的一个危险因素。虽然降低体重可以降低血压,但是这样并不会降低发生脑卒中的风险。补充维生素E和β-胡萝卜素不会减少发生脑卒中的风险。一个对应用维生素E试验所做的Meta分析表明:大剂量应用维生素E(≥400IU/d)会增加脑卒中的发病率。高同型半胱氨酸血症能增加发生脑卒中的风险(OR=1.19;95%CI 1.05~1.31)。Meta分析显示:补充叶酸能减少发生脑卒中的风险(RR=0.82;95% CI 0.68~1.00)。在女性绝经后,脑卒中的发病率迅速增加,一份Cochrane系统评价发现:绝经后妇女的激素替代治疗会增加脑卒中发生的风险(RR=1.44;95% CI 1.10~1.89)。2008年欧洲脑卒中指南建议饮食应低盐和低饱和脂肪,富含水果、蔬菜和纤维(Ⅲ类证据,B级建议);建议体重指数增高者采用减肥饮食(Ⅲ类证据,B级建议);不建议应用抗氧化维生素补充剂(Ⅰ类证据,A级建议);不建议将激素替代疗法用于脑卒中的一级预防(Ⅰ类证据,A级建议)。美国高血压、高胆固醇血症及糖尿病的患病率均高于中国,但对于人群血浆同型半胱氨酸(Hcy)水平,美国为10~12μmol/L,

中国约为15μmol/L,比较两国人群的卒中风险,中国比美国高240%。Meta分析表明,尽管叶酸水平已经升高或在叶酸强化的地区,也未发现降低Hcy对减少脑卒中风险有益;但在叶酸水平相对较低的亚洲地区,补充叶酸降低血Hcy,可使脑卒中的发生风险降低22%左右。

抗血栓治疗

2008年欧洲脑卒中指南建议:对45岁及以上的女性患者,脑出血的风险小、胃肠道耐受好者,建议服用低剂量阿司匹林来降低缺血性脑卒中的风险(RR=0.76;95% CI 0.63~0.93),但其作用非常有限(Ⅰ类证据,A级建议)。出于对心肌梗死一级预防的目的,男性可以考虑服用低剂量阿司匹林,但其不能减少缺血性脑卒中的风险(Ⅰ类证据,A级建议)。不建议将除阿司匹林以外的抗血小板药物用于脑卒中的一级预防(Ⅳ类证据,优良临床实践)。在CHARISMA试验中,对有多重血管危险因素但未发生缺血事件的患者,阿司匹林和氯吡格雷的联合应用并不比单独应用阿司匹林更有效。2012年美国胸科医师学会(ACCP)发布的第9版《抗栓治疗与血栓形成预防指南》推荐,年龄≥50岁的无症状心血管疾病患者,应用小剂量的阿司匹林(75~100mg/d)优于不用,阿司匹林服用10年可轻度降低各类心血管风险全因死亡率。中国卒中一级预防指南也推荐,对10年心脑血管事件风险为6%~10%的个体,应使用阿司匹林进行心脑血管疾病预防。无症状性颈内动脉狭窄超过50%的患者,建议服用低剂量阿司匹林,以降低发生血管事件的风险(Ⅱ类证据,B级建议)。

心房纤颤是脑卒中的一个强有力的独立危险因素,ACTIVE临床试验发现:对房颤患者,阿司匹林与氯吡格雷的联合应用不比单独应用华法林更有效,而且有一个相似的出血风险。欧洲脑卒中指南建议:非瓣膜性房颤患者,如果年龄小于65岁、没有血管危险因素,建议服用阿司匹林(Ⅰ类证据,A 级建议);如果年龄在65~75岁、没有血管危险因素,除非禁忌,建议服用阿司匹林或口服抗凝剂 (国际标准化比值INR2.0~3.0)(Ⅰ类证据,A 级建议);如果年龄大于75 岁,或者虽不到75 岁,但有高血压、左心室功能不全、糖尿病等危险因素, 建议口服抗凝剂(INR 2.0~3.0)(Ⅰ类证据,A 级建议)。房颤患者如果不能接受口服抗凝剂,建议服用阿司匹林 (Ⅰ类证据,A 级建议); 房颤患者如果有机械性人工瓣膜,建议接受长期抗凝。INR 目标值因人工瓣膜类型不同而异,但不能低于2~3(Ⅱ类证据,B 级建议);当应用抗凝剂抗凝治疗时,INR在 2.0 以下时, 抗凝无效;当INR>3.5时,会使出血风险增加。

颈动脉手术和血管成形术

随着颈动脉狭窄程度的增加,同侧发生脑卒中的风险也增加。国外研究发现,65 岁以上人群中有 7%~10%的男性和 5%~7%的女性颈动脉狭窄大于50%。在狭窄程度为60%~99%的人群中,卒中年发病率为 3.2%。因此, 高危患者应重视颈动脉超声筛查,对于无症状性颈动脉狭窄患者,目前推荐采用内科保守治疗:稳定斑块、调脂治疗、他汀类药物的应用。

2008年欧洲脑卒中指南建议:不提倡给无症状的有明显颈动脉狭窄的患者施行颈动脉手术,除非脑卒中高危人群(Ⅰ类证据,C 级建议);不推荐给无症状颈动脉狭窄的患者施行颈动脉血管成形术,伴或不伴支架植入术(Ⅳ类证据,优良临床实践);建议患者在做颈动脉手术或血管成形术的术前和术后服用阿司匹林 (Ⅰ类证据,A 级建议)。另外,对无症状性栓塞的探查能被用来鉴别处于易于发生卒中和TIA的高危无症状性颈动脉狭窄患者,而有无症状性颈动脉狭窄和栓子信号的患者很可能从颈动脉内膜剥脱术中获益。

脑卒中的二级预防

当患者发生卒中或TIA后, 可以通过几个途径预防卒中的复发。这些依赖于卒中或TIA 的发病机制。控制危险因素是非常重要的,在卒中一级预防中所讨论的一些研究也适用于卒中的二级预防,包括血管危险因素的处理、抗栓治疗、行颈动脉手术和血管成形术。

血管危险因素的最佳管理

高血压

随机对照试验的Meta分析显示:降低血压可以使卒中风险减少30%~40%,随着血压的进一步降低,卒中风险将持续下降。除了应用降压药物以外,生活方式的调整也是非常重要的,比如:减轻体重,食用水果、蔬菜、低脂奶制品,规律地有氧运动和限制每天酒精的摄入,因此在脑卒中或TIA后,应该降低血压和不定期地监测血压。而血压应该达到的目标水平和降低值尚不确定,治疗需个体化。但是,平均降低10/5mmHg(1mmHg=0.133kPa)时就会获益。对怀疑由于脑低灌注引起脑卒中或有双侧颈动脉狭窄的患者,血压不应该被大幅度降低。在降压药中, 血管紧张素受体拮抗剂——依普沙坦可能比钙离子通道阻滞剂——硝苯地平更有效。2008年欧洲卒中指南建议:定期监测血压,建议在急性期后降血压,包括正常血压的患者(Ⅰ类证据,A 级建议)。

糖尿病

在发生缺血性卒中的患者中,糖尿病的发生率高达33%, 糖尿病是卒中复发的一个独立危险因素,急性脑卒中后高血糖可能增大梗死面积和恶化功能结局。有脑卒中史的2型糖尿病患者, 应用胰岛素增敏剂匹格列酮能减少致命性或非致命性脑卒中的发生（HR=0.53；95% CI 0.34~0.85；P=0.0085）。低血糖可致类似急性缺血性脑卒中表现。2008年欧洲脑卒中指南建议：规律监测血糖；糖尿病患者应该改进生活方式，并进行个体化的药物治疗（Ⅳ类证据，优良临床实践）；对不需要应用胰岛素的2型糖尿病患者，在脑卒中后建议应用吡格列酮进行治疗（Ⅲ类证据，B级建议）。

高脂血症

阿托伐他汀对脑卒中二级预防的疗效是根据SPARCL试验得出的，目的是用来明确阿托伐他汀（80mg/d）或安慰剂是否会减少无冠心病、而在6个月内有过一次脑卒中或TIA发作的患者再发致命性或非致命性脑卒中的风险。研究结果显示：阿托伐他汀强化治疗可降低致命或非致命性脑卒中的复发风险，此项研究对他汀类药物在脑卒中二级预防中的作用给予了肯定，在缺血性脑卒中的急性期停用他汀类药物可能是有害的。

2008年欧洲脑卒中指南建议：在非心源性脑栓塞的患者中，如果有高脂血症，建议应用他汀类药物治疗（Ⅰ类证据，A级建议）。2011年一项研究表明，对于LDL-C≥100mg/dL的缺血性卒中或TIA患者，建议用他汀类药物进行强力降脂治疗。这些患者如果伴有冠心病，LDL-C应该降低50%，或LDL-C<70mg/dL（Ⅰ类证据，A级建议）。HDL胆固醇水平低于正常值的缺血性脑卒中或TIA患者可以考虑应用烟酸或吉非贝齐治疗（Ⅱ类证据，B级建议）。

吸烟、饮酒、超重、饮食和体力活动

2008年欧洲脑卒中指南建议：在缺血性脑卒中和TIA的二级预防中，针对吸烟、饮酒、超重、饮食和体力活动方面的建议与一级预防相同。

绝经后激素替代治疗和睡眠呼吸障碍

绝经后激素替代治疗不能防止血管事件的发生，而且可能会增加再发脑卒中的严重程度。因此欧洲脑卒中指南指出：不建议将激素替代疗法用于脑卒中的二级预防（Ⅰ类证据，A级建议）。睡眠呼吸障碍既是脑卒中的一个危险因素，也是脑卒中的一个并发症，导致脑卒中的远期预后差，并增加脑卒中的远期死亡率。50%以上的脑卒中患者存在睡眠呼吸障碍，绝大多数以阻塞性睡眠呼吸暂停的形式出现。欧洲脑卒中指南建议用连续气道正压通气治疗睡眠呼吸障碍，如阻塞性睡眠呼吸暂停（Ⅲ类证据，优良临床实践）。

抗血栓治疗

抗血小板治疗

抗血小板治疗可以减少血管事件的发生，这些血管事件包括非致命性心肌梗死、非致命性脑卒中和有脑卒中或TIA病史患者的血管性死亡（RR=0.78；95% CI 0.76~0.80）。

中国缺血性卒中短暂性脑缺血发作二级预防中抗血小板药物规范化应用专家共识建议，对于非心源性栓塞的缺血性卒中或TIA患者（脑动脉粥样硬化性、腔隙性和病因不明性），为减少卒中复发或其他血管事件的风险，建议使用抗血小板药物，而不能应用其他任何药物替代（Ⅰ类推荐，A级证据）；缺血性卒中或TIA后应尽早启动抗血小板治疗（Ⅰ类推荐，A级证据）；如果没有禁忌证，应该长期使用抗血小板药物（Ⅰ类推荐，A级证据）。依据每位患者的基本特征、对药物的敏感性和耐受性，氯吡格雷（75mg/d）、阿司匹林（50~325mg/d）、缓释双嘧达莫（200mg）与阿司匹林（25mg）复方制剂（2次/d）都可作为首选的抗血小板药物（Ⅰ类推荐，A级证据）。

口服抗凝治疗

2008年欧洲脑卒中指南建议：由房颤引起的缺血性脑卒中，建议口服抗凝剂华法林(INR 2.0~3.0)治疗（Ⅰ类证据，A级建议）。如果患者伴随其他情况，如跌倒、依从性差、未控制的癫痫或胃肠道出血，不建议口服抗凝治疗（Ⅲ类证据，C级建议），单独年龄增大不是口服抗凝治疗的禁忌（Ⅰ类证据，A级建议）。不是由房颤引起的心源性栓塞性脑卒中，如果脑卒中复发风险高，建议抗凝治疗(INR 2.0~3.0)（Ⅲ类证据，C级建议）。急性缺血性卒中，不推荐立即应用抗凝治疗；静脉应用r-tPA后的24小时内，不推荐应用抗凝治疗。非心源性栓塞性缺血性脑卒中后，不推荐应用抗凝治疗，除非在一些特定的情况下，如主动脉粥样硬化斑块、基底动脉梭形动脉瘤、颈动脉夹层或证实伴深静脉血栓形成的卵圆孔未闭或房间隔动脉瘤，可给予抗凝治疗（Ⅳ类证据，优良临床实践）。如果口服抗凝禁忌，建议给予低剂量阿司匹林和双嘧达莫联用（Ⅳ类证据，优良临床实践）。目前尚没有充分的证据证明阿加曲班和其他凝血酶抑制剂对急性缺血性卒中的疗效。

抗血小板治疗中的复发性血管事件

对在进行抗血小板治疗期间再发血管事件的患者，其治疗方案仍无定论，对这些患者，应该寻找可能存在的脑卒中危险因素，同时加强对综合危险因素的处理。可选择的治疗方案如下：继续保持现有的治疗方案，更换为另一种抗血小板药，增加另外一种抗血小板药物或用口服抗凝剂。2008年欧洲脑卒中指南建议：接受抗血小板治疗仍发生脑卒中的患者，建议重新评价其病理生理学和危险因素（Ⅳ类证据，优良临床实践）。

外科治疗和血管成形术

没有器官衰竭或严重心功能障碍的75岁以上患者可以从颈动脉内膜切除术(CEA)获益。症状性严重颈动脉狭窄>70%的女性患者应该做CEA，然而中度颈动脉狭窄的女性患者应该用药物治疗。对影像学上有白质缺血表现的患者做CEA会增加围术期的风险，对侧颈内动脉闭塞不是CEA的禁忌证，但会增加围术期的风险。颈动脉几乎闭塞的患者做CEA所获得的益处是很小的。欧洲脑卒中指南建议：颈动脉狭窄为70%~99%的患者，建议做颈动脉内膜切除术（Ⅰ类证据，A级建议），颈动脉内膜切除术只能在围术期并发症(所有脑卒中和死亡)发生率低于6%的医学中心进行（Ⅰ类证据，A级建议），建议在最近一次脑缺血事件后尽早施行颈动脉内膜切除术，最好在2周内（Ⅱ类证据，B级建议）；某些狭窄为50%~69%的患者，可以考虑行颈动脉内膜切除术，对近期有大脑半球症状的男性颈动脉狭窄患者最有可能获益（Ⅲ类证据，C级建议），狭窄为50%~69%的颈动脉内膜切除术只能在围术期并发症(所有脑卒中和死亡)发生率低于3%的医学中心进行（Ⅰ类证据，A级建议）；不建议给狭窄低于50%的患者施行颈动脉内膜切除术（Ⅰ类证据，A级建议）；建议手术前后继续抗血小板治疗（Ⅰ类证据，A级建议）。在临床上，梗死灶较小，而影像学检查或临床表现提示存在由于颈动脉狭窄或闭塞导致血流不足引起较大的缺血半暗带时，或在CEA术后出现神经病学后遗症时，立刻或紧急进行CEA手术不会产生很好的疗效。对神经功能不稳定的患者，不推荐进行CEA手术。

一个对颈动脉血管成形术和支架植入术(CAS)的最新Meta分析显示：与CEA相比，在CAS后30天内发生脑卒中和死亡的风险明显增加（OR=1.41；95% CI 1.07~1.87；P=0.016），然而，在这个分析中发现有明显的异质性(P=0.035)。欧洲脑卒中指南建议，只将颈动脉经皮腔内血管成形术和(或)支架植入术(CAS)用于如下患者（Ⅰ类证据，A级建议），即有严重症状性颈动脉狭窄的下列患者：有颈动脉内膜切除术禁忌者，狭窄处于手术不能到达的部位，早期颈动脉内膜切除术后再狭窄，放射后狭窄（Ⅳ类证据，优良临床实践）。支架植入术前即给予氯吡格雷和阿司匹林联用，持续至术后至少1个月（Ⅳ类证据，优良临床实践）。

对于大脑中动脉或颈内动脉狭窄或闭塞的患者，行颅内外动脉搭桥术不会防止脑卒中的发生。对于颅内动脉狭窄，目前没有随机对照试验评估血管成形术和支架术的利弊。几个非随机对照试验已经显示颅内动脉支架术是可行和安全的，但是再狭窄的风险仍然很高。2008欧洲脑卒中指南建议症状性颅内动脉狭窄患者可考虑血管内治疗（Ⅳ类证据，优良临床实践）。

综上所述，防治缺血性脑卒中和TIA的循证医学证据是多方面的，而脑血管病循证医学与个体化处理不相对立，指南不能作为临床决策的替代品，临床医生在具体治疗时仍需考虑患者的个体差异。

（安中平）

参考文献

[1] Ming Liu,Bo Wu,Wen-Zhi Wang, et al. Stroke in China: epidemiology,prevention,and management strategies.Lancet Neurol,2007,6(5): 456-464.

[2] Brainin M,Barnes M,Baron JC,et al.Guidance for the preparation of neurological management guidelines by EFNS scientific task forces – revised recommendations 2004.Eur J Neurol, 2004,11: 577-581.

[3] Ringleb PA,Bousser MG,Ford G,et al. Guidelines for Management of Ischaemic Stroke and Transient Ischaemic Attack 2008.The European Stroke Organisation(ESO) Executive Committee and the ESO Writing Committee.Cerebrovasc Dis,2008,25: 457-507.

[4] Mancia G,De Backer G,Dominiczak A,et al. 2007 Guidelines for the management of arterial hypertension: The Task Force for the Management of Arterial Hypertension of the European Society of Hypertension (ESH) and of the European Society of Cardiology (ESC). Eur Heart J,2007,28: 1462-1536.

[5] Amarenco P,Labreuche J,Lavallee P,et al. Statins in stroke prevention and carotid atherosclerosis: systematic review and up –to – date meta-analysis.Stroke,2004,35: 2902-2909.

[6] Reynolds K,Lewis B,Nolen JD,et al.Alcohol consumption and risk of stroke: a meta – analysis.JAMA,2003,289: 579-588.

[7] Schrader J, Luders S, Kulschewski A , et al. Morbidity and mortality after stroke: eprosartan compared with nitrendipine for secondary prevention: principal results of a prospective randomized controlled study (MOSES). Stroke, 2005,36: 1218-1226.

[8] Amarenco P,Bogousslavsky J,Callahan A,et al. Stroke Prevention by Aggressive Reduction in Cholesterol Levels (SPARCL) Investigators. High-dose atorvastatin after stroke or transient ischemic attack.N Engl J Med,2006,355:549-559.

[9] Robert JA,Greg AL,Mark JA,et al.Update to the AHA/ASA Recommendations for the Prevention of Stroke in Patients With Stroke and Transient Ischemic Attack.Stroke,2008,39: 1647-1652.

[10] Sacco RL, Adams R, Albers G, et al. Guidelines for prevention of stroke in patients with ischemic stroke or transient ischemic attack: a statement for healthcare professionals from the American Heart Association/American Stroke Association Council on Stroke. Stroke, 2006, 37: 577-617.

[11] CAPRIE Steering Committee. A randomised, blinded trial of clopidogrel versus aspirin in

patients at risk of ischaemic events (CAPRIE). Lancet, 1996, 348: 1329–1339.

[12] Diener H, Bogousslavsky J, Brass L, et al. Aspirin and clopidogrel compared with clopidogrel alone after recent ischaemic stroke or transient ischaemic attack in high-risk patients (MATCH): randomised, double-blind, placebo-controlled trial. Lancet, 2004, 364: 331–337.

[13] Algra A. Medium intensity oral anticoagulants versus aspirin after cerebral ischaemia of arterial origin (ESPRIT): a randomized controlled trial. Lancet Neurol, 2007, 6: 115–124.

[14] Flaker GC, Gruber M, Connolly SJ, et al. Risks and benefits of combining aspirin with anticoagulant therapy in patients with atrial fibrillation: an exploratory analysis of stroke prevention using an oral thrombin inhibitor in atrial fibrillation (SPORTIF) trials. Am Heart J, 2006, 152: 967–973.

[15] Ringleb PA, Bousser MG, Ford G, et al. Update Guidelines for Management of Ischaemic Stroke and Transient Ischaemic Attack 2008. The European Stroke Organisation (ESO) Executive Committee and the ESO Writing Committee. Cerebrovasc Dis, 2009, 25: 53.

第3节　缺血性脑卒中常见分型及常用量表的应用

缺血性卒中是一种异质性很强的疾病,不同类型卒中的病因各不相同。人们对缺血性卒中的认识逐渐深刻,发生了从一种"疾病"到一种"临床综合征"的观念转变,并开始基于病因对不同的缺血性卒中患者"对因施治"。这一过程是伴随着缺血性卒中病因学研究的不断发展而不断进步的,而以循证医学为基础逐渐发展的缺血性卒中治疗指南和治疗手段也随其发生了革命性的变化。缺血性卒中的病因学分型是临床试验、流行病学调查、基因研究以及临床实践中治疗决策制定的基础。

缺血性卒中常见分型

经典 OCSP分型

OCSP分型是1991年英国的Banford等在牛津地区进行的脑卒中大规模群体调查(OCSP)中提出的新的分型方法。它是以原发的脑血管疾病引起的最大功能缺损时的临床表现为依据,将急性脑梗死分为4个亚型。其分型特点与解剖及病理生理过程相对应,最大优点是方法简便,不依赖于CT、MRI等辅助检查的结果,根据临床表现(全脑症状和局灶脑损害症状)迅速分型,并同时提示闭塞血管和梗死灶的大小部位,与影像学有较好的对应关系。同时具有较好的信度和效度,更加符合临床实践的需要。4个亚型为:

(1)完全前循环梗死(TAC I);
(2)部分前循环梗死(PAC I);
(3)后循环梗死(POC I);
(4)腔隙性梗死(LAC I)。

经典TOAST分型

目前国际公认的第1个缺血性卒中病因学分型是1993年由美国Adams等在类肝素药物(Org 10172)治疗急性缺血性脑卒中的临床试验中制定的TOAST分型。该分型依据临床表现、梗死灶大小或类型、影像学表现以及相关的辅助检查等将缺血性卒中分为如下5个亚型:

(1)大动脉粥样硬化;
(2)心源性栓塞;
(3)小动脉闭塞(腔隙性脑梗死);
(4)其他已知病因的急性缺血性卒中;
(5)不明原因的卒中。

中国缺血性卒中分型(CISS)

CISS不仅有病因诊断,还有发病机制诊断。在病因诊断中将主动脉弓粥样硬化归类到大动脉粥样硬化,使其更加符合真正的病理改变。在病因诊断中提出了穿支动脉疾病,将粥样病变正式引入到穿支动脉的病因诊断中。将大动脉粥样硬化性梗死的发病机制区分为能够用现代影像技术识别的载体动脉斑块或血栓堵塞穿支动脉到动脉栓塞或低灌注/栓子清除下降及混合型。上述改良不仅使卒中分型更加符合临床实践,也能通过分型加深对卒中病理生理机制的理解。

1.大动脉粥样硬化(LAA)
(1)主动脉弓粥样硬化;
(2)颅内外大动脉粥样硬化。
2.心源性卒中(CS)。
3.穿支动脉疾病(PAD)。

4.其他病因(OE)。

5.病因不确定(UE)。

在CISS分型体系中,进一步对颅内外大动脉粥样硬化所致缺血性卒中的潜在发病机制进行了如下归纳:

(1)载体动脉(斑块或血栓)阻塞穿支动脉;

(2)动脉-动脉栓塞;

(3)低灌注/栓子清除下降;

(4)混合机制:上述2种或2种以上机制同时存在。

脑卒中常用评定量表

脑卒中评定量表是将脑卒中患者重要的神经缺损体征进行量化的评定方法,可以反映病情的严重程度和演变过程,预测脑卒中患者的预后,评定临床试验的治疗效果。因其优于传统的神经系统体格检查,因而普遍应用于临床和科研工作中。我院卒中单元常用的脑卒中评定量表如下。

意识水平评分:格拉斯哥昏迷评分

1974年,Teasdale等为脑外伤患者制定的格拉斯哥昏迷评分(GCS)(表1.3.1),也常用于脑卒中患者,但它对神经系统缺损的评定项目在急性脑卒中患者中少见,且不包括失语和运动缺损分级,所以不太适用于无意识障碍但有失语的脑卒中患者。

表1.3.1　格拉斯哥昏迷评分(GCS)

项目	评分	
睁眼(E)	自己睁眼	4
	呼叫时睁眼	3
	疼痛刺激时睁眼	2
	任何刺激不睁眼	1
言语反应(V)	正常	5
	有错语	4
	词不达意	3
	不能理解	2
	无语言	1
非偏瘫侧运动反应(M)	正常(服从命令)	6
	疼痛时能拨开医生的手	5
	疼痛时逃避反应	4
	疼痛时呈屈曲状态	3
	疼痛时呈伸展状态	2
	无运动	1
总计:		
解释:评定时间2分钟。优点:简单、可靠。最大得分15分,预后最好;最小得分3分,预后最差;8分或以上恢复机会大;3～5分潜在死亡危险,尤其是伴有瞳孔固定或缺乏眼前庭反射者。		

神经功能缺损评分

美国国立卫生研究院卒中量表(NIHSS)(表1.3.2)

1989年,Thmos等为急性脑卒中的治疗研究设计了一个包含15个项目的神经功能检查量表。该表使用简便,能被护士和医生很快掌握,几乎不引起疲劳,可在一天内多次检查。神经科医师、研究人员、护士之间的重测信度没有显著差别,内容一致性好。NIHSS的各项目评分所占比重大致相等,反映神经功能缺损的所有水平,是适用于各种脑卒中类型的量表(表1.3.2)。

表 1.3.2　美国国立卫生研究院卒中量表(NIHSS)

	检查	评分
1a	意识水平: 即使不能全面评价(如气管插管、语言障碍、气管创伤、绷带包扎等),检查者也必须选择 1 个反应。只在患者对有害刺激无反应时(不是反射),方记录 3 分	0 = 清醒,反应敏锐 1 = 嗜睡,最小刺激能唤醒患者完成指令、回答问题或有反应 2 = 昏睡或反应迟钝,需要强烈反复刺激或疼痛刺激才能有非固定模式的反应 3 = 仅有反射活动或自发反应,或完全没反应、软瘫、无反应
1b	意识水平提问(仅对最初回答评分,检查者不要提示):询问月份,年龄。回答必须正确,不能大致正常。失语和昏迷者不能理解问题记 2 分,患者因气管插管、气管创伤、严重构音障碍、语言障碍或其他任何原因不能说话者(非失语所致)记 1 分	0 = 都正确 1 = 正确回答一个 2 = 两个都不正确或不能说
1c	意识水平指令:要求睁眼、闭眼,非瘫痪手握拳、张手。若双手不能检查,用另一个指令(伸舌)。仅对最初的反应评分,有明确努力但未完成也给评分。若对指令无反应,用动作示意,然后记录评分。对创伤、截肢或其他生理缺陷者,应给予一个适宜的指令	0 = 都正确 1 = 正确完成一个 2 = 都不正确
2	凝视: 只测试水平眼球运动。对自主或反射性(眼头)眼球运动记分。若眼球侧视能被自主或反射性活动纠正,记录 1 分。若为孤立性外周神经麻痹(Ⅲ、Ⅳ、Ⅴ),记 1 分。在失语患者中,凝视是可测试的。对眼球创伤、绷带包扎、盲人或有视觉或视野疾病的患者,由检查者选择一种反射性运动来测试。建立与眼球的联系,然后从一侧向另一侧运动,偶尔能发现凝视麻痹	0 = 正常 1 = 部分凝视麻痹(单眼或双眼凝视异常,但无被动凝视或完全凝视麻痹) 2 = 被动凝视或完全凝视麻痹(不能被眼头动作克服)
3	视野: 用手指数或视威胁方法检测上、下象限视野。如果患者能看到侧面的手指,记录正常。如果单眼盲或眼球摘除,检查另一只眼。明确的非对称盲(包括象限盲),记 1 分。患者全盲(任何原因)记 3 分,同时刺激双眼。若患者濒临死亡记 1 分,结果用于回答问题 11	0 = 无视野缺失 1 = 部分偏盲 2 = 完全偏盲 3 = 双侧偏盲(全盲,包括皮质盲)

(待续)

表 1.3.2(续)

	检查	评分
4	面瘫: 言语指令或动作示意,要求患者示齿、扬眉和闭眼。对反应差或不能理解的患者,根据有害刺激时表情的对称情况评分。有面部创伤/绷带、经口气管插管、胶布或其他物理障碍影响面部检查时,应尽可能移至可评估的状态	0 = 正常 1 = 最小(鼻唇沟变平、微笑时不对称) 2 = 部分(下面部完全或几乎完全瘫痪,中枢性瘫) 3 = 完全(单或双侧瘫痪,上下面部缺乏运动,周围性瘫)
5	上肢运动: 上肢伸展,坐位 90°,卧位 45°。要求坚持 10 秒;对失语的患者用语言或动作鼓励,不用有害刺激。评定者可以抬起患者的上肢到要求的位置,鼓励患者坚持。仅评定患侧	0 = 上肢于要求位置坚持 10 秒,无下落 1 = 上肢能抬起,但不能维持 10 秒,下落时不撞击床或其他支持物 2 = 能对抗一些重力,但上肢不能达到或维持坐位 90°或卧位 45°,较快下落到床 3 = 不能抗重力,上肢快速下落 4 = 无运动 9 = 截肢或关节融合
6	下肢运动: 下肢卧位抬高 30°,坚持 5 秒;对失语的患者用语言或动作鼓励,不用有害刺激。评定者可以抬起患者的上肢到要求的位置,鼓励患者坚持。仅评定患侧	0 = 于要求位置坚持 5 秒,不下落 1 = 在 5 秒末下落,不撞击床 2 = 5 秒内较快下落到床上,但可抗重力 3 = 快速落下,不能抗重力 4 = 无运动 9 = 截肢或关节融合
7	共济失调: 目的是发现双侧小脑病变的迹象。实验时双眼睁开,若有视觉缺损,应确保实验在无缺损视野内进行。双侧指鼻、跟膝胫试验,共济失调与无力明显不呈比例时记分。如患者不能理解或肢体瘫痪不记分。盲人用伸展的上肢摸鼻。若为截肢或关节融合,记录 9 分,并解释清楚	0 = 没有共济失调 1 = 一侧肢体有 2 = 两侧肢体均有 如有共济失调: 左上肢 1 = 是 2 = 否 9 = 截肢或关节融合 右上肢 1 = 是 2 = 否 9 = 截肢或关节融合 左下肢 1 = 是 2 = 否 9 = 截肢或关节融合 右下肢 1 = 是 2 = 否 9 = 截肢或关节融合
8	感觉: 用针检查。测试时,用针尖刺激和撤除刺激,观察昏迷或失语患者的感觉和表情。只对与卒中有关的感觉缺失评分。偏身感觉丧失者需要精确检查,应测试身体多处部位:上肢(不包括手)、下肢、躯干、面部。严重或完全的感觉缺失,记 2 分。昏迷或失语者可记 1 或 0 分。脑干卒中双侧感觉缺失记 2 分。无反应及四肢瘫痪者记 2 分。昏迷患者(1a = 3)记 2 分	0 = 正常,没有感觉缺失 1 = 轻到中度,患侧针刺感不明显或为钝性或仅有触觉 2 = 严重到完全感觉缺失,面、上肢、下肢无触觉

(待续)

表 1.3.2(续)

	检查	评分
9	语言: 命名、阅读测试。要求患者叫出物品名称、读所列的句子。从患者的反应以及一般神经系统检查中对指令的反应判断理解能力。若视觉缺损干扰测试,可让患者识别放在手上的物品,重复和发音。气管插管者手写回答。昏迷患者(1a=3),3 分,给恍惚或不合作者选择一个记分,但 3 分仅给哑或一点都不执行指令的人	0 = 正常,无失语 1 = 轻到中度:流利程度和理解能力有一些缺损,但表达无明显受限 2 = 严重失语,交流是通过患者破碎的语言表达,听者须推理、询问、猜测,能交换的信息范围有限,检查者感觉交流困难 3 = 哑或完全失语,不能讲或不能理解
10	构音障碍: 不要告诉患者为什么做测试。 读或重复附表上的单词。若患者有严重的失语,评估自发语言时发音的清晰度。若患者气管插管或其他物理障碍不能讲话,记 9 分。同时注明原因	0 = 正常 1 = 轻到中度,至少有一些发音不清,虽有困难,但能被理解 2 = 言语不清,不能被理解 9 = 气管插管或其他物理障碍,解释
11	忽视症: 若患者严重视觉缺失影响双侧视觉的同时检查,皮肤刺激正常,则记分为正常。若患者失语,但确实表现为关注双侧,记分正常 通过检验患者对左右侧同时发生的皮肤感觉和视觉刺激的识别能力来判断患者是否有忽视。把标准图显示给患者,要求他来描述。医生鼓励患者仔细看图,识别图中左右侧的特征。如果患者不能识别一侧图的部分内容,则定为异常。然后,医生请患者闭眼,分别测上或下肢针刺觉来检查双侧皮肤感觉。若患者有一侧感觉忽略则为异常	0 = 没有忽视症 1 = 视、触、听、空间觉或个人的忽视;或对任何一种感觉的双侧同时刺激消失 2 = 严重的偏身忽视;超过一种形式的偏身忽视;不认识自己的手,只对一侧空间定位
附加项目,非 NIHSS 项目		
12	说明: A. 远端运动功能 检查者握住患者手的前部,并嘱其尽可能地伸展手指。若患者不能或不伸展手指,则检查者将其手指完全伸展开,观察任何屈曲运动 5 秒。仅对第一次尝试评分,禁止重复指导和试验	评分标准 0 = 正常(5 秒后无屈曲) 1 = 5 秒后至少有一些伸展,但未完全伸展,手指的任何运动不给评分(未给指令) 2 = 5 秒后无主动的伸展,其他时间的手指运动不评分 左上肢　右上肢

解释:按表评分,记录结果。不要更改记分,记分所反映的是患者实际情况,而不是医生认为患者应该是什么情况。快速检查同时记录结果。除非必要的指点,不要训练患者(如反复要求患者做某种努力)。如部分项目未评定,应在表格中详细说明。未评定的项目应通过监视录像回顾研究,并与检查者共同探讨。

欧洲脑卒中量表

1994 年 Hantson 等为对大脑中动脉卒中的患者进行临床试验研究设计了欧洲脑卒中量表(ESS)(表 1.3.3),包含 14 个评测项目,非常侧重运动功能评定,所需时间平均为 8.2 分钟。可信、敏感、易于使用,对结局有预测能力,通过与其他神经量表做相关性分析,具有较高的共变效度。ESS 是较好的大脑中动脉卒中量表。

表 1.3.3   欧洲脑卒中量表（ESS）

评分标准	治疗前	溶栓后	治疗 30 天
意识水平:10 = 清醒;8 = 嗜睡;6 = 反复刺激或疼痛刺激才有反应;4 = 对疼痛刺激有躲避或防御反应;2 = 对疼痛刺激有产生去大脑强直;0 = 对疼痛刺激无任何反应			
理解力:给口头指令,不要示范,伸舌,指鼻,闭眼。8 = 完成 3 项;4 = 完成 1～2 项;0 = 不能完成			
言语:8 = 正常;6 = 基本可以交谈;4 = 交谈费力;2 = 只能回答是或不是;0 = 不能言语			
视野:8 = 正常;0 = 有缺损			
水平凝视:8 = 正常;4 = 眼球正中位,侧视受限;2 = 眼球侧视位,尚能回到正中位;0 = 眼球侧视位,不能回到正中位			
下部面肌运动:8 = 正常;4 = 轻瘫;0 = 全瘫			
上肢近端肌(保持 45°伸直位):取卧位,闭上双眼,前伸双上肢,双手掌相对,置于中线两侧,双上肢与床面成 45°,保持 5 秒,只评患侧。4 = 5 秒;3 = 5 秒,但患手内旋;2 = 不能保持此位置 5 秒,可保持较低位置;1 = 不能保持此位置,但仍可抗阻力;0 = 5 秒内掉落床面			
上肢近端肌(抬高 90°):取卧位,上肢置于下肢旁,手放中立位,患肢伸直向前抬 90°。4 = 正常;3 = 上肢可伸直,前伸不能达 90°;2 = 上肢弯曲,运动不充分,前伸 >45°;1 = 轻微运动,可抬离床面 <45°;0 = 不能抬离床面			
伸腕:托起患肢前臂,患手无支托,放松,旋前位。要求患者伸腕。8 = 正常;6 = 运动充分,但力弱;4 = 运动不充分;2 = 轻微运动,手腕不能伸直;0 = 腕无背伸运动			
手指屈肌:双手的拇指和食指捏成圆圈,对抗检查者施加的压力。8 = 与健侧相同;4 = 力弱;0 = 拇指和食指不能成一圆圈			
下肢近端肌(闭目,大腿垂直床面,小腿水平位):4 = 5 秒;2 = 小于 5 秒,但仍在床上;1 = 5 秒内落到床上;0 = 立刻落到床上			
下肢近端肌(屈髋,屈膝):仰卧,双腿伸直位。要求屈髋,屈膝。4 = 正常;3 = 抗阻力,但力弱;2 = 可抗重力;1 = 不能抗重力;0 = 无屈髋屈膝运动			
足背屈:8 = 正常;6 = 运动充分,但力弱;4 = 不充分,腿伸直或半膝弯曲,足外旋;2 = 轻微运动(肌力 2 级);0 = 无踝关节运动			
步行能力:10 = 正常;8 = 步态异常或步行速度,距离受限;6 = 扶拐行走;4 = 有人扶行;2 = 不能行走,但可支持下站立;0 = 不能站立			
总 得 分			

脑卒中临床神经功能缺损评分标准

1995 年,我国第四次脑血管病学术会议通过了脑卒中患者临床神经功能缺损评分标准,其目的是对脑卒中后患者所存留的或新出现的神经功能缺损进行识别和评定,并

进行疗效考评,强调运动功能,包含8个评定项目,对各项目的评分重新进行了加权(表

1.3.4)。应用简便,费时不多,但对椎基底动脉系统病变不敏感。

表1.3.4　临床神经功能缺损评分标准（CSS）

观察项目			评分标准
意识(最大刺激,最佳反应)	两项提问:1.年龄? 2.现在是几月?(相差2岁或一个月算正常)	均正常	0
		一项正常	1
		都不正确,做以下检查	
	两项指令(可以示范): 1.握拳、伸拳 2.睁眼、闭眼	均完成	3
		完成一项	4
		都不能完成,做以下检查	
	强烈局部刺激 (健侧肢体)	定向退让(躲避动作)	6
		定向肢体回缩(对刺激的反射性动作)	7
		肢体伸直	8
		无反应	9
水平凝视功能	正常		0
	侧凝视动作受限		2
	眼球侧凝视		4
面瘫	正常		0
	轻瘫,可动		1
	全瘫		2
言语	正常		0
	交谈有一定困难,借助表情动作表达或语言流利但不易听懂,错语较多		2
	可简单对话,但复述困难,言语多迂回,有命名障碍		5
	词不达意		6
上肢肌力	Ⅴ正常		0
	Ⅳ不能抵抗外力		1
	Ⅲ抬臂高于肩		2
	Ⅲ平肩或以下		3
	Ⅱ平肩或以下 >45°		4
	Ⅰ上肢与躯干夹角≤45°		5
	0		6
手肌力	Ⅴ正常		0
	Ⅳ不能紧握拳		1
	Ⅲ握空拳,能伸开		2
	Ⅲ能屈指,不能伸		3
	Ⅱ屈指不能及掌		4
	Ⅰ指微动		5
	0		6

（待续）

表 1.3.4(续)

观察项目		评分标准
下肢肌力	Ⅴ 正常	0
	Ⅳ 不能抵抗外力	1
	Ⅲ 抬腿 45°以上,踝或趾可动	2
	Ⅲ 抬腿 45°左右,踝或趾不能动	3
	Ⅱ 抬腿离床不足 45°	4
	Ⅰ 水平移动,不能抬高	5
	0	6
步行能力	正常行走	0
	独立行走 5m 以上,跛行	1
	独立行走,需扶杖	2
	有人扶持下可以行走	3
	自己站立,不能走	4
	坐不需支持,但不能站立	5
	卧床	6

解释:在相应项目内打"√",每项检查只能选填一项。最高分 45 分,最低分 0 分,轻型 0~15 分,中型 16~30 分,重型 31~45 分。

日常生活能力

Barthel 指数(表1.3.5)

20 世纪 50 年代中期,Mahoney 和 Barthel 设计的残疾量表,是以躯体能力评定为主的评定方法, 不含有认知能力的评定, 称为 Maryland 残疾指数的量表,1965 年正式改为 Barthel 指数,是目前世界上应用最广、信度

表 1.3.5　Barthel 指数(BI)

	填表说明	项目	评分			
1	指 1 周内情况,偶尔 = 1 周 1 次	大便	0 = 失禁	5 = 偶尔失禁	10 = 能控制	
2	指 24~48 小时情况,"偶尔"指 <1 次/天,插尿管的患者能独立完全管理尿管也给 10 分	小便	0 = 失禁	5 = 偶尔失禁	10 = 能控制	
3	指 24~48 小时情况,由看护者提供工具也给 5 分:如挤好牙膏,准备好水等	修饰	0 = 需帮助	5 = 独立洗脸、梳头、刷牙、剃须		
4	患者应能自己到厕所及离开,5 分指能做某些事	用厕	0 = 依赖别人	5 = 需部分帮助	10 = 自理	
5	能吃任何正常饮食(不仅是软饭),食物可由其他人做或端来。5 分指别人夹好菜后患者自己吃	吃饭	0 = 依赖	5 = 需部分帮助(夹菜、盛饭)	10 = 全面自理	

(待续)

表 1.3.5(续)

	填表说明	项目	评分			
6	指从床到椅子然后回来,0 分 = 坐不稳,需两个人搀扶;5 分 = 1 个强壮的人/熟练的人/2 个人帮助,能站	移动	0 = 完全依赖,不能坐	5 = 需大量帮助(2 人),能坐	10 = 需少量帮助(1 人)或指导	15 = 自理
7	指在院内、屋内活动,可以借助辅助工具。如果用轮椅,必须能拐弯或自行出门而不需帮助,10 分 = 1 个未经训练的人帮助,包括监督或看护	活动(步行)	0 = 不能动	5 = 在轮椅上独立活动	10 = 需 1 人帮助步行(体力或语言指导)	15 = 独自步行(可用辅助工具)
8	应能穿任何衣服,5 分 = 需别人帮助系扣、拉链等,但患者能独立披上外套	穿衣	0 = 依赖	5 = 需部分帮助	10 = 自理(系纽扣、拉链、穿鞋等)	
9	10 分 = 可独立借助辅助工具上楼	上楼梯	0 = 不能	5 = 需帮助(体力或语言指导)	10 = 自理	
10	5 分 = 必须能不看着进出浴室,自己擦洗;淋浴不需帮助或监督,独立完成	洗澡	0 = 依赖	5 = 自理		

解释:

得分越高,独立性越好,依赖性越小。评定时间 5 ~ 10 分钟。优点:广泛用于卒中,信度和效度好。缺点:敏感度低。

效度较佳的量表。

改良的Rankin量表(表1.3.6)

1957年,Rankin设计,使用"残疾"一词,把行走能力作为明确的评分标准,1988年,Warlow等为了UK–TIA研究结合失语和认知的内容做了修改。

表 1.3.6　改良 Rankin 量表

患者状况	评分
完全无症状	0
尽管有症状,但无明显功能障碍,能完成所有日常工作和生活	1
轻度残疾,不能完成病前所有活动,但不需帮助能照料自己的日常事务	2
中度残疾,需部分帮助,但能独立行走	3
中重度残疾,不能独立行走,日常生活需别人帮助	4
重度残疾,卧床,二便失禁,日常生活完全依赖他人	5

卒中残障评分：格拉斯哥结局评分（表1.3.7）

　　1975年，Jennett等为评定严重脑外伤患者的结局而设计的格拉斯哥结局评分（GOS），也可用于脑血管病。它可评定严重和中等程度残疾患者的功能障碍是精神因素为主还是身体因素为主，可记录主要功能恢复情况，并进行康复效果的研究。

表1.3.7　格拉斯哥结局评分（GOS）

分级	描　述
1	死亡
2	植物状态：无意识，有心跳和呼吸，偶有睁眼、吸吮、哈欠等局部运动反应
3	严重残疾：有意识，但认知、言语和躯体运动有严重残疾，24小时均需他人照料
4	中度残疾：有认知、行为、性格障碍；有轻度偏瘫、共济失调、言语困难等残疾，在日常生活、家庭与社会活动中尚能勉强独立
5	恢复良好：能重新进入正常社交生活，并能恢复工作，但可有各种轻后遗症
评分标准：满分30分，正确为1分。文盲≥17分；小学≥20分；初中及以上≥24分。	

（邢永红）

参考文献

[1] Bamford J, Sandercock P, Dennis M, et al. A prospective study of acute cerebrovascular disease in the community: the Oxfordshire Community Stroke Project 1981-1986 Methodology, demography and incident cases of first-ever stroke. J Neurol Neurosurg Psychiatry, 1988, 51:1373-1380.

[2] Adams HP, Bendixen BH, Kappelle LJ, et al. Classification of subtype of acute ischemic stroke. Definitions for use in a multicenter clinical trial. TOAST. Trial of Org 10172 in Acute Stroke Treatment. Stroke, 1993, 24 (1):35-41.

[3] Madden KP, Karanjia PN, Adams HP Jr, et al. Accuracy of initial stroke subtype diagnosis in the TOAST study. Trial of ORG 10172 in Acute Stroke Treatment. Neurology, 1995, 45(4):1975-1979.

[4] S.Gao, Y.J.Wang, A.D.Xu, et al. Chinese Ischemic Stroke subclassification. Stroke, 2011, 2(6):1-5.

[5] Teasdale G, Jennett B. Assessment of coma and impaired consciousness. A practical scale. Lancet, 1974, 2(7872):81-84.

[6] Brott TG, Adams HP Jr, Olinger CP, et al. Measurements of acute cerebral infarction: a clinical examination Scale. Stroke, 1989, 20:864-870.

[7] Hantson L, Weerch, WD, Keyser JD, et al. The European stroke. Stroke, 1994, 25 (11):2215-2219.

[8] 中华神经科学会.脑卒中患者临床神经功能缺损程度评分标准（1995）（全国第四届脑血管病学术会议通过）.中华神经科杂志，1996，29:381-383.

[9] Mahoney PI, Barthel DW. Functional evaluation: the Barthel Index. Md State Med J, 1965, 14:61-65.

[10] Wolfe CD, Taub NA, Woodrow EJ, et al. Assesment of scales of disability and handicap for stroke patients. Stroke, 1991:22(10):1242-1244.

[11] Jennett B, Bond M. Assessment of outcome after severe brain damage. Lancet, 1975, 1 (7905):40-44.

第4节 急性缺血性脑卒中静脉溶栓

积极开展急性缺血性脑卒中的静脉溶栓治疗

脑卒中为我国的多发病和常见病,病死率和病残率均显著高于欧美国家,已成为我国国民首位死亡原因,超过肿瘤和冠心病。鉴于缺血性卒中发病率高于出血性卒中的特点,其早期诊断、早期治疗应成为当前各医疗中心临床工作及科研的重点。

在目前开展的急性缺血性卒中的治疗方法中,以超早期溶栓、卒中单元、抗血小板药物和发病后早期开始的规范化康复治疗为十分有效的管理和治疗方法。而发病后超早期溶栓则是最具针对性的治疗手段,可在缺血脑组织尚未发生坏死之前,通过溶栓药物使其阻塞的血管再通、恢复缺血半暗带灌注、缩小梗死灶范围,从而挽救患者生命并改善临床预后。然而,目前能够真正从溶栓治疗中获益的急性缺血性卒中患者的比例很低。据流行病学调查资料显示,欧美国家非专业综合医疗中心的溶栓治疗率仅为1.6%~21.7%,卒中治疗中心的治疗率也只有41.1%~61.3%。在我国,实际接受溶栓治疗的比例更低,静脉溶栓率仅为1.3%,远远低于发达国家的10%,甚至未达到全球溶栓治疗率的平均水平。导致我国静脉溶栓治疗不能推广的因素有很多,包括患者就诊不及时、治疗时间窗短(4.5小时)、血管再通率低(仅46.21%)、存在症状性出血转化的严重风险、各医疗中心缺乏有效的溶栓治疗"绿色通道",以及过度担心溶栓药物产生的不良反应等。此外,适应证选择和药物剂量不规范,亦是影响急性缺血性卒中患者静脉溶栓治疗效果的重要因素。

在诸多影响静脉溶栓临床应用的问题中,以就诊时间超过溶栓"时间窗",错失最佳治疗时机为主要影响因素。有研究显示,目前仅有3%~5%的急性缺血性脑卒中患者能在"时间窗"内得到静脉溶栓治疗。除此之外,对开展静脉溶栓临床意义的认识和救治水平也有待提高,同时在救治过程中需要多学科合作、多种医疗资源整合,而非过多地强调单项技术的作用。就临床医师而言,现有的医疗环境下由于过度担心静脉溶栓所带来的出血风险而在临床急救过程中未将静脉溶栓作为首选治疗方法。他们并未充分认识到:对符合适应证的患者不予以静脉溶栓治疗是临床医疗中的严重缺陷,而且有悖医生救死扶伤的职责。临床医师业务水平参差不齐也是一些医疗中心无法开展静脉溶栓治疗项目的原因之一。例如:患者的病情判定、适应证的掌握、药物剂量的确定、对溶栓过程中关键指标的监测、并发症的预防及处理等。

天津市环湖医院自2012年建立院内脑卒中急救"绿色通道"和溶栓抢救小组以来,由急诊科、影像科、检验科、神经内科和神经外科医师,以及相关护理人员组成脑卒中急救单元,对所有符合静脉溶栓适应证的急性缺血性卒中患者均及时施行阿替普酶静脉溶栓治疗,尤其是发病时间在4.5小时以内的患者,自就诊至开始阿替普酶静脉溶栓的时间约45分钟,低于国际通行的60分钟的目标时间。对于部分发病时间超过4.5小时但低于6小时的患者,若多模态MRI检查提示低灌注区超过梗死灶的20%，无论梗死灶位于前循环或后循环，经风险-效益评估表明收益大于风险，仍采取静脉溶栓治疗，90天随访时，其中大部分患者神经功能可达良好预后。目前，我院正在尝试开展对发病时间超过6小时的缺血性卒中患者经动脉途径阿替普酶溶栓治疗的临床研究，以期探讨溶栓治疗的相对"时间窗"。希望我们的工作能够"抛砖引玉"，使更多的医疗中心加入到溶栓治疗的临床实践和研究中，总结经验、达成我国的专家共识。根据两年多的临床实践，我们对经静脉途径溶栓的体会是：多学科合作、多种医疗资源整合、注重培养高水平的神经科医护人员、建立快速急救机制、积极预防和治疗并发症是溶栓工作的关键环节。唯有多种措施并举，才能使急性缺血性脑卒中患者能够在"时间窗"或相对"时间窗"内得到及时救治，达到疗效更好、并发症更少、更多患者获益的目的，从而提高治愈率，改善临床预后。

急性缺血性卒中静脉溶栓经验分享

建立卒中急救流程体系的意义

缺血性卒中在我国发病率及致残率均高于欧洲国家，究其原因同我国治疗不规范、没有按照卒中发病时间窗进行治疗有关。大血管闭塞的缺血性卒中若得不到及时的救治，平均每位患者每分钟将丧失190万个神经元。

迄今为止，临床治疗缺血性脑卒中经循证医学证实确切有效的疗法有4种：卒中单元、超早期溶栓、抗血小板治疗和早期开始的规范的康复措施。在可挽救的缺血脑组织进展为脑梗死以前，通过恢复其血流量，再灌注治疗可挽救缺血半暗带组织、减少最后

梗死面积、改善临床结果。

2012年卒中溶栓治疗的时间窗：美国FDA批准发病3小时以内rtPA静脉溶栓治疗仍然是至今唯一批准的药物治疗方法。各国卒中指南推荐，发病在4.5小时以内的急性缺血性卒中患者，应进行rtPA静脉溶栓治疗（中国尿激酶6小时以内）。影像学指导溶栓：一般在9小时以内。

尽管如此，溶栓治疗的应用却不尽如人意。我国的溶栓治疗率极低，远远没有达到国际溶栓治疗率的平均水平。在为数不多的溶栓病例中，药物剂量和时间窗的不规范比比皆是。这严重影响了急性缺血性卒中治疗的效果。

天津市环湖医院卒中急救体系

卒中急救单元的构成

由急诊科医护人员、检验科医生、神经影像科医生、神经外科医生、护理人员及神经内科医生等组成。

卒中急救目标时间

- "患者入院-接触首诊医生"目标值在10分钟内。
- "患者入院-开始CT扫描"目标值在25分钟内。
- "患者入院-溶栓治疗"目标值在60分钟内。

（王金环）

参考文献

[1] 李小刚.急性缺血性脑卒中的溶栓治疗.中国实用内科杂志,2009,29:985-988.

[2] 王梅. 脑梗死的溶栓治疗进展. 安徽医学,2012,33:641-643.

[3] 王拥军,赵性泉.缺血性卒中溶栓治疗.北京:人

民卫生出版社,2011,365.

[4] Saver JL,Gornbein J,Grotta JC,et al.Numbers needed to treat to benefit to harm for intravenous tissue plasminogen activator therapy in the 3-to 4.5-hour window: joint outcome table analysis of the ECASS 3 trial.Stroke,2009,40: 2433–2437.

[5] Fonarow GC,Smith EE,Saver JL,et al. Timeliness of tissue-type plasminogen activator therapy in acute ischemic stroke: patient characteristics, hospital factor,and outcomes associated with door-to-needle times within 60 minutes. Circulation, 2011,123:750–758.

[6] Röther J,Schellinger PD,Gass A,et al.Effect of intravenous thrombolysis on MRI parameters and functional outcome in acute stroke < 6 hours.Stroke,2002,33:2438–2445.

[7] Kent DM,Ruthazer R,Selker HP.Are some patients likely to benefit from ecombinant tissue-type plasminogen activator for acute ischemic stroke even beyond 3 hours from symptom onset? Stroke,2003,34:464–467.

[8] Rha JH,Saver JL.The impact of recanalization on ischemic stroke outcome: a meta-analysis. Stroke,2007,38:967–973.

第 5 节　急性脑卒中与高血压

高血压是最常见的慢性病之一,也是脑血管病最主要的危险因素之一。尽管降压治疗在脑卒中一级预防和二级预防中的效益十分明确,但是,关于急性脑卒中如何处理高血压的问题仍然存在着争论。2003年国际高血压联盟的工作组曾提出以下4个急需回答的问题:①急性缺血性脑卒中患者是否需要降压?②急性缺血性脑卒中患者伴有低灌注征象时,是否需要升高血压?③原发性脑出血患者是否需要降压?④脑卒中发生前正在服用降压药物的高血压患者,发生脑卒中后应继续用药还是暂停用药?十余年过去了,这些问题没有一个找到明确的答案。

急性脑卒中高血压的可能机制

缺血性脑卒中

大多数缺血性脑卒中是由于动脉粥样硬化血栓形成,高血压是动脉粥样硬化性脑血栓形成的主要危险因素。收缩压和舒张压升高均可增加脑卒中的发病率,有些人种的收缩压升高可能是更重要的危险因素。我国的流行病学资料显示,脑卒中患者有高血压病史者占76.5%,高血压病患者脑卒中发生率比血压正常者高6倍,且与血压升高的程度、持续时间、年龄和血压类型有密切关系。约70%的缺血性脑卒中患者急性期血压升高,原因主要包括:疼痛、恶心、呕吐、颅内压升高、意识模糊、焦虑、脑卒中后应激状态、病前存在高血压等。多数患者在脑卒中后24小时内血压自发降低,病情稳定而无颅压升高或其他严重并发症的患者,24小时后血压

水平基本可反映病前水平。国内研究显示,入院后约4%的患者收缩压>220mmHg,5.6%的患者舒张压>120mmHg。

出血性脑卒中

出血性脑卒中的病理生理机制有如下3种:①脑内小动脉痉挛、缺血、缺氧、代谢障碍造成细小动脉通透性增加,引起漏出性出血或细小动脉管壁破裂出血。②小动脉瘤或微动脉瘤破裂出血。③大脑中动脉与其所发出的深穿支呈直角,易受较高压力血流的冲击,在病变的基础上破裂出血。

急性脑卒中降压利弊的理论依据

关于脑卒中后早期是否应该立即降压、降压目标值、脑卒中后何时开始恢复原来使用的降压药及降压药物的选择等问题尚有争论。

降压可能有害的理论依据

急性缺血性脑卒中发生后,病变部位出现中央严重缺血区和其周围的缺血半暗带。中央区因严重缺血而很快能量耗尽,导致神经元及神经胶质细胞的不可逆性坏死。半暗带内的细胞虽然功能异常且丧失了电活动,但因得到侧支血管的供应而能勉强存活。正常情况下大脑的血流量存在自身调节机制,急性脑卒中时这种自身调节机制可能受损,以致缺血区域的脑血流供应被动地依赖体循环血压。此时,血压升高才能促使侧支血管开放,从而改善缺血半暗带的血流灌注。根据这一理论,任何程度的降压治疗都有可

能损害急性缺血性脑卒中患者的脑组织灌注。

降压可能有益的理论依据

急性脑卒中患者接受降压治疗在理论上有可能获益。降低急性缺血性脑卒中患者的血压应能减轻进一步的血管损害和脑水肿、防止新鲜梗死区转化为出血病变、预防早期脑卒中复发。降低急性出血性脑卒中患者的血压应能阻止血肿的流体静力学扩展、减轻血肿周围的水肿、预防早期脑内再出血。然而,大多数临床试验未能显示降压治疗的效益。

急性脑卒中患者降压治疗的临床试验

斯堪的纳维亚坎地沙坦急性脑卒中试验(SCAST)

斯堪的纳维亚坎地沙坦急性脑卒中试验的目的是进一步探讨在脑卒中急性期进行谨慎降压治疗的临床效益。在这项随机双盲、以安慰剂作为对照的大型临床试验中,2029例18岁以上、在症状出现后30小时内到达医院、临床诊断为急性脑卒中(缺血性或出血性)且收缩压为140mmHg(平均171/90mmHg)的患者,在接受标准抗脑卒中治疗的基础上,随机分组接受坎地沙坦或安慰剂治疗7天,坎地沙坦的剂量为第1天4mg/d,第2天8mg/d,第3~7天16mg/d,患者随访6个月。结果显示,坎地沙坦组和安慰剂组治疗后第7天的血压分别下降到147/82mmHg和152/84mmHg。坎地沙坦组多降低5/2mmHg($P<0.0001$)。随访6个月期间,两组的平均血压水平相似,均为143/81mmHg,坎地沙坦组和安慰剂组6个月内的心血管病终点事件发生率分别为12%和11%(RR=1.09,95%CI 0.84~1.41,$P=0.52$),坎地沙坦组的卒中后功能受

损程度比安慰剂组严重(RR=1.17,95%CI 1.00~1.38,$P=0.048$)。两组间总病死率,心血管病病死率,心肌梗死、缺血性脑卒中和出血性脑卒中等二级终点事件的发生率均无显著差异($P>0.05$)。结论:对于血压增高的急性脑卒中患者,用坎地沙坦进行降压治疗不能获益,甚至可能有害。

急性脑出血患者降压治疗的临床试验(INTERACT)

这是一项中国、韩国和澳大利亚合作的随机开放、盲终点设计的临床研究,纳入404例发病后6小时内、收缩压150~220mmHg,并经计算机断层扫描成像确诊的急性自发性脑出血患者。随机分组接受强化降压(目标为收缩压140mmHg)或标准治疗(目标为收缩压180mmHg)。患者随访90天。主要效益终点是24小时内血肿体积的变化。治疗1小时后收缩压分别为153mmHg和167mmHg(相差13.3mmHg,$P<0.0001$);此后23小时的平均收缩压分别为146mmHg和157mmHg(相差10.8mmHg,$P<0.0001$)。两组的24小时后平均血肿体积分别增大13.7%和36.3%($P=0.04$;校正血肿初始体积等参数后$P=0.06$)、两组间90天时的主要临床事件及严重不良事件发生率均无显著差异($P>0.05$)。结论:急性脑出血早期强化降压试验是可行的,并且有可能减轻血肿的增大程度。

急性脑出血降压治疗研究(ATACH)

这项Ⅰ期研究旨在评估急性脑出血患者立即积极降压治疗的可行性和安全性,并探索合适的收缩压目标。研究纳入发病后6小时内、收缩压170mmHg的脑出血患者,静脉注射尼卡地平(5mg/h开始,逐渐增加剂量,最大剂量15mg/h;收缩压达标后减量至1~3mg/h维持24小时)使收缩压降低至3个不同等级:第一级降至170~200mmHg;第二级,在成功降至170~200mmHg后进一步降至

140~170mmHg：第三级，成功降至140~170mmHg后进一步降至110~140mmHg。研究的主要观察终点为：①治疗的可行性（收缩压达标并维持18~24小时）；②24小时内神经功能恶化；③72小时内严重不良事件。随访3个月，评价病死率和主要临床事件。急性脑出血降压治疗研究共纳入60例患者。第一、二和三级降压目标组分别有18例、20例和22例。9例患者至3个月时第一、二和三级目标组分别有3例（17%）、2例（10%）和5例（23%）死亡。各组的病死率、神经功能恶化率及严重不良事件发生率均低于事先设定的阈值。因此，急性脑出血降压治疗研究和急性脑出血强化降压试验一样，为急性脑出血患者开展早期降压治疗提供了安全性和可行性的证据，为今后开展大规模随机临床试验做了前期铺垫工作。

继续或停止卒中后抗高血压协作（COSSACS）

患者卒中前正在进行的降压治疗是否应该停止呢？一项回顾性资料分析提示，高血压患者发生缺血性脑卒中后停用降压药物7天会带来不利的后果。继续或停止卒中后抗高血压协作（COSSACS）研究是一项在英国进行的多中心前瞻性研究，入选发病48小时之内的脑卒中患者，发病前都在服用降压药，随机分为两组，379例患者继续用药，384例患者停用降压药。这两组在两周时的死亡率及6个月时的心血管事件发生率、死亡率间均没有统计学差异。虽然继续用药组血压水平相对较低，但不良事件并无增加。

脑卒中后早期控制高血压和低血压试验（CHHIPS）

由英国6家医院进行的脑卒中后早期控制高血压和低血压试验（CHHIPS），共纳入179例急性脑卒中患者，其中58例接受拉贝

洛尔治疗，58例接受赖诺普利治疗，63例服用安慰剂，疗程为90天。研究结果发现，治疗组和安慰剂组主要终点事件（2周内死亡或残疾）的发生率分别为61%和59%，两组间无显著差异（P=0.83）。治疗组患者第一个24小时内的收缩压降低幅度显著高于安慰剂组（21对11mmHg；P<0.001）。此外，治疗组严重不良事件也未见增加，而且3个月死亡率仅为安慰剂组的一半（9.7%对20.3%）。提示拉贝洛尔和赖诺普利可有效降低急性脑卒中患者的血压，而且未见严重不良事件发生率的增加。急性脑卒中后早期给予赖诺普利和拉贝洛尔降压治疗，似乎可降低死亡率和致残率。然而，由于该研究样本量小，仍需谨慎看待这一结果，具体还需更大型的临床研究进一步验证。

脑卒中存活者应用坎地沙坦酯评估研究（ACCESS）

近期研究提示，ARB可通过抑制血管紧张素（Ang）Ⅱ 1型受体，导致2型受体功能上调及Ang Ⅱ水平升高，Ang作用于2型受体，可有效降低试验动物脑卒中后的死亡率。对脑卒中存活者紧急应用坎地沙坦酯评估研究（ACCESS）是一项前瞻性、多中心、随机、双盲、安慰剂对照研究，是第一项脑卒中后使用ARB治疗的研究。该研究计划入选500例平均起病时间在30小时之内的急性缺血性脑卒中患者，随机接受坎地沙坦酯或安慰剂，患者入选时平均血压>180/105mmHg。坎地沙坦酯起始剂量为4mg，若第二天收缩压超过160mmHg或舒张压超过100mmHg，剂量加至8mg或16mg。共随访1年，当入选第339例患者时，与安慰剂组相比，治疗组次要终点事件（12月时，各种原因所致的死亡、脑血管和心血管事件）的发生率显著降低，已达研究目标，研究因此提前结束。研究结果显示，以死亡、功能丧失、血管痉挛（CVS）及中枢神经系统（CNS）终点事件评价，坎地沙坦酯组

的发生率为9.8%,安慰剂组为18.7%,坎地沙坦酯组死亡及心血管事件的相关风险与安慰剂组相比降低7.5%(P<0.05)。ACCESS首次证明急性缺血性卒中早期采用ARB类抗高血压药物控制血压可以获益。但因主要终点(3个月Barthel生活指数)无显著差异(P=0.42),而且样本量小,因此ACCESS研究结果并未能对临床脑卒中后的血压控制产生显著影响。

急性脑卒中患者高血压的治疗

缺血性脑卒中患者高血压的治疗

所有指南均建议,除非存在一些威胁生命的内科情况,如急性心肌梗死、高血压性脑病、主动脉夹层、急性心力衰竭和肾衰竭等,否则不建议积极降血压。2010年中国急性缺血性脑卒中指南推荐如下:缺血性脑卒中后24小时内血压升高的患者应谨慎处理。先处理紧张、焦虑、疼痛、恶心、呕吐及颅压增高等情况。血压持续升高,收缩压≥200mmHg或舒张压≥110mmHg,或伴有严重心功能不全、主动脉夹层、高血压脑病时,可予谨慎降压,并严密观察血压变化,必要时可静脉使用短效药物(如拉贝洛尔、尼卡地平等),避免血压降得过低。准备溶栓的患者应使收缩压<180mmHg或舒张压<100mmHg。有高血压病史且正在服用降压药者,如病情平稳可于脑卒中24小时后开始恢复使用降压药。AHA/ASA2007年指南推荐,患者收缩压>220mmHg或舒张压>120mmHg时才建议谨慎降压,血压目标值应具体化,但卒中后第1个24小时血压下降不超过15%。ESO也建议只有血压>220/120mmHg或溶栓前血压>185/110mmHg时才考虑降压。

出血性脑卒中患者高血压的治疗

在各个版本的出血性脑卒中指南中,对血压管理都做了推荐。美国心脏协会/美国卒中协会(AHA/ASA)推荐根据患者的具体情况进行降压,包括患者的基础血压、出血性脑卒中的可能病因、年龄、颅压升高情况。若因破裂的动脉瘤和动静脉畸形出血,持续出血和再出血风险较高,可积极降压。欧洲卒中组织(ESO)指南指出,既往有高血压病史或有慢性高血压征象者,由于适应较高的平均动脉压水平,为防止脑部低灌注,将其平均动脉压控制在120mmHg,最低不应低于84mmHg,避免降压幅度超过20%。颅压升高的患者血压上限和控制目标应相应提高,保证脑灌注压至少在60~70mmHg。澳大利亚指南建议将平均动脉压控制在130mmHg以下。

降压药物的选择

2013ESH/ESC高血压防治指南指出,降压获益来自于降压本身,很大程度上不依赖于使用何种药物,指南同等推荐五大类降压药物。个别Meta分析支持某类药物具有优势,大部分是由研究的选择偏倚造成的。最大规模的Meta分析没有显示药物类别差异能带来相关的临床预后差异。新指南再次明确推荐五大类降压药物无论是单用还是与其他药物联用,都适用于高血压的初始及维持治疗,最重要的是明确针对什么样的患者,在什么条件下推荐选择什么样的治疗方案。五大类降压药指利尿剂(噻嗪类、氯噻酮、吲达帕胺)、β受体阻滞剂、钙通道拮抗剂、ACEI和ARB。

结语

急性脑卒中患者血压管理已取得很大进展。严格的血压控制可显著降低脑卒中后病情稳定患者再发脑卒中的概率。但尚在急性期的脑卒中患者,降压治疗是否对出血型和缺血型脑卒中均有益,以及血压处于何种水平有益等问题均仍待进一步研究。脑卒中有多种病因、发病机制、病理生理过程、临床表现及预后转归,治疗也不尽相同。临床实际工作中,要以指南为依据,结合患者的具体情况,综合评估,个体化合理地控制血压。

(邢永红)

参考文献

[1] 中国高血压防治指南修订委员会.中国高血压防治指南2010. 中华心血管病杂志,2011,39(7):579-616.

[2] Fufie KL,Kasner SE,Adams RL,et al.Guidelines for the prevention of stroke in patients with stroke or transient ischemic attack:a guideline for healthcare professionals from the American heart association/American stroke association.Stroke,2011,42(1):227-276.

[3] Lawes CM,Bennett DA,Feiqin VL,et al.Blood pressure and stroke:an overview of published reviews.Stroke,2004,35(3):776-785.

[4] Wang JG,Li Y,Franklin SS,et al.Prevention of stroke and myocardial infarction by amlodipine and angiotensin receptor blockers:a quantitative overview.Hypertension,2007,50(1):181-188.

[5] Schrader J,Luders S,Kulschewski A,et al.Morbidity and mortality after stroke,eprosartan compared with nitrendipine for secondary prevention:principal results of a prospective randomized controlled study (MOSES).Stroke,2005,36(6):1218-1226.

[6] Tikhonoff V,Zhang H,Richart T,et al.Blood pressure as a prognostic factor after acute stroke.Lancet Neurol,2009,8(10):938-948.

[7] International Society of Hypertension Writing Group International Society of Hypertension (ISH):Statement on the management of blood pressure in acute stroke.J Hypertens,2003,21(4):665-672.

[8] 中华医学会神经病学分会脑血管病学组急性缺血性脑卒中诊治指南撰写组.中国急性缺血性脑卒中诊治指南2010. 中华神经科杂志,2010,143(2):146-151.

[9] Yusuf S,Diener HC,Sacco RL,et al.Telmisartan to prevent recurrent stroke and cardiovascular events.N Engl J Med,2008,359(12):1225-1237.

[10] Hankey GJ. Lowering blood pressure in acute stroke:the SCAST trial. Lancet,2011,377(9767):696-698.

[11] Wang JG,Li Y.Primary and secondary prevention of stroke by antihypertensive drug treatment.Expert Rev Neurother,2004,4(6):1023-1031.

[12] Sandset E C,Bath P M W,Boysen G,et al.The Angiotensin-receptor blocker eandesarlan for treatment of acute stroke (SCAST):a randomised,placebo controlled,double-blind trial.Lancel,2011,377(9767):741-759.

[13] Anderson C S,Huang Y,Wang J G,et al.Intensive blood pressure reduction in acute cerebral haemorrhage trial (INTERACT):a randomised pilot trial.Lancet Neurol,2008,7(5):391-399.

[14] Antihypertensive Treatment of Acute Cerebral Haemorrhage(ATACH)investigators Antihypertensive treatment of acute cerebral hemorrhage. Crit Care Med,2010,38(2):637-648.

[15] Ahmedn,Wahlgren G,Brainin M,et al. Relationship of blood pressure antihypertensive therapy and outcome in ischemic stroke treated with intravenous thrombolysis.Retrospective analysis from Safe Implementation of Thrombolysis in Stroke-International Stroke Thrombolysis Register (SITS ISTR).Stroke,2009,40(7):2442-2449.

[16] Robinson TG,Potter JF,Ford GA,et al.Effetcs of antihypertensive treatment after acute stroke in the Continue or Stop Post-Stroke Antihy-

pertensives Collaborative Study (COSSACS):
a prospective randomized,open,blinded-end-
point trail.Lancet Neurol,2010,9(8):765-775.

[17] Potter JF,Robinson TG,Ford GA,et al. Con-
trolling hypertension and hypotension immedi-
ately post-stroke (CHHIPS):a randomised,
placebo controlled,double-blind pilot trial.
Lancet Neurol,2009,8(1):48-56.

[18] Oprisi'u-Fournier R,Faure S,Mazouz H,et al.
Angiotensin AT1-receptor blockers and cere-
brovascular protection:do they actually have

acutting edge over angiotensin-converting en-
zyme inhibitors.Expert Rev Neurothel 2009,9
(9):1289-1305.

[19] Schrader J,Luders S,Kuischewski A,et al.The
ACCESS Study:evaluation of Acute Candesar-
tan Cilexetil Therapy in Stroke Survivors.
Stroke,2003,34(7):1699-1703.

[20] 2013 ESH/ESC Guidelines for the management
of arterial hypertension.European Heart Jour-
nal,2013,14:1-72.

第6节　脑卒中与糖尿病

糖尿病是一种常见的内分泌代谢疾病。糖尿病在世界范围内有增长的趋势。据国际糖尿病联盟（IDF）报道，2007年全球糖尿病患者人数为2.46亿，到2025年，这个数字将会增长到3.8亿。糖尿病严重威胁着人类的健康，可以说糖尿病是一个增长中的全球危机。在我国，随着生活方式的改变和老龄化进程的加速，糖尿病的患病率正在呈快速上升趋势，成为继心脑血管疾病、肿瘤之后的另一个严重危害人民健康的重要慢性非传染性疾病。目前，我国的糖尿病患者已超过4000万，成为世界上糖尿病患者数仅次于印度的第二大国。目前，在上海、北京、广州等大城市糖尿病患病率已达8%左右，亦即每12个成人中就有一人患糖尿病。按IDF的估算，我国每年将有新发糖尿病患者101万，亦即每天有新发糖尿病患者2767人或每小时有新发糖尿病患者115人。糖尿病的急、慢性并发症，尤其是慢性并发症累及多个器官，致残、致死率高，严重影响患者的身心健康，并给个人、家庭和社会带来沉重的负担。

目前临床研究分析结果显示：糖尿病是卒中的独立危险因素，尤其是缺血性卒中的独立危险因素。研究显示：糖尿病患者较非糖尿病人群缺血性卒中的发病时间提早10~20年，发病率高2~4倍。GAMI研究（Glucose tolerance in patients with acute myocardial infarction）中，高血糖人群的比例一直维持在2/3，该研究结果显示：高血糖增加脑卒中发生率。奥地利一项急性卒中患者的糖代谢异常流行病学调查，该研究入选238例，已知糖尿病患者为20.2%，新诊断糖尿病患者为16.4%，新诊断糖耐量减低（IGT）者为23.1%，新诊断空腹血糖受损者为0.8%，血糖正常者仅占19.7%，暂时性高血糖者19.7%。调查结果显示：约60%急性卒中患者合并高血糖，合并糖尿病患者卒中情况更为严重，合并糖尿病患者NIHSS评分高于非糖尿病患者。美国慢性卒中血糖异常流行病学研究结果显示：77%慢性卒中患者合并高血糖，卒中人群应是高血糖筛查的重点人群。

美国糖尿病协会（ADA）制定颁发的2013年糖尿病诊疗指南是糖尿病学术领域最著名、最客观、最前沿也最具权威性的临床指南之一。该指南与时俱进，每年均推出更新版本，及时反映糖尿病诊疗领域的新进展与新理念，深受学术界的推崇和青睐。现结合我国2010版糖尿病指南，结合临床工作，综述如下。

糖尿病诊断标准

1.糖化血红蛋白（A1C）≥6.5%。试验应该用美国糖化血红蛋白标准化计划组织（NGSP）认证的方法进行，并与糖尿病控制和并发症研究（DCCT）的检测进行标化。

2.或空腹血糖（FPG）≥7.0mmol/L。（空腹的定义是至少8小时未摄入热量）。

3. 或口服糖耐量试验（OGTT）2小时血糖≥11.1mmol/L [试验应按世界卫生组织（WHO）的标准进行，用相当于75g无水葡萄糖溶于水作为糖负荷]。

4.或在有高血糖典型症状或高血糖危象的患者，随机血糖≥11.1mmol/L。如无明确的高血糖，结果应重复检测确认。

注：①在无高血糖危象时，一次血糖值达到糖尿病诊断标准者必须在另一日按诊断标准内三个标准之一复测核实。如复测未达糖尿病诊断标准，则需在随访中复查明确；②急性感染、创伤、循环或其他应激情况下可出现暂时血糖增高，不能依此诊断为糖尿病，须在应激过后复查。

糖尿病风险增加状态

糖尿病风险增加状态取代了糖尿病前期的概念并增加了A1C的界定值。糖尿病风险增加状态分类如下：

1.空腹血糖受损(IFG)：指空腹血糖(FPG)波动在5.6~6.9mmol/L。

2.糖耐量减低(IGT)：指在OGTT试验口服75g葡萄糖后2小时的血糖水平在7.8~11.0mmol/L。

3.糖调节受损(IGR)：包括IFG与IGT。

4.HbA1C：5.7%~6.4%。

在无症状成人中进行糖尿病筛查

指南强调了在无症状成人中进行糖尿病筛查的重要意义，2013年ADA指南建议：

1.在无症状的成人，如肥胖或超重(BMI≥25kg/m²)，并有一个以上其他糖尿病危险因素(如下所列)，应该从任何年龄开始筛查糖尿病风险增加状态和2型糖尿病。糖尿病危险因素包括：

● 缺乏体力活动者；
● 1级亲属为糖尿病患者；
● 高危种族；
● 分娩>9磅(4kg)胎儿或诊断为GDM；
● 高血压(≥140/90mmHg)；
● HDL-C<35mg/dL(0.90mmol/L)和(或)TG>250mg/dL(2.80mmol/L)；
● 有多囊卵巢综合征(PCOS)；
● HbA1C ≥ 5.7%、IGT或IFG；

● 伴有其他胰岛素抵抗临床表现（如PCOS或黑棘皮病）；
● 有CVD病史。

2.对没有这些危险因素的人群，应从45岁开始筛查。检查结果正常，至少每3年复查一次。

3.糖化血红蛋白、FPG或75g 2小时OGTT这三项指标均可作为筛查糖尿病或糖尿病风险增加状态的指标。

4.应该进一步评估并治疗糖尿病风险增加状态人群的心血管疾病(CVD)危险因素。

预防/延缓2型糖尿病

对于糖耐量减低(IGT)、空腹血糖受损(IFG)或A1C为5.7%~6.4%的患者，增加体力活动，每周进行至少150分钟中等强度(如步行)的体力活动，将体重减轻7%。

对于IGT、IFG或A1C为5.7%~6.4%的患者，特别是那些BMI>35kg/m²、年龄<60岁和以前有GDM的妇女，可以使用二甲双胍预防2型糖尿病。

建议糖尿病风险增加状态患者应该每年进行血糖检测以观察是否进展为2型糖尿病。筛查并治疗相关CVD危险因素。这是2013年ADA糖尿病指南中新提出来的。

2型糖尿病患者的血糖目标

糖化血红蛋白(A1C)是血中葡萄糖与红细胞内的血红蛋白在其生命的120天内非酶促反应形成的一种糖蛋白，故可反映测定前2~3个月内患者的总体血糖。近年来，人们越来越倾向将A1C作为筛查糖尿病高危人群和诊断糖尿病的一种方法。对于治疗达标(血糖控制稳定)的患者，每年应该至少检测两次A1C。对更改治疗方案或血糖控制未达标患者，应每年进行四次A1C检测。应用即时A1C检测有助于血糖控制不理想的2型糖尿病患者及时更改治疗方案。

了解糖化血红蛋白与血糖关系有助于更好地调整降糖药物。A1C <7.3%时,餐后血糖对糖化血红蛋白的贡献率可高达70%;7.3% < A1C < 8.4%时,空腹和餐后血糖对糖化血红蛋白的贡献率基本相同;当A1C > 8.4%时,空腹血糖的贡献率增加;A1C > 10.2%时空腹血糖的贡献率为70%,但仍有30%来自于餐后血糖。

许多前瞻性研究,包括DCCT、UKPDS、EDIC以及EPIC-NORFOLK等多中心的临床试验均已证实,糖尿病慢性并发症与A1C水平之间存在相关性。在无糖尿病和A1C水平正常的人群中,A1C水平能预测死亡率。在糖尿病患者中,A1C水平能预测心血管疾病的危险。具有较高浓度A1C的患者能从控制血压和降低胆固醇中获得裨益。A1C可作为糖尿病或糖耐量受损(IGT)患者实用的筛查方法。

另外,前瞻性并发症研究证实,在2型糖尿病患者中,血糖控制不佳、炎症以及血管内皮细胞功能紊乱之间存在密切关系。A1C与糖尿病内皮细胞功能的炎症标志物血浆浓度之间存在相关关系:A1C与炎症标志物,包括C-反应蛋白(CRP)、肿瘤坏死因子(TNF)以及白介素-6(IL-6)之间呈正相关。

英国前瞻性糖尿病研究(UKPDS)是针对2型糖尿病患者的里程碑式研究。UKPDS试验是针对合并超重、肥胖的新诊断2型糖尿病患者进行的研究,共纳入1704例患者。随访10.7年的结果显示,二甲双胍强化治疗组(终点A1C 7.4%)与传统治疗组(终点A1C 8.0%)相比,糖尿病相关终点事件、糖尿病相关死亡和全因死亡的危险均显著降低。UKPDS证实,A1C下降1%,任何糖尿病相关的终点事件的风险比下降21%,同时糖尿病相关性死亡也下降21%。该研究显示降糖治疗可降低心脑血管疾病的发生风险,A1C每降低1%,心肌梗死发生率下降14%,卒中发生率下降12%。

已有证据显示A1C降低到7%左右或以下可减少糖尿病微血管并发症,如果在糖尿病确诊后能将血糖控制在理想水平,可以减少远期大血管疾病的发生。所以,对许多非妊娠成人A1C控制目标是<7%。在下列患者中,如糖尿病病程较短、预期寿命较长和无明显心血管并发症者,如果无明显的低血糖或其他治疗副作用,建议更严格的A1C目标(如<6.5%)或许也是合理的。对于有严重低血糖病史、预期寿命有限、有晚期微血管或大血管病并发症、有较多的伴发病及糖尿病病程较长的患者,尽管实施了综合治疗措施,而血糖仍难达标者,更宽松的A1C目标(如<8%)或许是合理的。目前中国糖尿病指南指出:中国2型糖尿病的控制目标:A1C < 7%(表1.6.1)。

2型糖尿病治疗

糖尿病治疗包括饮食、运动、教育、监测及药物治疗五方面,驾驭好这五套马车,就能获得良好的糖尿病控制,避免急性或慢性并发症的发生。

医学营养治疗

建议所有超重或肥胖的糖尿病患者或有糖尿病风险的个体减轻体重。在短期内(2年内)减轻体重,低碳水化合物饮食、低脂卡路里限制饮食或地中海饮食或许有效。体力活动和行为矫正是控制体重方案的重要组成部分,同时最有助于保持减轻的体重。

检测碳水化合物的摄入量,仍是血糖控制达标的关键。饱和脂肪摄入量应少于总热量的7%。尽量减少反式脂肪的摄入,反式脂肪摄入能增加LDL胆固醇,降低HDL胆固醇。(图1.6.1)。

表 1.6.1　中国 2 型糖尿病的控制目标

检测指标	目标值
血糖(mmol/L)空腹	3.9 ~ 7.2
非空腹	≤10.0
HbA1C(%)	<7.0
血压(mmHg)	<130/80
HDL-C(mmol/L)男性	>1.0
女性	>1.3
TG(mmol/L)	<1.7
LDL-C(mmol/L)未合并冠心病	<2.6
合并冠心病	<1.8
体重指数(kg/m²)	<24
尿清蛋白/肌酐比值(mg/mmol)	
男性	<2.5(22mg/g)
女性	<3.5(31mg/g)
或:尿清蛋白排泄率	<20μg/min(30mg/24 小时)
主动有氧活动(min/w)	≥150

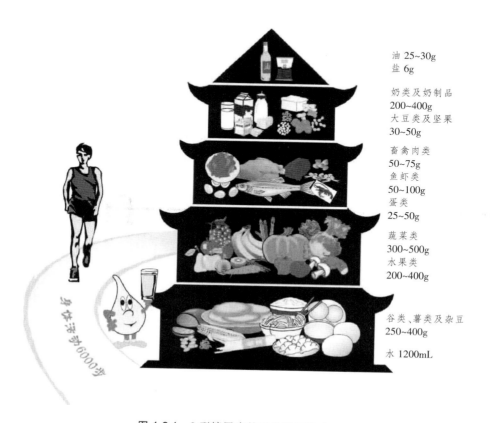

油 25~30g
盐 6g

奶类及奶制品
200~400g
大豆类及坚果
30~50g

畜禽肉类
50~75g
鱼虾类
50~100g
蛋类
25~50g

蔬菜类
300~500g
水果类
200~400g

谷类、薯类及杂豆
250~400g

水 1200mL

图 1.6.1　2 型糖尿病的医学营养治疗。

运动治疗

糖尿病患者应该每周至少进行150分钟中等强度有氧运动，每周活动至少3天，不能连续超过2天不运动。鼓励无禁忌证的2型糖尿病患者每周进行至少2次耐力锻炼。

血糖监测

2013年ADA指南特别强调除了每日监测三餐前血糖，以下6种情况也需要测定。①餐后血糖。指从吃饭第一口开始计时，经过2小时的血糖水平，反映人体在进餐后追加胰岛素分泌的水平，帮助调整饮食计划，调整药物种类。②为防止运动后的低血糖，故应该监测运动前血糖。如果血糖低于5.6mmol/L，运动前进食少量碳水化合物。运动后也需要监测血糖，若出现低血糖反应则说明运动过量。③睡前血糖。能预防夜间低血糖，尤其在服用长效降糖药物后，以保证夜间的安全性。④当发生了低血糖，经过处理后，也需要测一次血糖，以检测处理是否有效，是否需要继续治疗，直至血糖恢复正常。⑤遇特殊情况或任务，如外出游玩、情绪激动、月经期、进行危险工作前、更换药物初期或调整治疗方案后，都需要及时监测血糖，这是临时调整治疗的依据。

2型糖尿病药物及整体治疗方案

2型糖尿病的降糖药物治疗：除非有二甲双胍的禁忌证，糖尿病一经诊断，首选生活方式干预和二甲双胍治疗。在新诊断的2型糖尿病患者，如有明显的高血糖症状和（或）血糖及A1C水平明显升高，一开始即考虑胰岛素治疗，可以联合其他降糖药物。若在3~6个月内最大耐受剂量的非胰岛素单药治疗A1C不能达标，联合第二种口服药物、胰高血糖素样肽-1（GLP-1）受体激动剂或胰岛素。药物的选择应该个体化，考虑的因素包括药物有效性、花费、药物潜在的副作用、对体重的影响、伴发病、低血糖风险和患者的喜好。2013年ADA指南中提出：2型糖尿病是一种进行性疾病，大多数2型糖尿病患者最终需要胰岛素治疗。

中国2010年糖尿病指南中称：2型糖尿病治疗路径（图1.6.2）——绿色路径是根据我国国情以及药物的卫生经济学、安全性和疗效的临床证据等因素权衡考虑后推荐的主要药物治疗路径，与国际上大部分糖尿病指南中建议的药物治疗路径相似。黄色路径为与绿色路径相应的备选路径。由于2型糖尿病是一种进行性疾病，大多数2型糖尿病患者最终需要胰岛素治疗。糖尿病降糖治疗应该采用个体化原则。

住院糖尿病患者的血糖控制目标及治疗

住院糖尿病危重患者：血糖持续高于10mmol/L的患者，应该起始胰岛素治疗。一旦开始胰岛素治疗，将危重患者血糖控制在7.8~10.0mmol/L。重症患者需要静脉应用胰岛素，将血糖控制在目标范围。非危重患者血糖控制目标尚无明确证据。如果用胰岛素治疗，餐前血糖目标一般应<7.8mmol/L，随机血糖<10.0mmol/L范围，应安全达标。住院糖尿病非危重患者治疗：按时皮下注射胰岛素，包括基础胰岛素、餐前胰岛素、校正胰岛素，是达到和维持血糖控制的首选方法。

低血糖

低血糖危害以秒计算，高血糖危害以年计算。非糖尿病患者即血糖调节机制完整患者：血糖≤2.8mmol/L为低血糖；糖尿病患者即血糖调节机制缺陷患者：血糖≤3.9mmol/L为低血糖。低血糖最严重的不良反应是脑细胞的损害。葡萄糖是脑组织的唯一供能物质，其贮量有限，仅够维持5~10分钟的脑细

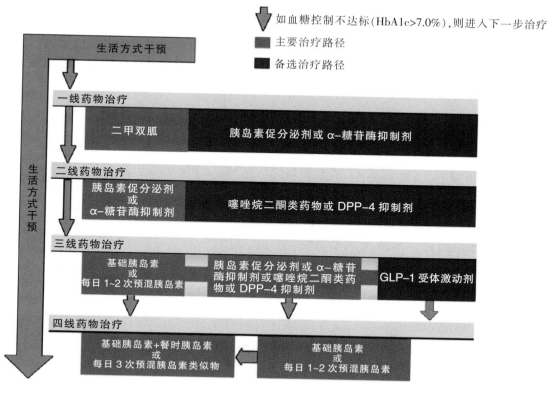

如血糖控制不达标 (HbA1c>7.0%)，则进入下一步治疗

主要治疗路径

备选治疗路径

图 1.6.2　中国 2 型糖尿病治疗路径。（见彩图）

胞供能。低血糖昏迷持续6小时以上，脑细胞将受到严重的损伤，一旦发生，具有不可逆性，可导致痴呆或者死亡。

低血糖治疗原则：有低血糖风险的患者在每次就诊时应该询问症状性和无症状性低血糖。无意识障碍的低血糖患者首选治疗是葡萄糖（15~20g），也可选用其他含有葡萄糖的碳水化合物。如果15分钟后依然为低血糖，应该重复上述措施。血糖正常后，患者应该继续追加一次饮食或小吃，以预防低血糖复发。对于无症状低血糖或出现过一次或多次严重低血糖的糖尿病患者，应该重新评估其治疗方案，并放宽血糖控制目标，严格避免近几周内再次发生低血糖。低血糖风险增加的患者如发现认知功能下降应由临床医生、患者和看护者持续评估其认知功能。

糖尿病合并症及并发症控制

心血管病筛查及控制

高血压/血压控制

糖尿病患者每次随访时均应测量血压。血压升高的患者，应该复查。血压目标值：合并高血压的患者收缩压控制目标值 <140mmHg。较低的收缩压目标值，如<130mmHg，可能适合部分患者（如年轻患者）。而舒张压目标值应该控制在<80mmHg。

高血压治疗：血压>120/80mmHg的患者应该接受生活方式治疗。血压明确 ≥140/80mmHg的患者，除接受生活方式治疗外，还应立即接受药物治疗，并及时调整治疗方案使血压达标。血压升高的生活方式治疗包括超重者减轻体重,低钠高钾的饮食方式以及增加体力活动。其药物治疗方案应至少包括一种血管紧张素转化酶(ACE)抑制剂或血管紧张素受体拮抗剂(ARB)。如果一种不能耐受,应该用另一种代替。为使血压控制达标,常需联用多种药物(最大剂量的两种或多种药物)。糖尿病合并慢性高血压的孕妇,为了母亲长期健康和减少胎儿发育损害,建议血压目标值为110~129mmHg /65~79mmHg。妊娠期间,ACE抑制剂和ARB均属禁忌。

血脂异常/血脂治疗

大多数成人糖尿病患者每年应至少检测1次空腹血脂。处于血脂低危的成人(LDL-C <2.6mmol/L, HDL-C >1.3mmol/L, TG <1.7mmol/L),可以每两年评估1次血脂。

血脂异常治疗建议与目标如下。

生活方式干预主要包括减少饱和脂肪、反式脂肪和胆固醇的摄取;减轻体重;增加体力活动,以改善血脂谱。

所有下列糖尿病患者,无论基线血脂水平如何,均应该在生活方式干预的基础上使用他汀类药物:①有明确的脑血管疾病(CVD)。②没有CVD,但是年龄超过40岁并有一个或多个CVD危险因素者(CVD家族史、高血压、吸烟、血脂异常或蛋白尿)。③对低风险患者(如无明确CVD且年龄在40岁以下),如果患者LDL-C >2.6mmol/L或者具有多个CVD危险因素,在生活方式干预的基础上,应该考虑使用他汀类药物治疗(图1.6.3)。

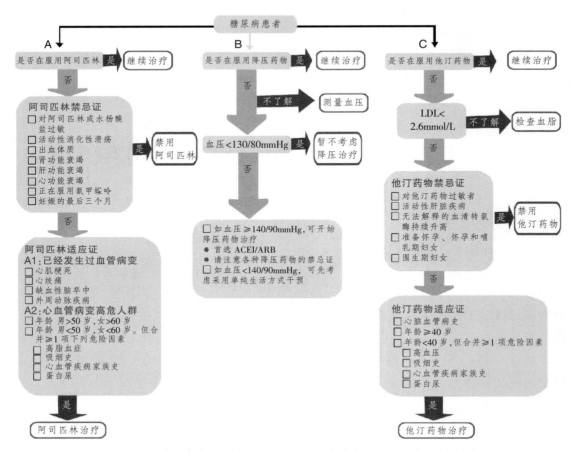

图 1.6.3　2 型糖尿病降脂、降压、抗血小板标准治疗中的筛查和临床决策路径。

抗血小板药物

CVD低危的糖尿病患者（10年CVD风险<5%，如男性<50岁或女性<60岁且无主要其他危险因素者）考虑其出血的潜在副作用可能超过其益处，因此不建议使用阿司匹林预防CVD。心血管危险因素增加的2型糖尿病患者（10年风险>10%），包括男性>50岁或女性>60岁并至少合并一项其他主要危险因素者（CVD家族史、高血压、吸烟、血脂异常或蛋白尿），首选阿司匹林作为一级预防治疗。有CVD病史的糖尿病患者可选择阿司匹林作为二级预防治疗。阿司匹林过敏的CVD患者，应该使用氯吡格雷。发生急性冠脉综合征后，阿司匹林联合氯吡格雷治疗1年（图1.6.3）。

冠心病筛查和治疗

对于无症状的患者，只要心血管危险因素给予治疗，不建议常规筛查冠心病。

确诊伴有CVD的患者，如果没有禁忌证，考虑使用ACEI、阿司匹林和他汀类药物治疗以减少心血管事件的风险。对于既往有心肌梗死的患者，应该在至少2年内持续使用β受体阻滞剂。有心力衰竭症状者，避免使用噻唑烷二酮类药物。对于病情稳定的充血性心力衰竭（CHF）者，如果肾功能正常，可以应用二甲双胍。对充血性心力衰竭病情不稳定或住院的患者，应避免使用二甲双胍。

总之，心脑血管疾病是2型糖尿病的主要致残和致死原因。大量的循证医学证据显示，包括生活方式干预、降血糖、降血压、调脂和抗血小板等综合治疗是显著减少糖尿病大、小血管并发症和死亡发生风险的最有效措施。

（赵文娟　安中平）

参考文献

[1] 中华医学会糖尿病学分会. 中国2型糖尿病防治指南.2010.

[2] American Diabetes Association. Standards of Medical Care in Diabetes-2010.Diabetes Care,2013,36:11-66.

[3] Skyler JS,Bergenstal R,Bonow RO,et al.Intensive glycemic control and the prevention of cardiovascular events: implications of the ACCORD,ADVANCE,and VA diabetes trials:a position statement of the American Diabetes Association and a scientific statement of the American College of Cardiology Foundation and the American Heart Association.Diabetes Care,2009,32:187-192.

[4] UK Prospective Diabetes Study Group. UK prospective diabetes study 16. Overview of 6 years' therapy of type II diabetes:a progressive disease.Diabetes,1995,44:1249-1258.

[5] American Diabetes Association.Nutrition Recommendations and Interventions for Diabetes.Diabetes Care,2008,31:61-79.

[6] Bolen S,Feldman L,Vassy J,et al.Systematic review:comparative effectiveness and safety of oral medications for type 2 diabetes mellitus.Ann Intern Med,2007,147:386-399.

[7] Sherifali D,Nerenberg K,Pullenayegum E,et al. The Effect of Oral Antidiabetic Agents on A1C Levels-A systematic review and meta-analysis. Diabetes Care,2010,33:1859‐1864.

[8] Amori RE,Lau J,Pittas AG.Efficacy and safety of incretin therapy in type 2 diabetes: systematic review and meta-analysis.JAMA,2007,298:194‐206.

第7节　脑卒中与房颤

心房颤动(房颤)在临床是最常见的持续性心律失常,可导致心功能的恶化、血栓栓塞事件的发生,其中缺血性脑卒中是房颤患者致残、致死的主要原因。在我国大概有800万房颤患者(房颤患病率约为0.77%),随着老龄化、高血压、肥胖、心衰和糖尿病等房颤危险因素日益增加,房颤患者的脑卒中发生率明显高于非房颤人群。卒中的危险因素有很多,如既往血栓栓塞病史、高血压、高龄、糖尿病、充血性心力衰竭以及瓣膜病史等。因此对房颤患者根据其危险因素如何进行准确、有效、简单的评估其血栓栓塞事件风险显得十分重要。

房颤是卒中强烈的独立危险因素

房颤患者卒中发生风险随年龄增长骤增。男性及老年人患病率更高。房颤的发生率在一般人群中为0.4%~2.0%。研究表明,房颤是发生脑卒中的独立危险因素。房颤患者年卒中发生率为1%~7%,45%左右的脑栓塞是房颤引起的。非瓣膜病慢性房颤患者中脑栓塞发病率是正常人的5倍,而在瓣膜病慢性房颤患者中脑栓塞发病率达到正常人的17倍。

大多数研究结果显示,房颤是死亡的独立危险因素,房颤使卒中的死亡率增加1倍。未来房颤数量预计将明显增加:美国明尼苏达州的研究显示在1980~2000年间,经过年龄标化后房颤的发生率明显增加,到2050年美国房颤患者将达到1200万左右。据估计,新增加的房颤患者中35%是由于房颤的发病率上升,43%由于人群平均寿命延长,2%通过筛查发现。

近年来,我国也越来越趋向于老龄化社会,以房颤作为主要诊断的住院患者同样明显增加。年龄每增加10岁,房颤的发病率增加1.4倍。80岁以上合并房颤脑卒中的患者达到25%,即每1000人每年发生40次脑卒中。

房颤是导致心血管病患者住院的常见原因之一。在英国,1995~2000年间因房颤住院的患者增加了123%,仅在1995年房颤的住院费用就占到了整个国家卫生服务预算的0.62%。房颤导致卒中显著增加致残率,房颤显著增加卒中复发的危险。

房颤患者的卒中风险分级

CHADS$_2$(C:心力衰竭,H:高血压,A:年龄>75岁,D:糖尿病病史,S:卒中病史)积分评估(表1.7.1)房颤患者发生卒中危险性在临床中非常有用。部分应用抗凝治疗获益最大的患者也许发生出血的概率也是最大的,因而评估发生出血以及并发症的风险同样极为重要。2006年 ACC/AHA/ESC 颁布的房颤指南推荐使用CHADS$_2$评分系统进行卒中风险评估。

1. 有充血性心力衰竭,高血压病史,年龄>75岁,糖尿病病史各计1分,既往卒中或者短暂性脑缺血发作(TIA)史计2分。

2. "低度风险"组(CHADS$_2$评分=0),推荐每日一次,口服阿司匹林;"中度风险"组(CHADS$_2$评分=1),依据患者的选择及对患者的获益/风险比,推荐口服阿司匹林或者华法林(INR:2~3)。

3. "高度风险"组(CHADS$_2$评分≥2),除

表 1.7.1　CHADS$_2$ 评分

危险因素		计分
C（Congestive heart failure）	充血性心衰	1
H（Hypertension）	血压持续高于 140/90mmHg 或接受抗血压药物治疗	1
A（Age）	年龄大于 75 岁	1
D（Diabetes Mellitus）	糖尿病	1
S$_2$（Prior Stroke or TIA）	既往卒中或 TIA 病史	2
CHADS$_2$ 得分		
（最大可能分为 6 分,0～1 分低危,2～3 分中危,4～6 分高危）		

华法林的禁忌证外,推荐长期使用华法林抗凝治疗,可有效降低卒中风险。

用CHADS$_2$评估房颤卒中风险

在实际的临床应用中,CHADS$_2$ 评分系统存在一定的争议与缺陷:

1．"中度风险"组（CHADS$_2$评分=1）的房颤患者中,如何把握好华法林的用法？华法林存在一定的局限性,如安全性问题（可能引起致命性出血）、有效治疗窗口窄,在长期使用中还受INR监测的稳定性的影响。因此临床医师如何根据房颤患者的获益/风险比选择适当抗凝药物进行个体化治疗是难点。

2．对于女性,或年龄为65~74岁,或合并外周血管疾病的房颤患者,缺乏系统的卒中风险评估,这样可能会导致临床医师在制订抗凝方案时会过于担心过量华法林引起出血并发症,而忽视了对潜在血栓栓塞事件的预防。

3．在5项房颤卒中风险分析的随机对照研究中（AFASAK,SPAF,BAATAF,CAFA和SPINAF）一致发现,年龄是卒中的重要危险因素,并且可作为独立因素预测缺血性卒中的发生。

4．3项房颤卒中风险分析的随机对照研究（AFI,ATRIA,SPAF）以及Framingham,Euro Heart Survey,Copenhagen City Heart

Study的观察研究提示,女性性别因素是房颤卒中发生的独立危险因素之一。

2012 年 ESC 房颤指南更新——CHA$_2$DS$_2$-VASc系统

在最新的ESC房颤指南中,把CHADS$_2$系统改进为CHA$_2$DS$_2$-VASc系统（表1.7.2）,以便更好地对房颤患者进行卒中风险评估。新系统增加了对血管性疾病（V）,年龄65~74岁（A）及女性性别（S）的评估。既往心力衰竭计1分,高血压计1分,年龄65~74岁计1分,年龄≥75岁计2分,糖尿病计1分,血栓栓塞、卒中或者短暂性脑缺血发作计2分,血管性疾

表 1.7.2　CHA$_2$DS$_2$ - VASc

危险因素	评分
充血性心力衰竭/LV 功能不全	1
高血压	1
年龄≥75 岁	2
糖尿病	1
卒中/TIA/血栓栓塞	2
血管疾病	1
年龄 65～74 岁	1
性别分类（即女性性别）	1
最高评分	9

病(心肌梗死、外周动脉血管病或主动脉瓣疾病)计1分,性别(女性)计1分。

CHA$_2$DS$_2$-VASc与CHADS$_2$评分系统相比主要有以下特点:

1.更全面广泛的评分内容(首次将性别、血管性疾病、65~74岁年龄段纳入)。

2.提出"主要危险因素"概念:年龄<75岁、有血栓栓塞作为主要危险因素,并在评分中计2分,其他评分指标为"次要危险因素"。调查显示:CHA$_2$DS$_2$-VASc评分系统中的"低风险组"患者比例约为9.2%,且该组房颤患者在随访中未观测到任何血栓栓塞事件的发生。

3.CHA$_2$DS$_2$-VASc评分系统中的"中度风险组"患者比例仅为15.1%,而传统的CHADS$_2$评分系统中的"中度风险组"患者比例高达61.9%,因此CHA$_2$DS$_2$-VASc评分系统对"中度风险组"患者评估起到了更精细化的作用。

4.CHA$_2$DS$_2$-VASc评分系统对"高风险组"患者的血栓栓塞风险评估也有明显的改善,CHA$_2$DS$_2$-VASc评分系统对"高风险组"患者的预测值可以提高到0.606。

2011年丹麦报道:与CHADS$_2$评分系统相比,新CHA$_2$DS$_2$-VASc评分系统对于预测房颤患者血栓栓塞和卒中事件风险上更准确。该项研究得出了重要结论:

1.相对于经典的CHADS$_2$评分系统,新CHA$_2$DS$_2$-VASc评分系统在"高风险组"患者中更具有优势。

2.新的CHA$_2$DS$_2$-VASc评分系统更能准确评估真正意义上的"低风险"患者。新评分系统更有利于甄别真正的低危患者,同时可用于房颤消融术后患者的评估。

CHA$_2$DS$_2$-VASc卒中评分系统与抗凝治疗

推荐CHA$_2$DS$_2$-VASc的ESC房颤指南,提出了更加严格的抗凝治疗方案:

1.对于CHA$_2$DS$_2$-VASc评分为0分患者,可不行抗凝治疗或仅需要阿司匹林治疗。

2.对于CHA$_2$DS$_2$-VASc评分1分患者,建议优先选择口服抗凝剂(OAC)或阿司匹林替代治疗。

3.对于CHA$_2$DS$_2$-VASc评分≥2分患者,建议选择口服抗凝剂(OAC)治疗。

2010年ESC指南推荐,除年龄小于65岁低危患者或有禁忌者外,所有房颤患者都要使用抗凝药物预防血栓栓塞事件(证据级别:IA)。在制定抗凝方案时还应该根据特定患者的既往病史,以及获益/风险比来评估。除非有明显的禁忌证,否则对CHA$_2$DS$_2$-VASc大于1分的房颤患者推荐使用OAC,并依据INR来调节抗凝药物剂量,INR保持在2.0~3.0(理想的靶目标为2.5)。但对于不能定期检测INR的患者,不建议长期口服华法林类抗凝剂治疗。

抗凝治疗中评估患者的出血风险:HAS-BLED评分系统

在对房颤患者进行抗凝治疗的同时也应当评估其出血的风险,新的HAS-BLED评分系统(表1.7.3)做了定量分析,以便临床医师更好地掌握出血风险,在治疗中按照个体化原则衡量患者的获益与风险的比值。HAS-BLED评分≥3是高危患者,需要在抗凝治疗开始后谨慎并定期复查、评估风险。

表1.7.3　HAS-BLED 评分系统

高血压	1
肝肾功能损害	1 或 2
卒中	1
出血史	1
INR 波动	1
老年(年龄 >65 岁)	1
药物或嗜酒	1 或 2
最高分	9

新的血栓栓塞事件风险评分系统CHA$_2$DS$_2$-VASc结合出血风险HAS-BLED评分系统,无疑使临床医师可以更全面、准确、简易方便地评估患者状况,在选择和制订治疗方案上也有了定量评估的工具。

药物预防房颤脑卒中

目前临床上华法林使用严重不足!心房颤动患者预防心房颤动血栓形成的药物使用率远低于理想值,且患者的长期服用依从性差,其原因可能与临床工作中对心房颤动与脑卒中危险关系认识不足有关。但更重要的原因可能要归结于目前市场上尚无理想的预防心房颤动血栓形成的安全、便捷的抗凝血药物。

华法林抗凝效果和地位受到认同,即华法林优于阿司匹林。华法林的应用有50多年历史,较安慰剂减少67%卒中相对危险,每治疗13例,1年即可避免1例严重血管事件;而阿司匹林较安慰剂仅能减少21%卒中相对危险,需治疗40例,1年才可避免1例严重血管事件。华法林是目前预防房颤脑卒中的标准用药。

ACTIVE研究由3项独立交互试验组成。将适合且愿意接受华法林抗凝治疗的患者纳入ACTIVE-W研究,比较氯吡格雷加阿司匹林与华法林的疗效。将不适合或不愿意接受华法林治疗的患者纳入ACTIVE-A研究,比较阿司匹林加安慰剂与阿司匹林加氯吡格雷的疗效。

ACTIVE-W研究显示,华法林治疗的效果优于氯吡格雷加阿司匹林。ACTIVE-I患者来自ACTIVE-W和ACTIVE-A试验,随机接受厄贝沙坦或安慰剂治疗,结果证实血管紧张素Ⅱ受体拮抗剂(ARB)在现有治疗基础上能进一步使卒中、短暂性脑缺血发作(TIA)和非中枢神经系统栓塞复合终点风险显著减少13%。

房颤患者中的脑卒中预防研究Ⅲ(SPAF-Ⅲ)的结果显示,在1044例高风险组房颤患者中,阿司匹林(325mg/d)加低剂量华法林(INR为1.2~1.5)组脑卒中和全身栓塞事件的年发病率为7.9%,标准华法林治疗(INR为2.0~3.0)组则为1.9%。因此,单纯给予标准华法林抗凝治疗可能是目前绝大部分房颤患者的最佳治疗方案。

华法林存在诸多临床使用局限性:对于华法林以及相关的口服抗凝药预防卒中的安全性和有效性一直存在争议,如华法林以及其他的维生素K拮抗剂预防卒中和发生出血的治疗窗口较窄;遗传因素以及外源性因素(食物和药物的相互作用)常导致治疗剂量难以预测;国际标准化比值监测不方便。研发能够弥补以上不足之处的替代华法林的药物具有很大的价值。

新型口服抗凝药物的期许

理想的预防心房颤动血栓形成的抗凝血药物应具有如下特点:可供口服,高效,生物利用度高,固定剂量无需定期验血监测,与其他药物及食物交互作用少,费用低。预防房颤卒中药物的作用靶点可以在静脉血栓形成的始动、增殖以及凝血酶激活等环节,抑制血栓始动环节的药物主要作用在Ⅶa因子/组织因子复合物,抑制血栓增殖环节的药物主要作用在Ⅸa因子以及Ⅹa因子或非活化的Ⅴa因子和Ⅷa因子。

Ⅹa因子直接抑制剂:许多Ⅹa因子直接抑制剂可以通过口服给药,拜耳制药研发的利伐沙班,是一种凝血酶原抑制剂,可以防止纤维蛋白的形成并阻断凝血酶原介导的其他凝血因子的激活。阿哌沙班和利伐沙班已经获准在接受整形外科手术的患者中应用。

ROCKET AF研究

利伐沙班的商品名为拜瑞妥,用于预防择期髋或膝关节置换术成人患者的静脉血栓栓塞,是唯一一种疗效始终优于依诺肝素的新型口服抗凝药。利伐沙班是由德国拜耳伍泊塔尔实验室研发的新型口服抗凝药,该药起效迅速,剂量反应可预测,生物利用度高,无需凝血监测,与食物和药物之间相互作用的可能性低。其广泛临床试验项目使其成为目前全球研究最为充分的一种口服Xa因子直接抑制剂。已报道的和正在进行的研究包括75 000多名患者,评估对各种急性和慢性基础疾病状态下静脉和动脉血栓栓塞性疾病的预防和治疗作用,包括心房颤动患者卒中的预防作用、VTE治疗和急性冠脉综合征的二级预防。

ROCKET AF研究以华法林为对照,计划入选14 000例房颤患者,旨在比较利伐沙班(20mg,qd)与华法林用于非瓣膜性房颤患者脑卒中预防和非中枢神经系统栓塞预防的疗效和安全性。纳入全球45个国家,1178家中心,14 264例房颤患者,入选患者平均$CHADS_2$评分为3.5分,利伐沙班治疗期间的疗效显著优于华法林。次要疗效终点研究中,与华法林相比,利伐沙班组的心肌梗死和全因死亡率呈降低趋势。不良事件中,利伐沙班组大出血事件及临床相关非大出血事件发生率与华法林相当,颅内出血、致死性出血及关键器官出血发生率显著低于华法林。

RELY研究

2009年9月ESC公布了RELY研究,是一项全球性Ⅲ期临床随机研究,目的是达比加群酯在房颤患者卒中预防方面是否与华法林治疗同样有效。该研究共在44个国家、超过900家研究中心入组18 113名患者,其中,中国共有11个中心的569例患者参与。结果显示:小剂量达比加群酯(110mg,bid)预防卒中的疗效和华法林相似,但大出血事件发生率显著下降达21%($P=0.002$);与华法林组相比,大剂量达比加群酯(150mg,bid)可使卒中相对风险减少31%($P<0.001$),而且不会增加大出血事件的发生风险。大剂量达比加群酯能够降低全因死亡率达12%($P=0.047$)。各治疗组中肝酶水平增高的发生率相似。

ARISTOTLE研究

有18 201例患者接受了5mg或2.5mg阿哌沙班(每日2次)或者华法林(目标INR范围为2.0~3.0)治疗,中位治疗时间为89个月。ARISTOTLE研究结果显示:对于有卒中危险因素的房颤患者,与华法林相比,阿哌沙班使卒中或系统性栓塞、大出血及死亡率分别降低21%、31%、11%,阿哌沙班在降低缺血性或出血性卒中以及全身性栓塞风险方面优于华法林,安全性优于华法林。阿哌沙班成为第一个被证实与华法林相比可同时显著降低卒中风险、出血风险以及全因死亡率的口服抗凝药,为房颤患者卒中的预防提供了新的选择。

ENGAGE AF TIMI研究

AHA 2013科学年会公布的ENGAGE AF TIMI 48研究显示,对于房颤患者预防卒中或系统性栓塞而言,大、小剂量(60mg和30mg)依度沙班均不劣于华法林,两种剂量依度沙班所致的大出血发生率显著低于华法林。

研究共纳入21 105例中、高危房颤患者,随机分入高、低剂量依度沙班(60mg和30mg)组或华法林组。华法林组患者的中位用药时间为907天,并且INR介于2.0~3.0的时间占68.4%。平均随访时间为2.8年。主要有效性终点为卒中或系统性栓塞,主要安全性终点为大出血。结果显示,与华法林组相比,高剂量依度沙班组患者出血性卒中风险降低46%,

低剂量依度沙班组降低53%（*P*<0.001）。两种剂量依度沙班组患者心血管死亡率均显著低于华法林组。高剂量依度沙班组的缺血性卒中发生率与华法林组相似，低剂量依度沙班组则较高。与华法林相比，高、低剂量依度沙班组的大出血危险比分别为0.79和1.07。

总之，华法林尽管存在种种不足之处，但是其经过了深入、详尽的研究，并且广泛而有效地应用于临床。许多新的非常有希望替代华法林的药物如阿哌沙班、利伐沙班、达比加群酯、Tecarfarin等必须经过严密设计的研究以验证其安全性、有效性、性价比，这仍然需要漫长而艰苦的努力。

（俞宁）

参考文献

[1] 吴明.预防房颤患者的脑卒中:进展和争议.海南医学,2011,(22)3:2-7.

[2] 颜伟，卢才义.75岁以上房颤患者如何调整抗凝治疗.中国心血管医师,2013,(3)3:79-80.

[3] 丹麦研究:ASA并不能为CHADS$_2$≥0的房颤患者带来临床获益.中国医学论坛报,2012,3(1):22.

[4] ROCKET AF 亚组分析结果.中国医学论坛报,2012,3 (1):21-22.

第 8 节 脑梗死与基因多态性

脑梗死是由多种原因引起的脑血管供血障碍,局部脑组织因缺血缺氧而出现坏死或软化等病理性改变。脑梗死是神经系统的常见病及多发病,致残率及致死率较高,严重危害人类的健康。其病理生理过程较为复杂,涉及多种危险因素,例如年龄、高血压、糖尿病、高脂血症、动脉粥样硬化、吸烟、饮酒等。常见的危险因素并不能解释所有缺血性脑卒中的原因,遗传因素的作用逐渐受到关注,提示其发病机制可能是遗传因素与环境因素共同作用的结果。目前已经发现多种与脑梗死相关的基因多态性,儿茶酚胺氧位甲基转移酶(COMT)是儿茶酚胺的主要代谢酶,它催化儿茶酚胺第 3 位羟基甲基化,降解儿茶酚胺,同时也是雌激素主要代谢酶,影响雌激素的水平。该基因在 rs4680 位点存在 G−A 的点突变,使其编码的 108/158 位氨基酸由缬氨酸(Val)变成蛋氨酸(Met),导致该酶的活性减低。目前研究发现 COMT 基因多态性与精神疾病、酒精依赖、药物副作用等有关,而与脑梗死的关系尚不明确。

通过聚合酶链反应−限制性片段长度多态性(PCR−RFLP) 方法检测 181 例脑梗死患者及 148 例正常对照的 COMT Val158Met 基因型,检测不同基因型脑梗死患者血糖、总胆固醇(TC)、甘油三酯(TG) 、低密度脂蛋白(LDL)、高密度脂蛋白(HDL)及载脂蛋白 B、A 水平, 发现脑梗死组 Val 等位基因频度(78.5%)及 Val/Val 基因型(61.3%)明显高于正常对照组(68.2%对45.9%)。进一步研究发现男性 Val 等位基因频率高于对照组(82.5%对66.7%),而女性与对照组无明显差别。脑梗死组含有 Val/Val 型的患者与 Val/Met+Met/Met 型患者相比血糖、血脂水平无明显差异,高血压患病率无明显差异。COMT Val 等位基因及 Val/Val 基因型是男性脑梗死的遗传危险因素,COMT 对脑梗死的影响与糖、血脂及血压无明显相关。

(石志鸿 纪勇)

第9节 脑卒中二级预防抗血小板治疗策略

脑卒中被称为"人类健康的头号杀手"，具有高患病率、高病死率、高致残率和高复发率的特点，严重影响人类生活质量和生命。我国是脑血管病高发国家，缺血性脑卒中在各类脑卒中所占比率为85%左右，随着社会人口的老龄化，发病率呈逐年增高的趋势。患者一旦发生脑卒中，复发危险非常高，研究显示，脑卒中复发者占所有脑卒中的25%。复发性脑卒中较首次发生的脑卒中更易导致严重的残疾，预后也更差。

卒中是由不同病因、危险因素和病理改变构成的脑血管突发事件。因此，卒中后的立即诊断评估和治疗及后续的二级预防都非常重要。重视二级预防并采取有效措施是减少卒中再发的唯一有效方法。

二级预防措施除了控制危险因素之外，血小板活化在缺血性卒中的自然病程中起着重要的作用。众所周知，动脉粥样硬化是缺血性卒中最常见的原因。当动脉粥样斑块破裂时，血管内皮下的胶原组织暴露，血小板通过其糖蛋白上 I b和 I a/ II a受体和胶原组织结合，引发血小板黏附，在肾上腺素、二磷酸腺苷(ADP)、血清素、胶原、血栓素A2(TXA2)以及凝血酶等刺激因素作用下使血小板激活。血小板激活后可通过释放TXA2使其活化加速，形成正反馈。此外，血小板糖蛋白上原来被遮盖的 II b/ III a受体暴露，可与凝血因子 I 结合，并使血小板通过凝血因子 I 桥联作用黏聚成团，导致血小板聚集。聚集后的血小板一方面可作为血栓形成的核心，另一方面可通过激活凝血系统引发血栓形成。因此，血小板聚集在动脉血栓形成中发挥关键的作用。抗血小板药物在缺血性卒中防治中的作用已得到公认。

抗血小板药物

抗血小板药物治疗是卒中二级预防的标准治疗方法，主要有阿司匹林、氯吡格雷、噻氯匹定、双嘧达莫、西洛他唑和血小板糖蛋白 II b/ III a受体拮抗剂等种类。其中，阿司匹林是最重要的抗血小板药物。

2002年发表在美国医学杂志(J Am Med Associ) 上的Meta分析评估了阿司匹林在脑梗死二级预防中的作用，研究提示，阿司匹林可使脑梗死复发的相对危险降低28%。2006年2月，美国心脏协会/美国卒中协会(AHA/ASA)在Stroke上颁布了最新的缺血性脑卒中/短暂性脑缺血发作二级预防指南，推荐非心源性脑梗死患者接受抗血栓治疗，其中阿司匹林、缓释双嘧达莫+ 阿司匹林(艾诺思)、氯吡格雷都是可选用的药物，并且三者的安全性相似。*Neurology*上的一篇文章称，持续服用阿司匹林是脑卒中患者长期获益的必要条件，停用阿司匹林卒中风险将显著增加40%。

阿司匹林在急性卒中领域的循证医学证据主要包括两大研究，即国际卒中研究(IST)和中国急性卒中研究(CAST)。

这两项研究均以发病48小时内的急性卒中患者为研究对象，分别接受阿司匹林或安慰剂治疗，同时联用或不联用肝素抗凝治疗。IST和CAST共4万例受试者的Meta分析显示，阿司匹林可显著降低急性期缺血性卒中患者的死亡率及卒中复发率，而出血性卒中与安慰剂组无显著性差异。奠定了阿司匹林在缺血性卒中急性期治疗中的循证医学基础。

氯吡格雷为二磷酸腺苷(ADP)受体拮抗剂

氯吡格雷与阿司匹林对缺血性事件高危患者比较(CAPRIE)试验:将19 185例近期发生脑梗死、心肌缺血和有症状外周血管疾病的患者随机分为2组，分别接受氯吡格雷(75mg/d)或阿司匹林(325mg/d)治疗，平均随访36个月。研究结果表明，与阿司匹林相比，氯吡格雷能使脑梗死、心肌梗死（MI）或血管性死亡的年发生率再降低8.7%；在安全性方面，两者无明显差异。研究证实了在减少缺血性事件上使用氯吡格雷，可在阿司匹林疗效基础上获得更进一步的效果，氯吡格雷(75mg/d)与阿司匹林相比，每年可多预防26%的缺血性事件。同时对CAPRIE研究中高危患者进行分析后发现，有缺血性事件史的患者，氯吡格雷优于阿司匹林的效果进一步放大，临床受益更明显。

为了明确在接受75mg氯吡格雷标准治疗的高危脑梗死患者中加用阿司匹林是否会带来进一步的临床获益，进行了一项脑梗死(CI)或TIA高危患者氯吡格雷单用与阿司匹林+氯吡格雷联合应用的比较研究(MATCH)试验。该研究纳入了7599例近期发生CI或TIA，同时至少伴有1种其他血管危险因素的高危患者，随机分组后在氯吡格雷基础上分别接受安慰剂或阿司匹林治疗，随访和治疗时间共18个月，主要转归指标为CI、MI、血管性死亡或因急性缺血再次住院的联合终点。研究显示，对伴有高危因素的CI患者，在氯吡格雷基础上加用阿司匹林时，并未表现出额外的临床价值(疗效/风险比)。不但如此，加用阿司匹林者危及生命的出血事件发生率反而较高。根据CAPRIE和MATCH的结果，氯吡格雷被确定为脑卒中二级预防的标准治疗之一。

最新的阿司匹林、氯吡格雷加阿司匹林预防动脉粥样硬化事件的对照研究(CHARISMA)试验中，15 603例稳定性血管疾病患者(冠心病、脑血管疾病、症状性外周动脉疾病)同时伴有多个高危因素的人群入组，随机分为阿司匹林(75~162mg/d)+氯吡格雷(75mg/d)组和阿司匹林(75~162mg/d)组，平均观察28个月。结果显示：氯吡格雷组和阿司匹林组主要疗效终点无差异($P=0.22$)，但氯吡格雷组中重度出血事件显著增加($P<0.001$)。次要疗效终点氯吡格雷+阿司匹林组略优($P=0.04$)，但是由于出血事件的增加而无净获益(同时医疗费用明显增加)。亚组分析结果显示：多危险因素人群(一级预防人群)两组主要疗效终点无差异，但氯吡格雷组全因死亡率和心血管死亡率显著高于阿司匹林组。稳定性血管患者群(二级预防)氯吡格雷+阿司匹林组主要疗效终点优于单纯阿司匹林组($P=0.046$)，但出血并发症也显著增高($P<0.001$)。结论：对于心血管原因导致的心肌梗死、卒中和死亡，单纯阿司匹林疗效优于阿司匹林+氯吡格雷。

研究显示，对于有多重危险因素但尚未确诊动脉粥样硬化血栓形成性疾病（冠心病、脑卒中或外周动脉病）的患者，双重抗血小板治疗不仅无益处，而且会增加出血和血管性病死率。

缓释双嘧达莫+阿司匹林

复方缓释制剂双嘧达莫+阿司匹林(200mg/25mg)双嘧达莫是血小板环磷酸鸟苷(C-GMP)的可逆性抑制剂，可通过多种机制抑制血小板黏附和聚集，减少ADP的产生。欧洲卒中预防研究-2(ESPS-2)评价了单用缓释型双嘧达莫、阿司匹林以及二者联合应用对再发CI或TIA控制的有效性和安全性。该研究为一项随机双盲安慰剂对照研究，包括6602例近期发生CI或TIA的患者。研究对象随机分为4组:阿司匹林(50mg/d)+缓释型双嘧达莫(400mg/d,分2次),单用阿司匹林(50mg/d,分2次),单用缓释型双嘧达莫(400mg/d,分2次),安慰剂。随访2年后发现,阿司匹林和双嘧达莫联合应用所产生的效果是单用阿司匹林或双嘧达莫的2倍;与安慰剂组比较,单用阿司匹林或双嘧达莫及联用两种药物的患者,脑卒中复发的相对危险性分别减少18%、16%和37%;同时,阿司匹林和双嘧达莫联用所致颅内出血率为1.61%、单用阿司匹林为1.21%,阿司匹林和双嘧达莫联用总出血率为8.7%、单用阿司匹林为8.28%。

西洛他唑

西洛他唑是喹啉类衍生物,通过抑制磷酸二酯酶Ⅲ,选择性增加血小板、血管平滑肌细胞和脂肪细胞中环磷酸腺苷(cAMP)浓度,产生抗血小板聚集、保护血管内皮以及抑制平滑肌细胞增殖等多重作用。

2010年中国缺血性卒中/TIA二级预防指南推荐意见

非心源性缺血性卒中/TIA的抗栓治疗:

对于非心源性栓塞性缺血性卒中或TIA患者,除少数情况需要抗凝治疗外,大多数情况均建议给予抗血小板药物预防缺血性卒中/TIA复发(Ⅰ类推荐,A级证据)。

抗血小板药物的选择以单药治疗为主,氯吡格雷(75mg/d)、阿司匹林(50~325mg/d)都可以作为首选药物(Ⅰ类推荐,A级证据)。

不推荐常规应用双重抗血小板药物。但对于有急性冠状动脉疾病(例如不稳定型心绞痛,无Q波心肌梗死)或近期有支架成形术的患者,推荐联合应用氯吡格雷+阿司匹林(Ⅰ类推荐,A级证据)。

CHEST 2012提出对于有缺血性卒中或TIA史的患者,推荐长期使用阿司匹林75~100mg/d(Ⅰ类推荐,A级证据)。

Essen卒中风险评分量表(ESRS)

基于CAPRIE试验卒中亚组分析开发的卒中风险预测工具——Essen卒中风险评分量表是目前少数基于缺血性卒中人群判断卒中复发风险的预测工具之一,是一个简便、易于临床操作的9分量表(表1.9.1)。卒中复发风险因素包括年龄、高血压、糖尿病、既往心肌梗死、心血管事件、PAD、吸烟、既往TIA或缺血性卒中史。

2009年发表的一项国际性、前瞻性、观察性登记研究REACH(减少动脉硬化血栓形成,维护健康),入组15 605例病情稳定的曾患卒中或短暂性脑缺血发作的门诊患者(排除房颤的患者),临床随访1年。按照ESRS计算每位患者的卒中再发风险,给患者进行分层,再观察每层的致命性和非致命性卒中,及复合严重心血管事件(心血管死亡、心肌梗死和卒中)的1年累积发生率。ESRS评分0~2分者为低风险,每年卒中复发的风险<4%;ESRS评分≥3分者为高风险,每年卒中复发的风险>4%。研究显示,患者1年的卒中或复

表1.9.1　ESRS(Essen Stroke Risk Score)

危险因素	分值
<65 岁	0
65 ~ 75 岁	1
>75 岁	2
高血压	1
糖尿病	1
既往 MI	1
其他心血管疾病(除外心房颤动和 MI)	1
PAD	1
吸烟者	1
既往缺血性卒中/TIA 史	1
最高分值	9

合心血管事件复发率随着ESRS评分的增加显著升高，其中70%为ESRS评分≥3分的高危患者。这表明ESRS可以预测门诊患者或急性期入院患者的卒中或复合心血管事件的再发风险。ESRS有助于识别高危患者，是评估者危险分层并指导用药的理想工具。根据ESRS评分制定个体化抗血小板治疗。

举例说明1

患者，男性，55岁，既往有吸烟嗜好，但无高血压、糖尿病、MI、PAD以及其他心血管疾病和缺血性卒中/TIA史，根据Essen卒中风险评分量表<65岁分值0分，有吸烟者分值1分，此患者无合并量表中相关的引起卒中复发的风险因素，所以最后总分值为1分。

举例说明2

患者，女性，79岁，既往有高血压、糖尿病史，3年前有过TIA发作史，并且有吸烟嗜好，根据Essen卒中风险评分量表>75岁分值2分，高血压、糖尿病及TIA发作各占分值1分，吸烟分值1分，最后此患者所计总分值为6分。

ESRS≥3分的患者其卒中再发事件的发生率逐月升高，ESRS评分≥3患者的再发风险是<3分患者的一倍，提示对ESRS≥3分的高危患者应该给予更强化的二级预防治疗策略。

（赵俊丽）

第10节 他汀类药物治疗和
预防缺血性脑卒中/TIA

胆固醇与卒中的相关性以往一直存在争论,流行病学资料提示,高胆固醇血症是缺血性卒中的重要危险因素之一,从病理学机制考虑,胆固醇水平与动脉粥样硬化密切相关,而动脉粥样硬化斑块是导致卒中的重要病理因素,依此推断,卒中与胆固醇水平应该存在相关性。

动脉粥样硬化及其导致卒中的机制

LDL-C在斑块形成过程中起着重要作用。当血管内皮功能受损,血液中LDL-C水平升高时,过多的LDL-C可通过受损的血管内膜进入血管壁,动脉粥样硬化过程开始启动。LDL在血管壁中被氧化,形成氧化的LDL,氧化的LDL可释放趋化因子,吸引血液中的单核细胞进入血管壁形成巨噬细胞,巨噬细胞吞噬氧化的LDL形成泡沫细胞,泡沫细胞死亡破裂后,释放大量游离LDL,在内皮下形成"脂质核心"。激活的巨噬细胞、淋巴细胞、内皮细胞表达各种细胞因子和生长因子,使血管平滑肌移行、增生,形成纤维帽。当炎症细胞很多时,会使胶原合成减少,纤维帽变薄;同时,炎症细胞释放的多种蛋白水解酶,能加速纤维帽降解,使斑块易损性增加。斑块有两种类型,一种是稳定斑块,其脂质核心较小,外面覆盖富含平滑肌的厚纤维帽。斑块稳定不易破裂,但可以不断长大,使血管腔变窄,最后完全堵塞血管。另一种斑块是不稳定斑块,也称易损斑块。其特点是:薄纤维帽,大量巨噬细胞浸润,平滑肌细胞变少,大脂质核和无明显狭窄。两种斑块可导致不同心脑血管事件。稳定斑块随着斑块体积不断增加,使供应脑部的血管腔逐渐变窄,直至完全堵塞,可形成低灌注性脑卒中。不稳定斑块破裂后,可形成血栓,血栓脱落形成栓子,堵塞供应脑部的血管,可形成栓塞性脑卒中/TIA。

胆固醇水平与缺血性卒中的相关性

最近对亚太地区的前瞻性研究Meta分析显示,随着TC水平的增高,缺血性卒中的危险也增加,TC每增加1mmol/L,缺血性卒中危险增加25%。中国的流行病学教授赵冬等对接近15万中国人口进行的为期10年的流行病学研究发现,在中国人群中,LDL-C水平与缺血性脑卒中同样密切相关。因此,我们认为,血脂异常是缺血性脑卒中/TIA的重要危险因素之一,其中LDL-C升高,缺血性卒中/TIA风险增加。

他汀类药物降低卒中/TIA发生风险的循证医学证据

既然胆固醇增高与缺血性卒中密切相关,那降低胆固醇水平能够减少卒中/TIA的风险吗?大量的循证医学证据证实降低LDL-C水平可以减少卒中/TIA的风险。通过对26项他汀类药物的随机试验进行Meta分析,评估他汀类药物降LDL-C治疗对卒中和颈动脉内膜中层厚度(IMT)的影响。结果显示，随着LDL-C降幅的增加，卒中风险逐渐降低。应用他汀类药物后，LDL-C水平每降低10%，卒中的发生率降低15.6%，卒中的减少与LDL-C降低幅度有关，与基线LDL-C水平无关。他汀类药物对卒中的防治除了降低LDL-C以外，还可以通过抗炎、抗氧化等作用稳定或逆转斑块，改善内皮功能、减少血小板聚集，增强纤溶，甚至有降压作用。

他汀类药物在缺血性卒中/TIA一级预防中的证据和应用指南

26项他汀类药物临床试验Meta分析结果显示，他汀类药物可以使卒中的发生率下降21%。既往他汀类药物在各种人群的研究包括了冠心病、高血压、糖尿病、血脂异常和老年患者，这些患者都是卒中一级预防的患者。在这些试验中都显示他汀类药物能降低卒中发生的风险。下面重点介绍两个研究。

ASCOT研究

ASCOT研究是一项降压联合降脂治疗的里程碑研究。它是一项大规模随机终点研究，其降脂分支旨在评估对胆固醇水平正常或轻微升高的高血压患者，在严格降压治疗的基础上进行降脂治疗，能否降低主要心血管事件。该研究共入选19 342名高血压伴有超过3个其他心血管危险因素的高危患者，随机接受不同种类的降压药物治疗，其中10 305名患者进入降脂分支，随机接受立普妥10mg或安慰剂治疗，比较两组间心血管事件发生率。研究结果显示，在降压治疗的基础上，立普妥10mg降脂治疗，可进一步使脑卒中发生率降低27%，冠心病发生率降低36%。

CARDS试验

CARDS试验是立普妥在糖尿病人群中的研究。CARDS研究入选患者为无冠心病或

心肌梗死病史的2型糖尿病患者，入选患者在经过6周安慰剂基线期后，随机分入立普妥10mg/d组或安慰剂组。试验原计划随访直到出现304件主要终点事件。但是，试验过程中的一次中期分析结果显示，立普妥组患者的临床获益已经十分显著。在CARDS研究中，立普妥10mg使2型糖尿病患者脑卒中事件显著降低48%。

在众多大型临床研究结果支持下，2011年美国卒中一级预防指南做出如下推荐：对于有冠心病或某些高危情况如糖尿病等的患者，推荐在生活方式改变之外采取他汀类药物治疗，以使低密度脂蛋白达标，用于缺血性卒中的一级预防（Ⅰ类推荐，A级证据）。推荐用他汀类药物治疗糖尿病患者，尤其是有更多危险因素者，以减少首次卒中的风险（Ⅰ类推荐；A级证据）。

他汀类药物在缺血性卒中/TIA二级预防中的证据和应用指南

SPARCL是目前唯一的一项卒中二级预防研究。该研究的结果提供了他汀类药物预防卒中再发的证据。

SPARCL研究是一项随机、双盲研究，入选患者在6个月内发生过卒中/TIA，无冠心病史，LDL-C水平为100~190mg/dL。随机接受立普妥80mg/d或安慰剂治疗，平均随访5年，或出现540个主要终点事件，主要终点是致死或非致死脑卒中。研究结束时，立普妥组LDL-C降低38%，平均LDL-C水平为73mg/dL（1.9mmol/L），安慰剂组平均LDL-C水平为129mg/dL（3.36mmol/L），两组有显著差异。研究结束时，立普妥组主要终点——致死或非致死卒中风险与安慰剂组相比降低16%，两组有显著性差异。如果主要终点加上TIA一起分析，则立普妥组危险性降低23%。SPARCL研究证实，立普妥80mg/d可显著降低近期发生过卒中/TIA而无冠心病史患者的

再发卒中风险。

　　基于SPARCL研究证据，2008AHA/ASA推荐所有动脉粥样硬化性卒中或TIA患者应积极行他汀类药物治疗。中国也制定了2010年缺血性脑卒中/短暂性脑缺血发作二级预防指南，指出对于胆固醇水平升高的脑卒中/TIA患者，他汀类治疗使LDL-C水平降至2.59mmol/L以下或LDL-C下降幅度达到30%~40%（Ⅰ类推荐，A级证据）。伴有多种危险因素的缺血性脑卒中/TIA患者（如冠心病、糖尿病、吸烟等），如果LDL-C>2.07mmol/L，应将LDL-C降至2.07mmol/L或使LDL-C下降幅度>40%（Ⅰ类推荐，A级证据）。2011年美国更新了ASA/AHA卒中二级预防指南，强调了强化降脂概念，即对于有过缺血性卒中或TIA的患者，有动脉粥样硬化的证据，LDL-C>100mg/dL且没有冠心病史的，LDL-C要降低一半以上或<70mg/dL（1.8mmol/L）以获得最大收益（Ⅱa类推荐；B级证据）。

卒中患者如何应用他汀类药物

　　选择他汀类药物的原则是，按照卒中二级预防危险分层，根据基线LDL-C水平和治疗目标值选择他汀类药物。有关他汀类的用药时机，有研究显示，越早使用效果越好。他汀类药物对急性期缺血性卒中有保护作用，可改善急性缺血性卒中的预后。有关他汀类使用的疗程，建议长期使用。对他汀类随机对照试验进行Meta分析，结果显示：LDL-C降低幅度越大，治疗时间越长，缺血性事件减少越多，脑血管病也是如此。有关肌损害问题，不一定要测定基线CK，对于肌病易感性患者，强烈推荐基线CK测定，若患者肌肉症状不可耐受，不管CK水平如何，应停用他汀类药物，症状消失后，可重新使用原有或不同的他汀类药物，可应用同一剂量或较低剂量。若症状可以耐受，CK正常或轻度升高（<5ULN），可继续应用他汀类药物治疗（维持原剂量或减量）。如CK中度或明显升高，则停用他汀类。发生横纹肌溶解的患者，也应停止他汀类治疗。一旦恢复，应重新仔细考虑他汀类治疗的风险-获益情况。

我们的工作

　　我们选取2008年1月至2010年3月在环湖医院五病区卒中单元就诊的145例LAA患者，随机分为2组，在改善循环、改善代谢等静脉药物应用基础之上，组1应用瑞舒伐他汀及阿司匹林（即AS方案），组2应用普罗布考、瑞舒伐他汀及阿司匹林（即PAS方案）。观察入院、治疗15天，随访3个月、1年、3年的外周静脉血清总胆固醇、低密度脂蛋白、高密度脂蛋白、外周血白细胞计数、超敏C反应蛋白值变化，通过超声测定颈动脉内-中膜厚度、颈动脉斑块大小变化，观察两种方案患者血清肝酶（GGT、AST、ALT）、肌酸激酶（CK、CK-MB）、凝血功能（PT、APTT、FIB）变化及脑梗死再发率。应用两种方案同时，嘱患者低盐低脂低糖饮食，戒烟限酒，适当运动等，通过改变生活方式及生活习惯，控制脑血管病危险因素及复发。

结果

　　治疗15天，两组TC、LDL-C较入院时降低（TC值：AS组为12.4，PAS组为15.3；LDL-C值：AS组为8.9，PAS组为10.8；$P<0.05$），有统计学意义。两组比较，PAS组优于AS组（TC值为9.8，LDL-C值为7.6，$P<0.05$），有统计学意义。随访3个月两组血清TC、LDL-C较入院时下降（TC值：AS组为9.0，PAS组为8.7，LDL-C值：AS组为14.3，PAS组为13.1；$P<0.05$），差异具有统计学意义，同期两组方案比较，PAS组优于AS组（TC值为7.9，LDL-C值为9.4，$P<0.05$），差异具有统计学意义。随访1年及3年血清TC、LDL-C同随访3个月基本相同。治疗15天，两组血清HDL值较入院时变化不大（分别为

0.34和0.45，P>0.05），无统计学差异；随访3个月，两组血清HDL值较入院时升高（分别为12.5和10.3，P<0.05），差异具有统计学意义，同期两组比较无统计学差异。随访1年、3年，两组血清HDL值较入院时增高，同随访3个月时基本相同。随访1年，两组IMT厚度较入院时减少（分别为0.52和0.45，P<0.05），斑块大小较入院时减少（t=0.54，0.42，P<0.05），有统计学意义，两组比较，PAS组优于AS组（颈动脉IMT为0.3，斑块大小为1.51，P>0.05），有统计学意义。随访3年，与随访1年的结果基本相同。随访3个月，两组GGT、AST、ALT、CK、CK-MB、PT、APTT均在正常范围。随访1年，AS方案有1例出现皮肤瘙痒，退出研究，余化验值在正常范围。随访3年，PAS组出现2例腹泻病例，经对症治疗后好转，AS组未见异常，酶学未见明显异常。随访3个月，AS组有1例复发。随访1年，AS组有10例复发，PAS组5例复发。随访3年，AS组20例复发，PAS组8例复发。

结论

两种方案治疗LAA能迅速有效降低血清TC、LDL-C值，并能长期将其控制在较低水平，这种作用以PAS方案明显，提示PAS方案对LAA有切实治疗及预防作用，并能在长期治疗中发挥降低TC、LDL-C的疗效，延缓动脉大动脉粥样硬化病程。两种方案应用1年以上对IMT变薄、斑块减少均有影响，以PAS方案突出，为LAA的二级预防患者及有潜在危险因素的人群提供更合理的药物治疗方案。两种方案应用2周后对肝酶均有升高作用，若长期应用，肝酶、激酶、凝血功能均较稳定。普罗布考应用过程中部分患者出现腹泻现象，为常见副作用，积极予以对症治疗后好转，对LAA的整体预后及二级预防无明显影响。

典型病例分享

患者，男性，51岁，主因"口角歪斜1天"入院，有高血压病、吸烟等卒中危险因素，头部MRI示右侧额顶、右侧脑室旁梗死（图1.10.1）。卒中TOAST分型考虑为大动脉粥样硬化性卒中。行主动脉弓-颅内CTA检查示左侧颈内动脉分叉处附壁斑块，右侧大脑中动脉M1段远端局限性狭窄，右侧上支干远端分支稀疏（图1.10.2）。《2013年ACC/AHA降低成人动脉粥样硬化性心血管疾病风险胆固醇治疗最新指南》指出，不设定LDL-C目标值；2014年AHA/ASA发布的《2014版卒中和TIA二级预防指南》推荐，对动脉粥样硬化性缺血性卒中或TIA，且LDL-C≥100mg/dL的患者，无论是否存在其他临床ASCVD的证据，均推荐使用高强度他汀类药物以降低卒中和新鲜血管事件的危险；动脉粥样硬化性缺血性卒中或TIA，且LDL-C<100mg/dL的患者，无其他临床ASCVD的证据，推荐使用高强度

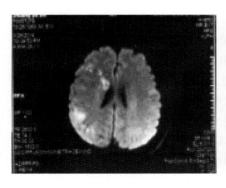
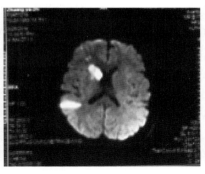

图1.10.1 头部MRI提示右侧额顶叶、脑室旁梗死灶。

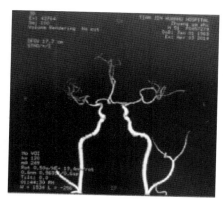

图 1.10.2　头部 CTA 提示右侧 MCA 起始部狭窄。

他汀类以降低卒中和新鲜血管事件的危险。根据最新指南,我们入院后采用了阿托伐他汀40mg(qh)强化降脂及相关治疗,并不再考虑LDL-C的目标值,住院期间及出院后随访患者卒中未再复发。

（洪雁　于长申）

参考文献

[1] Zhang X,Patel A,Horibe H,et al.Cholesterol, coronary heart disease,and stroke in the Asia Pacific region.Int J Epidemiol,2003,32:563 - 572.

[2] Amarenco P,Labreuche J,Lavallée P,et al. Statins in Stroke Prevention and Carotid Atherosclerosis Systematic Review and Up-to-Date Meta-Analysis.Stroke,2004,35:2902 - 2909.

[3] Peter S Sever, Dahlöf B,Neil R,et al. Prevention of coronary and stroke events with atorvastatin in hypertensive patients who have average or lower-than-average cholesterol concentrations, in the Anglo-Scandinavian Cardiac Outcomes Trial-Lipid Lowering Arm （ASCOT-LLA）: a multicentre randomised controlled trial.Lancet, 2003,361:1149-1158.

[4] Colhoun HM,Thomason MJ,Mackness MI,et al. Design of the Collaborative Atorvastatin Diabetes Study （CARDS） in patients with type 2 diabetes.Diabet Med,2002,19:201-211.

[5] Braun LT,Chaturvedi S,Creager MA,et al. Guidelines for the primary prevention of stroke: a guideline for healthcare professionals from the American Heart Association/American Stroke Association.Stroke,2011,42:517-584.

[6] Amarenco P, Bogousslavsky J, Callahan A 3rd, et al. High -dose atorvastatin after stroke or transient ischemic attack. N Engl J Med, 2006 Aug 10; 355(6):549-59.

第11节　脑卒中的神经康复治疗

脑卒中早期康复体系建设

众所周知,"卒中单元"是目前治疗脑卒中最有效的组织化管理体系,其核心理念包括多学科合作、规范化治疗、早期康复。我院从2005年开始在国内较早开展"卒中单元"早期康复的临床和基础研究,康复科与神经内科合作开展脑卒中"数字化管理卒中单元",在多年的临床工作中制定并完善了一整套康复早期干预的流程和方法,在卒中单元的管理模式下,康复医学的诊治流程实现了系统化、标准化,取得了良好的经济和社会效益。

作为循证医学证实的唯一能够降低神经系统损伤致残率的方法,康复医学科本着"多学科合作,亚专业细化,规范化治疗"的原则,遵循"早期、主动、全面"的康复理念,对卒中单元患者实施个体化针对性的康复治疗,以实现全面有效降低致残率、缩短住院时间、提高日常生活能力的目标。

完善的流程体系建设

我院较早开展早期与超早期卒中康复治疗,并且已经形成一整套具备自身特色的流程体系,保证了各卒中单元90%~100%的康复治疗率,此体系的建设与完善缘于医院领导给予的大力支持与良好的发展政策。

政策支持与平台提供

院领导多次与天津市人力资源和社会保障局工作人员沟通,将我院定为人力资源和社会保障部工伤康复试点机构和天津市人力资源和社会保障局唯一指定的神经康复医保定点单位,支付9项康复治疗项目。目前我院每天享受康复保险700人次,有效减轻广大患者的经济负担。

成立院长挂帅,业务副院长、医政科长主抓的康复领导小组,全面开通康复会诊绿色通道,将我院全部650张病床对康复科开放,由原来"等会诊"的被动模式变为康复医师可以自主决定会诊的模式。做到每一个入院患者都能得到康复医师的会诊,目前每天对新入院患者给予康复会诊和相应康复治疗处方达50人以上。对有康复指征的患者在保证治疗安全的前提下,早期康复治疗。为了保证临床科室的支持,医院对康复收入的分配机制进行改革,实行临床科室和康复医学科康复收入双向分配制度,增加相关科室积极性。

设施、设备的保障与投入

加大对康复专业人财物的投入力度。根据我院患者多数为神经系统疾病急性期的特点,从神经内科医生中抽调人员,建立神经康复亚专科人才队伍并成立神经康复新病区。近3年医院投入超过600万元经费用于康复科病房改造和维修、计算机网络改造、部分床旁康复设备更新。

优化人才环境与人才培养

为提高专业技术人员素质,康复医师队伍每年培养引进硕士及以上青年医师1~2名,鼓励毕业后深造,同时到其他科室和天津市其他医院等进修相关学科临床知识,提高临床技术水平。定期对医师、治疗师、护士等相关人员进行核心技术的培训与考核,并督促他们参加各类继续教育学习和培训。近5年来,每年选派1~2名业务骨干到国内外知名学府和医院学习交流。结合培养对象实际,制定优秀青年人才个性化的培养方案。加强对人才建设的财务支持,增大人才培养投入,支持和奖励科技创新,建立合理有效的激励机制,向临床业务突出、承担科研课题、获得科技奖励的医生倾斜。努力营造尊重知识、尊重人才的工作氛围。支持各类人才积极参加国际和国内的学术活动,向同行展示自己的临床和科研成果,达到提高自身学术水平的作用。

健全的治疗体系

1.对于每一位卒中单元患者,在入院24小时内均可接受到康复医师的全面评价与处方制定。

2.住院期间,康复医师与神经科医师共同进行每日查房,及时掌握患者病情变化,随时进行治疗处方的调整与改进。

3.定期进行由神经科医师、康复医师、治疗师、护士等人员参与的多学科协作模式下的中期评价会,总结、分析、解决问题,修订治疗方案。

4.出院时,每一位患者也可得到相应康复出院指导,以帮助患者继续家庭或社区康复治疗。

5.利用我院的随访团队,从患者入院、在院的健康宣教,到对每位脑卒中患者出院后的长期跟踪随访,及时发现患者的病情变化,并给予相应指导。康复医师与治疗师在随访中给予患者相应康复指导与建议,帮助其功能实现持续恢复效果。现每年接待随访患者2000余人,充分体现了康复医学的“人文关怀”内涵。

早期康复治疗

依据WHO的标准,在脑卒中患者生命体征平稳、病情48小时内无进展的前提下,即可以开始进行康复治疗。2012年早期康复试验(AVERT)的结果再次证实脑卒中后24小时内康复干预是安全可行的,并且可以使患者早期独立行走,改善患者长期预后指标,避免并发症出现。

对于卒中单元患者,康复医师遵循早期康复的原则,在入院24~36小时内对每一位患者进行初期评价并制定治疗处方,治疗师依据患者个体情况安排针对性治疗内容,在卒中单元中实现90%~100%的康复治疗率,患者平均住院天数较普通病房缩短3~5天。经过早期康复,其相关并发症如肩手综合征、肩关节半脱位、下肢深静脉血栓及废用与误用综合征等的发生率显著降低,为患者功能的进一步恢复奠定了良好基础。

内容

良肢位摆放　这是早期抗痉挛的重要措施之一,也是最基础的治疗,对抑制上肢屈肌痉挛与下肢伸肌痉挛模式、预防肩关节半脱位、早期诱发分离运动等均能起到良好的作用。其中,患侧卧位最为重要,它可增加患肢的感知觉刺激,伸展患肢与躯干,有效缓解痉挛。同时,通过治疗师讲解、护士督导、宣传栏宣教等形式,让每一位患者及家属熟悉掌握良肢位摆放方法与重要性,使者切实从中受益。

促醒治疗　对于存在昏迷或意识状态较差的患者,在早期采用多因子刺激手段进行促醒治疗。一方面,利用听觉刺激,如播放音乐,可对患者大脑边缘系统和脑干网状结构系统产生直接影响,使大脑皮层产生新的兴奋灶。同时,通过听觉刺激提高大脑皮层的活动能力,促进颅内血流量增加,从而有助于加快患者的意识恢复过程,并对促进神经功能恢复有所帮助。另一方面,利用温度觉、触觉等刺激手段结合小脑顶核与双正中神经、双足底反射区低频电刺激,促进意识水平恢复。

排痰训练与呼吸训练 据研究表明，约1/3卒中患者会发生肺炎，重要的因素包括吞咽障碍引起的吸入性肺炎、卧床、认知障碍、营养差、呼吸肌肌力减弱而致的咳痰能力下降等，严重影响患者治疗和恢复，甚至导致死亡。临床常采用方法包括被动与主动训练两方面：①体位引流、胸部叩击震颤，结合高频超短波等被动方式；②咳嗽训练、膈肌-缩唇呼吸中间断进行哈气或咳嗽的排痰技术、腹式呼吸、抗阻呼吸等主动训练方式，并在早期利用Moto-Med之上肢训练部分进行手摇车运动，提高呼吸辅助肌群力量，依据呼吸功能改善或恶化程度分级半定量化患者呼吸功能，有效降低卒中相关性肺炎的发生，为配合全面康复治疗提供了良好基础。

床旁运动疗法 卒中单元患者在早期即可接受康复治疗师的床旁被动关节活动治疗（图1.11.1），即便是重症监护室的患者，只要具备治疗指征，同样可接受床旁运动疗法治疗，消除了众多患者及家属存在的绝对卧床误区。卒中早期，治疗师给予患者患肢关节的被动活动，以不引发疼痛为前提，加以本体感觉刺激，可有效预防其并发症的发生，并为下一步的康复治疗奠定良好基础。

床旁Moto-Med训练 对于急性期卧床患者，由于长时间卧床、下肢血流缓慢、血液高凝状态等原因极易导致下肢深静脉血栓形成，其发生率在未预防患者中达23%～75%，其中10%～20%发生肺栓塞，死亡率甚高。卒中单元患者在早期积极应用床旁Moto-Med训练（图1.11.2），由完全被动模式逐渐向主动运动模式转变，患者可在卧床位实现早期运动干预，结合以往的抗栓压力泵治疗，有效预防了下肢深静脉血栓的形成，临床效果满意。

床旁认知、言语与吞咽功能训练 早期康复包含全面的内容，对于存在认知、言语与吞咽障碍的患者，为把握绝佳的早期康复时机，同样可进行选择性的床旁康复治疗（图1.11.3至图1.11.6）。此时并不需要患者具备较好的坐位平衡能力，可将治疗时间适度拆解、治疗方式适当调整，如选择Valpar相关训练盒或部分采用便携的Valpar器具于床边对患者进行简单的训练；或利用卡片识别、发声训练、舌操、面颊肌按摩、冰棒刺激等方式帮助患者进行早期言语与吞咽功能的基础恢复。

体会

早期 在强调早期康复的同时也需兼顾治疗方案个体化的原则。我们体会，利用中国缺血性卒中亚型（CISS分型）对患者进

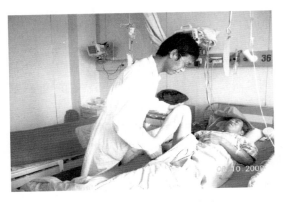

图 1.11.1 早期床旁运动疗法。

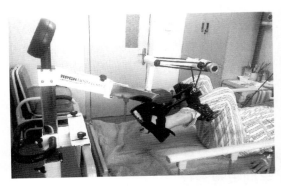

图 1.11.2 早期床旁 Moto-Med 训练。

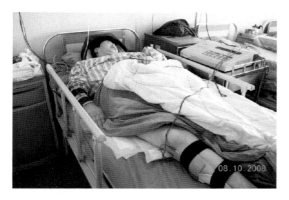

图 1.11.3　早期床旁物理因子治疗。

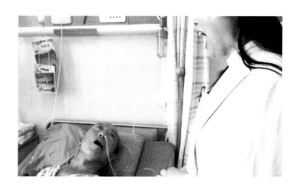

图 1.11.4　早期床旁吞咽与构音训练。

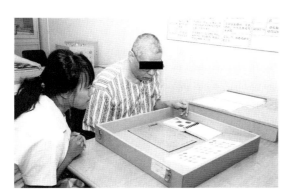

图 1.11.5　早期认知功能训练。

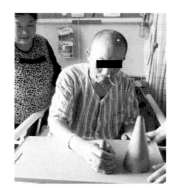

图 1.11.6　早期床旁 OT 治疗。

行病因分型和发病机制评估,对于病因为大动脉粥样硬化,发病机制是动脉到动脉栓塞和低灌注或栓子清除下降的患者,因其急性期病情进展的概率较大,康复介入时机和强度应更加慎重。

早期康复的临床效果毋庸置疑,并且早期康复的治疗内容也具备全面、个体、系统化的特点。对重症监护室的危重患者、大面积脑梗死去骨瓣减压术后患者及脑出血术后患者,康复医师经过初期评定后,制定早期治疗处方,PT治疗师详细了解患者基本生命体征、既往史、并发症、手术术式、脑梗死面积大小部位、出血量多少情况等,个体化制定运动强度、方式、时间等治疗方案。依据具体情况,考虑重症患者的耐受程度,初期治疗可进行分解时间治疗,如将30分钟运动

疗法分解成10分钟/次,每日2~3次,同样可达到治疗效果。而对于重症患者,早期由于应激或并发症情况的出现,多会引起体温和血压波动。临床经验总结,若体温大于38℃,收缩压大于180mmHg,需暂停康复相关物理因子治疗和运动治疗等。

同时需要注意的是,在早期治疗过程中,治疗师需严密观察患者心电监护情况,选择具有针对性的运动方式和适当强度,通常心率需控制在110次/分之内,治疗前后血压波动不得超过40mmHg。

患者与家属的主动参与　"脑的可塑性"是神经康复的理论基础,可塑性的潜能,或是大脑未损伤系统的重组构筑了神经康复的研究和治疗体系。重组的神经学机制是一个动态的过程,受个人为达到环境和作业

要求所做出的积极努力程度的影响。并且，有意识地、主动地锻炼的结果是大脑皮层运动中枢活动增强，神经细胞兴奋性增加。因此，患者的积极主动参与在康复过程中尤为重要。

同时，家属的积极支持与配合也是促成患者主动接受治疗的重要因素。为此，康复医师或治疗师对卒中单元家属定期进行健康宣教（1次/周），采取多媒体或实际操作的形式，向患者家属讲解康复的意义、内容与重要性，使广大家属更加了解康复，知晓康复的价值，通过康复医师与治疗师的现场解答，使每位家属都能有所收获，以便更好地督促与配合患者的治疗。

为促进患者的主动参与，提升其康复的信心，在治疗中安排小组训练，增加趣味性的同时强调患者间的团队合作，以在群组间提高患者的主动参与性，并且将患者的手工作品、绘画书法等进行展览，鼓励更多的患者参与其中，获得相应的成就感，提升自信心。

治疗前，物理治疗师依据康复医生的初次评定，对患者进行具体内容的查体与评定，包括意识状态、语言、认知（是否存在失认、失用等）、吞咽、是否存在忽略或视野缺损、是否伴随深浅感觉障碍、Brunnstrom运动功能分级、改良Ashworth分级、躯干控制能力、平衡功能分级以及手功能分级等，同时需要关注患者的心理状况，通过简单的问答了解患者康复意愿，对目前疾病的认知，以及未来功能恢复的期望与要求，以指导治疗师制定具体治疗方案。治疗师在与患者和家属充分沟通的前提下，向患者说明其目前的问题所在，近期需要解决的问题，治疗内容的安排与目的，以使患者和家属明确治疗意义，调动患者积极主动参与，实现最大程度功能恢复。

治疗中，即便是被动活动各关节（如上肢肌电生物反馈，图1.11.7），也需要反复强调患者的精力集中，除保证治疗环境的相对

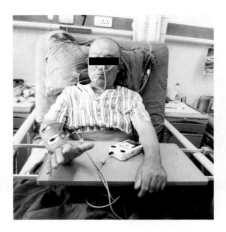

图 1.11.7　上肢肌电生物反馈治疗。

安静外，可以在被动活动中要求患者计数各部位的活动次数，减少患者注意力的分散，使其大脑与肢体间形成良性反馈，达到提高功能的目的。在主动活动中，治疗师在增加训练内容、时间和强度时，需要监护患者心率、脉搏、血压变化，如若出现头晕、眼花、心慌、气短、出汗、无力、恶心等症状，需要停止训练。为避免重复动作训练的枯燥，可在治疗中增加趣味性治疗内容，遵循由易到难的原则，如让患者练习够持物体、穿脱衣训练、上下台阶训练、卧床位的模拟蹬踏自行车训练等。结合患者的功能障碍点，配合患者的兴趣，制订相应的任务导向性训练内容，充分调动其积极性，发挥主动参与在康复治疗中的重要作用。

治疗后，治疗师需教会家属良肢位的摆放，对已经出现痉挛模式、肩关节半脱位、足跖屈等需要佩戴支具的患者，治疗师还需向家属与患者讲述支具佩戴的作用意义及佩戴时间、方法，由护士进行随后的监督实施。治疗师需要在每次治疗后依据患者功能情况，制订相应任务训练小黑板（图1.11.8），其内容涉及患者在治疗以外时间需要完成的任务训练，内容制订贴近日常生活、容易实现、具备治疗针对性等，由家属监督实施，在下次治疗前进行反馈，最大程度与最大可能

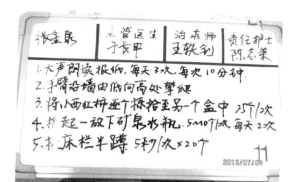

图 1.11.8 任务训练小黑板。

发挥患者的主动性。

全面的评价体系 康复评价贯穿于康复治疗的始终,通过全面的评价,明确患者的障碍所在、障碍程度以及预后判断,从而为患者设定切合实际的短期与长期目标提供可靠依据(图1.11.9)。

康复医师在卒中单元患者入院 24 小时内即利用计算机数据库系统进行初期评定,并制订初期康复治疗处方与近期目标。

每间隔两周,在康复医师、神经科医师、康复治疗师、营养师、护士等共同参与下,进行患者中期评定,总结前期治疗过程,分析患者存在问题,商讨下一阶段治疗内容,修订治疗处方与恢复目标。

出院前,完成患者末期评定,给予患者出院康复治疗指导。

另一方面,对临床表现以某一种功能障碍为主的患者也应全面分析,找出影响其恢复的深层次原因。卒中单元正是采用多学科合作的模式,从不同专业角度发现问题、解决问题,使患者得到最全面的问题分析和解决方案,在这种多角度认识、多层面关注、多学科解决的模式下,为患者提供最佳的治疗方案。以运动功能的恢复为例,患者如存在深感觉障碍、躯干控制能力下降、肌张力异常、认知功能的障碍,如注意力、记忆力下降、语言理解差,失认、失用、病侧忽略等都会影响运动功能的恢复,只有进行全面评估后制订相应的治疗方案才能取得最佳治疗效果。

(孙志明 巫嘉陵 王宏图 汪皖君 高春林 张玥 王轶钊 刘首峰 于长申 王雅静 许迎春)

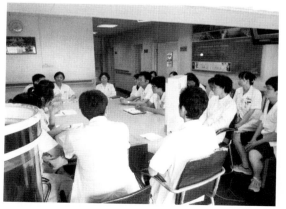
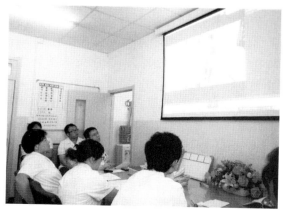

图 1.11.9 康复评价会。

Valpar作业训练与职业功能评估系统在脑卒中患者康复训练中的应用

VCWS系统简介

VCWS是由美国职业技能鉴定Valpar国际组织为了职业技能评定的需要而发明的一系列可进行职业能力判断的工具小盒,同时着眼于对患者模拟实际工作能力的训练,通过增强患者视、听、触多方面感官刺激,以提高患者的操作及实际控制能力。主要用于患者职业技能康复评估、实际工作能力康复训练、职业潜能的开发与训练以及保险公司对于伤残的标准化评估测试。

Valpar系统主要用于评估和训练以下几方面的内容:①脑高级功能的认知、知觉功能;②眼–手–足协调能力;③手精细动作和双手协调功能;④视觉–运动整合能力;⑤职业技能和技巧再学习能力。

VCWS各训练盒介绍和适应证

VCWS 01–机械小工具训练盒(图1.11.10)

评估和训练内容   评估手指精细动作和手部动作以及在狭小空间使用小工具的能力。模拟简单的工作,需要患者具有抓取、持物、拿捏、感觉、近视力、深感觉和协调性等能力。

训练程序   患者必须通过训练盒前部的孔进行操作。通过阻挡患者的视野来模拟在狭小空间工作。训练过程大约需要90分钟。患者需要用每个面板所需的不同工具在5块工程板上安装各种紧固件,如螺钉、螺母、螺栓和连接片段。安装完成后,盒子被打开到一个平面位置,患者拆卸所有已安装的紧固件。

适用患者   脑卒中后双手协调性差和

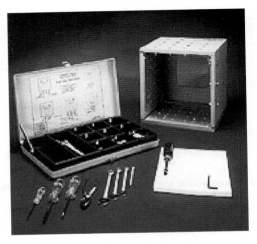

图1.11.10   机械小工具训练盒及其组件。

手指精细功能障碍患者。

VCWS 02–尺寸区分训练盒(图1.11.11)

评估和训练内容   评估从事与手和手指灵活性相关工作的能力。患者应该具备拿取、抓握、指法、感觉、近视力、深感觉和协调性等能力。高水平的运动协调性和手部灵活性是完成训练的关键。本训练还可观察患者与工作相关的专注力、执行力、挫折耐力以及自信心。

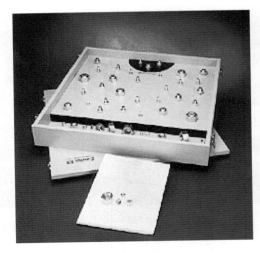

图1.11.11   尺寸区分训练盒及其组件。

训练程序　由于练习时间短,需要患者进行多次练习。在标准的情况下,一次练习大约需要 25 分钟。在装配工作中,患者站在工作样品前,用利手从 49 个六角螺母中选择 32 个正确尺寸的螺母安装到操作面板上的螺纹上。拆卸训练是要求患者使用双手从面板上取下螺母,并把它们放回存储区域。

适用患者　脑卒中后注意力障碍、执行力障碍等。

VCWS 03-数字分类训练 (图1.11.12)

评估和训练内容　评估和训练涉及分类工作任务的能力,包括数字排列和归档,并使用数字和数字系列。可以训练拿取、抓握、近视力、深度知觉和协调性等能力。这一训练要求具有较好的文书能力,动作协调,手指灵巧。本训练盒还能训练与本类工作相关的一些其他能力,包括执行指令的能力、沟通能力、挫折承受力和自信心。

训练程序　由于该训练的持续时间短,建议多次练习。在标准情况下,大约需要30分钟的训练时间。患者在两个面板前,将56个写有数值的卡片插入第一块面板相应的插槽。然后把第一块面板上的42个卡片插入第二块面板上适当的插槽,由评估者计算得分,然后患者再将卡片插回到第一块面板的相应位置并计算得分。

适用患者　脑卒中后失认症、视觉失认、Gerstman综合征等。

VCWS 04-上肢活动度训练 (图1.11.13)

评估和训练内容　评估和训练运动、工作中上肢的活动范围,包括肩、臂、肘、腕、手、手指。可训练拿取、指法、感觉、近视力、深度感觉、协调性和颜色视觉等能力。显著

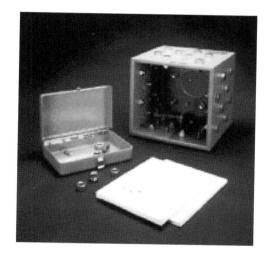

图 1.11.13　上肢活动度训练盒及其组件。

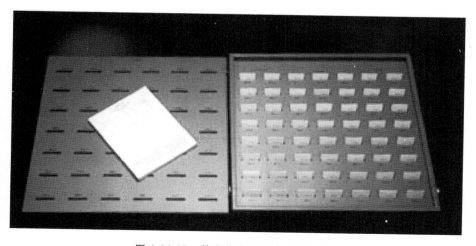

图 1.11.12　数字分类训练盒及其组件。

的运动协调和手的灵巧度可以保证高水平地完成训练。本训练盒还可以训练与工作相关的执行能力、体能、运动水平、沟通技巧和自信心。

　　训练程序　患者站立在训练盒前。有8组装配练习(右手和左手各4组)和一组拆卸训练。该患者每次拿起一个螺母,通过训练盒前部的开口,手持螺母将其拧紧在盒壁上。训练盒的内部被分成红色和蓝色的两半。右手先完成红色的一半,左手再完成蓝色的一半。最后,用一只手一次去除一个螺母,并把它们放回储藏室。治疗师评估患者左右手在训练后的疲劳和(或)疼痛。

　　适用患者　视空间障碍、关节活动度差、手指精细活动差的患者。

VCWS 05–文书理解和文书能力 (图1.11.14)

　　评估和训练内容　评估各种文书的工作技能,包括邮件分类、归档、电话接听、账务管理。可以训练抓取、处理能力、手指控制、近视力、听力、深感觉和协调性、一般学习能力、口头表达能力、计算能力、办事能力、运动协调和手指灵巧性等。还可以训练

与其相关的听从指令的能力,集中注意力的能力,沟通能力,决策能力,自信等。

　　训练程序　标准训练花费大约40分钟的时间。第一项邮件分拣训练,通过将邮件分拣到指定邮箱模拟办公室工作。患者通过读取100张卡片上的名字和地址然后将它们投递到相应的邮箱。第二项训练是将100张地址卡片按字母顺序归档入文件夹。第三项训练是接听电话训练,与前两项训练同时进行。用录音机播放电话铃音。当"电话"响起,患者停止正在进行的工作,以电话留言的形式记录下电话的内容。记账部分有三个不同的练习,模拟各种管账任务,包括按行和列操作计算器加减金额、特定形式的信息的准确记录等。

　　适用患者　日常生活活动能力下降、沟通障碍、注意力障碍的患者。

VCWS 06–独立解难训练盒(图1.11.15)

　　评估和训练内容　评估细节关注能力,并比较和辨别各种颜色的几何图案之间的差异。可以训练抓握、持物、近视力、协调性和颜色视觉、一般学习能力、办事能力、运动协调、手及手指灵活和颜色区分。还可以训练与其相关的听从指令的能力,

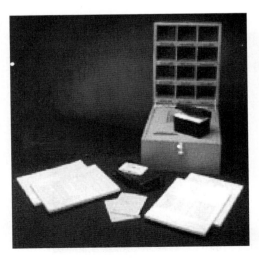

图1.11.14　文书理解和文书能力训练盒及其组件。

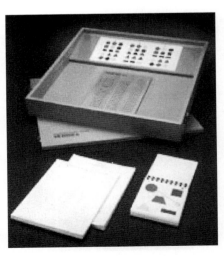

图1.11.15　独立解难训练盒及其组件。

集中注意力的能力，问题概念化的技能和自信。

训练程序　患者坐在训练盒前，手持50页绘有不同颜色和形状的卡片本，对比卡片本上的图案和形状与操作面板上的图案是否一致，当面板上的图案和卡片不一致时，患者通过在答题卡上穿孔进行标注。

适用患者　颜色、数字、字母辨别障碍及分类障碍患者。

VCWS 07-多级分类 (图1.11.16)

评估和训练内容　评估涉及多个层次的色彩、数字、字母和它们的组合视觉辨别的分类决策能力，训练手指抓握和够取。可以训练抓握、指法、近视力、深感觉、协调、色觉和视野等能力。还可以训练工作相关的专注力，沟通能力，决策能力，挫折承受力和问题概念化的能力。

训练程序　患者坐在训练盒前面，简短的练习后，将144个塑料片插入正确的插槽中。卡片分为五种：只有颜色，有颜色和字母，有颜色和数字，只有字母和只有数字。完成一次训练大概需要15分钟。建议训练2次。

适用患者　视觉失认、逻辑障碍、颜色识别障碍、双手协调障碍的患者。

VCWS 10-三层次测量技巧训练 (图1.11.17)

评估和训练内容　评估与检查和测量任务有关的工作技能，训练难度从简单到非常精确。可以训练抓握、持物、指法、感觉、近视力、深度知觉和协调性等能力。还可训练与工作相关的执行力、专注力、问题概念化和自信心。

训练程序　训练时间大约25分钟，建议重复两次。患者要通过眼睛、尺子、游标卡尺和千分尺等工具，测量61个零部件。将所有部件按尺寸分为11类，这些部件之间的差异，有的显而易见，有的则十分细微，需要患者通过测量区分部件间的不同，并正确分类。

适用患者　执行能力、注意力障碍患者。

VCWS 11-眼-手-足协调 (图1.11.18)

评估和训练内容　评估视野转移的能力，手和足协调能力。可以训练患者的抓握、搬运、指法、近视力、深感觉和视野等能力。空间定向力、动作协调、手指灵活度、手的灵巧以及手眼脚协调是完成训练的基础。还可

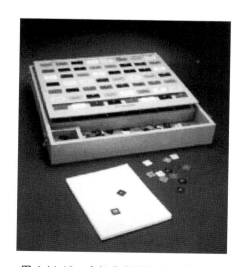

图 1.11.16　多级分类训练盒及其组件。

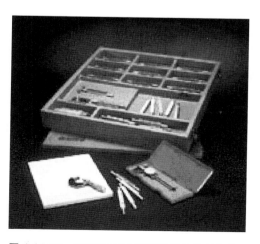

图 1.11.17　三层次测量技巧训练盒及其组件。

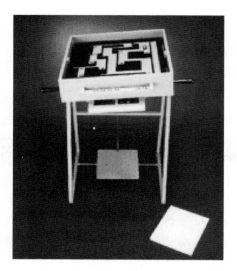

图 1.11.18　眼−手−足协调训练。

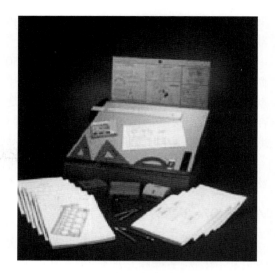

图 1.11.19　制图训练盒及其组件。

以训练与工作相关的专注力,执行指令的能力,挫折承受力,以及自信心。

　　训练程序　整个训练过程大概20分钟。患者坐在训练盒前,通过把手和踏板控制钢珠尽快通过一个13个孔的迷宫。把手用来控制球左右移动, 踏板用来控制球前后移动。一次训练包括3个回合,共9个球。每次球掉落到孔洞里后都会收集到迷宫下的抽屉里, 然后再重新开始。这一训练的评估是通过记录每球掉落的孔洞的分数和每局所用的时间。球在迷宫走得越远分数越高,每局用时越短分数越高。

　　适用患者　视空间障碍、视野障碍、手眼足协调障碍者。

VCWS 16−制图训练(图1.11.19)

　　评估和训练内容　评估与绘图有关的工作技能。可以训练和评估当前的和潜在的绘图技能水平。还可以训练与其相关的抓握、处理、指法、近视力、深感觉和视觉协调性等能力。包括6种可以计分的训练:如简单的测量任务和相对复杂的绘图和图纸阅读。

　　训练程序　训练时间根据训练内容的多少长短不一, 有时会达两个小时或更久。第一部分患者熟悉训练中所使用的工具。第二部分(测量):题卡上有三条不同长度的线段,患者必须测量并读出线段的长度。第三部分 (感知):患者临摹出题卡上的10条线段。第四部分(使用直尺、丁字尺、三角尺):患者使用相应工具,测量出题卡上的图形大小,并重新绘制出一样的图形。第五部分(使用指南针和量角器):患者按照要求使用指南针和量角器,复制出题卡上的图形。第五部分(图纸):患者回答与题卡上图纸测量数据有关的22个问题。第六部分(投影/制图):使用一个三维图纸模型,患者测量相关数据并重新绘制图纸。

　　适用患者　视空间障碍、手−眼协调障碍、执行能力和注意力障碍者。

脑卒中后认知障碍的类型和特点

　　脑卒中患者多合并知觉功能及认知功能障碍。知觉障碍表现为:对熟悉的事物失去认识能力, 如单侧忽略、视觉失认、Gerstman综合征等;对后天学习的生活技能出现运用障碍,如结构性失用、运动失用等。认知障碍的主要表现有:注意力障碍、空间感知障碍、记忆障碍、手–眼协调障碍、逻辑推理障碍、视觉–运动整合障碍、智力下降、情感障碍等。

VCWS系统在脑卒中康复中的应用

鉴于脑卒中后患者多存在不同程度知觉功能及认知功能障碍，我院康复科应用VCWS07（多层面分类训练盒）、VCWS03（数字化分类训练盒）和VCWS06（独立解难技巧训练盒）对患者进行颜色、数字、字母辨别及分类规整，字母、数字逻辑识别与分类，颜色、形状识别及逻辑分析判断能力的综合训练。

VCWS系统康复应用流程

1. 患者进行认知障碍评估（MMSE、蒙卡量表），确定认知障碍类型和程度。

2. 康复医师进行评价判断，评价患者是否存在注意力障碍、空间感知障碍、记忆障碍、手–眼协调障碍、逻辑推理障碍、视觉–运动整合障碍和肢体活动度。

3. 挑选适宜训练盒进行康复治疗。

4. 治疗后对患者进行认知评定以判断疗效和制订下一步治疗计划。

经观察VCWS系统对脑卒中及痴呆等引起的认知功能障碍有明显的治疗与改善作用，我院康复科对232例脑创伤认知障碍患者用Valpar训练系统进行认知功能康复，分别在治疗2周和4周进行MMSE评价，其得分均有明显增加，与对照组常规康复疗法相比较有明显差异（图1.11.20）。Valpar训练后患者认知功能改善明显。

我们应用VCWS07（多层面分类训练盒）和VCWS03（数字化分类训练盒）针对122例脑卒中后失认症患者和注意力障碍患者进行康复训练。经连续作业测验（CPT），患者治疗前后错误反应数和遗漏数明显降低，注意力的维持能力明显提高（图1.11.21）。

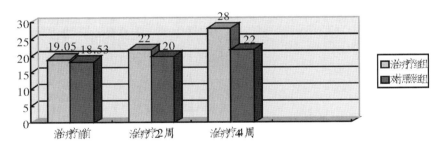

图 1.11.20 Valpar训练后患者MMSE评分前后对比。Valpar训练后患者MMSE评分治疗后改善明显且治疗4周后仍有进步。

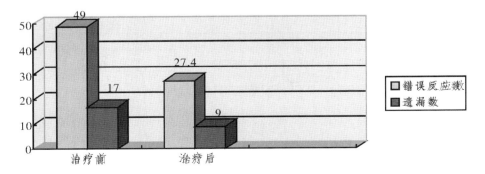

图 1.11.21 连续作业测验前后对比。经治疗后患者的错误反应数和错误遗漏数较治疗前明显减少。

我们应用VCWS01(机械小工具训练盒)和VCWS04(上肢活动度训练)针对脑卒中后手指精细运动障碍和视空间障碍患者进行康复训练。治疗后患者二等分线段测试明显改善,简式Fugl-Meyer手功能部分(上肢部分19~33项)评价得分提高(图1.11.22)。

经实践证明VCWS系统有助于在神经康复领域开展更为有效的治疗和研究,因此具有极大的应用推广前景和社会经济效益。运用Valpar系统对脑卒中患者进行认知和知觉障碍康复训练取得了良好效果,患者接受度好,依从性好。此系统设备小巧,易于操控。认知功能障碍的患者,在单纯药物治疗的基础上,结合Valpar训练能提高患者的认知功能。与传统作业疗法相比,Valpar训练系统训练内容更丰富,患者治疗时趣味性更强,易于接受。经我院康复科统计,增加VCWS职业技能训练后有效率高达90%以上。

(朱志中　张琳瑛　王宏图　于洋)

水疗法

定义

应用水治疗疾病、功能康复的方法称为水疗法(hydrotherapy)。

机制

水疗法治疗作用的基本因素有三点:温度作用、机械作用、化学作用。各种水疗法作用不同,与三种因素所占比重有关。如一般淡水浴治疗作用主要为温度刺激,机械刺激为辅;淋浴则主要为机械性刺激,温度刺激为次;而药浴以化学刺激为主,温度刺激次之。

温度作用

所用水温多高于或低于人体温度,温热与寒冷刺激可使人体产生性质完全不同的反应,对寒冷刺激的反应迅速、激烈;而对温热刺激的反应则较为缓慢,不强烈。水温与体温之间差距愈大反应愈强。温度刺激范围愈广、面积愈大则刺激愈强,作用的持续时间在一定时间范围内与反应程度成正比,如寒冷刺激在短时间引起兴奋,长时间后可致麻痹。温水浴可使血管扩张,循环加速,新陈代谢增强,神经兴奋性降低,肌张力下降,缓解疼痛;热水浴有明显的发汗、镇痛、解除痉挛的作用。

机械作用

水疗中包含多种机械刺激。①静水压力

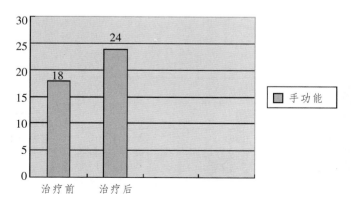

图 1.11.22　简式 Fugl-Meyer 手功能评价。治疗后患者手功能改善,Fugl-Meyer 评分明显提高。

刺激:静水压力可压迫胸部、腹部,并使呼吸有某种程度上的困难,患者需用力呼吸来代偿,这就调节了气体的代谢。静水压力影响血液循环,压迫体表的血管和淋巴管,可促使体液回流增加,引起体内的体液再分配。②水流的冲击刺激:淋浴、直喷浴、针状淋浴均产生很大的机械刺激。临床采用2~3个大气压的全向水流冲击人体,此时机械刺激作用占优势,即使水温可能较低,也可引起明显的血管扩张,并兴奋神经系统。③浮力作用:根据阿基米德原理,浸于水中的物体受到一种向上的浮力(其大小等于物体所排除同体积的水的重量)。基于浮力作用,在水中活动较为省力。人体在水中失去的重量约等于体重的9/10。对压疮、烧伤、多发性神经炎患者采用浸浴,可免去身体的压力,同时借助水的浮力可进行水中运动。

化学作用

水是良好的溶剂。若往水中加入少量矿物盐类、药物和气体,这些化学性物质的刺激可加强水疗的作用并使机体获得特殊的治疗作用。通常可在小型浴槽中添加以上物质。

分类

水疗的分类比较复杂,依照不同的作用因素和使用方法可以进行不同的分类,而且各分类之间也难免存在一定程度的交叉和重叠。

按水的温度分类

冰冷水疗法:水温为15℃~20℃。
冷水疗法:水温为21℃~30℃。
温冷水疗法:水温为31℃~36℃。
温水疗法:水温为37℃~38℃。
热水疗法:水温为38℃~39℃。
高温水疗法:水温为40℃~50℃。

变温水疗法:先后在两种不同的水温中进行水疗。

按水的物理形态分类

液体水疗法:即一般的常规水疗法。
雾气水疗法:在较高温度的水蒸气或雾气中进行水疗,如桑拿。
冰水疗法:用冰块或碎冰碴,直接或包在布袋中,对身体皮肤进行摩擦。

按水中化学物质的性质分类

淡水水疗法:不在水中人工附加另外的化学物质。
盐碱水疗法:在水中附加一些具有康复作用的盐碱类物质,如$NaCl$、KCl、苏打等。
矿物质水疗法:在水中加入某些具有康复作用的矿物质,如各种微量元素、硫黄、硫酸镁、硫化氢、含氡的矿物质等,类似于矿泉疗法。
芳香型水疗法:在水中加入某些气味宜人的挥发性物质,如松针油、樟脑、香精油等。
中草药水疗法:在水中加入某些有康复效应的中草药提取物。

按水与人体接触的方式分类

浸泡水疗法:以身体局部或大部浸没在水中,其中包括盆式和池式浸泡。
冲淋水疗法:水从一定的高处对身体的局部或全身进行冲淋。其中又可分为扇形淋浴、雨式淋浴、圆式淋浴和瀑布式淋浴等。

按水与人体接触的部位分类

全身水疗法:使水与身体大部分部位同时或相继接触,达到整体康复效应。
局部水疗法:仅让身体局部与水接触,达到局部康复效应,常用的部位有面部、肩背部、手臂部和脚腿部等。

设备分类与应用

浸浴

浸浴的特点是受作用的身体表面直接与水持续接触，其作用除温度作用外，尚有水的静压作用及浮力作用，搅动水时还有机械按摩作用；当用药物浸浴时，还兼有明显的化学作用。浸浴是临床上最常见的一种方法。治疗时间5~20分钟。

气泡浴

气泡浴是通过空气压缩机向水浴浴盆底压入空气，产生气泡，气泡破裂作用于人体，机械力对人体产生细微按摩作用；气体与液体导热差形成冷热温度差。治疗时间10~20分钟。

涡流浴

涡流浴中装有涡流发生器、充气装置与可旋转的喷水嘴。它利用涡流的机械冲击力达到按摩作用；水的温热效应可改善血液循环、降低肌张力、减轻疼痛、改善神经兴奋性。治疗时间10~20分钟。

蝶形槽浴

蝶形槽浴又称哈伯特槽浴和8字槽浴。蝶形槽浴除了涡流气泡等装置，另配有运送患者出入的升降装置。蝶形槽中间的凹陷目的是方便治疗人员协助患者运动。它的特点是除了机械冲击力、温度外，患者可进行上下肢的屈伸运动。蝶形槽浴尤其适合不方便在水中运动池内进行治疗，但又符合水中运动适应证的患者，如烧伤和皮肤患者。治疗时间约20分钟。

水中运动池

水中运动池在设计上变化较多。有的位于地面之下，这样的运动池面积通常较大；有的位于地面之上，池壁由玻璃制成，方便观察患者；还有底部可升降，这样方便患者入水以及调整水深。一般可根据需要在运动池中配备扶手、治疗椅、双杠、脚踏车、步行训练器以及救生圈、漂浮物等。应用大型训练池一定注意保护患者，防止摔倒和淹溺。另外，患者大小便应可控，防止污染整个训练池。治疗时间15~30分钟。

水中平板步行浴

液压驱动的平板步行器可放置于水中运动池中或单独的单人训练槽中。它将水的温度、浮力、压力、阻力等特性和减重平板步行训练的特点结合起来，从而使下肢功能障碍患者比陆地上更早地行走，并能改善步态。治疗时间15~20分钟。

适应证

脊髓损伤、脑卒中、脑性瘫痪、帕金森病、周围神经损伤、心肺疾病代偿期、风湿性关节炎、骨性关节炎、骨折术后恢复期、强直性脊柱炎、雷诺病、烧伤、瘢痕、挛缩等。

各种设备以及治疗方式的适应证也有所不同：有些是静态利用温度和机械刺激改善循环、减低肌张力，如浸浴、气泡浴，适合脑损伤软瘫期、痉挛期、关节炎、烧伤等；有些更强调利用水的浮力、阻力等通过运动达到功能恢复，如水中运动训练、步行浴，适合脑损伤恢复期、各种骨科疾病等。临床上应注意针对不同障碍患者安排最适宜的治疗。

禁忌证

心肺功能失代偿，活动性结核，恶性肿瘤，极度虚弱，出血倾向者，皮肤黏膜感染、破溃，精神疾患。

注意事项

水温要适当，过高过低都会造成不适；保持水疗室内空气流通，光线充足，地面防滑,室温不宜过低,相对湿度小于75%。注意浴盆的清洁消毒和水的清洁消毒。水疗室应配备必要救护设备及专门医护人员对患者进行保护,防止摔倒和淹溺。患者在水疗前充分身体准备:排空大小便或接好尿袋;饱餐后1小时再进行,避免饥饿时进行水疗;另外,需注意患者的心率血压比平地上均减慢,注意观察患者反应,监测心率、血压,若有不良反应立即停止治疗。

环湖医院水疗特色

十几年前,人们对康复的概念还很模糊,康复意识较差,尤其对于水中治疗知之甚少。我院由于率先在天津地区建立康复科,院领导高瞻远瞩、眼光独到,斥巨资购买国际最先进的水疗设备,建立了天津市第一家康复综合水疗室,并首先将水中运动治疗应用于中枢神经系统疾患的运动及感觉功能障碍恢复中(图1.11.23)。

康复科水疗室成立于2001年,面积近200m²,包括两间淋浴更衣室,一间设备室以及治疗区域。水疗室投资近200万元,属国内领先。我们目前开展的治疗项目主要包括涡流浴、蝶形槽浴、水中运动训练(包括水中平板步行器)等,适应不同的人群。①涡流浴中装有涡流发生器、充气装置与可旋转的喷水嘴。它利用涡流的机械冲击力达到按摩作用;水的温热效应可改善血液循环、降低肌张力、减轻疼痛、改善神经兴奋性。涡流浴适用于感觉障碍、肌肉痉挛的患者,另外每次治疗均更换浴水。治疗时间20分钟。②蝶形槽浴(图1.11.24)的特点是除了涡流的机械冲击力、水的温热效应外,患者可进行上下肢的屈伸运动。蝶形槽浴尤其适合不方便在水中运动池内进行治疗,但又符合水中运动适应证的患者,如刚出现肌肉活动但无法完成水中站立患者。同时治疗师可站在浴槽旁对患者进行指导训练。治疗时间约20分钟。③水中运动训练在地上式水中运动池中进行,此设备从美国引进,由国外专家亲临现场进行设备安装,是全国最早引进的地上式水中运动池。运动池底部与地面相平,配有透明的池壁,患者可以直接看到池外治疗师的示范动作,也可通过矫形镜形成正性反馈,观察自己的动作缺陷,相对于地下式运动池具有方便观察的特点且没有误跌入池中的危险。运动池另配有电动升降式转移系统,方便没有上下台阶功能的患者安全入水。运动池配有扶手、治疗椅、涡流气泡装置以及水中平板步行器。患者在水中运动,利用水的浮力可以比陆地上更早地站立,利用水的阻力进行力量训练,以及水的特性进行平衡训练等。水中平板步行(图1.11.25)则实现了均匀的减重步行,另外还能利用水温控

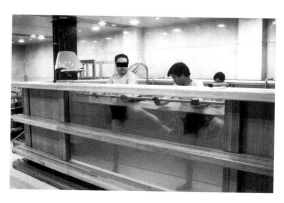

图 1.11.23　水中运动池中运动训练。

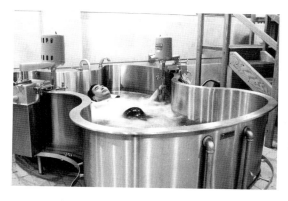

图 1.11.24　蝶形槽中运动训练。

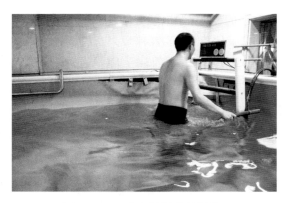

图1.11.25　水中平板步行训练。

制肌肉紧张。水中运动训练更适合下肢运动功能分期在布氏Ⅲ期及以上的患者,通过水疗治疗师的安全、个体化及专业指导训练,可取得显著效果。每次治疗时间20~30分钟。

水疗室年治疗量达到1500~2000人次。广泛应用于脑出血、脑梗死、颅脑创伤、脊髓损伤、吉兰-巴雷综合征等各种神经系统疾病以及部分骨科疾病,均取得很好的疗效,总有效率达95%。据我们对恢复期脑卒中患者的临床观察发现,经过4周PT与水中运动疗法相结合的治疗方法,患者伸膝动作股四头肌和踝跖屈动作下腓肠肌力矩较治疗前分别提高23.4%($P<0.01$)和24.1%($P<0.05$),呈现显著增长趋势。另外可增强主动肌与拮抗肌之间的协调性,协同收缩率水疗组训练后显著下降16.3%($P<0.05$),同时并不引起肌张力的过度增加。对于脑卒中患者的平衡功能障碍,尤其是不能独立行走或存在跌倒高风险指数患者,我们采用水中本体感觉刺激、躯干核心控制以及重心转移训练,经过4周的水中运动训练,患者Fugl-Meyer平衡功能评分提高25%($P<0.01$),FAC步行能力提高34.6%($P<0.01$),可基本实现陆上他人扶持或独立行走。根据我们的经验,在病情稳定的情况下,水疗开展的越早效果越好。在早期,对于某些肌张力增高的患者,患者未实现支撑或独立坐位的时期,可先进行涡流浴治疗,以达到缓解肌张力的目的,并增强其感觉输入,为日后综合治疗做准备,最终可大大缩短患者恢复时间。

经过多年的摸索并结合实际经验,我们已经形成一整套详细、完整的诊疗体系。具体流程为:

1.进行患者评估,评估该患者功能状态。

评估内容包括:Brunnstrom运动功能、FAC功能性步行、Fugl-Meyer下肢运动功能、Fugl-Meyer平衡功能。

2.判断患者能否进行水疗,排除水疗禁忌证。

水疗入选标准:生命体征平稳、血压控制良好、无昏迷、无严重认知障碍和言语障碍。水中运动治疗的患者还需具备一定的躯干控制能力、站立平衡Ⅰ级及以上、下肢主要肌群肌力2级以上。

水疗禁忌证:严重心力衰竭,严重肺感染,活动性结核,恶性肿瘤,极度虚弱,出血倾向者,皮肤黏膜感染,破溃,精神疾患。

3.安排针对性水疗项目。

无论患者进行何种水疗项目,首先需要进行心理调节,消除患者对水的恐惧情绪。如水疗前与患者沟通训练内容、难易程度;先让患者局部与水接触,逐渐扩大接触面积;给予患者充分保护支持,使其有足够的安全感。

针对肌张力高、无法站立、大小便失禁以及初次水疗的患者可安排涡流浴或蝶形槽浴。水中运动池则适合功能更好的患者。

4.10~14天后进行再评估,评估内容同初次。

5.修改治疗内容继续治疗或结束治疗。

展望

随着科学技术的发展以及人们康复意识的增强,各种康复设备也变得越来越科学及人性化,水疗设备也不例外。目前较先进的水疗设备有轮椅式涡流浴及可升降式运动池。轮椅式涡流浴适合无法在水中站立的患者。患者坐在专用的配套轮椅上由治疗人员推入涡流浴槽中,之后注水治疗,最后放水并推出患者。这样的好处是大大减少了转移患者的困难。可升降式运动池底部可升降,不仅方便患者入水,还可自定义水深,方便不同患者治疗需求。另外,水疗前对患者进行心理调节,消除患者对水的恐惧情绪,使患者更快更好地适应水疗是我们今后需要继续探讨的问题。

(王轶钊 张琳瑛 王宏图)

第12节　脑卒中护理

脑卒中护理

概述

　　脑卒中患者发病后,会伴有肢体、行为活动障碍和认知障碍,大小便失禁等其他功能障碍,严重影响患者的生存质量。每年用于患者的医药费和护工费等开支巨大,给家庭和社会带来了沉重的负担。因此,在脑卒中患者发病后除及时接受治疗外,给予科学、规范、合理的护理评估,护理措施及健康教育,降低致残、致死率,恢复肢体运动功能,提高日常生活活动能力,使其尽早回归社会和家庭就显得十分重要了。

护理评估

　　护士对患者进行的护理评估,包括患者病情的发生、发展和变化的过程,以及由此产生的身体不适、功能障碍、心理反应、既往健康状况、生活习惯、职业和文化背景等,判断患者存在和潜在的健康问题。通过观察、交谈、体格检查和查阅相关资料等手段收集有关信息,了解患者的需求。护士对患者的护理评估主要包括以下几个方面。

一般资料

　　患者基本情况　主要包括床号、姓名、性别、年龄、住院号、职业、民族、婚姻状况、文化程度、主要照顾者、费用来源、主管医生、责任护士,以及本次入院的入院时间、入院方式、入院诊断等。

　　入院原因　包括患者主诉、现病史。

　　● 主诉是患者感受最主要的痛苦或最明显的症状或(和)体征,也就是本次就诊最主要的原因及其持续时间。如"头痛伴恶心呕吐3小时","左侧肢体活动不利伴言语不清3日,加重2小时"。

　　● 现病史是主诉的延伸,包括发病后到本次来院就诊时症状发生、发展和演变的过程,各种症状发生的时间关系和相互关系,以及发病前的诱发因素和前驱症状。当患者使用自己的语言描述时,护士应仔细询问其具体表现以免理解错误,并在询问过程中避免诱导患者。

　　既往史、过敏史、家族史、输血史　主要评估患者既往有无高血压、冠心病、糖尿病、脑梗死、脑出血及其他疾病等既往病史;有无药物、食物及其他过敏史;有无家族史、输血史。

　　用药情况　主要询问患者本次住院前的用药情况。

生活情况及自理程度

　　生活习惯　包括饮食情况、近期体重变化、睡眠情况、排便习惯、吸烟及饮酒情况等。

　　自理能力　常用Barthel指数评定量表(表1.12.1)进行评定,来判断患者的日常自理能力。

　　营养状况　了解患者营养状况是否良好,是否存在肥胖、消瘦、恶病质等情况。

　　心理状态　了解患者的心理状况,有无紧张、焦虑、抑郁等心理反应及程度。

　　认知情况　了解患者对疾病的认识、态度和接受健康教育的能力。

表 1.12.1　Barthel 指数评定量表

ADL 项目	评分标准
控制大便	10 分 能控制
	5 分 偶有失禁
	0 分 完全失禁
控制小便	10 分 能控制
	5 分 偶尔失禁
	0 分 完全失禁
修饰 （洗漱、梳头）	5 分 独立完成
	0 分 无能力完成
用厕 （穿脱裤子、便后处理）	10 分 独立上厕所，无需帮助
	5 分 穿、脱裤子，便后处理需帮助
	0 分 无能力完成
进食	10 分 能独立进食
	5 分 需要帮助（如夹菜、盛饭）
	0 分 没有完成进食的能力
移动 （床椅）	15 分 独立完成床椅转移
	10 分 需要最小的帮助（1 人）完成
	5 分 能坐，但需要最大的帮助（2 人）
活动 （步行）	15 分 独立行走 45m
	10 分 较小的帮助下行走 45m
	5 分 不能走，能用轮椅移动 45m
	0 分 完全无能力行走
穿衣 （系鞋带）	10 分 独立完成
	5 分 需要帮助
	0 分 无能力完成
上下楼梯	10 分 独立上、下楼梯
	5 分 需要帮助和监护
	0 分 没有能力完成
洗澡	5 分 独立完成所有步骤
	0 分 不能独立完成

评定时间 5～10 分钟

100 分者无需依赖，完全自理；60 分以上者轻度依赖，基本自理；

40～60 分者为中度依赖，需要帮助；20～40 分者为重度依赖，依赖明显；

20 分以下者为完全依赖，不能自理

护理查体

一般资料 包括患者的身高(cm)、体重(kg),做到准确测量并记录。

生命体征 包括患者的体温、脉搏、呼吸和血压,这是评估患者生命活动存在和质量的重要征象。

意识状态 通过格拉斯哥昏迷评分(GCS)(表1.12.2)准确评定,并检查患者有无觉醒度改变,准确判断患者是否为清醒、嗜睡、昏睡、浅昏迷、深昏迷;检查患者有无意识内容改变,准确判断患者是否为意识模糊、谵妄。

瞳孔大小 利用瞳孔测量卡尺准确测量瞳孔大小[左/右(mm/mm)],并观察对光反应是否正常,掌握不同疾病对瞳孔大小及对光反应的影响。

语言沟通 评估患者语言沟通能力是否正常,是否存在构音障碍、失语;如有失语情况存在,准确评估失语为何种类型,如运动性失语、感觉性失语、命名性失语、混合性失语。

皮肤情况 常用皮肤危险因素评估表(Norton评分)(表1.12.3)来评估患者全身皮肤情况。判断患者有无压疮存在,如身体某部位有压疮,准确评估压疮的部位、压疮的分期(表1.12.4)及压疮的面积。

认知功能/感觉 主要评估患者的听力、视力、味觉是否正常,有无减弱或消失;认知能力是否正常,有无注意力分散、记忆力减退、思维混乱、精神恍惚;有无眩晕、面瘫;有无疼痛,可利用面部表情分级评分(FRS)(表1.12.5)、数字评定量表(表1.12.6)、词语描述量表(表1.12.7)评估患者有无疼痛及疼痛程度。

运动功能 主要评估患者吞咽及进食

表1.12.2 格拉斯哥昏迷评分(GCS)

睁眼反应		言语反应		运动反应	
项目	分数	项目	分数	项目	分数
自动睁眼	4	正确回答	5	按吩咐动作	6
呼唤睁眼	3	回答错误	4	刺痛能定位	5
刺痛时睁眼	2	乱说乱讲	3	刺痛时躲避	4
不睁眼	1	只能发音	2	刺痛时肢体屈曲	3
		不能言语	1	刺痛时肢体伸直	2
				不能运动	1

表1.12.3(1) 皮肤危险因素评估表(Norton评分)

参数	身体状况				精神状况				活动能力				灵活程度				失禁情况			
结果	好	一般	不好	极差	思维敏捷	无动于衷	不合逻辑	昏迷	可以走动	帮助下可走动	坐轮椅	卧床	行动自如	轻微受限	非常受限	不能活动	无失禁	偶有失禁	常常失禁	二便完全失禁
分数	4	3	2	1	4	3	2	1	4	3	2	1	4	3	2	1	4	3	2	1

表 1.12.3(2)　　Norton 评分结果判定标准

身体状况	精神状况	活动能力	灵活程度	失禁情况
好:身体健康、营养良好	思维敏捷:与外界接触良好	可以走动:不用帮助可以走动	行动自如:可独立移动	无失禁:无导尿或没有便失禁的导尿患者
一般:健康状况一般	无动于衷:迟钝	帮助下可走动:没有别人扶助则不能行走	轻微受限:需要些扶助改变体位	偶有失禁:应用导尿管,有便失禁
不好:身体状况不平稳	不合逻辑:时间概念混淆	坐轮椅:只能靠轮椅行走,行动范围受轮椅限制	非常受限:没有帮助就不能改变体位	常常失禁:每天 3 ~ 6 次失禁
极差:病态面容	昏迷:无反应	卧床:活动空间限制在床上	不能活动:一点也不能动	二便完全失禁:不能控制大小便,每天 7 ~ 10 次失禁

表 1.12.4　　压疮分期

分期	表现
可疑深部组织损伤期	由于压力或剪力造成皮下软组织损伤引起的局部皮肤颜色的改变(如变紫、变红),但皮肤完整
Ⅰ 期	皮肤完整、发红,与周围皮肤界限清楚,压之不褪色,常局限于骨凸处
Ⅱ 期	部分表皮缺损,皮肤表浅溃疡,基底红,无结痂,也可为完整或破溃的血疱
Ⅲ 期	全层皮肤缺失,但肌肉、肌腱、骨骼尚未暴露,可有结痂、皮下隧道
Ⅳ 期	全层皮肤缺失伴有肌肉、肌腱和骨骼的暴露,常有结痂和皮下隧道
不可分期	全层皮肤缺失但溃疡基底部覆有腐痂和(或)痂皮

表 1.12.5　　面部表情分级评分(FRS)

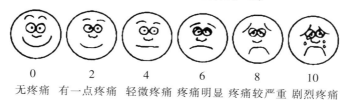

0	2	4	6	8	10
无疼痛	有一点疼痛	轻微疼痛	疼痛明显	疼痛较严重	剧烈疼痛

表 1.12.6　　数字评定量表

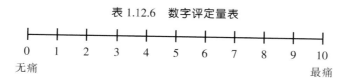

表 1.12.7　　词语描述量表

无痛	轻度痛	中度痛	重度痛	极度痛	最痛
0	2	4	6	8	10

功能是否正常,有无吞咽功能障碍;肢体运动情况,有无肌力改变;定向力是否正常。

其他患者安全相关危险因素评估

跌倒/坠床危险因素评估表(表1.12.8)主要用于评估患者是否存在跌倒、坠床的危险。

住院患者管路滑脱危险度评估表(表1.12.9)主要用于评估留置各种导管的患者是否存在发生管路滑脱的危险因素。

表 1.12.8　跌倒与坠床危险因素评估表

评估内容	危险因素	0 分	1 分
年龄	年龄≥65 岁或年龄≤10 岁	无	有
摔倒史	曾有超过一次的跌倒史	无	有
疾病因素	外伤、出血、手术后等各类疾病引起的虚弱无力、眩晕,有癫痫病史	无	有
活动能力	肌力低下,肢体残缺,移动时需协助	无	有
视觉功能	视物不清、视野缺失、偏盲等	无	有
使用特殊药物	镇静、镇痛、催眠、降压药,降血糖药,其他易引起跌倒危险的药物	无	有
精神状态改变	各种原因引起的嗜睡、模糊、定向力失常、躁动等,抑郁症,痴呆,判断理解及注意力低下	无	有
排泄情况	尿频或腹泻,如厕障碍或时间长	无	有

表 1.12.9　住院患者管路滑脱危险度评估表

评估内容	危险因素	评分
年龄	70 岁以上	2
	70 岁以下	1
意识	模糊	3
	嗜睡	2
	昏迷	1
情绪	烦躁	3
	焦虑	2
	恐惧	1
活动	术后第三天	3
	行动不稳、使用助行器	2
	不能自主活动	1
管路种类	胃管、气管插管(导管)、胸腹腔引流管	3
	术区引流管、中心静脉导管	2
	导尿管、其他管路	1
疼痛	难以忍受	3
	可耐受	1
沟通	差、不配合	3
	一般能理解	1

下肢深静脉血栓危险度评分(表1.12.10)主要用于评估患者是否存在下肢深静脉血栓的危险。

约束患者皮肤情况观察　主要用于评估患者受约束部位的皮肤情况,包括皮肤完整性、皮肤温度、末梢循环等。

表 1.12.10　下肢深静脉血栓危险度评分

评估内容	危险因素		分数
年龄	10 ~ 30 岁		0
	31 ~ 40 岁		1
	41 ~ 50 岁		2
	51 ~ 60 岁		3
	≥61 岁		4
体重指数 体重(kg)/身高^2(m^2)	苗条 16 ~ 19		0
	适中 20 ~ 25		1
	超重 26 ~ 30		2
活动度	步行		0
	受限(自己可使用辅助物)		1
	非常受限(需帮助)		2
	轮椅		3
	卧床		4
特殊 危险等级	口服避孕药	20 ~ 35 年	1
		35 年以上	2
	妊娠/产褥期		3
创伤 危险等级	头/胸		1
	脊柱		2
	骨盆		3
	下肢		4
外科手术	小手术(＜30 分钟)		1
	大手术		2
	急诊大手术/胸/腹/泌尿/神经外科		3
	骨科		4
高危疾病	溃疡性结肠炎		1
	贫血		2
	慢性心脏病		3
	心肌梗死		4
	恶性肿瘤		5
	静脉曲张		6
	曾患过 DVT 或 CVA		7

常见护理问题及护理

护理问题

躯体活动障碍　躯体活动障碍与肢体瘫痪或意识不清有关,是脑卒中患者最常见的护理问题,主要因脑卒中后脑组织缺血、缺氧、水肿等容易造成脑运动功能区受损,导致机体出现肢体瘫痪或意识障碍,主要表现为肌力下降或丧失而失去活动能力。常见的活动障碍形式有瘫痪、僵硬、不随意运动及共济失调。

吞咽障碍　吞咽障碍与意识障碍或延髓麻痹有关。吞咽是食物从口、咽、食管至胃的过程,分为口腔期、咽喉期和食管期,它们分别为随意运动、反射运动和蠕动运动。脑卒中患者吞咽障碍常发生在口腔期和咽喉期,主要由延髓性麻痹或假性延髓性麻痹引起,与大脑皮质、大脑半球、皮质下行投射纤维、延髓后咽中枢受到损伤有关。吞咽障碍患者表现为在食物从口至胃的运送过程中受到阻碍,无法完成正常进食,食物向咽部移动困难,饮食发呛、构音障碍等,是脑卒中常见护理问题之一,急性期发生率为22%~57%。吞咽障碍不仅影响患者摄取水及营养物质,还会影响患者的早期康复,严重者或因误吸导致坠积性肺炎甚至窒息或死亡。

语言沟通障碍　语言沟通障碍与大脑语言中枢功能受损有关。左侧大脑半球受损时,因语言中枢的受损部位不同而产生感觉性失语症、表达性失语症或两者兼有,因而患者会发生语言沟通障碍的问题。据文献报道,有57%~69%的脑卒中患者伴有语言障碍。语言障碍表现形式多种多样,主要有口语表达障碍,阅读、写作能力下降,听力理解障碍,严重者甚至难以发音,严重影响患者与他人的人际交流和社会功能康复。

失用综合征　与肢体瘫痪、僵硬、长期卧床、体位不当或异常运动模式有关。大脑半球受损时对侧肢体的运动与感觉功能发生障碍,加上脑卒中初期肌肉呈现张力迟缓现象,若发病早期未给予适当的良肢位摆放,不及时进行肢体功能康复,长期卧床或体位摆放不当,则肢体关节容易出现僵硬、挛缩现象,长期将导致麻痹或畸形,严重者会出现失用综合征的危险。

皮肤完整性受损　脑卒中后患者常表现为躯体活动障碍、瘫痪、意识不清、肢体活动无力等,加之患者营养不良,卧床期间缺少肢体主动与被动活动,局部血液循环障碍,长时间卧床患者可发生皮肤完整性受损,尤以身体隆突处压疮发生率高。

焦虑　脑卒中后患者可能突然失去工作和自我照顾能力,一切日常生活起居都需要家属或护理人员协助照顾,同时对自我病情预后无法估计,生活缺乏信心,不免产生焦虑、恐惧、抑郁等心理问题,严重影响患者的身心健康。

便秘　排便是粪便进入直肠,刺激直肠壁内的感受器,冲动经盆神经和腹下神经传至脊髓腰骶段的初级排便中枢,同时上传至大脑皮层引起便意和排便反射。脑卒中后排便反射受损,随意控制功能丧失,引起排便障碍。同时,患者卧床期间食欲下降,进食量较平常减少,胃肠运动减慢,不习惯卧床排便,加上脱水药物使用,造成粪便干燥、排便困难,患者主诉排便费力、排便时间延长或有便意但无粪便排出等。

受伤　脑卒中患者的姿势控制能力、协调功能减弱、平衡失调等导致患者容易出现步态改变、关节活动不灵活,加上意识障碍、躁动不安、病房光线昏暗、无人陪护及不当身体约束,患者容易出现跌倒、碰伤、坠床等意外损伤。

护理措施

一般护理

- **休息与活动**：保持病室清洁、安静，室内空气新鲜，温湿度适宜，减少人员不必要的走动，根据病情，合理安排患者卧床休息与床上活动时间，保证患者舒适。
- **安全护理**：躯体移动障碍者，加强生活安全管理，防止坠床、跌倒或碰伤，病房安装护栏、扶手、呼叫器等设施，使患者能够伸手触到日常使用物品，减少离床活动频次，保证床旁24小时有人看护，避免意外损伤发生。
- **促进沟通**：对语言、视力、听力障碍者，采取如倾听等多种沟通方式，了解患者生理、心理需求并及时给予满足，防止患者出现焦躁不安等情绪。
- **促进肢体功能恢复**：患者卧床休息期间，定时翻身拍背，保持肢体功能位，并及早给予肢体主动或被动运动锻炼，防止失用综合征的发生。

病情观察与护理

- **密切观察意识、瞳孔及生命体征变化**：出血性脑卒中患者颅内出血可形成血肿压迫脑组织，造成颅内压增高改变，护理人员要准确掌握颅内压增高及脑疝临床表现，做好观察及预见性护理。若发现患者出现剧烈头痛、喷射性呕吐、血压升高、脉搏洪大、呼吸深大伴鼾声、意识障碍加重等颅内压增高症状应及时报告医生。注意瞳孔大小及对光反射，根据瞳孔变化判断脑疝部位及严重程度；缺血性脑卒中动脉闭塞后脑组织可发生缺血性坏死，同时出现神经功能障碍及意识改变。若发现异常情况，应及时报告医生给予处理。
- **保持呼吸道通畅**：脑卒中患者常因意识障碍或呼吸中枢功能障碍引起呼吸抑制，呼吸道阻塞可引起低氧血症，加重脑组织水肿，颅内压也进一步升高，同时颅内压增高又使呼吸功能紊乱进一步恶化，从而形成恶性循环，严重影响预后。因此及时清理患者呕吐物及咽部分泌物，防止呕吐物及分泌物误吸入气管引起窒息，鼓励并指导患者进行有效咳嗽，减少痰液蓄积，给予气道雾化吸入或吸痰，保持呼吸道通畅，同时给氧2~3L/min，必要时可给予气管切开、气管插管等。
- **血压管理**：建立静脉通路，遵医嘱合理使用降压药及升压药，颅内压增高者遵医嘱给予脱水药。维持血压稳定，将原发性高血压患者血压降到患者能最大耐受的水平，因血压过高容易引起颅内再出血，过低则可使脑组织灌注量不足。

饮食护理

鼓励患者进食，有吞咽障碍者留置胃管，给予鼻饲饮食；进食时防止误吸，避免窒息或肺部感染发生；坚持少食多餐、循序渐进的饮食原则，选择高蛋白、高维生素、易消化等食物，如软饭、半流质或糊状食物，避免粗糙、干硬、辛辣等刺激食物；面瘫患者进食时食物易残留于感觉运动麻痹侧口颊部，需特别注意清洁，饭后漱口，做好口腔护理，减少口腔异味。

用药护理

颅内压增高患者使用20%甘露醇、甘油果糖、呋塞米等脱水药时注意观察患者尿量及电解质变化，观察患者反应及皮肤颜色、弹性变化，保证充足的水分摄入，准确记录24小时出入量，防止低钾血症和肾功能受损等。对静脉内溶栓患者应严格遵医嘱给药，监测生命体征、观察有无皮肤及消化道出血倾向，有无并发颅内出血及栓子脱落引起的再次栓塞。使用扩血管药物，尤其是应用尼莫地平等钙通道阻滞剂时，注意监测血压变化，防止低血压的出现。

心理护理

脑卒中患者常因突然瘫痪卧床、失语、生活不能自理等易出现抑郁、焦虑、悲观绝望等负性心理，护理人员应经常与患者交谈，了解其心理变化，解释、安慰、鼓励患者，帮助其认识疾病，消除思想顾虑，树立战胜疾病的信心，配合治疗和护理。同时关注家属心理护理,减轻心理负担,避免在患者面前流露出烦躁、不安等心理情绪,与护理人员一起帮助患者做好心理护理。

健康教育

疾病知识指导

概念　脑卒中是各种原因引起的脑血管疾病急性发作,造成脑的供应动脉狭窄或闭塞及非外伤性的脑实质性出血,并出现相应的临床症状及体征。

病因　缺血性脑卒中主要原因是在动脉粥样硬化基础上发生脑血管痉挛或血栓形成,导致脑的供应动脉狭窄或闭塞,多见于40岁以上者。某些导致血流缓慢和血压下降的疾病是本病的诱因,故患者常在睡眠中发病;出血性脑卒中多发生于50岁以上高血压动脉硬化患者,男性多见,是高血压病死亡的主要原因,常因剧烈活动或情绪激动使血压突然升高而诱发。

常见表现　缺血性脑卒中时,根据脑动脉狭窄和闭塞后神经功能障碍的轻重和症状的持续时间分类,常见有短暂性脑缺血发作(TIA)、可逆性缺血性神经功能障碍(RIND)、完全性脑卒中(CS)三种,患者可有肢体无力、感觉麻木、步态不稳、一过性黑矇或眩晕等表现;出血性脑卒中时,患者会突然出现意识障碍和偏瘫,重症患者可出现昏迷、完全性瘫痪、去皮质强直、生命体征紊乱。

常见检查　主要为影像学检查,如脑血管造影、CT、MRI等,并辅助血常规、血脂等其他检查。

治疗　缺血性脑卒中者一般先行非手术治疗,包括卧床休息、扩血管、抗凝等治疗。脑动脉完全闭塞者,可行颈动脉内膜剥脱术、血管吻合术等;出血性脑卒中者经绝对卧床休息、控制血压、止血、脱水降颅压等非手术治疗,病情稳定后考虑开颅血肿清除术等手术治疗。

康复指导

康复开始时间　缺血性脑卒中者一般在患者意识清楚、生命体征平稳、病情不再发展后48小时即可进行;出血性脑卒中者急性期应绝对卧床休息2~4周,抬高床头15°~30°减轻脑水肿,发病后24~48小时尽量减少头部活动幅度,以防加重出血,四肢可在床上进行小幅活动。生命体征平稳后进行床上主动活动,活动时间根据患者病情和耐受程度选择,不可过度劳累。

功能障碍康复　由专业康复人员进行训练,康复过程所需时间较长,需要循序渐进、树立信心,不能急功近利和半途而废,家属要关心体贴患者,给予精神和生活支持,鼓励患者锻炼,同时注意安全防护,防止意外发生,最大程度恢复其生活自理及工作能力,早日回归社会、家庭。

● 肢体障碍:一般采用以神经发育促进技术为主的运动训练,同时根据患者的不同时期和不同病程给予按摩、主动运动训练和被动运动训练。护理人员给予正确的卧位、坐位、体位交换、被动运动帮助和指导,同时进行坐位训练、起坐训练、床上运动训练、起立训练、平衡训练、步行训练等。训练过程中穿插进行包括餐具使用、穿脱衣服、个人卫生、淋浴、如厕等日常生活活动能力(ADL)训练,训练时循序渐进,选择合适的运动量。

● 吞咽障碍:有一定吞咽功能的患者通过改善食物形态,选择通过咽及食管时容易变形的食物,如果冻、布丁、鸡蛋羹、豆腐等及坐位或半坐卧位进行进食训练。对喉部无力上抬患者,给予按摩颈部,上推喉部,以促进吞咽。对喉部可以上抬的患者,让其空吞咽并保持上抬位置,吞咽时让患者舌抵硬腭、屏住呼吸保持数秒。同时,教会患者练习张口、闭唇、鼓腮等,以改善口面部肌肉运动,患者不能做到时给予被动舌头伸缩运动,使其能充分张口摄食,闭口咀嚼运动。

●言语障碍:进行语言训练可增加语言功能恢复的速度和程度,越早越好。训练时应根据患者失语的类型、程度进行侧重不同的训练,如感觉性失语主要为理解障碍,护理时多使用实物配合手势,增加患者理解;运动性失语为表达障碍,护理时应着重给予口型示范,面对面教授;命名性失语为遗忘事物名称,护理时要有意识地反复说出有关事物的名称,帮助患者强化记忆。训练过程中,康复师、护理人员及家属要给予患者充分理解,不可急躁、训斥患者,充分保护患者自尊自信。

饮食指导

合理进食　选择低盐(每天6g以内)、低脂肪和低热量清淡饮食,如蔬菜、水果、豆类、鱼、粗制大米或面粉构成的食品,可通过补充富含不饱和脂肪酸、胡萝卜素、维生素E降低脑卒中的风险。

戒烟限酒　吸烟者的脑卒中风险为不吸烟者的2倍,同时乙醇可通过升高血压、导致血液高凝状态、心律失常、降低脑血液流量而增加脑卒中危险,因此脑卒中患者后需严格戒烟限酒。

用药指导

用药过程中不可自行减药、加药,不可擅自停药,有任何疑问应咨询专业人员。如服用降压药过程中,规律服药,将血压控制在适当水平,不可根据自我感受随意停药、加药,避免血压忽高忽低,减少因血压波动引起的二次卒中。服用抗凝药物过程中除要严格按照医嘱用药外,注意观察自身有无胃肠道反应、柏油样便、牙龈出血等出血倾向,发现不适或其他情况应及时向专业人员咨询,不可自行处理。

日常生活指导

保持平和、稳定的心情,避免不良情绪影响,避免在嘈杂、噪声较大的环境中生活工作。改变不良生活习惯,如熬夜、赌博、进餐时间不规律等,经常参加体育锻炼,合理休息和娱乐,做力所能及的家务活动。生活中注意动作轻柔、缓慢,避免坐起、低头时动作过猛,洗澡水温不能过高,外出时有人陪伴,防止意外发生。根据气候变化及时增减衣物,防止感冒发生。

预防复发

遵医嘱正确用药,如降糖、降压、降脂、抗凝药物等。

出现头痛、头晕、恶心、呕吐、肢体麻木、口齿不清或吞咽困难等症状时及时就诊。

定期复诊,监测血糖、血压、血脂和心脏功能等,预防并发症和复发。

脑血管介入治疗的护理

脑血管介入治疗是利用导管操作技术,在计算机控制的数字减影血管造影(DSA系统)的支持下,对累及神经系统血管内的病变进行诊断和治疗。如脑血管造影检查、动脉狭窄球囊扩张术、支架植入术、动脉瘤的介入栓塞、急性脑梗死的动脉溶栓等。脑血管介入治疗不仅改变了脑血管病诊治的传统模式,也给护理工作提出了更多挑战,精心、科学的护理成为保证脑血管介入治疗效果的重要保障。

术前护理

一般护理　创造安静、舒适的病房环境,保证患者充足的睡眠。保持大便通畅,避免情绪波动,控制血压在合理范围。

心理护理　由于患者对介入治疗缺乏认识,容易产生恐惧心理。护理人员要耐心解释实施介入治疗的必要性及重要性,解释介入治疗的目的、方法及注意事项,鼓励患者表达自我感受,鼓励家属给予心理支持,教会患者自我放松的方法,树立战胜疾病的信心。

病情观察　加强病房巡视,监测患者生命体征,有效控制血压。监测患者意识、瞳孔及神经系统体征,发现病情变化及时告知医生并给予正确处理。

健康教育　教会患者术中屏气的配合方法,告知治疗过程中不可咳嗽等。指导患者进行卧床大小便训练,教会患者如何进行有效咳嗽。

术前准备　完善血常规、尿常规、出凝血时间、凝血酶原时间、肝肾功能、心电图和胸片等术前检查。术前4~6小时禁食水,术日晨给予患者双侧腹股沟、会阴部及大腿上1/3处备皮。行支架植入术患者术前3~5天口服阿司匹林300mg/d及氯吡格雷75mg/d,并注意观察皮肤黏膜有无出血倾向。

术中护理

物品准备　准备心电监护仪、保温毯、无菌手套、口罩帽子、手术包、造影包、导管材料、注射器(1mL、5mL、10mL、20mL)、利多卡因、肝素注射液1~2支、500mL生理盐水2~4袋等物品。

患者及护理人员准备　护理人员协助患者平卧在手术台上,给予心电监护、氧气吸入2~3L/min。协助医生开启手术材料,记录术中肝素使用剂量、间隔时间等,注意观察患者意识、瞳孔、血压、心率、心律、呼吸、脉搏、血氧饱和度变化,观察患者术侧下肢皮肤颜色、温度及足背动脉搏动情况,随时询问患者有无心慌、头痛等不适症状,认真书写护理记录。介入治疗结束后协助医生做好穿刺点包扎,嘱患者术侧肢体制动,返回病房继续治疗。

术后护理

一般护理　患者麻醉清醒后入重症监护室继续接受治疗,给予生命体征监测仪监护,给氧2~3L/min,抬高床头30°~45°。及时清

理呼吸道分泌物,保持呼吸道通畅,必要时给予吸痰。保证静脉输液管路通畅,遵医嘱及时合理使用药物,维持各项生命体征平稳。

病情观察　严密观察患者生命体征,尤其注意患者血压变化,遵医嘱控制在合理范围。观察患者意识、瞳孔变化及神经系统体征,注意有无头痛、语言或肢体活动能力改变,如有发现异常及时告知医生给予处理。

股动脉穿刺点护理　拔除股动脉穿刺处导管鞘后,手法按压30分钟,确认无出血后,穿刺点局部压迫6小时,穿刺侧肢体制动12小时,卧床24小时。如使用股动脉压迫止血器,压迫强度以穿刺部位不出血又可触及足背动脉搏动为宜,每3小时松解压迫器旋钮0.5圈,视具体情况逐步松解,6~8小时拆除。护理过程中严密观察穿刺局部有无渗血、血肿发生,观察患者的足背动脉搏动情况,对比双下肢皮肤颜色及温度。如有出血、血肿等情况,立即压迫止血并通知医生,采取相应的处理措施。

健康宣教　为预防术后再出血的发生,嘱患者避免剧烈头部活动、情绪激动、用力咳嗽、用力排便等。指导患者术后选择高蛋白、高能量、高纤维素、低糖、低脂、低盐饮食,忌辛辣刺激性食物。对于术后服用抗凝药患者,注意观察皮肤黏膜有无出血、黑便等情况,嘱其出院后按时来院复诊。

并发症的护理

脑过度灌注综合征　高灌注综合征虽不常见,但出现后有较高的病死率和致残率,患者主要为头痛、癫痫发作、谵妄、呕吐及局部神经功能缺损等。护理人员严密观察术后患者生命体征、神志、瞳孔变化,详细评价过度灌注发生的危险性。目前,遵医嘱积极平稳控制血压仍然是预防高灌注综合征最可行的方法。

迷走神经反射　拔除动脉鞘管压迫止血时,患者可因疼痛耐受性差、过度紧张恐

惧、医生拔鞘时手法及力量欠妥，牵拉血管使患者血管腔内压力突发下降，引发血管迷走神经反射。患者表现为心慌、心悸、面色苍白、出冷汗等症状。因此，拔除导管鞘前，护理人员需告知患者整个操作流程及可能出现的疼痛症状，消除患者心理恐惧感及紧张情绪，并给予心电监护。拔鞘时动作轻柔，避免粗暴操作。询问患者有无不适，一旦出现神志模糊、心率减慢、血压下降、面色苍白等情况，立即予以吸氧，通知医生，遵医嘱使用药物给予及时处理。

穿刺点出血或血肿　穿刺点出血或血肿是经股动脉介入治疗最常见的穿刺点并发症，常由于压迫不当、术侧肢体移动及肝素和抗凝药物应用引起。因此在拔除导管鞘后，双手于穿刺点上方股动脉搏动处压迫止血时要保持力量均匀，压迫过程中不可移动位置。在放置动脉压迫止血器前，手不可快速完全松开，须慢慢放松，保留一定压力，观察穿刺点无出血、周围无明显肿大后用无菌敷料覆盖，弹力绷带加压包扎。如有出血，则重新计时手动压迫。必要时可重新调整动脉压迫止血器位置进行止血，同时适当约束穿刺侧下肢并制动12小时。

脑血管痉挛　血管痉挛多发生于介入操作的血管或者其远端分支，严重时会导致血流完全阻断。尼莫地平作为钙通道阻滞剂，是防治脑血管痉挛的常用药，但在使用时应注意尼莫地平引起的静脉炎、低血压等并发症。护理过程中若出现头痛、恶心呕吐、意识进行性加深、肢体活动障碍、言语表达障碍等神经功能缺失症状时，需注意脑血管痉挛的发生，及时告知医生给予处理。

低血压、心律失常　低血压及心动过缓好发于颈动脉窦部明显狭窄行血管支架成形术的患者，这可能与迷走神经兴奋性增高，引起心率减慢、心肌收缩力减弱及血管舒张有关。护理时观察患者有无头晕、恶心、面色改变，应特别注意心源性休克的发生，

当血压下降至术前血压水平20mmHg以下，心率低于60次/分钟并且有下降趋势时，立即报告医生及时处理。

动脉瘤栓塞术后出血　动脉瘤栓塞术后再出血是血管内栓塞术的最严重并发症，可因情绪激动、便秘导致血压突然升高，头部静脉回流受阻，动脉瘤内压力在短时间内持续升高，引起破裂出血。术后密切观察患者瞳孔、神志、肢体活动情况，严密监测生命体征，做好血压管理。当患者出现剧烈头痛、呕吐、血压升高、肢体活动不利、意识障碍、瞳孔大小不等等变化时，应考虑动脉瘤破裂出血，立即通知医师给予处理，必要时行头颅CT或MRI检查，了解出血情况，并做好手术准备。

血栓形成与栓塞　可能与术中长时间血管内操作、小栓子脱落或全身抗凝不足、术后限制肢体活动有关。术后注意观察患者语言、运动和感觉功能情况，如出现偏瘫、失语、肢体麻木无力等，应考虑脑梗死的可能，应立即通知医生，并准备好急救药品，配合医生进行溶栓、扩血管、扩容治疗。术后穿刺侧肢体绝对制动12小时，长期卧床容易形成下肢深静脉血栓，应该密切观察患者的下肢皮肤温度、足动脉搏动、末梢血运，若出现皮肤湿冷、足背动脉搏动减弱或者消失、指端苍白、患者主诉下肢剧烈疼痛，应高度怀疑下肢静脉血栓（DVT）形成，应立即通知医生给予相关处理。

（全奕）

卒中单元的护理

卒中单元是指为卒中（包括脑出血、脑梗死、脑血栓、TIA、SAH）患者提供药物治疗、肢体康复、语言训练、心理康复和健康教育。建立卒中单元的目的：减少卒中复发，提高

患者及家属的满意度,减少家庭和医疗机构的负担,提高医务人员对卒中的认识和知识的更新,提高生存者和看护者的生活质量。

卒中单元的特点:卒中患者住院期间,采用的是一种病房管理系统模式,而不是单纯目的的治疗;是一种多元医疗模式,多学科密切合作;是一种整合医疗或组织化医疗特殊类型;体现对患者的人文关怀,以人为本;努力营造让患者"主动接受治疗"的医疗环境和氛围,为患者及家属提供立体的多方位的医疗服务;与专业康复训练结合,强调早期康复和功能训练,患者及家属积极参与康复过程;兼顾神经功能缺损的恢复和生活质量的提高,以及患者护理满意度的提高;传统治疗方法的最佳整合和最有力的组织;是多元化医疗和循证医学的集中体现。

团队工作方式是卒中单元的基本工作方式,小组成员有机结合,在统一领导下工作,相辅相成积极协同工作。小组成员包括神经科医师、康复治疗师、语言训练师、心理医师、责任护士、社会工作者,其中护士作为医师、治疗师和患者之间的桥梁和纽带起着关键性作用。

卒中单元的护理工作包括常规护理和特殊护理两个方面,其中常规护理有:①密切观察生命体征,避免颅内压升高;②保持呼吸道通畅;③供给适当营养,加强饮食护理;④并发症的预防(呼吸道感染、压疮等);⑤心理护理(恐惧、语言沟通障碍等),情感支持;⑥安全护理。

随着卒中单元工作的开展,逐步将护理工作的重心转移到有卒中特点的特殊护理上来,其中包括以下几方面。

各种量表的评价

对于新入院的患者及时做好Norton、NIHSS、Barthel指数、ADL、简易智能状态检查(MMSE)量表等各种量表的评价,根据评分结果,制订相应的护理计划。

深静脉血栓评估、护理、预防

1.根据血管B超、X线等仪器检查结果,判断患者有无影响下肢静脉循环的疾病,如骨折等。

2.密切观察下肢末端循环情况,如皮肤颜色、温度、血管情况等。

3.长期卧床者应抬高肢体20°~30°,下肢远端高于近端,尽量避免膝下垫枕、过度曲髋,影响静脉回流,减少在下肢输血、输液,加强肢体活动。

4.遵医嘱给予体外反搏——压力抗栓泵治疗。

溶栓护理

1.观察患者有无出血倾向,包括口腔黏膜、眼睑膜、皮肤、大小便等,如有出血,及时通知医生。

2.延迟安置并保留胃管、尿管,及时观察患者有无出血情况。

3.遵医嘱给予温凉饮食。

4.口腔护理时动作轻柔,棉球要包裹住弯血管钳,以免碰破口腔黏膜。

5.测血压时袖带松紧要适宜,测血压间隔时间要解开袖带,避免皮肤淤血。

6.监测血氧饱和度时,注意血氧指夹的使用,避免患者手指淤血。

认知障碍护理

记忆障碍的护理

强化记忆锻炼,增加信息的刺激量,反复带患者定时看电视、读报纸,讲解文字、图片、实物等,鼓励患者回忆过去的生活经历,不断刺激皮层兴奋,加强兴奋。

智力障碍的护理

促进患者多用脑,制订切实可行的功

能的训练计划,包括语言、计算等训练,反复强化。

思维障碍的护理

对思维贫乏的患者多给予信息及语言刺激,对患者关心、体贴,与其交谈沟通,诱导患者用语言表达,刺激大脑的兴奋性。

康复护理

良肢位变换

急性期患者症状严重,必须卧床休息,保持肢体处于正确的、良好的姿势和体位,防止患肢关节挛缩变形和关节脱位变形。

被动运动

在生命体征平稳后,无进行性脑卒中发生,无论神志清楚还是昏迷的患者都应早期进行肢体被动运动,包括肩、肘、指、髋、膝、踝关节的屈曲、伸展及抬举活动。

主动运动

当患者神志清楚、生命体征平稳后,可开展床上的主动训练,以利于肢体功能恢复,常见的主动训练方法有握手、桥式运动、床上移行等,训练从简单到复杂,着重训练瘫痪肢体和肌力弱的肢体。

床下训练指导

出血性疾病不能直接由床上卧位到床下站位,而应由一个从床上平卧位到半坐位→坐位→双腿放床边坐位→站立的过程。

日常生活训练

可指导患者进行刷牙、进食、穿脱衣服、拨算珠、捡豆子等自理活动。

健康教育(图1.12.1)

健康教育时间

入院第一天;入院一周;出院前一周;出院前的指导;每周两次的小讲课(周二、周四下午14:00~16:00健康教育会,由神经内科医师、营养医师、康复医师、专业护士轮流讲课);每日对出院患者随访针对卒中危险因素的二级预防。

健康教育的内容

什么是卒中及其病因;常见症状,何时就诊;卒中的危害如何预防;治疗手段有哪些;常用药物的用法如扩血管药、脑代谢药、脑保护剂、抗凝剂以及调脂药物的用法及注意事项;康复知识的普及和基本训练手法

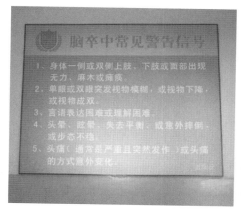
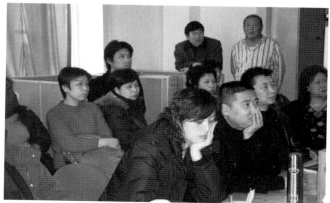

图 1.12.1　卒中患者健康宣教。

等;患者入院后一周内卒中单元工作人员应与患者家属和看护者接触,邀请参加健康教育活动或非正式的卒中小组会议;饮食的宣教。

健康教育的形式

幻灯片、录像带、科普读物、壁报、出院手册、健康教育光盘的有偿无偿发放、小讲课。

护理质量评价是改善护理质量的重要环节,是护理质量管理研究的核心内容之一;而护理质量评价标准是进行护理评价工作的工具,是提高护理质量的保证,它为实施护理质量控制提供依据,同时还为临床护理人员工作实践提供指南。卒中护理工作的质量评价通过以下几个方面:①吞咽困难的评估及训练,通过吞咽困难早期全程综合干预模式改善患者吞咽功能;②下肢静脉栓塞评估及预防,通过康复护理及仪器治疗预防下肢静脉栓塞的发生;③肢体良姿位的摆放,有助于抑制和减轻肢体痉挛姿势的出现和发展,为下一步的功能训练做准备;④不良生活方式的改变,通过改变不良生活方式降低了脑卒中风险;⑤药物使用依从性,根据数据表明,住院患者及出院患者均能遵从医嘱服药。

护理人员业务素质的高低与护理质量有着密切的关系。科室护理人员的整体素质提高了,才能将科室的整体护理水平真正地提高,所以必须加强护理人员的业务培训。卒中单元的护理人员培训有如下几个方面。

1.对于实习生和新入科的年轻护士有专人带教,并制订针对性的培训计划,而且能做到放手不放眼,同时指导他们理论知识与临床实践相结合,巩固了他们在学校所学的知识,加强了他们的动手能力,使他们能够更好地为患者服务。

2.加强专科技能培训,制订专科理论与技能的培训计划,定期考核,为培养专科护士打下扎实基础。

3.每周卒中读书报告会,学习卒中相关知识及新方法、新技术,掌握国内国际前沿知识,运用新知识来指导具体的护理实践工作。

4.每天利用晨会交班时间,交流学习与卒中护理相关的知识。

5.组织学习卒中知识,更新专业理论知识,提高专科护理技术水平。

6.积极开展科研工作,新老同志积极踊跃参加。

(何云燕 安中平)

第13节 血管性认知障碍

血管性痴呆

血管性痴呆(VD)是指由于脑血管病变导致的记忆、认知和行为等严重认知功能障碍综合征,是老年期痴呆常见的病因之一。VD发病率与年龄有关,男性多于女性。VD的患病率仅次于阿尔茨海默病,1998—2011年Meta分析显示我国VD患病率社区≥55岁人群VD患病率的合并值为0.8%,≥60岁人群中VD患病率为0.9%。VD占痴呆的构成比为30.6%。VD的患病率北方高于华中、华南,城市高于农村;60~80岁,年龄每增大5岁,VD患病率约增大一倍,男性略高于女性,文盲高于受教育者。随着我国人口的老龄化,VD患病人口的增多,给家庭和社会带来了很大的负担,VD也越来越得到全社会的关注。

VD危险因素

脑卒中可以干预的因素包括高血压、糖尿病、血脂、载脂蛋白、维生素、心脏病与炎症及低血压。脑卒中不能干预的因素包括年龄与性别、文化程度、心理及遗传因素。

病因

多发性梗死及脑组织容积减少

颈内动脉或大脑中动脉起始部反复多次的发生动脉粥样硬化性狭窄及闭塞,使大脑半球出现多发性的较大的梗死病灶,或出现额叶和颞叶的分水岭梗死,使脑组织容积明显减少,当梗死病灶的体积超过80mL时,可因严重的神经元缺失和脑萎缩出现认知功能障碍。

缺血和缺氧性低灌注

大脑皮质中参与认知功能的重要部位以及对缺血和缺氧较敏感的脑组织由于长期处于缺血性低灌注状态,使该部位的神经元发生迟发性坏死,逐渐出现认知功能障碍。

皮质下白质病变

白质内的小动脉壁出现玻璃样变性,管壁纤维性增生及变厚,白质发生广泛弥漫的脱髓鞘改变,使皮质和皮质下的联系受到影响,出现不同程度的认知功能障碍,最常见的类型为Binswanger病及伴有皮质下梗死和白质脑病的常染色体显性遗传脑动脉病(CADASIL)。

出血性病变

包括脑组织外出血的硬膜下血肿和蛛网膜下腔出血,以及大脑半球内出血性血肿,对脑实质产生直接破坏和间接压迫,并阻塞了脑脊液循环通路,临床逐渐出现不同程度的痴呆表现。

各种类型的炎症性脑血管病

包括非特异性血管炎以及结核、梅毒、真菌、寄生虫等均可成为脑血管性痴呆的病因。

临床类型

脑血管性痴呆大致可分为5种主要临床类型,即多梗死性痴呆、关键部位梗死性痴呆、皮质下动脉硬化性脑病、丘脑性痴呆以及分水岭区梗死性痴呆。其他少见类型包括出血性卒中痴呆、淀粉样血管病及遗传性血管病性痴呆。

多梗死性痴呆

多梗死性痴呆为最常见的类型，是由于多数脑梗死所致的痴呆，临床常有高血压、动脉硬化、反复发作的脑血管病。表现为反复多次突然发病的脑卒中，阶梯式加重、波动病程的认知功能障碍，直到智能全面衰退，成为痴呆。病变血管累及皮层和皮层下区域的相应症状体征。

关键部位梗死性痴呆

由单个脑梗死灶累及与认知功能密切相关的皮层、皮层下功能部位所导致的痴呆综合征。大脑后动脉梗死累及颞叶的下内侧、枕叶、丘脑，表现为遗忘、视觉障碍，左侧病变有经皮质感觉性失语，右侧病变空间失定向；大脑前动脉影响了额叶内侧部，表现为淡漠和执行功能障碍；大脑前、中、后动脉深穿支病变可累及丘脑和基底节而出现痴呆，表现为注意力、始动性、执行功能和记忆受损。

皮质下动脉硬化性脑病

称为Binswanger病。呈进行性、隐匿性病程，常有明显的假性延髓性麻痹、步态不稳、尿失禁和锥体束受损体征等。部分患者可无明确的卒中病史。随着影像学的进展，可通过CT或MRI得出Binswanger病的正确诊断。

丘脑性痴呆

双侧丘脑（偶尔一侧丘脑）局灶性梗死或病变引起的痴呆，临床较为罕见。丘脑性痴呆以精神症状为主，如遗忘、情绪异常、嗜睡、眼球垂直注视困难等。

分水岭区梗死性痴呆

由于大脑前、中、后动脉分布区交界处的长期低灌流，如长期休克、低血压未纠正、心功能不全、不适当使用降压药等导致严重缺血甚至梗死，致脑功能障碍，临床可出现痴呆。

临床表现

临床症状可分为两类，一类是构成痴呆的精神症状，另一类是血管病继发的脑损害神经症状。记忆力衰退是早期的核心症状，包括近记忆、远记忆以及即刻记忆，但最早出现的是近记忆力的缺损，远记忆力障碍多在后期出现。随着记忆力减退，逐渐出现注意力不集中，计算力、定向力、理解力均有不同程度减退。最常见的是时间定向力、计算力、近记忆力、自发书写及抄写能力下降。根据部位不同可出现各种相关的神经精神症状。左大脑半球皮质（优势半球）的病变，可能有失语、失用、失读、失写、失算等症状；右大脑半球皮质病变，可能有视空间觉障碍；位于皮质下神经核团及其传导束的病变，可能出现相应的运动、感觉及锥体外系障碍，也可出现强哭、强笑等假性延髓性麻痹的症状，有时还可出现幻觉、自言自语、木僵、缄默、淡漠等精神症状。

辅助检查

神经心理检查

常用简易精神状态量表、长谷川痴呆量表、Blessed痴呆量表、日常生活功能量表、临床痴呆评定量表等确立痴呆及其程度；Hachinski缺血量表≥7分支持VD诊断。

神经影像学检查

神经影像学可提供梗死的部位、范围的

证据,对脑血管性痴呆的诊断具有极为重要的意义,有助于鉴别不同类型的痴呆,及时发现早期或症状前期的痴呆患者。随访病情的进展,评价治疗前后患者脑功能改善的情况。MRI能够准确反映多发性脑梗死灶和皮质下白质病灶,有助于VaD的诊断和VaD与AD的鉴别诊断。SPECT功能成像可显示脑血流灌注状态,能够较早反映出脑神经细胞在亚临床期的血流灌注异常改变,是临床准确判断和评估VaD的重要手段。神经功能影像学是使用最多的评价痴呆的临床影像方法,其中正电子发射体层摄影术(PET)可以进一步提供脑组织血流量与葡萄糖代谢的情况,是定量测量脑功能与认知活动密切相关的脑能量代谢的最准确、最全面的扫描工具,为痴呆的早期诊断提供有价值的信息。

诊断

VD的诊断标准很多。国际诊断标准主要有DSM-Ⅳ(美国精神病协会的精神障碍与统计手册,第4版)、ADDTC(美国加利福尼亚州阿尔茨海默病诊断和治疗中心,1992年)、NINDS-AIREN(美国国立神经系统疾病与卒中研究所和瑞士神经科学研究所国际协会,1993年)、ICD-10(世界卫生组织的国际疾病分类,第10版,1992年)等,目前最为常用的是前3个标准。我国VD常用的诊断标准有2006年中国防治障碍专家共识提出的VD诊断、2005年中华医学会制定的中国VD诊断标准等。

诊断要点为神经心理学检查证实的认知功能明显减退且社会功能下降;病史、临床表现以及各项辅助检查证实有与痴呆有关的脑血管病依据;痴呆发生在脑血管病后3~6个月以内,痴呆症状可突然发生或缓慢进展,病程呈波动性或阶梯样加重;除外其他痴呆的病因。

鉴别诊断

老年性痴呆

AD起病隐匿,进展缓慢,记忆等认知功能障碍突出,可有人格改变,神经影像学表现为显著的脑皮层萎缩,Hachinski缺血量表≤4分(改良Hachinski缺血量表≤2分)支持AD诊断。

Pick病

为老年期痴呆的少见类型,一般在65岁以前发病,逐渐出现自制力丧失、不修边幅、情感淡漠、闲逛行为和食欲亢进的人格改变,有重复和刻板语言,以往熟练的技巧退化,但记忆力和计算力损害的程度较轻,症状出现的相对较晚。神经影像学检查头颅CT或MRI可见特征性的额颞叶萎缩,SPECT检查发现额颞区的脑血流量明显减少。

路易体痴呆(DLB)

波动性的认知障碍、反复生动的视幻觉、锥体外系症状。但影像学上无梗死灶,神经系统检查无定位体征。

帕金森病

为60岁以上老年人好发的锥体外系疾病,临床表现以震颤、强直和运动减少为特征,30%的患者在病程中可合并不同程度的痴呆。

Creutzfeldt-Jacob病

临床早期表现为进行性加重的痴呆和言语障碍,合并有精神、行为异常,手足徐动和肌阵挛,晚期出现吞咽困难、四肢瘫痪和意识障碍,病程6~12个月。

治疗

常规治疗

急性缺血性脑血管病的治疗　针对急性缺血性脑血管病的病因及严重程度治疗。对于易造成血管性痴呆的危险因素如大面积脑梗死、反复发作的颈内动脉系统脑缺血、心房颤动反复发作脑栓塞、高血压或糖尿病合并广泛脑白质病变的患者,除了进行溶栓、抗凝、降纤和抑制血小板功能治疗外,应及时给予调节脑循环和促进脑代谢的药物。

脑功能不全综合征的治疗　对于存在着血管性痴呆的危险因素,经常出现头晕、头痛、耳鸣、记忆力减退、睡眠障碍、精神或情绪异常,但神经系统无定位损害体征的老年患者,可给予抑制血小板功能药物,同时给予调节脑循环和促进脑代谢的药物,预防脑缺血事件的发生。

血管性痴呆的治疗　使用的胆碱酯酶抑制剂可改善患者的记忆力,延缓痴呆进程。配合改善脑功能代谢的药物,如吡拉西坦(脑复康)、奥拉西坦等。

精神及行为异常的治疗　可根据不同的症状给予适当的抗精神病药物及改善睡眠的药物。

康复治疗

心理治疗对痴呆患者的伴随症状非常重要,其中以精神症状最为常见。由于痴呆患者对抗精神病药物的耐受性较弱且容易引起各种副作用,所以治疗重点是心理治疗,调整心理环境的因素,改善全身状态。抗精神病药物的用量则以最小剂量为原则。同时对语言、肢体功能障碍进行康复治疗。

预后

脑血管性痴呆的病情多呈波动性进展,其预后取决于脑血管病的病情及治疗情况。如脑血管病控制良好即可延缓甚至部分逆转痴呆的进程,故其预后相对较AD好。通过改善脑循环、预防脑血管病复发可减轻症状,防止病情进一步恶化。

预防

一级预防主要是对危险因素的预防干预,如高血压、糖尿病、高脂血症、动脉粥样硬化、冠心病以及各种类型的心律失常。吸烟、高盐饮食和过量饮酒是脑血管病区域性发病率较高的主要危险因素。在脑血管病急性期积极治疗原发病,尽量减少神经细胞损伤对防止痴呆极为重要。除采取药物治疗外,老年人在离退休后均应积极参加社会活动,不脱离家庭,不脱离社会。

二级预防主要是早期诊断和早期治疗。头晕、头痛、耳鸣的躯体症状,注意力减弱、记忆力减退、工作效率降低的智能损害,以及抑郁、焦虑、性情和人格改变的精神情绪异常等,这些症状被认为是痴呆前期的临床表现,及早进行对症治疗。

三级预防是对痴呆患者的康复治疗。除药物治疗外,包括心理治疗、语言训练、肢体功能训练,均应有计划进行,循序渐进,坚持不懈。

天津市环湖医院在近年防治血管性痴呆方面做了系统全面的工作。自2006年开始建立脑血管病卒中单元,提高对脑血管病的综合治疗,早期进行心理干预及康复治疗,提高了对血管病后认知改变的早期识别、早期干预,并对患者进行定期随访,对高危人群进行监控。进行卒中筛查工作,早期控制糖尿病、高血压、高血脂等危险因素,定期进行患者及家属教育及医患沟通工作,进行一级预防。对早期的头痛、头晕的躯体症状和智能损害及情绪异常等痴呆早期症状早期进行诊断,早期干预。同时设有专门的认知障碍门诊,对患者的认知状态定期进行评估，对痴呆患者进行药物及心理康复治疗。同时定期进行患者及家属联谊会，进行充分的医患沟通及不同患者与家属之间的沟通。从家庭和社会等各方面达到对血管性痴呆的防治。

（石志鸿　纪勇）

参考文献

[1] 曲艳吉,卓琳,王华丽,等.1980—2011年中国社区55岁及以上人群中血管性痴呆流行病学的Meta分析.中国卒中杂志,2013,8(7):533-543.

[2] 石苗茜,刘卫平.血管性痴呆发病机制研究进展.第四军医大学学报,2007,28(9):860-863.

[3] 谢荣,韩晶.血管性认知功能障碍的影像学研究进展.中国康复理论与实践,2009,15(10):945-947.

[4] 翁映虹,黄坚红.血管性痴呆的定义及诊断进展.广东医学,2010,31(14):1881-1882.

急性缺血性卒中后认知功能障碍相关因素研究

血管性认知损害（VCI）系指由脑血管病危险因素如高血压、糖尿病和高脂血症等，以及显性（如脑梗死和脑出血等）或非显性脑血管病（如白质疏松和慢性缺血性卒中）引起的由轻度认知损害（MCI）到痴呆的一大类综合征。VCI目前已成为老年性痴呆的第二大类，仅次于阿尔茨海默症（AD），占痴呆总量的38%左右，俨然成为一个主要的健康威胁。脑卒中患者不仅具有身体上的残障，而且在脑损伤后短期内即可出现明显的认知功能减退，并逐渐伴有社会功能下降，晚期出现人格改变和神经精神行为症状，进行性发展且无法治愈，最终死于肺感染、压疮等各种并发症，给家庭和国民经济带来沉重

负担。由于导致认知功能障碍的血管性因素是可预防和治疗的，因此早期识别缺血性卒中后认知功能障碍、积极寻找血管性认知损害的相关影响因素，及时进行有效治疗，可能预防VCI的发生、阻止病情进展。

本院纳入自2010年10月至2012年12月住院治疗并连续登记的急性缺血性卒中患者共计314例，男性236例，女性78例。纳入标准：①入组病例均符合中国脑血管病防治指南中缺血性卒中的诊断标准，并经头部CT或MRI检查证实；②发病时间≤7天；③受试者及其家属知情同意，并签署知情同意书。排除标准：①伴有意识障碍、严重失语或偏瘫，无法完成神经心理学测试；②患有阿尔茨海默病（AD）、抑郁症、路易体痴呆（DLB）、额颞叶痴呆（FTD），以及其他病因引起的痴呆如恶性肿瘤、颅内感染、神经变性疾病、颅脑创伤等；③患有心、肺、肝、肾和内分泌系统疾病，或结缔组织病、血液病、营养不良；④既往有精神病病史或行为异常者；⑤通过询问病史明确在此次发病之前即存在认知功能障碍者。所有患者入组时均详细记录性别、年龄、身高、体质量、受教育程度、痴呆家族史，以及是否伴有血管性危险因素,例如高血压、糖尿病、高脂血症、心脏病（心房颤动、心肌梗死、心绞痛和心力衰竭等）、脑卒中和（或）短暂性脑缺血发作（TIA）病史,吸烟史,饮酒史。所有患者均于入院后检测空腹血糖、总胆固醇（TC）、甘油三酯（TG）、高密度脂蛋白胆固醇（HDL-C）、低密度脂蛋白胆固醇（LDL-C）、血清超敏C-反应蛋白（hs-CRP）、糖化血红蛋白（HbA1C）、同型半胱氨酸（Hcy）。

患者均由经过正规培训、操作熟练的神经科医师对其进行各项神经心理学测试。①认知功能评价：采用蒙特利尔认知评价量表（MoCA）对入组患者进行认知功能评价，并详细记录各分项分值，总评分30分，评分<26分者为存在认知功能障碍。对于受教育程度≤12年者，测定分值加1分以校正教

育偏差。根据MoCA评分分为脑卒中后无认知功能障碍(PSNCI)组和脑卒中后认知功能障碍(PSCI)组。②神经功能缺损程度评价:采用美国国立卫生研究院卒中量表(NIHSS)评价脑卒中后神经功能缺损程度,正常者评分为0分,分值越高神经功能缺损程度越重。Barthel指数(BI)评价日常生活活动能力,评分为0~100分。按依赖程度分为100分,独立;75~95分,轻度依赖;50~70分,中度依赖;25~45分,重度依赖;0~20分,完全依赖。③情绪状态评价:采用汉密尔顿抑郁量表(HAMD,21项)评价患者情绪状态。7~16分,轻度抑郁;17~23分,中度抑郁;≥24分,重度抑郁。

通过对纳入人群分析。PSNCI组:94例患者,男性73例,女性21例;年龄40~78岁,平均(60.35±9.22)岁。PSCI组:共220例患者,男性163例,女性57例;年龄42~76岁,平均(60.47±9.04)岁。与PSNCI组相比,PSCI组患者受教育程度低、日常生活活动能力差($P=0.000,0.008$),而HAMD评分和NIHSS评分增加(均$P=0.000$),血清超敏C-反应蛋白和糖化血红蛋白水平升高($P=0.002,0.005$);其中血清超敏C-反应蛋白和糖化血红蛋白水平、NIHSS评分、HAMD评分与MoCA评分呈负相关(均$P<0.05$),Barthel指数与MoCA评分呈正相关($P<0.05$)。Logistic回归分析提示,受教育程度低、糖尿病病史、HAMD评分、血清超敏C-反应蛋白和糖化血红蛋白水平是脑卒中后认知功能障碍的危险因素。

(王艳 周玉颖)

第 14 节　睡眠呼吸暂停低通气综合征与脑卒中

成人睡眠呼吸暂停综合征包括阻塞性睡眠呼吸暂停低通气综合征(OSAHS)、中枢性睡眠呼吸暂停综合征、睡眠低通气综合征等。临床上以OSAHS最为常见。

睡眠呼吸暂停综合征(SAHS)

概念

睡眠呼吸暂停(apnea)：睡眠中口、鼻气流均停止≥10秒。

低通气(hypopnea)：呼吸气流↓<正常气流的50%，伴SpO_2↓幅度>3%。

呼吸暂停低通气指数(AHI)：呼吸暂停+低通气次数/h，正常<5次/h。

呼吸紊乱指数(RDI)：呼吸暂停+低通气次数+呼吸努力相关微觉醒的次数/h。

睡眠呼吸暂停综合征(SAS)：睡眠中呼吸暂停反复发作>30次/夜，或呼吸暂停低通气指数(AHI)≥5次/h。

阻塞性睡眠呼吸暂停综合征(OSAS)：阻塞性呼吸暂停次数/呼吸暂停总次数>50%。

流行病学

20世纪80年代，由于设备和研究方法的限制，早期研究者认为睡眠呼吸暂停的患病率较低，不足3%。1993年，Young采用多导睡眠图(PSG)进行大规模流行病学调查，应用呼吸暂停低通气指数AHI≥5次/h作为睡眠呼吸障碍的判断标准，其患病率美国30~60岁男性为24%，女性为9%。根据国内外统计资料显示，在成年人中发病率为2%~4%，在老年人中发病率为20%~40%。脑卒中患者中

SAHS的发病率可达69%~77%。

脑卒中患者中OSAHS发病率更高。1991年，Kapen等首次研究了卒中患者中的OSAHS患病率，结果显示47例患者中34例(72%)AHI>10次/h，25例(53%)AHI>20次/h，14例(30%)AHI>40次/h。一项Meta分析显示，脑卒中和TIA患者睡眠呼吸暂停发生率高达72%，以阻塞性睡眠呼吸暂停为主，中枢性睡眠呼吸暂停只占7%，并且OSAHS加重神经功能损伤和引起预后的恶化和死亡率的增加，所以两者恶性循环，相互影响。OSAHS可出现氧化应激水平明显升高，从而导致血管内皮损伤和炎症反应，也可出现交感神经兴奋、血压升高、脑血管自身调节功能受损。

病因

是在肥胖、粗颈、口咽腔和颌面结构异常、鼻咽部阻塞性疾病、内分泌代谢障碍(如甲状腺功能低下)和神经-肌肉病变等基础上，睡眠时上气道软组织松弛、塌陷，舌根后坠，导致上气道狭窄、阻力增加所致。

病理生理学变化

最主要的是血气和睡眠结构的改变，表现为入睡缓慢、睡眠表浅、Ⅰ期和Ⅱ期睡眠增加、快动眼相睡眠(REMS)减少、觉醒频繁、反复发生低氧血症和高碳酸血症，使中枢神经系统的生化和血流动力学受到影响。

临床表现

打鼾与呼吸暂停交替发生；白天困乏嗜睡；伴有记忆力减退，反应迟钝；工作效率下

降和情绪异常等。

文献报道,虽然卒中发病高峰大多在觉醒后的清晨,但13%~44%的卒中发生于睡眠之中, 只是患者醒后自觉症状更加明显而已。习惯性打鼾者脑卒中患病率比无习惯性打鼾者高3~10倍。

SAHS是卒中的独立危险因素

SAHS发生卒中的机制

血压变异性增大

SAHS患者反复发生呼吸暂停,出现低氧血症和高碳酸血症, 同时胸腔负压增大,压力与化学感受器受到刺激,导致交感神经活动增强,引起儿茶酚胺、肾素、血管紧张素和内皮素等血管活性物质分泌增多,导致心肌收缩力增强,心输出量增加,血管平滑肌发生重构和肥厚,血管阻力增加,血压升高,血压的波动增加了卒中的危险。

血流动力学改变

SAHS患者因长期慢性缺氧可使红细胞生成素(EPO)分泌增加,引起继发性红细胞增多,血液黏滞度增加,血流减慢,易引起微栓子致血管狭窄,梗死灶形成。

血小板活性改变和颈动脉粥样硬化斑块

SAHS患者在缺血缺氧情况下,极易导致血管内皮受损,血小板被激活。激活的血小板a颗粒与致密颗粒释放的活性物质使血小板进一步聚集, 随后发生纤维蛋白沉积,形成微血栓。血栓被增生的内皮细胞覆盖并进入动脉管壁,血栓中的血小板和白细胞崩解而释放出脂质,逐渐形成粥样斑块。

脑血管自动调节能力减退

SAHS患者长期处于低氧血症和高碳酸血症状态, 脑血管化学感受器敏感性降低,脑血管的自动调节能力减退,从而使脑缺血的易感性增加,进一步削弱了脑血管对代谢需求的适应能力。

SAHS分型

根据发病机制不同可以分为阻塞性睡眠呼吸暂停综合征(OSAHS)、中枢性睡眠呼吸暂停综合征(CSAHS)和混合性睡眠呼吸暂停综合征(MSAHS)(图1.14.1)。

阻塞性睡眠呼吸暂停综合征(OSAHS)

OSAHS是指由于上气道塌陷阻塞导致睡眠时呼吸暂停和通气不足、打鼾、睡眠结构紊乱和反复微觉醒, 频发血氧饱和度下降、白天嗜睡等症状,易并发高血压、冠心病、心律失常、呼吸衰竭、糖尿病和脑卒中等,甚至发生夜间猝死。严重影响患者的生活质量和寿命。是多种全身疾患的独立危险因素。

危险因素

肥胖:体重大于标准体重的20%,体质指数(BMI)>25kg/m²。

年龄: 患病率随年龄增加而增高,65岁以后患病率趋于稳定。女性绝经期后患病者增多。

性别:男性多于女性。

上气道解剖异常:包括鼻腔阻塞(鼻中隔偏曲、鼻甲肥大、鼻息肉等)、Ⅱ度以上扁桃体肥大、软腭松弛、悬雍垂过长过粗、咽腔狭窄、咽腔黏膜肥厚、舌体肥大、舌根后坠、下颌后缩、颞颌关节功能障碍及小颌畸形。

家族史和遗传易感性。

长期大量饮酒:乙醇可降低上呼吸道的呼吸驱动,导致口咽部肌肉张力减低。

服用镇静催眠药物。

长期重度吸烟:吸烟引起的气道炎症可能导致气道在睡眠时易于塌陷。

其他相关疾病:甲状腺功能低下、肢端肥大症等。

影响上气道狭窄或塌陷的因素:上气道解剖结构异常(骨、脂肪)、上气道肌张力下降(清醒→睡眠)、呼吸中枢对呼吸调节功能异常。

诊断方法

多导睡眠图(PSG)是目前诊断睡眠呼吸暂停综合征的"金标准"(图1.14.1)。诊断睡眠呼吸暂停综合征最理想的仪器是多导睡眠呼吸监护分析仪。此类仪器在全夜6~7小时睡眠过程中, 连续、同步地描记脑电、眼动、肌电、口鼻气流、鼾声、胸式呼吸、腹式呼吸、血氧含量、心电、心律、血压等十余项指标, 次日回放分析, 以了解:①睡眠情况, 睡眠状况和分期;②睡眠期的脑电表现, 睡眠结构紊乱的程度, 各睡眠期的比例;③睡眠期的心血管功能;④睡眠期血氧含量及有无呼吸障碍。分析这些同步记录的生理指标可明确诊断患者是否患有睡眠呼吸暂停综合征, 病情程度如何, 初步估计应用何种方法

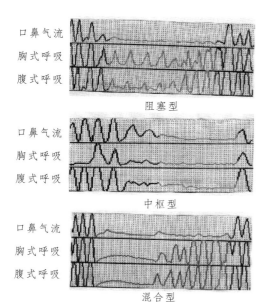

图 1.14.1 多导睡眠图(PSG)监测。

治疗。

OSAHS分度

根据AHI和血氧饱和度将OSAHS病情程度分为轻、中、重度(表1.14.1)。

OSAHS治疗的基本原则

多学科综合治疗、个体化治疗模式。包括长期行为干预、外科手术治疗、持续正压通气(CPAP)、口腔矫治器、合并心脑血管疾病等中重症者,宜首先推荐CPAP治疗。

一般治疗

减肥　控制饮食和体重, 适量运动,已成为一种基础治疗。

改变睡眠体位　侧卧位睡眠,适当抬高床头。

戒烟、戒酒及禁服镇静安眠药物。

由于感冒或其他疾病引起鼻黏膜急性充血水肿的患者, 可使用鼻黏膜收缩剂,以保持鼻气道通畅。

对引起睡眠呼吸暂停低通气综合征的甲减或肢端肥大症等,应积极治疗原发病。

外科治疗

悬雍垂软腭咽成形术(UPPP)

下颌骨前移或舌骨悬吊术

表 1.14.1　成人 OSAHS 病情程度与呼吸暂停低通气指数(AHI)和(或)低氧血症程度判断依据

程度	AHI(次/h)
轻度	5 ~ 15
中度	16 ~ 30
重度	>30
程度	最低 SaO$_2$(%)
轻度	85 ~ 90
中度	80 ~ 84
重度	<80

舌外科

气管切开术

舌迁移装置

人工鼻咽气道

口腔矫治器

适用于单纯鼾症及轻中度的OSAHS患者，特别是有下颌后缩者。对于不能耐受CPAP、不能手术或手术效果不佳者可以试用，也可作为CPAP治疗的补充治疗。

禁忌证 重度颞下颌关节炎或功能障碍，严重牙周病，严重牙列缺失者不宜使用。

无创呼吸机治疗

经鼻罩持续气道内正压通气（CPAP）是中重度OSAHS患者的首选治疗方法。

原理：提供一个生理性压力支撑上气道，以保证睡眠时上气道的开放。

呼吸机的类型

● 单水平正压呼吸机（CPAP）：临床上应用比较广泛，能够持续输出一个恒定压力；适用于大部分睡眠呼吸暂停综合征的患者，治疗效果可靠，经济实用。如果治疗压力较高时（>12cmH$_2$O），肺功能不好或某些中老年患者可能会感到呼吸时困难（发憋），应慎重选择CPAP。

● 全自动单水平呼吸机（auto-CPAP）：又称智能呼吸机。自动探测患者的呼吸暂停及气流降低量，根据上气道阻力、体位的不同，自动输出变化的压力，以最小的压力达到最佳治疗效果，舒适性较好。机器带有数据存储功能，自动记录分析使用情况、评估疗效、调整数据、功能全面。

● 双水平正压呼吸机（BiPAP）：是目前功能最全面的呼吸机。可分别设置较高的吸气压（IPAP）和较低的呼气压（EPAP），患者在吸气时机器提供较高的吸气压保持气道开放，呼气时提供较低的呼气压力，以保证患者呼气顺畅，机器与呼吸能够保持同步。治疗舒适性更好，中枢性呼吸暂停或伴有呼

吸功能不全的患者则需要此类呼吸机。

气道内正压通气治疗适应证

● 中、重度OSAHS患者（AHI>15次/h）。

● 轻度OSAHS（AHI 5~15次/h）患者但症状明显（如白天嗜睡、认知障碍、抑郁等），合并或并发心脑血管疾病和糖尿病等。

● 经过其他治疗（如悬雍垂腭咽成形术UPPP、口腔矫正器等）后仍存在的OSA。

● OSAHS合并慢性阻塞性肺疾病（COPD）者，即"重叠综合征"。

● OSAHS患者的围术期治疗。

慎用情况

胸部X线或CT检查发现肺大疱；气胸或纵隔气肿；血压明显降低（血压低于90/60mmHg）或休克时；急性心肌梗死患者血流动力学指标不稳定者；脑脊液漏、颅脑外伤或颅内积气；急性中耳炎、鼻炎、鼻窦炎感染未控制时；青光眼。发病后昏迷，或者血氧饱和度下降需要气管插管者；存在肺炎及延髓性麻痹引起痰量明显增多者；发病前有精神障碍家族史；存在神经肌肉病者。

气道正压治疗的疗效体现

● 睡眠期鼾声、憋气消退，无间歇性缺氧，血氧饱和度正常。

● 白天嗜睡明显改善或消失，其他伴随症状如抑郁症明显好转或消失。

● 相关并发症，如高血压、冠心病、心律失常、糖尿病和脑卒中等得到改善。

总结

OSHA既为脑卒中的独立危险因素，又可因卒中而加重或并发。

脑卒中合并OSA者神经功能缺损重，恢复慢，住院及康复时间长，甚至死亡率增加。

应将睡眠呼吸评估作为卒中后常规筛查内容，以早期干预，改变卒中的不良转归。

2011年美国心脏及卒中协会已将睡眠呼吸紊乱列为卒中一级预防的危险因素。

OSHA作为可干预的卒中危险因素成为卒中治疗的新靶点。

最适宜卒中患者OSHA的一线治疗是体位干预和气道内正压通气（CAPA）。

经鼻持续气道正压通气治疗

可防止睡眠时上气道塌陷，消除夜间呼吸暂停和低通气，纠正低氧血症。改善睡眠结构，使深睡眠增多，维持交感–迷走神经活动的平衡，降低血压。纠正脑细胞缺氧，促进神经功能的恢复。因CPAP机具有无创、高效、使用方便、体积小、可携机回家长期治疗等优点，已成为治疗睡眠呼吸暂停综合征的首选措施。

讨论

我国每年新发脑卒中患者150万以上，死亡率居各种致死性疾病的第3位。大量研究显示，阻塞性睡眠呼吸暂停（OSA）与脑血管疾病关系密切，二者可相互促进、共同进展，导致许多不良事件的发生。最近匈牙利的研究者调查了1.2万成年人，发现严重打鼾能增加高血压、心肌梗死及脑卒中的风险。

越来越多的证据支持OSAS是脑血管病的独立危险因素：OSAS与缺血性脑卒中有很高的并发率，提示了OSAS与缺血性脑卒中相关，并被多数学者认为是缺血性脑卒中的独立危险因素。近期的一项大型的前瞻性流行病学研究显示，OSAS显著提高了缺血性脑卒中发生的风险，而这种风险的提高是独立于其他的干扰因素的，如高血压病。Valham等进一步证实OSAS患者的脑卒中发病率是无OSAS患者的3倍；另外，与无OSAS比较，轻度OSAS（AHI为5~15）及重度OSAS（AHE>15）使脑卒中发病率分别增加2.4倍及3.6倍。因此，OSAS可能是缺血性脑卒中的独立危险因素。

脑血管疾病患者也易并发OSAS，推测原因可能由于中枢神经功能障碍导致呼吸驱动依赖的化学感受器及支配上气道的神经反射活动减弱，引起舌根松弛、后坠以及咽喉、软腭肌肉功能失调，产生不同程度的张力松弛和肌肉塌陷所致。另外，脑梗死后神经毒性物质释放，损害了与睡眠有关的网状结构和丘脑部，绝大多数脑血管疾病患者均伴有不同程度的失眠和睡眠结构紊乱。

脑卒中患者存在OSAS常导致预后不良，包括早期神经功能缺损加重、精神及认知功能损害、住院和康复时间延长等。Logistic分析表明，阻塞性睡眠呼吸障碍与早期神经功能恶化有关。Kaneko和Hajek等发现，合并OSAS的脑卒中患者神经功能评分低于无OSAS组，且康复时间延长。许多研究证实，上气道梗阻是导致脑卒中患者预后不良的重要因素。

对合并脑血管疾病的OSAS患者，治疗目的是控制睡眠呼吸紊乱、恢复睡眠的连续性、纠正低氧状态、减少脑血管不良事件发生和改善预后。很多研究均证实，持续气道正压通气（CPAP）能够改善日间嗜睡、提高生存质量、降低高血压患者白天和夜间血压，是非手术治疗OSAS的首选方法。但无创通气应用于急性卒中合并OSAS患者的治疗较少。经无创通气治疗可使AHI降低，促进脑血流动力学及流变学的改善，从而使得脑功能的损害有所减轻，有利于神经功能的恢复。

随着临床医生及学者们对OSAS研究的不断深入，将会更清晰地了解其与脑血管病之间的相互关系及作用机制。随着健康意识的提高，人们也更加重视OSAS的危害，无创通气治疗将会被更广泛地应用于脑血管疾病治疗和预防中。因此我们在卒中患者应用无创通气方面探索并积累经验，通过应用无创通气从而改善卒中患者合并OSAS时的预后，丰富卒中的治疗模式。

（席刚 李毅）

参考文献

[1] 中华医学会呼吸病学分会睡眠呼吸疾病学组.阻塞性睡眠呼吸暂停低通气综合征诊治指南(2011版).中华结核和呼吸杂志,2012,35(5):9-12.

[2] 程勇泉译,孟小明校.睡眠相关的呼吸疾病及其心血管危险.睡眠医学,2007,4(2):65-77.

[3] 董晓锋,熊康平,曹勇军,等.睡眠呼吸暂停综合征与卒中.国际脑血管病杂志,2011,19(7):549-553.

[4] Young T, Palta M,Dempsey J,et al. The occurrence of sleep-disordered breathing among middle-age adults.N Eng J med,1993,328:1230-1235.

[5] Kapen S,Park A,Goldberg J, et al. The incidence and serevity of obstructive sleep apnea in ischaemic cerebrovascular disease. Neurology,1991:41(suppl 1):125.

[6] 吴波娜,刘文华,徐格林.阻塞性睡眠呼吸暂停综合征与脑血管病的关系研究进展. 中华老心脑血管病杂志,2010,12(2):188-190.

[7] 邓丽影.卒中干预新靶点:OSAHS.第四届中国睡眠医学论坛论文汇编,2011(1):71-72.

[8] 韩海燕,任寿安.阻塞性睡眠呼吸暂停低通气综合征合并急性缺血性脑卒中患者持续正压通气治疗的临床观察. 中国实用医药,2012,7(16):63-65.

第 2 章

神经内科病例精粹

第 1 节 卒中单元病例

急性脑梗死病例 1

通过该病历了解急性脑梗死规范化诊疗过程,对缺血性卒中的分型及量表的应用有一个总体的认识。

【病史】

患者,男性,71岁。主因间断头晕伴四肢无力1月余入院。

现病史:患者于1个月前无明显诱因出现头晕,昏沉感,伴四肢无力、站立不稳,持续5分钟左右自行缓解,未予诊治。于入院前15天,因头晕摔倒,摔倒后自行起身,站起后头晕症状缓解,无呕吐及意识障碍,就诊于某院,查头部MRI示右侧小脑、右侧基底节亚急性脑梗死(图2.1.1),给予长春西丁30mg静脉点滴,丹红注射液30mL静脉点滴,三磷酸胞苷二钠40mg静脉点滴qd,连用2周。入院前2天患者再次出现头晕,性质同前,再次就诊于某院,查头部MRI示右侧小脑急性脑梗死,为求进一步诊治来我院收入第五病区。患者自发病以来,神清,进食量少,无复视及耳

鸣,无发热及抽搐,二便正常。

既往史:高血压病史10年,血压最高180/120mmHg,平时未规律服药;糖尿病史10余年,服二甲双胍0.5g,bid;诺活龙1片,bid;伏格列波糖1片,bid;未规律监测血糖。夜盲症家族遗传病史,30余年前发现双眼视网膜萎缩,10余年前发展为双目失明。否认心脏病等病史。吸烟40余年,每日20支,无酗酒。其父有脑血管病史。

【查体】

T36.5℃,P59次/分,R17次/分,BP175/74mmHg。

发育正常,营养中等,自动体位。全身皮肤黏膜无黄染及出血点,全身浅表淋巴结未触及肿大。头颅五官无畸形,气管居中,甲状腺无肿大。双肺呼吸音粗,未闻及干湿性啰音。心音有力,律齐,心率59次/分,各瓣膜听诊区未闻及明显病理性杂音。腹平软,无压痛,肝脾肋下未及。脊柱无畸形,双下肢无水肿。

神经科查体:神清,语畅,高级神经活动正常, 双目失明无光感, 双瞳孔左:右=4:

4mm, 光反应(±), 眼动好, 无眼震, 无面舌肌瘫, 四肢肌力Ⅴ级, 肌张力正常, 腱反射存在, 浅感觉对称, 双侧巴宾斯基征(-)。

【辅助检查】

血化验: 同型半胱氨酸24.5μmol/L, 超敏CRP 0.67mg/L, 糖化血红蛋白6.9%, 空腹血糖4.63mmol/L, 餐后2小时血糖9.81mmol/L, 总胆固醇5.07mmol/L, 甘油三酯1.05mmol/L, 高密度脂蛋白1.14mmol/L, 低密度脂蛋白2.83mmol/L, 血常规及凝血四项正常, 肝肾功能正常。

经颅多普勒: 左侧颈内动脉末端中度狭窄, 双侧椎动脉流速减慢, 血流频谱欠佳, 脉动指数普遍增高。

颈动脉彩色多普勒: 颈部动脉硬化, 多发附壁斑块。

心脏彩超: 未见异常。

【诊疗方法】

入院后予阿司匹林200mg, qd; 氯化钠100mL+前列地尔10μg静脉点滴, qd; 氯化钠250mL+疏血通20mL静脉点滴, qd; 低密度脂蛋白2.83mmol/L。颈动脉彩色多普勒: 颈部动脉硬化, 多发附壁斑块。经颅多普勒: 左侧颈内动脉末端中度狭窄, 予普罗布考0.5g, bid; 辛伐他汀40mg, qn; 抗炎稳定斑块, 同型半胱氨酸24.5μmol/L; 予叶酸5mg, qd; 维生素B₆10mg, tid; 甲钴胺1片, tid。灌注核磁: 显示双侧额顶枕内侧MTT及TTP延长 (图2.1.2)。主动脉弓-头部CTA: 主动脉弓钙化, 右侧颈动脉分叉部附壁钙化斑块, 双侧椎动脉开口狭窄, 右侧大脑前动脉A1段以远管腔纤细, 双侧大脑后动脉P2段管腔狭窄, 右侧椎动脉颅内段末端管腔重度狭窄, 双侧椎动脉颅内段附壁钙化斑块(图2.1.3)。DSA显示入院后患者无头晕发作(图2.1.4)。

【卒中单元评价】

TOAST分型: 大动脉粥样硬化性卒中。OCSP分型: 后循环梗死。CISS分型: 颅内外大动脉粥样硬化, 低灌注、栓子清除下降型。卒

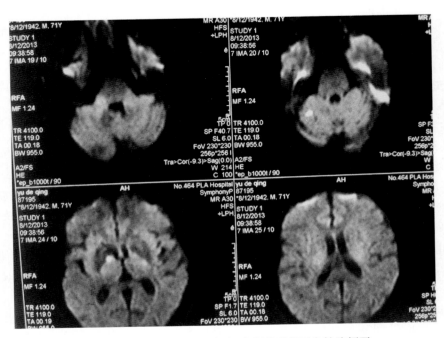

图2.1.1 头部MRI: 右侧小脑、右侧基底节亚急性脑梗死。

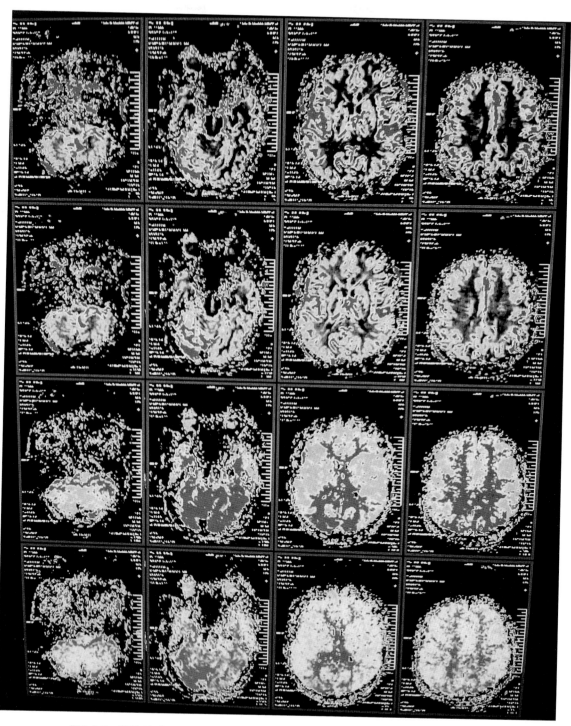

图2.1.2　灌注核磁：显示双侧额顶枕内侧MTT及TTP延长；CBV及CBF无明显异常。

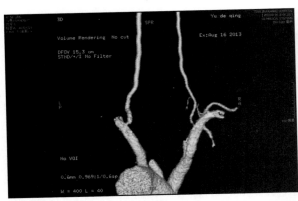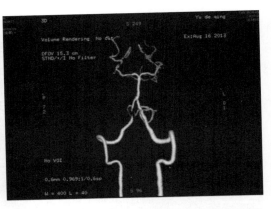

图2.1.3 主动脉弓-头部CTA：主动脉弓钙化，右侧颈动脉分叉部附壁钙化斑块，双侧椎动脉开口狭窄，右侧大脑前动脉A1段以远管腔纤细，双侧大脑后动脉P2段管腔狭窄，右侧椎动脉颅内段末端管腔重度狭窄，双侧椎动脉颅内段附壁钙化斑块。

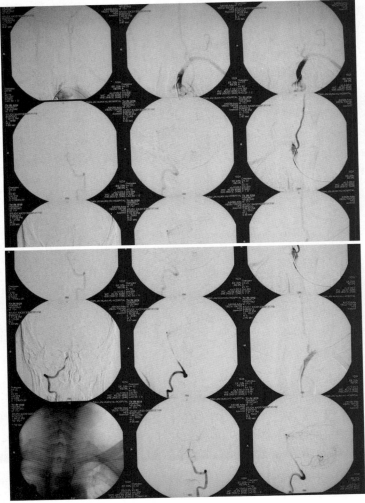

图2.1.4 DSA 示左侧椎动脉开口狭窄支架置入术后改变，右侧椎动脉开口及颅内段狭窄。

中危险因素：性别、年龄、高血压、糖尿病、吸烟、家族史、高同型半胱氨酸血症、脑供血动脉狭窄。

NIHSS评分0分。ESS评分98分；CSS评分0分；Barthel指数评分90分；格拉斯哥昏迷评分15分；改良Rankin评分2分。

营养师：给予糖尿病膳食，主食粗细搭配，每天5~6两，茎叶类蔬菜0.5kg/d以上，瘦肉类每天1两半，豆制品每天1.5~2两，鸡蛋每天1个，炒菜油20mL/d，盐4~5g/d。禁食粥及淀粉类食物，少食或不食油煎炸类食物，每日三餐，定时定量，同时注意少吃含盐的加工类食品。

康复师：患者为后循环梗死，无语言及肢体功能障碍，予脑反射治疗。

护士：诺顿评分19分，褥疮低风险，洼田饮水试验1分，无明显吞咽问题，注意监测血压，注意输液速度，加强与患者沟通。

心理医师：MMSE评分29分；HAMD4分；HAMA7分。轻度焦虑可能，加强心理疏导，暂无需药物治疗。

血管介入医师：可考虑局麻下行血管造影+椎动脉开口狭窄支架成形术。

临床医师：缺血性脑卒中防治三大基石有抗血小板治疗、调脂治疗、降压治疗。患者非心源性卒中，予阿司匹林200mg，qd，抗血小板治疗；患者脑卒中合并糖尿病、持续吸烟，属于脑卒中再发极高危人群，低密度脂蛋白目标值在2.01mmol/L以下，该患者低密度脂蛋白2.83mmol/L，尚未达标，立即启动强化降脂，予瑞舒伐他汀10mg，qn，并嘱低脂饮食。24小时动态血压监测：收缩压139~168mmHg，舒张压70~95mmHg，患者处于脑卒中急性期，并且存在脑供血动脉狭窄，暂不予降压治疗，嘱低盐饮食，监测血压变化。其他危险因素的控制：积极控制糖尿病，饮食控制，配合药物治疗，适当运动，使糖化血红蛋白控制在6.5%以下；提倡健康的生活方式，立即戒烟，多食新鲜的蔬菜，保持良好的

心态。患者为后循环梗死，存在责任血管严重狭窄，低灌注，为防止卒中再发，建议支架治疗。

患者于第五病区住院10天后转第十五病区，DSA示双侧椎动脉开口及右椎动脉颅内段管腔可见充盈缺损，造影后行左侧椎动脉开口狭窄支架植入术，术后造影可见原有狭窄处扩张良好，术后无头晕发作，术后3天出院。

【随访】

3个月后复查，无头晕发作，无不适主诉。NIHSS评分0分；ESS评分100分；CSS评分0分；Barthel指数评分100分；格拉斯哥昏迷评分15分；改良Rankin评分0分。

急性脑梗死病例2

通过该病历了解缺血性卒中的分型及量表的应用。

【病史】

患者，男性，61岁。主因反应迟钝、左肢无力2天入院。

现病史：患者于入院前2天无明显诱因出现反应迟钝，说话语速慢，言语不清，但可正确表达自己，亦可听懂他人言语，伴左肢无力，左上肢不能抬起，握拳费力，左下肢行走费力，需人搀扶，无头痛头晕，无恶心呕吐，无视物旋转及视物成双，无耳鸣耳聋，未予重视，休息后无明显缓解。于入院前5小时来我院急诊就诊，查头部MRI（2014-01-03急诊）图像示右额颞、胼胝体DWI高信号，考虑急性脑梗死，予氯化钠250mL+脑活素180mg、氯化钠250mL+红花黄色素80mg、氯化钠250mL+醒脑静20mL输液治疗，患者症状未见明显好转，为求进一步诊疗，收住我院五病区。患者自发病以来神清，精神可，进食水无呛咳，二便自知，无发热、肢体抽搐，无意识障碍、精

神异常,无呕血黑便。

既往史:糖尿病史10年,平时口服二甲双胍(具体用量不详)控制血糖水平,家属诉平时血糖控制尚满意。否认高血压、冠心病病史。否认肝炎、结核等传染病史;否认手术外伤,否认输血史;否认药物及食物过敏史。

吸烟20余年,每日20支,饮酒史20年,偶饮少量。其兄长有糖尿病、脑梗死史。

【查体】

T36.6℃,P56次/分,R17次/分,BP161/83mmHg。

发育正常,营养中等,查体合作,全身皮肤黏膜无黄染,浅表淋巴结未触及肿大。头颅五官无畸形,口唇不绀,气管居中,甲状腺无肿大。双肺呼吸音粗,未及干湿性啰音。心音有力,律齐,各瓣膜听诊区未闻及病理性杂音。腹软,肝脾肋下未及,双下肢不肿。

神经科查体:神清,轻度构音障碍,双瞳孔圆,左:右=3:3mm,光反应(+),眼动可,眼震(−),左侧鼻唇沟浅,伸舌左偏,左上肢肌力Ⅱ+级,左下肢肌力Ⅲ−级,右肢肌力Ⅴ级,左肢肌张力减低,左侧浅感觉减退,左侧共济检查不合作,左侧巴宾斯基征(+)。

【辅助检查】

血化验:糖化血红蛋白9.3%,空腹血糖14.5mmol/L,低密度脂蛋白2.91mmol/L,血常规、凝血四项、肝肾功能、同型半胱氨酸、S-CRP正常。

经颅多普勒:左侧锁骨下动脉盗血Ⅱ期,右侧大脑中动脉可疑狭窄,左侧大脑中动脉、右侧大脑后动脉血流速度增快,脉动指数部分增高,血管硬化。

颈动脉彩色多普勒:颈部动脉硬化,多发附壁斑块,左侧锁骨下动脉Ⅱ期盗血,左侧锁骨下动脉入口处血管重度狭窄。心脏彩超:LVEF70%,左室舒张功能减低。

头部CT:右侧基底节、右侧脑室旁、右颞低衰影考虑脑梗死,左枕混杂密度影,建议DSA检查,脑萎缩。

【诊疗方法】

入院后予阿司匹林200mg,qd;口服抗血小板聚集,丁苯酞0.2g,tid;口服稳定线粒体膜,单硝酸异山梨酯60mg,qd;口服扩冠,二甲双胍0.5g,tid;口服降糖,阿托伐他汀20mg,qn;调脂治疗,依达拉奉30mg,bid,静点清除自由基;羟乙基淀粉500mL−静点扩容治疗;长春西丁30mg,qd,改善脑代谢;红花黄色素150mg,qd,活血化瘀等治疗。

【卒中分型】

TOAS分型:大动脉粥样硬化性卒中。依据:①临床症状:言语障碍,左肢偏瘫;②头部MRI:右侧基底节区、右侧脑室旁、右侧额颞顶、右侧半卵圆中心急性期脑梗死(图2.1.5);③经颅多普勒:右侧大脑中动脉可疑狭窄;主动脉弓−颅内CTA:右侧颈内动脉起始部中度狭窄,右侧大脑中动脉M1段管腔重度狭窄(图2.1.6)。

OCSP分型:部分前循环梗死。依据:临床症状有言语障碍,左肢偏瘫,有完全前循环梗死(TACI)患者临床表现三联征中的两项。该分型仅以临床表现为依据。

CISS分型:动脉粥样硬化血栓形成−颅内外大动脉粥样硬化−低灌注/栓子清除下降。依据:①颅内外大动脉AT,符合两项基本条件:A.与梗死病灶相对应的颅内或颅外动脉闭塞性病变(有易损斑块证据或狭窄≥50%);B.有至少1个以上的系统性动脉粥样硬化证据:a.与本次责任病灶不相关的其他颅内或颅外动脉AT病变;b.动脉造影(CTA或DSA)证实的冠状动脉闭塞性病变;c.动脉造影或血管超声证实的外周AT疾病。该患者存在责任血管的重度狭窄,存在责任血管以外的多个颅内、颅外动脉硬化,血管狭窄。②低灌注/

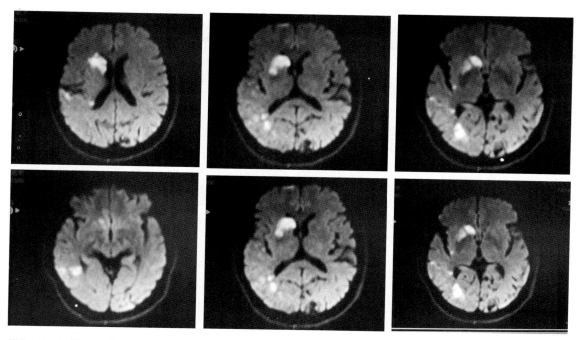

图2.1.5　头部MRI:右侧基底节区、右侧脑室旁、右侧额颞顶、右侧半卵圆中心异常信号,考虑急性期脑梗死;左侧枕叶异常信号,考虑血管畸形,建议DSA检查;左侧颞叶脑沟内线样稍高信号影(FLAIR),考虑慢血流;脑白质轻度脱髓鞘改变;脑萎缩。

栓子清除下降,符合以下三条:A.发生在分水岭区的梗死灶;B.相应颅内外大动脉重度狭窄(>70%)的血管影像学证据,但狭窄程度不是必须超过70%;C.相应区域有血流灌注下降或侧支代偿不好的证据,但检查不是必需的。该患者头部MRI符合分水岭梗死的诊断,血管彩超及CTA提示存在责任血管的重度狭窄。

【卒中量表评分】

格拉斯哥昏迷评分:15分
NIHSS:8分
　　面瘫:1(鼻唇沟变平、微笑时不对称)
　　上肢运动:2(能对抗一些重力,但上肢不能达到或维持坐位90°或卧位45°,较快下落到床上)
　　下肢运动:2(5秒内较快下落到床上,但可抗重力)

　　感觉:1(轻到中度,患侧针刺感不明显)
　　语言:1(轻到中度,流利程度和理解能力有一些缺损,但表达无明显受限)
　　构音障碍:1(轻到中度,至少有一些发音不清,虽有困难,但能被理解)
ESS评分:54分
　　意识水平:10(清醒)
　　理解力:8(给口头指令,不要示范:伸舌,指鼻,闭眼。完成3项)
　　言语:4(交谈费力)
　　水平凝视:8(正常)
　　下部面肌运动:4(轻瘫)
　　上肢近端肌:1(保持45°伸直位:取卧位,闭上双眼,前伸双上肢,双手掌相对,置于中线两侧,双上肢与床面成45°,保持5秒钟,只评患侧。不能保持此位置,但仍可抗阻力)
　　上肢近端肌:1(抬高90°:取卧位,上肢置于下肢旁,手放中立位,患肢伸直向前抬90°。

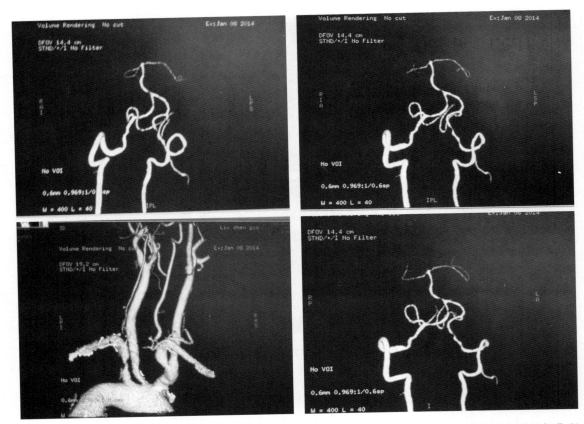

图2.1.6 主动脉弓–颅内CTA：主动脉弓、右侧锁骨下动脉起始部、双侧颈动脉分叉部动脉硬化伴附壁钙化斑块，左侧锁骨下动脉起始部重度狭窄，右侧锁骨下动脉中度狭窄，右侧颈内动脉起始部中度狭窄，双侧椎动脉开口狭窄，右侧大脑中动脉M1段管腔重度狭窄，左侧顶枕AVM，双侧椎动脉颅内段及基底动脉重度狭窄，建议必要时DSA检查。

轻微运动,可抬离床面小于45°)

伸腕:2(托起患肢前臂,患手无支托,放松,旋前位。要求患者伸腕。轻微运动,手腕不能伸直)

手指屈肌:4(双手的拇指和食指捏成圆圈,对抗检查者施加的压力。力弱)

下肢近端肌:2(闭目,大腿垂直床面,小腿水平位,小于5秒)

下肢近端肌:2(屈髋,屈膝:仰卧,双腿伸直位。要求屈髋屈膝。可抗重力)

足背屈:4(不充分,腿伸直或半膝弯曲,足外旋)

步行能力:4(有人扶行)

CSS评分:17分

面瘫:1(轻瘫,可动)

言语:2(交谈有一定困难,借助表情动作表达或语言流利但不易听懂,错语较多)

上肢肌力:5(Ⅰ°上肢与躯干夹角≤45°)

手肌力:4(Ⅱ°屈指不能及掌)

下肢肌力:2(Ⅲ°抬腿45°以上,踝或趾可动)

步行能力:3 (有人扶持下可以行走)

Barthel指数:35分

大便:5(偶尔失禁)

小便:5(偶尔失禁)

吃饭:5(需部分帮助,如夹菜、盛饭)

移动：10(需少量帮助,一人)

活动(步行)：10(需一人帮助步行)

改良的Rankin评分：3(中度残疾,需部分帮助,但能独立行走)

格拉斯哥预后评分(GOS)：4(中度残疾：有认知、行为、性格障碍;有轻度偏瘫、共济失调、言语困难等残疾,在日常生活、家庭与社会活动中尚能勉强独立)

急性脑梗死病例 3

通过该病历了解神经功能缺损严重患者量表的评分情况。

【病史】

患者,女性,74岁。主因神志欠清6天入院。

现病史：患者于入院前6天家属发现其神志欠清,呼之反应差,吐字不能,亦不能听懂他人语意,伴恶心呕吐,呕吐物为胃内容物,未见咖啡色液体。来我院急诊,查头部CT(2014-01-07)示：双侧小脑、脑桥、双侧基底节、双侧丘脑及侧脑室旁多发腔隙性梗死灶伴软化灶,脑萎缩,脑白质脱髓鞘改变。头部MRI(2014-01-07)示：右侧小脑扁桃体、双侧小脑半球、脑桥异常信号,考虑急性梗死,双侧桥臂、双侧小脑半球、脑桥、双侧基底节区、双侧丘脑区、双侧脑室旁、胼胝体多发腔隙灶及软化灶,脑白质脱髓鞘改变,脑萎缩,双侧椎动脉流空不良。予丹参酮80mg入生理盐水250mL静脉点滴,qd;醒脑静20mL入生理盐水250mL静脉点滴,qd;5%葡萄糖250mL+银杏叶提取物20mL静点,氯化钠250mL+脑活素180mg静点,甘油果糖250mL静点st,氨溴索30mg入生理盐水100mL静脉点滴,治疗4天病情未见明显缓解。复查头部CT(2014-01-09)示：①双侧小脑、双侧桥臂、脑桥、双侧基底节、丘脑及侧脑室旁多发梗死灶伴软化灶;②脑白质脱髓鞘;③脑萎缩。

为进一步诊治来我院收住第五病区。患者自发病以来神志欠清,胃管鼻饲流质,二便失禁。有痰,曾予克林霉素、左氧氟沙星治疗。无高热、寒战及抽搐,无黑便史。

既往史：高血压病史30余年,血压最高达150/100mmHg,自服替米沙坦等药物,未规律检测血压,脑梗死病史1次,曾于我院住院治疗,遗留言语欠清、吞咽不能、鼻饲饮食。否认糖尿病及冠心病。否认肝炎、结核等传染病史;否认手术、外伤史,否认输血史;否认药物及食物过敏史。否认烟酒史。否认家族性遗传病史。

【查体】

T36.8℃,P73次/分,R20次/分,BP147/66mmHg。

发育正常,营养中等,全身皮肤黏膜无黄染和出血点,浅表淋巴结未触及。头颅五官无畸形,气管居中,甲状腺无肿大。胸廓无畸形,双肺呼吸音粗,闻及散在干湿性啰音。心音有力,律齐,各瓣膜听诊区未闻及病理性杂音。腹软,肝脾肋下未及。脊柱四肢未及畸形,双下肢指凹性水肿(+-)。有保留胃管,胃管通畅。

神经科查体：嗜睡,呼之睁眼,构音障碍,双瞳孔圆,左:右=3:3mm,光反应(+),眼位居中,眼动不合作,双侧鼻唇沟对称,伸舌不能,颈抗(-),四肢肌力0级,肌张力低,腱反射(++),感觉、共济检查不合作,左侧巴宾斯基征(+)。

【辅助检查】

血化验：糖化血红蛋白6.3%,空腹血糖14.5mmol/L,低密度脂蛋白2.55mmol/L,纤维蛋白原4.83g/L,S-CRP 16.3mg/L,血常规、肝肾功能、同型半胱氨酸正常。

经颅多普勒：血流频谱欠佳,患者无法配合。

颈动脉彩色多普勒：颈动脉硬化,多发附壁斑块,双侧椎动脉阻力指数增高,患者配合欠佳。

心脏彩超:LVEF 58%,左室下后壁收缩延迟,二尖瓣反流(少量),主动脉瓣狭窄(少量),患者配合欠佳。

头部CT(2014-01-07):双侧小脑、脑桥、双侧基底节、双侧丘脑及侧脑室旁多发腔隙性梗死灶伴软化灶,脑萎缩,脑白质脱髓鞘改变。

头部CT(2014-01-09):①双侧小脑、双侧桥臂、脑桥、双侧基底节、丘脑及侧脑室旁多发梗死灶伴软化灶;②脑白质脱髓鞘;③脑萎缩。

头部MRI(2014-01-07):右侧小脑扁桃体、双侧小脑半球、脑桥异常信号,考虑急性梗死,双侧桥臂、双侧小脑半球、脑桥、双侧基底节区、双侧丘脑区、双侧脑室旁、胼胝体多发腔隙灶及软化灶,脑白质脱髓鞘改变,脑萎缩,双侧椎动脉流空不良。

【诊疗方法】

入院后予氯吡格雷75mg,qd;口服抗血小板聚集,瑞舒伐他汀10mg,qn;调脂治疗,依达拉奉30mg静脉点滴,bid;醒脑静20mL静脉点滴,qd,醒脑开窍;长春西丁20mg静脉点滴,qd,改善脑代谢;红花黄色素80mg静脉点滴,qd,活血化瘀等治疗。

【卒中量表评分】

格拉斯哥昏迷评分:5分

睁眼:3分(呼叫时睁眼)

言语反应:1分(无语言)

非偏瘫侧运动反应:1分(无运动)

NIHSS:29分

意识水平:1(嗜睡,最小刺激能唤醒患者完成指令,回答问题或有反应)

意识水平提问,询问月份,年龄:2(两个都不正确或不能说)

意识水平指令:2(都不正确)

面瘫:2(下面部完全或几乎完全瘫痪,中枢性瘫)

左上肢运动:4(无运动)

右上肢运动:4(无运动)

左下肢运动:4(无运动)

右下肢运动:4(无运动)

感觉:1(轻到中度,患侧针刺感不明显或为钝性或仅有触觉)

语言:3(哑或完全失语,不能讲或不能理解)

构音障碍:2(言语不清,不能被理解)

ESS评分:12分

意识水平:8(嗜睡)

下部面肌运动:4(轻瘫)

CSS评分:41分

意识:9强烈局部刺激(健侧肢体)(无反应)

面瘫:2(全瘫,可动)

言语:6(不能)

上肢肌力:6(无运动)

手肌力:6(无运动)

下肢肌力:6(无运动)

步行能力:6(卧床)

Barthel指数:0分

大便:0(失禁)

小便:0(失禁)

吃饭:0(依赖帮助,如夹菜、盛饭)

移动:0(完全依赖,不能坐)

活动(步行):0(不能动)

改良的Rankin评分:4(重度残疾,不能独立行走,无他人帮助不能满足自身需求)

格拉斯哥预后评分(GOS):3(严重残疾:有意识,但认知、言语和躯体运动有严重残疾,24小时均需他人照料)

(邢永红)

第 2 节　急性缺血性卒中静脉溶栓病例

病例 1

【病史】

患者,男性,49 岁。主因"言语不清、左侧肢体活动不利 2 小时余"入院。

现病史:患者于入院前2小时无明显诱因突发言语不清,尚可与他人交流,同时出现左侧肢体活动不利,左上肢抬起及握物困难,左下肢站立及行走困难。无头痛、头晕,无视物模糊及视物成双,无恶心、呕吐,无肢体抽搐及意识障碍。立即就诊于我院急诊,查头部CT未见出血。向家属建议静脉溶栓治疗,并告知溶栓的获益及风险,家属研究后表示同意进行静脉溶栓治疗。收入病房进行溶栓治疗。

既往史:既往高血压10年,血压最高180/100mmHg,未规律服药,否认冠心病及糖尿病等慢性病史。否认肝炎、结核病史,否认手术、外伤史,否认食物、药物过敏史及输血史。

个人史:吸烟30年,每日20支;饮酒30年,每日4两白酒。

家族史:否认家族遗传病史。

【查体】

T36.8℃,BP140/90mmHg,P65次/分,R19次/分。

双肺呼吸音粗,未闻及干湿性啰音。心律齐,心音有力,各瓣膜听诊区未闻及病理性杂音。腹软,无压痛、反跳痛及肌紧张。

神经内科查体:神清,语利,高级神经活动正常,双侧瞳孔等大等圆,3:3mm,光反应(+),眼位居中,眼动充分,无眼震和复视。左侧鼻唇沟浅,伸舌左偏。左上肢肌力0级,左

下肢肌力Ⅲ-级,右肢肌力Ⅴ级,肌张力正常,左侧肢体浅痛觉减退,左侧巴宾斯基征(+)。双侧共济检查欠合作。

美国国立卫生院卒中量表(NIHSS)评分10 分。

【辅助检查】

血液检查:入院后急查血常规、凝血四项、电解质、血糖、肝肾功能均无明显异常。

心电图 (2012-10-23) 提示窦性心律(图2.2.1)。

影像学资料:溶栓前头部MRI提示右侧基底节脑室旁DWI高信号,考虑为急性脑梗死。头部MRA提示右侧大脑中动脉局限性狭窄(图2.2.2)。

【诊疗方法】

静脉溶栓经过:开始溶栓30分钟时患者突发烦躁不安,言语不清,血压最高达220/120mmHg,频繁呕吐,呕吐物为胃内容物,伴有大便失禁,心率快,心电监护提示窦性心动过速,心率140次/分,呼吸困难,血氧饱和度下降,70%左右,双眼向右侧凝视,左侧肢体瘫痪加重,肌力0级,立即给予乌拉地尔降压,效果欠佳,给予硝普钠降压,并给予强心、利尿、扩冠治疗。并给予氯丙嗪缓慢静点控制精神症状。

溶栓后辅助检查:溶栓后24小时头部MRI提示右侧基底节、脑室旁DWI高信号较前扩大,右侧颞叶皮层新出现DWI高信号,考虑为急性脑梗死。头部MRA提示右侧大脑中动脉局限性狭窄处血管显示良好(图2.2.3)。

溶栓后病情变化:溶栓后24小时患者生

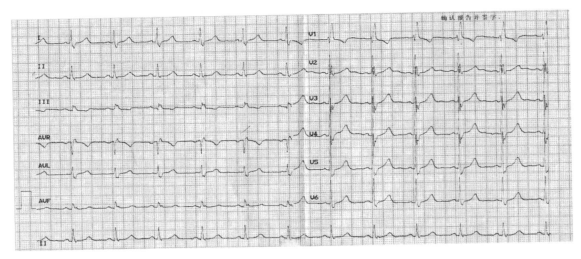

图2.2.1   入院心电图检查。

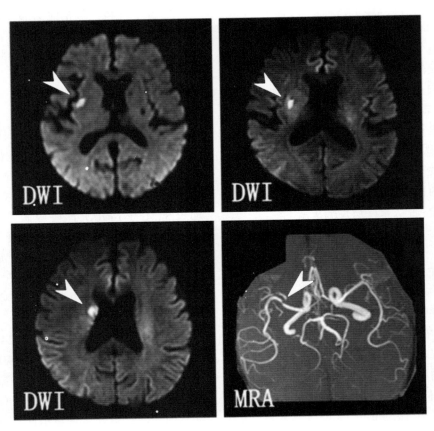

图2.2.2   溶栓前头部MRI及MRA影像结果。

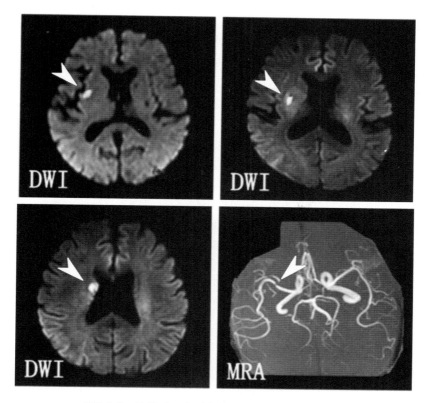

图2.2.3　溶栓后24小时头部MRI及MRA影像结果。

命体征平稳。查体：血压125/80mmHg，体温36.3℃，呼吸24次/分，心率100次/分。神清，构音障碍，高级神经活动正常，双侧瞳孔等大等圆，3:3mm，光反应（+），双眼向右侧凝视，左视不及边，左侧鼻唇沟浅，伸舌左偏。左上肢肌力Ⅱ级，左下肢肌力Ⅲ级，右肢肌力Ⅴ级，肌张力正常，左侧肢体浅痛觉减退，左侧巴宾斯基征（+）。NIHSS评分9分。

溶栓后3个月复查：神清，语利，高级神经活动正常，双侧瞳孔等大等圆，3:3mm，光反应（+），眼位居中，左侧鼻唇沟浅，左上肢肌力Ⅲ级，左下肢肌力Ⅴ级，右肢肌力Ⅴ级，感觉共济检查正常。NIHSS评分3分。

溶栓问题讨论

1.该患者是否可以诊断为急性缺血性脑血管病？

缺血性卒中的初步诊断：患者为中年男性，急性起病，局灶性神经系统受损症状、体征，结合头颅核磁影像诊断，急性缺血性卒中诊断明确。

2.患者卒中的严重程度是什么？

卒中的严重程度：患者神清，左侧中枢性面舌瘫，左上肢肌力0级，左下肢肌力Ⅲ-级，NIHSS评分为10分，严重程度为中度。

3.急性卒中的病理生理学。

患者梗死部位位于右侧基底节区，靠近脑室，内囊后肢部分受累，梗死区域较小，小于1/3MCA供血区，MRA提示MCA重度狭窄（图2.2.4）。

4.该患者的危险因素有哪些？

评估患者卒中全身危险因素包括高血压，吸烟、饮酒病史。

5.该患者的病因及发病机制考虑是什么？

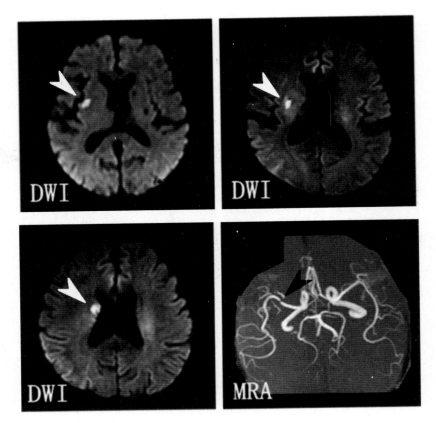

图2.2.4　溶栓头部MRI及MRA检查结果。

卒中病因的判定：患者中年男性，高血压，吸烟、饮酒病史，病因首先考虑大动脉粥样硬化所致脑梗死可能性大。卒中发病机制的判定：该患者梗死病灶仅限于大脑中动脉穿支动脉供血区，其载体动脉大脑中动脉重度狭窄，故发病机制考虑动脉粥样硬化性穿支动脉闭塞可能性大。

6.该患者是否符合溶栓标准？

患者符合3小时之内的rt-PA静脉溶栓的NINDS标准。

7.该患者是否适合溶栓治疗？

患者存在颅内大血管闭塞，溶栓前存在着明显的肢体瘫痪，溶栓前NIHSS评分为10分，DWI提示梗死体积较小，且患者年龄较轻，无糖尿病史，发病前未服用抗血小板药物，故考虑患者溶栓获益较大，而出血风险可能性较小，无溶栓禁忌证，比较重视卒中后的恢复及对生活质量的影响。且家属及患者对于溶栓治疗态度积极，经济条件较好，愿意承担溶栓可能带来的风险。综合考虑，该患者适合溶栓治疗。

8.选择静脉溶栓还是动脉溶栓？

溶栓方式选择（动脉or静脉）：该患者存在右侧大脑中动脉重度狭窄，发病时间窗小于3小时，NIHSS评分严重程度为中度，故选择静脉溶栓。

开始溶栓30分钟时患者突发烦躁不安，言语不清，血压最高达220/120mmHg，频繁呕吐，呕吐物为胃内容物，伴有大便失禁，心率快，心电监护提示窦性心动过速，心率140次/分，呼吸困难，血氧饱和度下降，70%左右，双眼向右侧凝视，左侧肢体瘫痪加重，肌力0级。立即给予乌拉地尔降压，效果欠佳，给予硝普钠降压，并给予强心、利尿、扩冠治疗。

并给予氯丙嗪缓慢静点控制精神症状。

溶栓后头MRI提示右侧基底节脑室旁DWI高信号较前扩大，右侧颞叶皮层新出现DWI高信号，考虑为急性脑梗死。头部MRA提示右侧大脑中动脉局限性狭窄处血管显示良好，但皮层支分支稀疏，可能存在着栓子崩解堵塞皮层支的情况。

9.患者溶栓后转归的机制是什么？

溶栓后患者的转归原因分析：溶栓后24小时患者左上肢肌力Ⅱ级，左下肢肌力Ⅲ级。NIHSS评分9分。溶栓后3个月复查：左侧鼻唇沟浅，左上肢肌力Ⅲ级，左下肢肌力Ⅴ级，NIHSS评分3分。综合评估该患者溶栓效果好，其症状恢复考虑与闭塞血管开通有关。

10.导致溶栓病情加重的因素有哪些？

静脉溶栓过程中症状加重同多种因素有关，如治疗时间窗的长短、出血并发症、个体的差异，溶栓前患者的血糖、血压水平、年龄、心房颤动、卒中史等。其他影响症状加重的机制包括水肿、低氧、低血压、癫痫发作或新梗死。

11.侧支循环代偿的机制是什么？

血管再通不一定与神经功能恢复呈正相关。再灌注良好的患者与神经功能恢复呈正相关。脑梗死后开放的一级侧支为Willis环；二级侧支为血管吻合支；三级侧支为新生血管。

国外临床研究证实，约有50%的患者脑动脉闭塞后Willis环不足以提供良好的侧支循环。良好的软脑膜侧支可作为患者良好预后的预测指标之一。脑组织缺血后10秒，软脑膜侧支即可发挥代偿作用。

脑血管狭窄支架治疗时，由于保护伞在治疗部位远端的保护作用，可以收集支架安放过程中崩解的动脉粥样硬化斑块，故降低了再梗死的发生率。而溶栓过程中，由于缺乏保护伞的保护作用，栓子崩解堵塞远端分支，使临床症状加重。

病例2

【病史】

患者，男性，71岁。发病时间：2012年08月13日20:00。就诊时间：2012年08月13日23:30。主因"言语不清、右肢无力3.5小时"入院。

既往高血压病史2年。生于原籍。不饮酒，不吸烟。无家族性疾病史。

【查体】

体格检查及评分：血压140/90mmHg，心率94次/分，心音强弱不等，心律不齐，各瓣膜听诊区未闻及病理性杂音。神清，完全性混合性失语，高级神经活动正常。双瞳孔3:3mm，光反应(+)，双眼向左侧凝视，无眼震。双侧额纹对称，闭睑有力，右鼻唇沟浅，伸舌居中，咽反射(+)，悬雍垂居中，软腭上提有力。颈软，左侧肢体肌力Ⅴ级，右侧肢体肌力Ⅰ级。四肢肌张力正常，腱反射(+)，右侧巴宾斯基征(+)，余神经科查体不合作。美国国立卫生院卒中量表(NIHSS)评分15分。

【辅助检查】

溶栓前血常规，凝血四项、电解质、血糖、肝肾功能均无明显异常。心电图(2012-08-13)示心房颤动。

入院后根据急性缺血性脑血管病静脉溶栓指南建议，经临床及实验室评估，符合静脉rt-PA溶栓标准，在发病后4小时行rt-PA静脉溶栓治疗。具体方法：rt-PA总量55mg，5.5mg静脉1分钟推注，余量1小时内静脉滴入。

溶栓后1小时查体：神清，完全性运动性失语和不完全性感觉性失语，双瞳孔3:3mm，光反应(+)，向右侧联合注视不全，无眼震，双侧额纹对称，闭睑有力，右鼻唇沟浅，伸舌居中，咽反射(+)，悬雍垂居中，软腭上提有力。颈软，左肢肌力Ⅴ级，右上肢肌力Ⅰ级，右下肢肌力Ⅱ+级，肌张力正常，腱反射（+），右侧巴宾斯基征（+），余神经科查体不合作。患者可遵嘱抬左手，眼球不再凝视，右下肢刺激可稍微抬离床面。溶栓后NHISS评分13分。

患者于溶栓后6小时，突发意识不清，查体：瞳孔左：右约4:2mm，左侧光反应（-），右侧光反应（+）。四肢疼痛刺激无反应，心电监测示快速心房颤动，心率140~160次/分。立即予以强心、利尿、脱水降颅压等治疗。同时复查头部CT提示左侧脑室旁基底节高密度影，考虑为急性脑出血。经抢救无效，患者死亡。

【经验体会】

此患者抢救过程中，详细询问病史（图2.2.5和图2.2.6），患者家属提供该患者有左侧锁骨下动脉狭窄病史，复测血压右侧180/85mmHg，左侧120/65mmHg，双侧收缩压相差60mmHg。我们溶栓过程中，仅仅监测的是病变侧肢体血压。左上肢血压维持在130~140/80~90mmHg之间，估计患者溶栓过程中实际血压应在190~200/100~110mmHg之间。

患者入院时头部CT提示双侧半球广泛脱髓鞘病变，提示患者血脑屏障破坏，存在着小血管病的可能，亦容易造成脑出血（图2.2.7和图2.2.8）。此患者脑出血的原因：溶栓过程中，血压过高，颅内小血管病变。

病例3

【病史】

患者，男性，54岁。发病时间：2012年10月08日7:00。就诊时间：2012年10月08日9:10。主因"言语不清，左侧肢体活动不利2小时余"入院。

既往高血压病史10余年，自服"沙坦类"降压药；脑梗死病史5年，未遗留神经功能缺失。生于原籍。饮酒50余年，每日1两。不吸烟。否认家族性疾病史。

【查体】

体温36.0℃，血压128/80mmHg，呼吸18次/分，脉搏66次/分。

体格检查及评分：神清，构音障碍，高级神经活动正常，双侧瞳孔3:3mm，光反应（+），双眼运动正常，无眼震和复视，左侧鼻唇沟略浅，伸舌略左偏，口角不偏。咽反射（+），悬雍垂居中，软腭上提有力。颈软，左

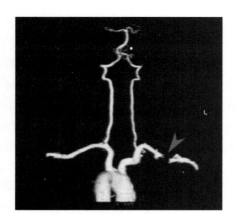

图2.2.5 既往资料（抢救过程中向患者家属详细询问病史，患者既往左侧锁骨下动脉盗血病史）CTA提示左侧锁骨下动脉狭窄。

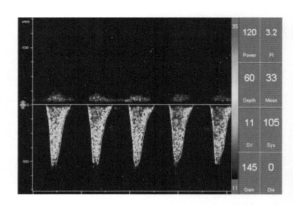

图2.2.6 既往资料（抢救过程中向患者家属详细询问病史，患者既往左侧锁骨下动脉盗血病史）TCD提示左侧锁骨下动脉盗血。

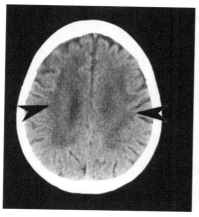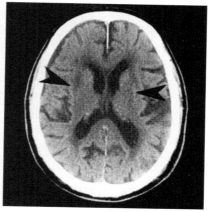

图2.2.7　头部CT(2012-08-13)：双侧半球广泛脱髓鞘病变。

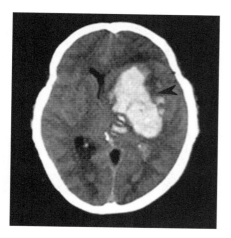

图 2.2.8　头部 CT 提示左侧脑室旁基底节高密度影，考虑为急性脑出血。

侧肢体肌力Ⅲ级，右侧肢体肌力Ⅴ级，肌张力正常，腱反射(+~++)，左侧肢体共济检查欠稳准，双侧感觉检查大致正常，左侧巴宾斯基征（±）。美国国立卫生院卒中量表(NIHSS)评分5分。

【辅助检查】

溶栓前血常规、凝血四项、电解质、血糖、肝肾功能均无明显异常。心电图(2012-10-08)示窦性心律。

入院后根据急性缺血性脑血管病静脉

溶栓指南建议，经临床及实验室评估，符合静脉rt-PA溶栓标准，在发病后2小时55分钟行rt-PA静脉溶栓治疗。具体方法：rt-PA总剂量55mg，5.5mg静脉1分钟推注，余量1小时内静脉滴入。

NIHSS的变化：溶栓前5分；溶栓后24小时3分；溶栓后7天0分。

【经验体会】

发病3小时之内，患者仅行头部CT即可行静脉溶栓(图2.2.9和图2.2.10)，患者溶栓后进行头部CTA检查时，发现存在脑动脉瘤(图2.2.11)。虽然违反溶栓标准，但未出现脑动脉瘤的破裂。据报道，在一般人群中，未破裂的脑动脉瘤的发生率为3.6%~6%。国外在70 000例心肌梗死、接受溶栓的患者中，没有1例出现因动脉瘤所致的蛛网膜下腔出血症状。静脉溶栓不会造成脑动脉瘤破裂，但可造成已破裂动脉瘤出血的增加。

此例患者说明合并未破裂的脑动脉瘤患者接受rt-PA溶栓可能是安全的，对卒中合并未破裂的脑动脉瘤的患者进行rt-PA溶栓治疗仍需进一步研究，尤其是关于动脉瘤的大小和位置方面。综上所述，对存在禁忌证情况下的卒中患者进行溶栓治疗，可能有助于对现行的溶栓指南进一步修改。

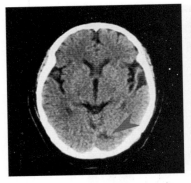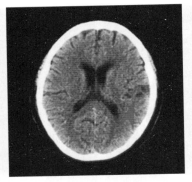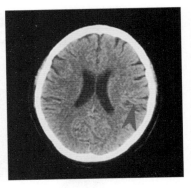

图 2.2.9 头部 CT(2012-10-08):左枕及左颞软化灶;脑萎缩。

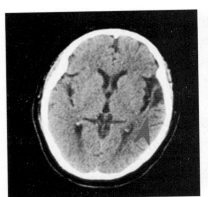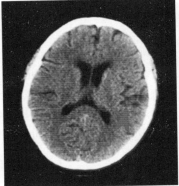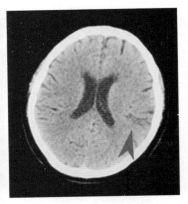

图 2.2.10 溶栓后 24 小时,头部 CT(2012-10-09):左枕及左颞软化灶;脑萎缩。

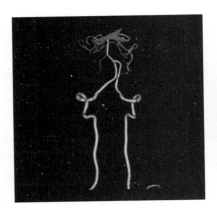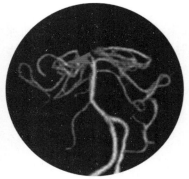

图 2.2.11 溶栓后 24 小时,头部 CTA(2012-10-09):右侧大脑后动脉 P1 段小囊状突起,考虑小血管瘤。

病例 4

【病史】

患者,男性,57岁。发病时间:2013年1月13日16:00。就诊时间:2013年1月13日17:30。主因"左肢活动不利1.5小时"入院。

既往高血压病史5年。脑梗死病史3年。生于原籍。吸烟15年,每日20支;不饮酒。无家族性疾病史。

【查体】

体格检查及评分:血压160/90mmHg,心率92次/分,双肺呼吸音清,未闻及干湿性啰音。心音有力,律齐,各瓣膜听诊区未闻及病理性杂音。腹软,无压痛。神清,语利,高级神经活动正常。双瞳孔3:3mm,光反应(+),无眼震及复视,双侧额纹对称,闭睑有力,左鼻唇沟略浅,伸舌略左偏,咽反射(+),悬雍垂居中,软腭上提有力。颈软,左肢肌力Ⅲ-级,右肢肌力Ⅴ级。肌张力正常,腱反射(+~++),左侧巴宾斯基征(+),左肢感觉检查略减退,左肢共济检查不合作,右肢共济检查稳准。美国国立卫生院卒中量表(NIHSS)评分5分。

患者为未破裂动脉瘤(图2.2.12至图2.2.15),既往无蛛网膜下腔出血,本次急性脑梗死处于溶栓时间窗,有关静脉溶栓未破裂动脉瘤破裂率,目前无权威统计,而且我们有动脉瘤静脉溶栓成功的经验。告知患者家属出血风险,家属商议后同意溶栓治疗,愿意承担出血风险并签字。

【辅助检查】

溶栓前血常规、凝血四项、电解质、血糖、肝肾功能均无明显异常。心电图(2013-01-13)示窦性心律。

【治疗方法】

入院后根据急性缺血性脑血管病静脉溶栓指南建议,经临床及实验室评估,符合静脉rt-PA溶栓标准,在发病后2个多小时行

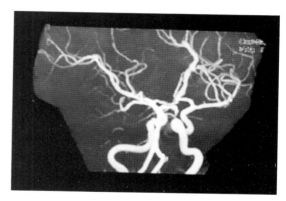

图2.2.12　3年前脑梗死时查MRA存在右侧大脑中动脉M1段未破裂动脉瘤。

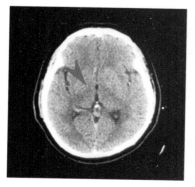 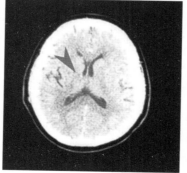 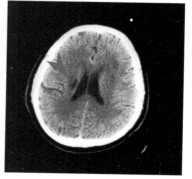

图2.2.13　头部CT(2013-01-13):右侧脑室旁低密度影,未见出血。

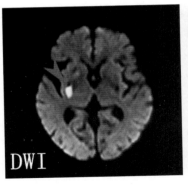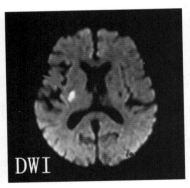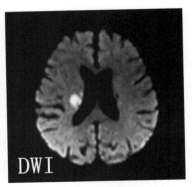

图2.2.14 头部MRI提示(2013-01-14)右侧基底节侧脑室旁DWI高信号,考虑为急性脑梗死。

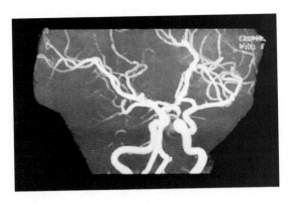

图2.2.15 头部MRA(2013-01-14)右侧大脑中动脉M1段远端及M2段起始部局限性狭窄;右侧大脑中动脉M1段粗细不均匀,局限性隆起。

rt-PA静脉溶栓治疗。具体方法:rt-PA总量65mg,6.5mg静脉1分钟推注,余量1小时内静脉滴入。

溶栓后24小时查体:神清,语利,高级神经活动正常。双瞳孔3:3mm,光反应(+),无眼震及复视,双侧额纹对称,闭睑有力,左鼻唇沟略浅,伸舌居中,咽反射(+),悬雍垂居中,软腭上提有力。颈软,左肢肌力Ⅴ-级,右肢肌力Ⅴ级。肌张力正常,腱反射(+~++),左侧巴宾斯基征(+),左肢感觉检查略减退,四肢共济检查稳准。溶栓后24小时NHISS评分1分。

NIHSS的变化:溶栓前5分;溶栓后24小时1分;溶栓后7天1分。

【经验体会】

1.动脉瘤大小与破裂的关系

动脉瘤的大小是影响动脉瘤破裂的重要因素,但动脉瘤易破裂的危险临界值尚不确定。国际多中心研究10mm动脉瘤为破裂出血的临界值。

2.动脉瘤部位与破裂的关系

文献报道大脑前交通动脉瘤及后交通动脉瘤有较高的破裂风险,有学者通过对一批临床患者动脉瘤的三维数值模拟,总结出进入瘤体内的血流速度快、受冲击区域小、壁面剪应力大与动脉瘤的破裂密切相关。

3.血压、血糖、动脉粥样硬化与动脉瘤破裂的关系

高血压与IA之间的关系目前尚未明确,Nahed等对直径小于7mm的小动脉瘤进行研究发现,与血压正常者相比,高血压患者发生破裂的风险增高2.6倍。而Miyazawa等报道高血压并不是造成IA破裂的重要危险因素。动脉粥样硬化退行性改变是动脉瘤发生的重要原因,并有可能促进动脉瘤的破裂。研究显示,糖尿病与IA破裂没有必然的联系。

病例5

【病史】

患者,女性,64岁。发病时间:2012年12

月28日16:30。就诊时间:2012年12月28日20:20。主因"言语不清,左肢无力4个多小时"入院。

既往高血压病史5年。痴呆病史3年,曾于外院查头部MRI示脑萎缩。生于原籍。无烟酒嗜好。母亲患高血压病。

【查体】

体格检查及评分:血压150/80mmHg,心率50次/分,心音有力,心律齐,各瓣膜听诊区未闻及病理性杂音。神清,构音障碍,记忆力、计算力下降,双瞳孔3:3mm,光反应(+),眼位居中,眼动充分,未及眼震,双侧额纹对称,双侧闭睑有力,左侧鼻唇沟浅,口角右偏,伸舌居中,咽反射存在,悬雍垂居中,双侧软腭对称。颈无抵抗,左肢肌力Ⅲ级,右肢肌力Ⅴ级,肌张力正常,腱反射(++),左侧巴宾斯基征(+)。深浅感觉检查未见明显异常,左侧共济检查欠合作,右侧共济检查未见异常。 美国国立卫生院卒中量表(NIHSS)评分7分。

【辅助检查】

溶栓前血常规、凝血四项、电解质、血糖、肝肾功能均无明显异常。心电图(2012-12-28)示窦性心律。头部CT未见梗死及出血(图2.2.16)。

【治疗方法】

入院后根据急性缺血性脑血管病静脉溶栓指南建议,经临床及实验室评估,符合静脉rt-PA溶栓标准,在发病后4小时20分钟行rt-PA静脉溶栓治疗。具体方法:rt-PA总量60mg,6mg静脉1分钟推注,余量1小时内静脉滴入。

NIHSS的变化:溶栓前7分;溶栓后24小时7分;溶栓后7天1分。

【经验体会】

患者既往痴呆病史,微量出血发生在脑叶,要考虑到小血管淀粉样变的可能,静脉溶栓容易出血,此患者溶栓后枕叶出血(图2.2.17至图2.2.20),不除外小血管淀粉样变可能。

病例6

【病史】

患者,男性,65岁。发病时间:2012年10月2日8:40。就诊时间:2012年10月2日11:40。主因"突发左肢无力,言语不清3小时"入院。

既往糖尿病史10年,高血压病史10年,冠心病史20余年。

【查体】

体格检查及评分:血压157/84mmHg,心

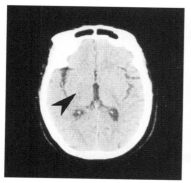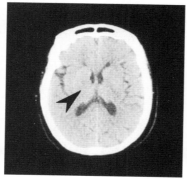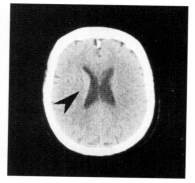

图2.2.16　头部CT(2012-12-28):未见明显出血及梗死。

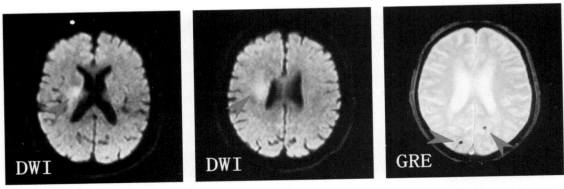

图2.2.17 头部MRI(2012-12-28):右侧基底节、脑室旁DWI高信号,考虑急性脑梗死;梯度回波双侧枕叶点状低信号,考虑微量出血。

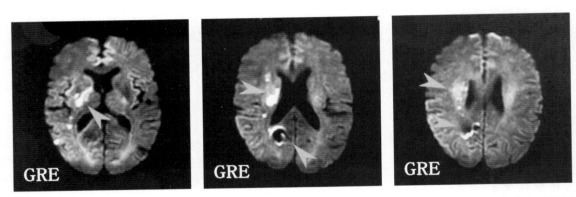

图2.2.18 溶栓后24小时,头部MRI(2012-12-29):右侧基底节、脑室旁、右侧颞叶DWI高信号,考虑急性脑梗死。GRE图提示右枕叶脑出血。

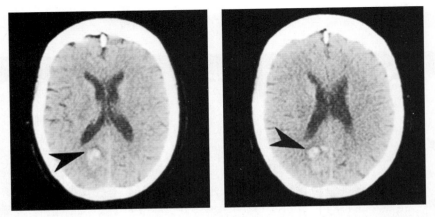

图2.2.19 溶栓后24小时,头部CT(2012-12-29):右侧顶枕叶脑出血,中线未见移位。

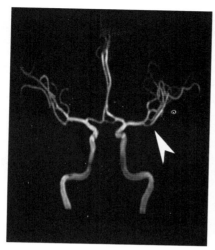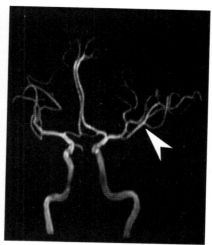

图2.2.20　溶栓后24小时,头部MRA(2012-12-29):未见明显异常。

肺腹无明显异常。神清,构音障碍,高级神经活动正常,双瞳孔等大等圆,眼球活动自如,左侧鼻唇沟变浅,伸舌左偏,左肢肌力0级,左肢肌张力稍低,右肢Ⅴ级,腱反射(++),左侧巴宾斯基征(+),双侧深浅感觉无异常,共济检查欠合作。颈抵抗(-)。美国国立卫生院卒中量表(NIHSS)评分12分。

【治疗方法】

溶栓前血常规、凝血四项、电解质、血糖、肝肾功能检查均无明显异常。心电图示T波倒置,ST段轻度压低。

入院后根据急性缺血性脑血管病静脉溶栓指南建议,经临床及实验室评估,符合静脉rt-PA溶栓标准,在发病后4.4小时行rt-PA静脉溶栓治疗。具体方法:rt-PA总量45mg,4.5mg静脉1分钟推注,余量1小时内静脉滴入。

NIHSS的变化:溶栓前12分;溶栓后24小时7分;溶栓后7天1分。

【经验体会】

微量出血如发生在动脉硬化的好发部位,如基底节区、丘脑、脑桥、小脑,应考虑微量出血同动脉硬化有关,可进行静脉溶栓,出血风险较小(图2.2.21至图2.2.27)。

以上2例病例在溶栓治疗前均于MRI发

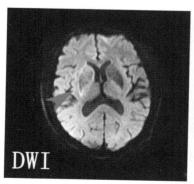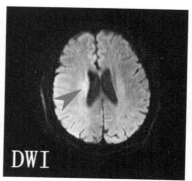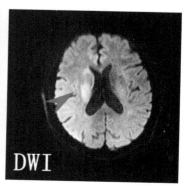

图2.2.21　头部MRI(2012-10-02)示右侧基底节区、右侧脑室旁DWI异常信号,考虑急性梗死灶。

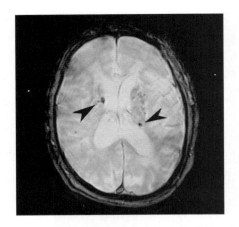

图2.2.22   梯度回波双侧脑室旁点状低信号，考虑微量出血。

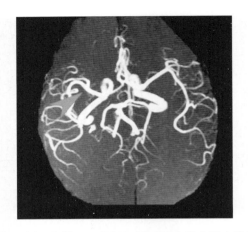

图2.2.24   头部MRA（2012–10–02）右侧大脑中动脉分叉部局限性异常流空影，考虑血管狭窄。

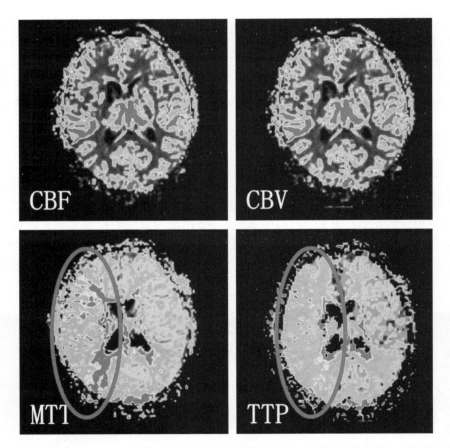

图2.2.23   头颅功能成像（2012–10–02）提示右侧额顶、右侧基底节区、右侧脑室旁区域TTP及MTT延长，可见右侧额顶、右侧基底节、右侧脑室旁区域血流较缓慢。PWI>DWI。

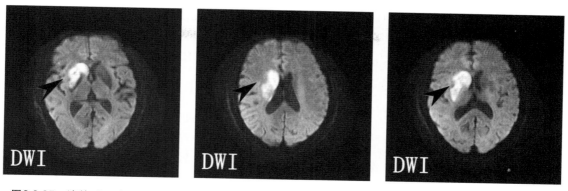

图2.2.25　溶栓后24小时，头部MRI(2012-10-03)示右侧基底节区、右侧脑室旁异常信号，考虑急性梗死灶。

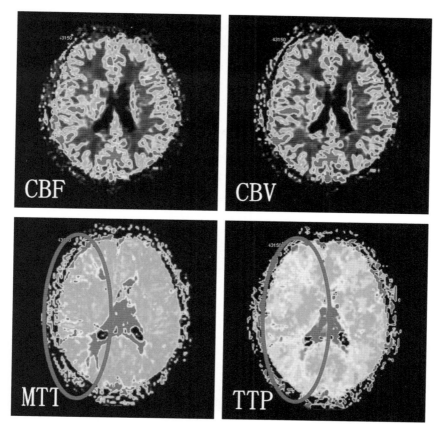

图2.2.26　溶栓后24小时,头颅功能成像(2012-10-03)双侧额顶、基底节区、侧脑室旁区域TTP及MTT基本对称。

现梯度回波点状低信号，考虑微量出血,如果微量出血发生在脑叶,要注意小血管淀粉样变可能,溶栓易发生出血;动脉粥样硬化性脑梗死多发生在基底节区、丘脑、脑桥和小脑,如果微量出血发生在这些部位要考虑到动脉硬化所致微量出血的可能。如微量出血≤5个,可以进行阿替普酶静脉溶栓治疗,不易发生脑出血(Defuse研究)。

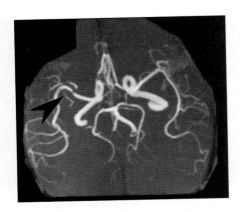

图2.2.27　头部MRA（2012-10-03）检查右侧大脑中动脉分叉部血管狭窄消失。

病例7

【病史】

患者，男性，80岁。发病时间：2012年11月2日8:40。就诊时间：2012年11月2日11:40。主因"左肢无力伴言语不清反复发作3小时"入院。

既往糖尿病史20年，高血压病史10年。

【查体】

体格检查及评分：血压160/86mmHg，心肺腹无明显异常。神清，语利，高级神经活动正常，双瞳孔等大等圆，眼球活动自如，鼻唇沟对称，伸舌居中，四肢肌力Ⅴ级，肌张力正常，腱反射（++），病理征未引出，双侧深浅感觉无异常，共济检查稳准。美国国立卫生院卒中量表（NIHSS）评分0分。

【辅助检查】

溶栓前血常规、凝血四项、电解质、血糖、肝肾功能检查均无明显异常。心电图示T波倒置，ST段轻度压低。

NIHSS的变化：溶栓前0分；溶栓后24小时0分；溶栓后7天0分。

【治疗方法】

入院后根据急性缺血性脑血管病静脉溶栓指南建议，经临床及实验室评估，符合静脉rt-PA溶栓标准，在发病后4.4小时行rt-PA静脉溶栓治疗。具体方法：rt-PA总量45mg，4.5mg静脉1分钟推注，余量1小时内静脉滴入。

NIHSS的变化：溶栓前0分；溶栓后24小时0分；溶栓后7天0分。

【经验体会】

对于TIA患者，根据多模式MRI，如果患者责任血管供血区存在大片低灌注区域或存在责任血管狭窄时，也应该积极溶栓治疗，如果不积极改善灌注，TIA有发生脑梗死的可能（图2.2.28至图2.2.33）。

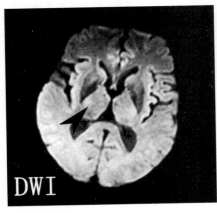
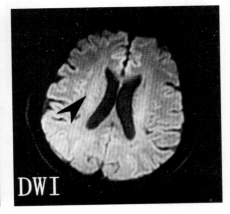

图2.2.28　头部MRI（2012-11-02）示DWI未见明显异常信号。

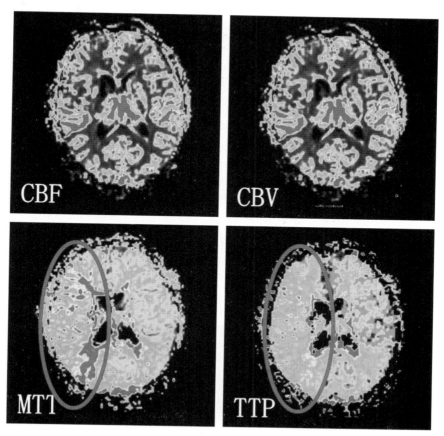

图2.2.29 头颅功能成像(2012-11-02)提示右侧额顶、右侧基底节区、右侧脑室旁区域TTP、MTT延长,可见右侧额顶、右侧基底节、右侧脑室旁区域血流较缓慢。

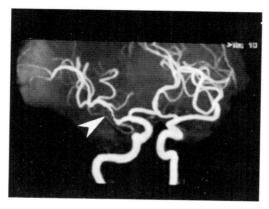

图2.2.30 头部MRA(2012-11-02)右侧大脑中动脉分叉部局限性异常流空影,考虑血管狭窄。

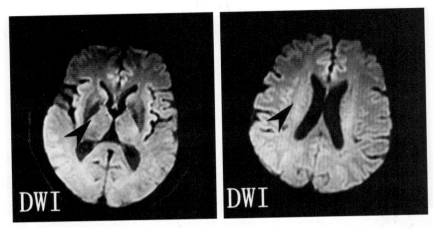

图2.2.31　溶栓后24小时复查，头部MRI(2012-11-03)示DWI未见明显异常信号。

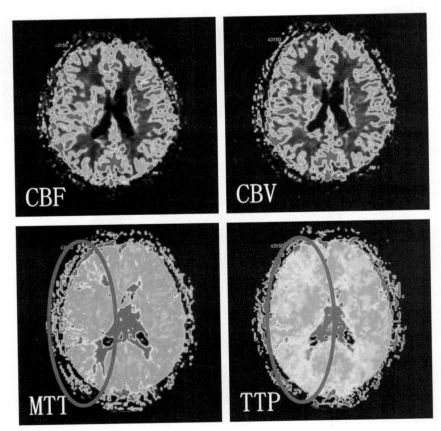

图2.2.32　溶栓后24小时，头部功能成像(2012-11-03)右侧额顶、右侧基底节区、右侧脑室旁区域低灌注明显改善。

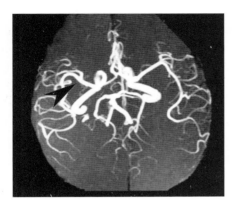

图2.2.33　头部MRA（2012-11-03）检查右侧大脑中动脉分叉部血管狭窄消失。

病例8

【病史】

患者，女性，62岁。发病时间：2013年2月23日7:10。就诊时间：2013年2月23日12:00。主因"言语不清、左肢无力5+小时"入院。

既往高血压病史20年，糖尿病史5年。

【查体】

体格检查及评分：血压150/90mmHg，心肺腹无明显异常。神清，构音障碍，高级神经活动正常。双瞳孔3:3mm，光反应（+），无眼震及复视，双侧额纹对称，闭睑有力，左鼻唇沟浅，伸舌左偏，口角右偏，咽反射

（+），悬雍垂居中，软腭上提有力。颈软，左上肢肌力Ⅳ级，左下肢肌力Ⅴ-级，右肢肌力Ⅴ级。肌张力正常，腱反射（+~++），左侧巴宾斯基征（+），双侧共济检查及感觉检查大致正常。美国国立卫生院卒中量表（NIHSS）评分4分。

【辅助检查】

溶栓前血常规、凝血四项、电解质、血糖、肝肾功能检查均无明显异常。心电图示T波低平，ST段轻度压低。

入院后根据急性缺血性脑血管病静脉溶栓指南建议，经临床及实验室评估，符合静脉rt-PA溶栓标准，在发病后5小时40分钟行rt-PA静脉溶栓治疗。具体方法：rt-PA总量65mg，6.5mg静脉1分钟推注，余量1小时内静脉滴入。

NIHSS的变化：溶栓前4分；溶栓后24小时3分；溶栓后7天1分。

【经验体会】

对于临床症状轻微或者肢体瘫痪不重的溶栓患者，要进行多模式核磁评估，虽然患者临床症状不重，头部CT24小时可无明显异常，但核磁影像学可能存在大面积脑梗死或低灌注的可能，如果不进行静脉溶栓，患者可能发展为进展性卒中（图2.2.34至图2.2.40）。

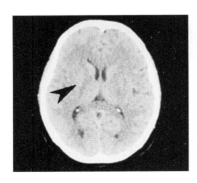 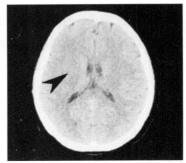 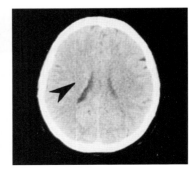

图2.2.34　头部CT（2013-02-23）：未见明显出血及梗死。

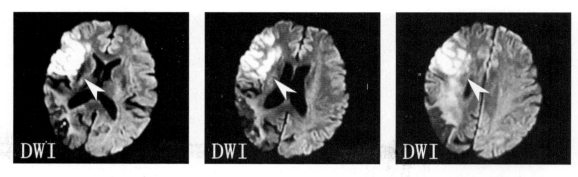

图2.2.35 头部MRI(2013-02-23)示右侧额颞顶叶、岛叶DWI高信号,考虑急性脑梗死。

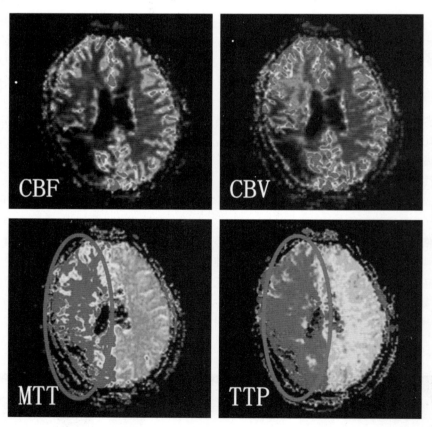

图2.2.36 头部功能成像(2013-02-23)提示右侧额颞顶枕岛叶TTP、MTT明显延长,CBF及CBV略减低,右顶枕无灌注区。PWI>DWI。

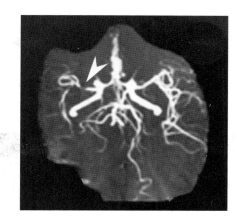

图2.2.37　头部MRA(2013-02-23)示右侧大脑中动脉M1段局限性狭窄,远端分支减少。

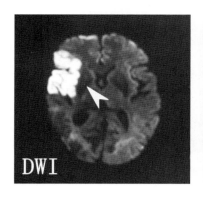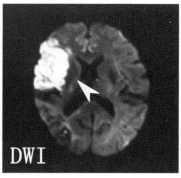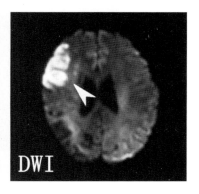

图2.2.38　溶栓后24小时复查,头部MRI(2013-02-24)示右侧额颞顶叶、岛叶DWI高信号,考虑急性脑梗死。

病例 9

【病史】

患者,男性,68岁。发病时间:2012年12月21日4:30。就诊时间:2012年12月21日8:10。主因"晨起发现左侧肢体活动不利4个多小时"入院。

既往高血压病史5年,平时口服苯磺酸氨氯地平、厄贝沙坦,血压控制在140/90mmHg。脑梗死病史2年,未遗留明显后遗症。生于原籍。吸烟40余年,每天10支。饮酒40年,每天1两白酒。否认家族遗传病史。

【查体】

体格检查及评分:血压158/98mmHg,心肺腹无明显异常。神清,语利,高级神经活动正常。双瞳孔3:3mm,光反应(+),无眼震及复视,双侧额纹对称,闭睑有力,左鼻唇沟略浅,伸舌居中,咽反射(+),悬雍垂居中,软腭上提有力。颈软,左肢肌力0级,右肢肌力Ⅴ级。左肢肌张力增高,腱反射(++),左侧巴宾斯基征(+),左侧深浅感觉检查未见明显异常,左肢共济检查欠合作,右肢共济检查未见明显异常。美国国立卫生院卒中量表

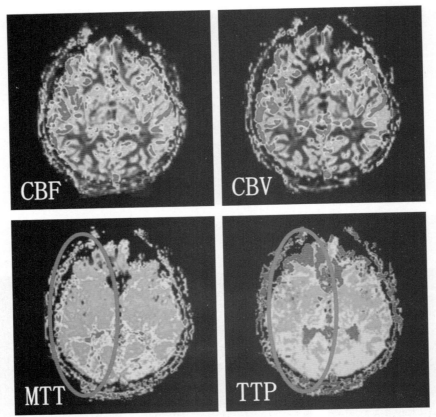

图2.2.39 溶栓后24小时,头颅功能成像(2013-02-24)示右侧额颞顶枕低灌注区明显改善。

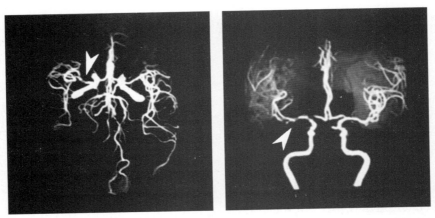

图2.2.40 头部MRA(2013-02-24)示右侧大脑中动脉水平段局限性狭窄,远端分支较前增多。

（NIHSS）评分9分。

【辅助检查】

溶栓前血常规、凝血四项、电解质、血糖、肝肾功能检查均无明显异常。心电图（2012-12-21）示窦性心律。

【治疗方法】

入院后根据急性缺血性脑血管病静脉溶栓指南建议，经临床及实验室评估，符合静脉rt-PA溶栓标准，在发病后5小时30分钟行rt-PA静脉溶栓治疗。具体方法：rt-PA总量50mg，5mg静脉1分钟推注，余量1小时内静脉滴入。

NIHSS的变化：溶栓前9分；溶栓后24小时7分；溶栓后7天4分。

【经验体会】

头颅核磁DWI弥散加权像代表脑细胞处于细胞毒性水肿期，病变多发生于6小时之内。T2高信号和FLAIR高信号均提示脑细胞处于血管源性水肿期，代表着血脑屏障的破坏，病变多发生于发病6小时之后。如头颅核磁T2和FLAIR像均未显影，病变多发生于发病6小时之内。该患者责任血管狭窄，存在大片低灌注区域，DWI提示新鲜梗死，T2像与FLAIR像未显影，考虑在发病6小时内，可以进行溶栓治疗，以防止脑梗死加重（图2.2.41至图2.2.47）。

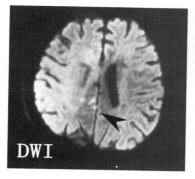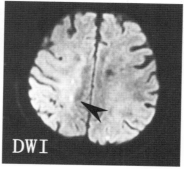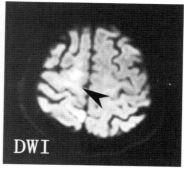

图2.2.41　头部MRI（2012-12-21）示右侧额顶叶、右侧半卵圆中心散在DWI高信号，考虑急性梗死灶。

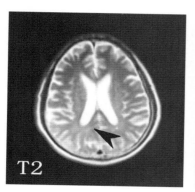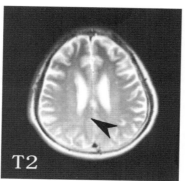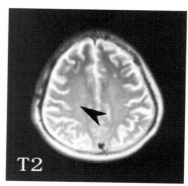

图2.2.42　头部MRI（2012-12-21）示右侧额顶叶、右侧半卵圆中心T2未见高信号。

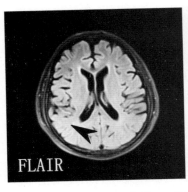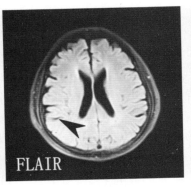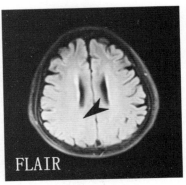

图2.2.43　头部MRI(2012-12-21)示右侧额顶叶、右侧半卵圆中心FLAIR未见高信号。

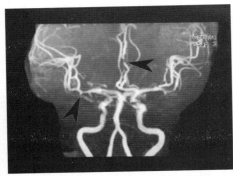

图2.2.44　头部MRA(2012-12-21)示左侧大脑前动脉、右侧大脑中动脉狭窄,左侧大脑中动脉粗细欠均匀。

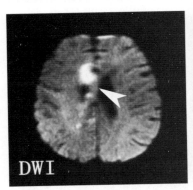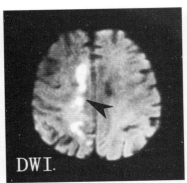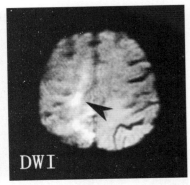

图 2.2.45　溶栓后 24 小时,头部 MRI(2012-12-22)示右侧额顶叶、右侧半卵圆中心散在 DWI 高信号 ,考虑急性梗死灶。

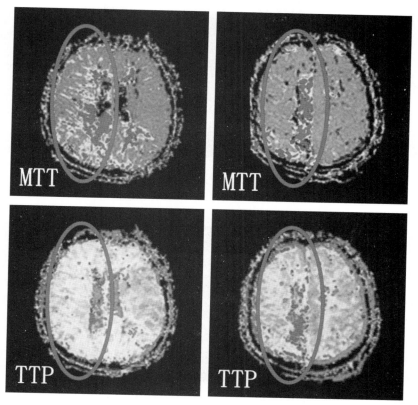

图 2.2.46　头部 MR 灌注(2012-12-22)示右额顶、右侧半卵圆中心及侧脑室旁低灌注明显改善。

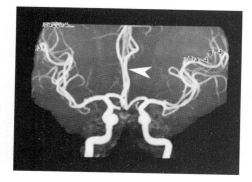

图 2.2.47　头部 MRA(2012-12-22)示双侧大脑前动脉粗细欠均匀,双侧大脑中动脉粗细欠均匀。

病例 10

【病史】

患者,男性,45岁。发病时间:2012年9月

23日11:10。就诊时间:2012年9月23日13:10。主因"发现 头晕、恶心、左侧肢体活动不利2小时"入院(图2.2.48至图2.2.53)。

既往曾有心脏不适情况, 自服硝酸甘油,未予以正规治疗。生于原籍。吸烟20余年,每天20支。不饮酒。否认家族遗传病史。

【查体】

体格检查及评分:血压130/78mmHg,心肺腹无明显异常。神清,语利,高级神经活动正常,双瞳孔等大等圆,眼球活动自如,可见水平眼震。左侧鼻唇沟略浅,伸舌略左偏,左肢肌力Ⅲ级,右肢肌力Ⅴ级,四肢肌张力正常,腱反射(++),双侧巴宾斯基征未引出,双侧深浅感觉无异常,左侧肢体共济检查欠稳准。颈抵抗(-)。美国国立卫生院卒中量表(NIHSS)评分5分。

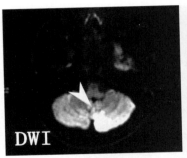 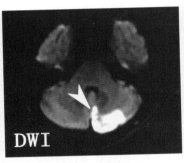 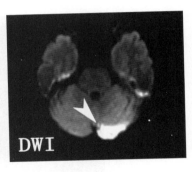

图2.2.48　头部MRI(2012–09–23)示左侧小脑半球DWI异常信号,考虑急性梗死灶。

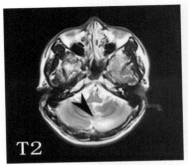 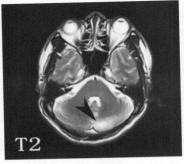 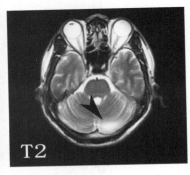

图2.2.49　头部MRI(2012–09–23)示左侧小脑半球T2异常信号,考虑为脑梗死。

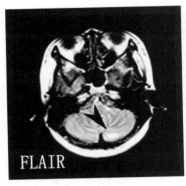 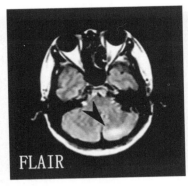 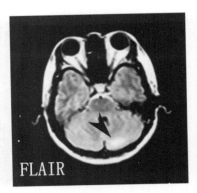

图2.2.50　头部MRI(2012–09–23)示左侧小脑半球FLAIR异常信号,考虑脑梗死。

【辅助检查】

溶栓前血常规、凝血四项、电解质、血糖、肝肾功能检查均无明显异常。心电图(2012–09–23)示窦性心律。

【治疗方法】

入院后根据急性缺血性脑血管病静脉溶栓指南建议,经临床及实验室评估,符合静脉rt-PA溶栓标准,在发病后3小时行rt-

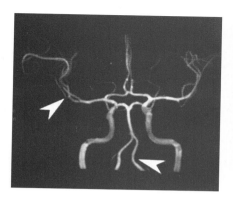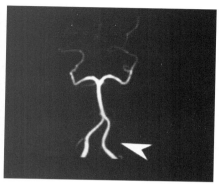

图 2.2.51　头部 MRA(2012-09-23)左侧小脑后下动脉显影不良。

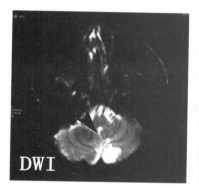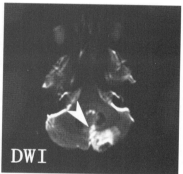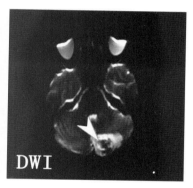

图2.2.52　溶栓后24小时,头部MRI提示DWI:左侧小脑半球异常信号,考虑脑梗死伴病灶内少量渗血。

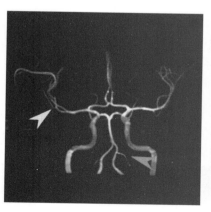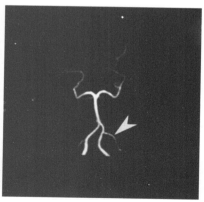

图2.2.53　溶栓后24小时头部MRA:左侧小脑后下动脉显影良好。

PA静脉溶栓治疗。具体方法:rt-PA总量65mg,6.5mg静脉1分钟推注,余量1小时内静脉滴入。

NIHSS的变化:溶栓前5分;溶栓后24小时1分;溶栓后7天0分。

【经验体会】

如头颅核磁DWI提示急性脑梗死,在T2像与FLAIR像病灶均显影,提示脑梗死时间超过6小时,静脉溶栓有脑出血的可能。如需要溶栓可采用日本剂量,0.6mg/kg体重。

病例 11

【病史】

患者,女性,56岁。发病时间:2013年4月28日11:00。就诊时间:2013年4月28日12:30。主因"言语不清,左侧肢体活动不利1.5小时余"入院。

既往风湿性心脏病40年,平素规律口服"通脉养心"治疗;心房颤动病史30余年,目前自服"地高辛、美托洛尔"口服治疗。生于原籍。无烟酒等不良嗜好。否认家族性疾病史。

【查体】

体格检查及评分:血压140/80mmHg,心率82次/分,心音强弱不等,心律不齐,心前区可闻及收缩期吹风样杂音。神清,构音障碍,高级神经活动正常,双侧瞳孔3:3mm,光反应(+),双眼向右凝视,双眼向左视不及中线,无眼震和复视,双侧额纹对称,双侧眼睑闭合有力,左侧鼻唇沟浅,伸舌左偏,口角右偏。双侧咽反射存在,悬雍垂居中,软腭上提有力。颈软,左侧肢体肌力0级,右侧肢体肌力Ⅴ级,左侧肌张力低,腱反射(+~++),左侧巴宾斯基征(+),左侧感觉检查减退,左侧共济检查欠合作。美国国立卫生院卒中量表(NIHSS)评分15分。

【辅助检查】

溶栓前血常规、凝血四项、电解质、血糖、肝肾功能均无明显异常。心电图(2013-04-28)示心房颤动。

【治疗方法】

入院后根据急性缺血性脑血管病静脉溶栓指南建议,经临床及实验室评估,符合静脉rt-PA溶栓标准,在发病后2小时行rt-PA静脉溶栓治疗。具体方法:rt-PA总量70mg,7mg静脉1分钟推注,余量1小时内静脉滴入。

NIHSS的变化:溶栓前15分;溶栓后24小时5分;溶栓后7天2分。

【经验体会】

此患者发病时一侧肢体瘫痪比较完全,NIHSS评分为15分,患者在发病后3小时内进行静脉溶栓治疗,溶栓效果好,出院时NIHSS评分为2分。

患者为心房颤动所致心源性脑梗死,此类患者颅内基础血管状况较好,无动脉硬化、多发斑块、狭窄等血管病变,颅内栓子可在发病3小时内完全溶解,使颅内血管完全再通,临床预后较好(图2.2.54至图2.2.56)。患者发病时间越短,栓子完全溶解的可能性就越大。

因此,心源性栓塞所致的大面积梗死患

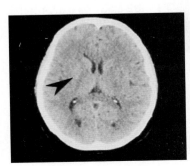 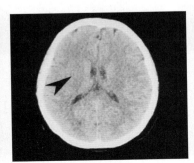 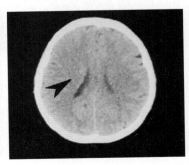

图2.2.54　头部CT(2013-04-28):未见明显出血及梗死。

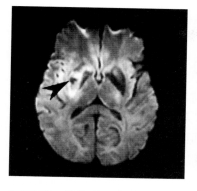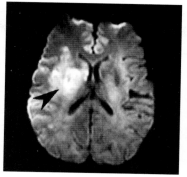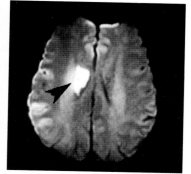

图2.2.55 溶栓后24小时,头部MRI(2013-04-29):右侧基底节-脑室旁、右侧颞叶异常信号,考虑脑梗死伴基底节区少许渗血。

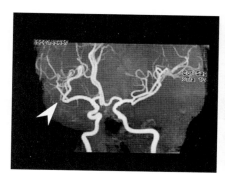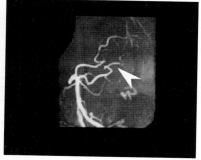

图2.2.56 头部MRA(2013-04-29):右侧大脑中动脉末端局限性狭窄,伴M2段流空欠佳,远侧分支稀疏。

者如果在3小时内进行静脉溶栓,可使血管完全再通,预后良好。对于心源性栓塞所致的大面积梗死发病时间在较短时间窗内进行静脉溶栓治疗,可得到良好的临床预后。

病例 12

【病史】

患者,男性,61岁。发病时间:2013年2月23日10:00。就诊时间:2013年2月23日11:10。主因"言语不清,左侧肢体活动不利1小时余"入院。

既往高血压病史12年,目前自服"波依定"口服治疗;五六个月前体检时发现冠心病,未正规治疗。生于原籍。饮酒20余年,每天5两。吸烟20余年,每天20支。否认家族性疾病史。

【查体】

体格检查及评分:血压149/61mmHg,体温 36.6℃,呼吸20次/分,脉搏56次/分。神清,构音障碍,高级神经活动正常,双侧瞳孔直径3:3mm,光反应(+),双眼运动正常,无眼震和复视,左侧鼻唇沟浅,伸舌左偏,口角右偏。咽反射(+),悬雍垂居中,软腭上提有力。颈软,左侧肢体肌力Ⅲ级,右侧肢体肌力Ⅴ级,肌张力正常,腱反射(+~++),左侧肢体共济检查欠稳准,左侧感觉检查减退,左侧巴宾斯基征 (+)。美国国立卫生院卒中量表(NIHSS)评分9分。

【辅助检查】

溶栓前血常规、凝血四项、电解质、血

糖、肝肾功能均无明显异常。心电图(2013-02-23)示窦性心律。

入院后根据急性缺血性脑血管病静脉溶栓指南建议,经临床及实验室评估,符合静脉rt-PA溶栓标准,在发病后4.5小时行rt-PA静脉溶栓治疗。具体方法:患者体重为75kg,按照0.9mg/kg,使用阿替普酶65mg进行溶栓。

NIHSS的变化:溶栓前9分;溶栓后24小时10分;溶栓后7天11分。

【经验体会】

此患者本次卒中前血管已经存在大脑中动脉多发局限性狭窄(图2.2.57至图2.2.59),为陈旧性病变。此次溶栓只能使新

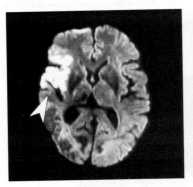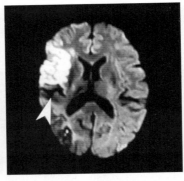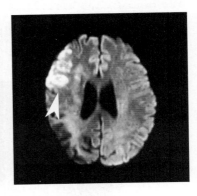

图2.2.57 头部MRI(2013-02-23)提示右侧额颞岛叶异常信号,考虑为急性脑梗死。

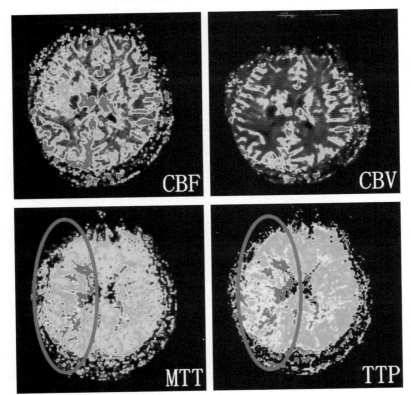

图2.2.58 灌注成像(2012-11-28)右侧额颞顶叶、右侧脑室旁及右侧半卵圆中心TTP及MTT较对侧明显延长,CBV、CBF略减低,考虑低灌注。PWI>DWI。

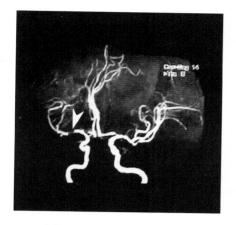

图2.2.59　头部MRA（2013-02-23）提示右侧大脑中动脉水平段及下支干局部明显狭窄。

鲜血栓溶解，将新发生梗死部位血管开通，但不能解决患者原有大脑中动脉多发陈旧狭窄病变，即使血管再通（图2.2.60至图2.2.62），也只能使血管部分再通。因此对于存在原有脑血管基础病变的患者，即使在发病后3小时内进行静脉溶栓治疗，也不能使血管完全再通。

此种患者血栓溶解后，导致动脉斑块表面暴露，容易再次形成血栓，造成再闭塞，是好转后再加重的重要机制。此患者溶栓好转后加重的原因：①患者右侧大脑中动脉仍存在局限性狭窄；②溶栓激活体内凝血系统；③动脉粥样硬化斑块暴露，表面凹凸不平。

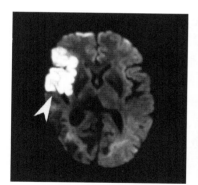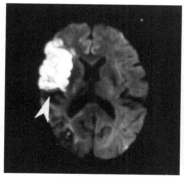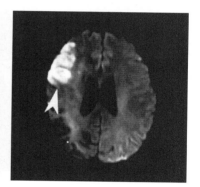

图2.2.60　头部MRI（2013-02-24）提示右侧额颞岛叶异常信号，考虑为急性脑梗死。

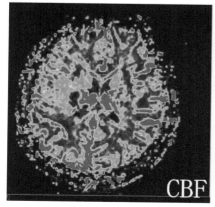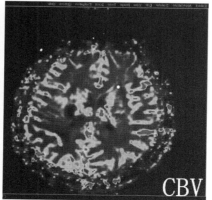

图2.2.61　灌注成像溶栓后24小时：右侧额颞顶叶、右侧脑室旁及右侧半卵圆中心TTP及MTT较对侧明显延长，右侧CBV、CBF略减低，考虑低灌注。（待续）

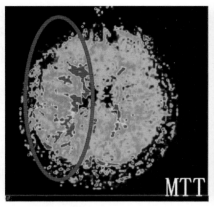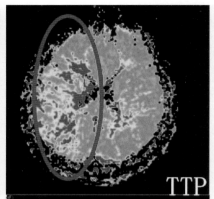

图2.2.61（续）

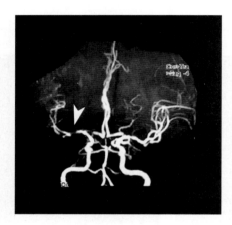

图2.2.62　头部MRA（2013-02-24）提示右侧大脑中动脉水平段及下支干局部明显狭窄。

病例13

经颅多普勒超声在阿替普酶静脉溶栓中的应用。

【病史】

患者，男性，58岁。主诉：主因左肢无力3小时入院。发病时间：2013年8月7日7:30。就诊时间：2013年8月7日10:30。

现病史：患者于7:30晨练回家后突发左肢无力，左上肢抬起及握物困难，左下肢站立及行走费力，无言语不清、无头痛、头晕，无恶心、呕吐，无神志障碍及肢体抽搐，无二便失禁。于家中休息未缓解，左肢无力持续加重，自诉至10:00左右时左上肢不能上抬及握物，左下肢站立及行走不能。遂拨打120，经120急救车送于我院急诊救治。

既往史：高血压病史13年，自诉血压最高160/100mmHg左右，未规范治疗。体检发现血脂异常5年，未予治疗，否认糖尿病、冠心病等病史。吸烟20支/天×40年，饮酒3~4两/天×40年。否认脑血管病家族史。

【查体】

血压154/94mmHg，心率92次/分，心音有力，律齐，各瓣膜听诊区未闻及病理性杂音。神清，语利。双瞳孔等大等圆，左:右3:3mm，光反应（+），眼位居中，无眼震及复视。双侧额纹对称，闭睑有力，双侧鼻唇沟对称，伸舌居中，咽反射（+），悬雍垂居中，软腭上提有力。颈软，左侧肢体肌力 I 级，右侧肢体肌力 V 级。四肢肌张力正常，腱反射（+），左侧巴氏征（+），四肢感觉及右肢共济检查正常，左肢共济检查不能配合。美国国立卫生院卒中量表（NIHSS）评分8分。

【辅助检查】

急诊查头颅CT未见异常密度影，排除出

血性病变(图2.2.63)。

患者入院后其他检查结果

低密度脂蛋白(LDL)、总胆固醇(CHO)、血常规、尿常规、便常规、血沉、血糖电解质、C反应蛋白、同型半胱氨酸、乙肝五项、艾滋病病毒抗体等检查结果未见异常。

颈部血管超声提示:双侧颈内动脉起始处存在少量斑块,为高回声信号,考虑为稳定性斑块。胸片及消化系B超未见异常。

【诊疗方法】

临床医师评估

缺血性卒中的初步诊断:患者老年男性,急性起病,存在局灶性神经系统受损症状体征,持续不缓解,头颅CT未见出血,诊断考虑急性缺血性卒中可能性大。

卒中严重程度及溶栓禁忌证评估:患者神清,语利,左肢肌力Ⅰ级,左巴氏征(+),NIHSS评分8分。无溶栓禁忌证。

溶栓评估:是否符合溶栓标准:患者符合《中国急性缺血性脑卒中诊治指南2010》rt-PA静脉溶栓标准。

实验室检查血常规、凝血四项、电解质、

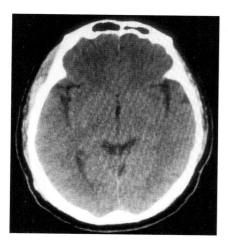

图2.2.63 头颅CT平扫结果。

血糖、肝肾功能均无明显异常。

是否适合溶栓(获益、风险、患者及家属积极性、经济因素等):该患者发病时间较短,左侧肢体出现均等程度的中枢性瘫痪,通常考虑可能存在颅内大血管或其穿支血管的狭窄或闭塞,若能在"时间窗"内通过溶栓实现血管完全或部分再通,患者极可能获益。该患者目前肢体瘫痪较为完全,不排除缺血面积较大的可能性,TCD检查(图2.2.64)提示右侧大脑中动脉M1段存在局限性狭窄血流信号(图2.2.65),表现为血流速度增快(患者最高血流速度为200cm/s),频谱紊乱并产生涡流,且远端存在低流速(最高流速为45cm/s)、低阻力(PI=0.49<0.65)、低平圆钝频谱血流信号(图2.2.66),故右侧大脑中动脉存在局限性狭窄诊断成立。头颅CT检查虽未见早期大面积梗死表现,但也不除外右侧大脑中动脉血栓进一步扩大堵塞更多穿支甚至闭塞大脑中动脉主干的可能性。综合分析因此考虑该患者具有较大溶栓必要性和临床救治价值,虽有高血压病史,但符合溶栓的所有标准,家属及患者本人态度积极,经济条件较好愿意承担溶栓可能带来的风险,综合考虑拟行静脉溶栓治疗。

溶栓过程

溶栓时间:11:28(发病时间:7:30)。

用药途径和剂量:按照0.9mg/kg给药(患者体重为75kg,故rt-PA用量为67.5mg)。先以总剂量的10%(6.75mg)于11:27进行外周静脉1分钟内团注,于11:28将其余90%(60.75mg)rt-PA,稀释于250mL生理盐水中,以输液泵持续静脉滴注。

溶栓结束时间:12:28。

溶栓过程中及溶栓后护理和生命体征监测:溶栓过程中检测患者血压、呼吸、脉搏、血氧饱和度及心电监护无异常,唇舌无血管源性水肿,无牙龈出血,无血尿,皮肤及黏膜无出血,无憋尿及二便异常。

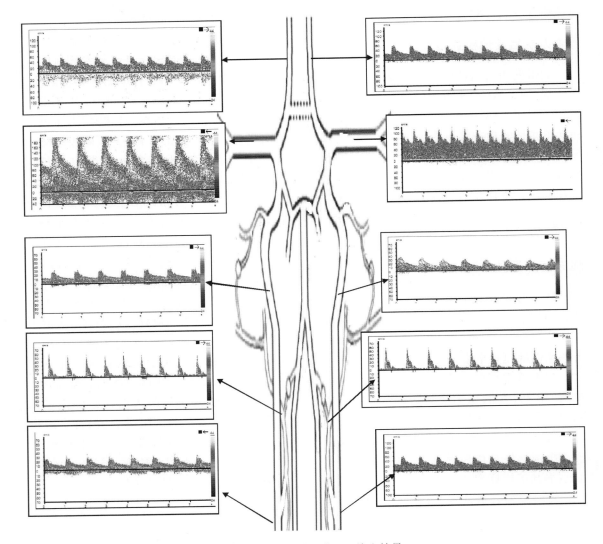

图2.2.64　颈内动脉系统TCD检查结果。

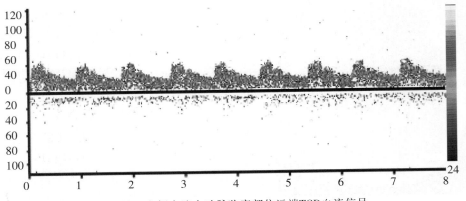

图2.2.65　右侧大脑中动脉狭窄部位远端TCD血流信号。

辅助治疗：根据临床需要适时加用改善脑循环、代谢、稳定斑块、脑保护剂及抑酸、保护胃黏膜及降颅压、补液等治疗。24小时后无出血者给予抗血小板聚集治疗。

溶栓后神经功能评估

溶栓后1小时：患者左肢无力较前改善，左上肢可上举及抓握，左下肢可抬离床面。查体：神清，语利。双瞳孔等大等圆，左:右=3:3mm，光反应（+），眼位居中，无眼震及复视。双侧额纹对称，闭睑有力，双侧鼻唇沟对称，伸舌居中，咽反射（+），悬雍垂居中，软腭上提有力。颈软，左侧肢体肌力Ⅲ级，右侧肢体肌力Ⅴ级。四肢肌张力正常，腱反射（+），左侧巴氏征（+），四肢感觉及右肢共济检查正常，左肢共济检查不能配合。美国国立卫生院卒中量表（NIHSS）评分4分。

溶栓后24小时：患者左肢无力显著改善，左上肢上抬自如，左手可端握水杯，左下肢可站立但自觉行走稍费力。查体：神清，语利。双瞳孔等大等圆，左:右=3:3mm，光反应（+），眼位居中，无眼震及复视。双侧额纹对称，闭睑有力，双侧鼻唇沟对称，伸舌居中，咽反射（+），悬雍垂居中，软腭上提有力。颈

软，左侧肢体肌力Ⅳ+级，右侧肢体肌力Ⅴ级。四肢肌张力正常，腱反射（+），左侧巴氏征（+），四肢感觉及共济检查正常。美国国立卫生院卒中量表（NIHSS）评分2分。复查头颅MRI提示右侧脑室旁近内囊后肢DWI高信号，考虑急性梗死。MRA检查提示右侧大脑中动脉主干存在局限性狭窄，远端分支较对侧稀疏，TICI分级2级（图2.2.66）；右侧大脑中动脉M1段TCD检查提示血流增快（流速为180cm/s），但频谱整齐，未见涡流，TIBI分级为4级，远端TCD检查提示正常血流信号，TIBI分级5级（图2.2.67）。

溶栓后7天：患者左侧肢体无力进一步好转，左上肢上抬及持物自诉恢复至发病前水平，左下肢站立及行走自如，但自觉较健侧力弱。查体：神清，语利。双瞳孔等大等圆，左:右=3:3mm，光反应（+），眼位居中，无眼震及复视。双侧额纹对称，闭睑有力，双侧鼻唇沟对称，伸舌居中，咽反射（+），悬雍垂居中，软腭上提有力。颈软，左侧肢体肌力Ⅴ级，右侧肢体肌力Ⅴ级。四肢肌张力正常，腱反射（+），左侧巴氏征（+），四肢感觉及共济检查正常。美国国立卫生院卒中量表（NIHSS）评分0分。

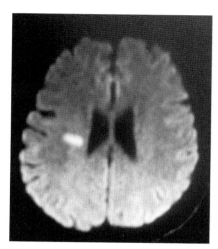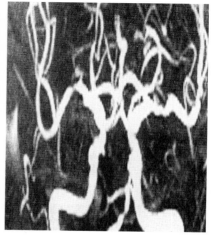

图2.2.66　溶栓后24小时复查头颅MRI、MRA检查结果。

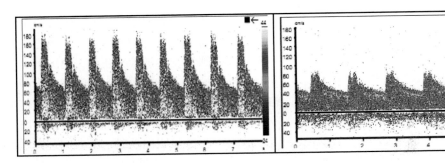

图2.2.67　溶栓后24小时右侧大脑中动脉狭窄部位及狭窄远端血管TCD检查结果。

溶栓后90天：患者mRs =0分，完全没有神经功能缺损症状。

【经验体会】

患者发病原因及发病机制的分析

患者梗死部位位于一侧前循环，为穿支动脉孤立性梗死灶，梗死灶同侧大脑中动脉存在动脉粥样硬化血栓形成的证据：患者为中老年男性，既往有高血压病史、长期吸烟史，无心脏疾病病史。入院心电检测未见异常等心源性栓塞证据，无常见小血管病变的CT/MRI表现，故考虑该患者病因分型为肯定的颅内外大动脉粥样硬化性梗死。该患者梗死灶位于右侧大脑中动脉穿支动脉供血区，梗死范围局限，且溶栓前TCD检查提示右侧大脑中动脉M1段血流增快，频谱紊乱且存在涡流等局限性狭窄血流信号，TIBI分级为4级。溶栓后MRA提示右侧大脑中动脉M1段局限性狭窄，因此该患者发病机制考虑为载体动脉（斑块/血栓）堵塞穿支可能性大。

溶栓后近期神经功能恢复及相关因素分析

患者静脉溶栓1小时后左肢无力明显改善，肌力由Ⅰ级提高到Ⅲ级，NIHSS评分改善4分，溶栓后24小时TCD检查提示血流速度较溶栓前下降（溶栓前最高流速200cm/s，溶栓后24小时为170cm/s）。涡流消失，频谱整齐，

TIBI分级虽未明显提高，但血流状态较溶栓前改善。考虑静脉溶栓预防了局部血栓的进一步扩大，避免了更多穿支甚至大脑中动脉主干的闭塞。

人类的脑组织是一个结构功能复杂的能量依赖型器官，能量来源主要是通过葡萄糖的有氧代谢。脑组织质量不足体重的1/50，但其耗氧量却占全身耗氧总量的1/4~1/5，由于脑组织几乎无糖原储存，其消耗的葡萄糖主要由血糖供应，所以其对缺血缺氧极其敏感。当脑组织血流下降到一定程度时就会发生缺血性卒中，处于"缺血半暗带"的脑组织能否存活下来，除取决于缺血的程度和侧支循环开放程度外，主要还受缺血持续的时间影响。缺血缺氧的神经元发生一系列生物化学变化。缺血缺氧的神经元线粒体代谢受到抑制，细胞内能量代谢发生障碍，细胞膜上 Na^+–K^+ 泵及 Ca^{2+} 离子通道功能障碍，导致大量的 K^+ 顺浓度差流到细胞外，而大量的 Na^+ 和 Ca^{2+} 顺浓度差在细胞内大量堆积，加之细胞内无氧糖酵解途径产生的乳酸堆积，使得细胞内同时存在钙超载及酸中毒，二者发生相互作用进一步加重线粒体功能损伤，能量生成障碍、大量的自由基及兴奋性谷氨酰胺等神经递质产生，使神经元坏死。坏死的脑组织释放有害化学物质，可进一步加剧上述过程，形成脑组织缺血后神经元坏死的级联反应。因此第一时间恢复血液灌注，改善缺血缺氧，终止神经元坏死级联反应对于有效治疗急性缺血性卒中

患者意义重大。静脉溶栓治疗的目的就是要在缺血缺氧的脑组织发生坏死之前，溶解血栓、使闭塞的颅内血管再通，从而恢复缺血半暗带脑组织血流灌注，有效挽救患者神经功能，改善临床预后甚至挽救患者生命。血栓的形成涉及凝血系统的激活，高血压、动脉粥样硬化、高血糖及各种理化因素导致血管内皮细胞损伤，进而释放组织因子，激活血小板和血清中部分丝氨酸蛋白酶凝血因子，组织因子与凝血因子 Va 结合形成复合物。这种复合物激活凝血因子 X 并将其转化为 Xa，后者激活凝血酶原复合物，将其转化为凝血酶，最后将纤维蛋白原转化为纤维蛋白多聚体，网络血液中的血小板和红细胞等成分形成血栓。然而在人类血液系统中存在着纤溶系统，包括纤溶酶原、纤溶酶、纤溶酶原激活物（PA）和纤溶酶原激活物抑制剂（PAI），血液凝固涉及纤维蛋白原的激活，即纤维蛋白原转变为纤维蛋白。而血栓的溶解涉及纤溶系统中纤溶酶原被激活为纤溶酶和纤溶酶对纤维蛋白的溶解。生理状态下由血管内皮细胞分泌的组织型纤溶酶原激活剂（t-PA）和肾细胞分泌的尿激酶型纤溶酶原激活剂（u-PA）将纤溶酶原转变为纤溶酶，后者将血栓中的纤维蛋白网降解为可溶性的产物使血栓溶解。溶栓药物阿替普酶是通过 DNA 重组技术经体外人工合成的生物制剂，具有纤维蛋白特异性，即仅与血栓中的纤维蛋白结合，使纤溶酶原双链间二硫键断裂，从而被激活为单链纤溶酶分子。阿替普酶对循环系统中的纤溶酶原的激活作用较弱，但血栓中纤维蛋白与纤溶酶原结合，此时激活纤溶酶原的作用明显加强，与纤维蛋白结合的纤溶酶原溶解为纤溶酶，进而使血栓溶解，血管再通，血流恢复，从而改善缺血半暗带低灌注状态并促进神经功能恢复。因此，血管的再通是神经功能恢复的基础，与此同时改善脑循环及脑保护剂如清除自由基等治疗及持续低流量的吸氧对改善缺血脑组织的缺血缺氧也起到了一定的作用。

患者静脉溶栓治疗后 90 天神经功能恢复情况及相关因素的分析

患者溶栓治疗 90 天改良 Rankin 评分 0 分，神经功能完全恢复。一项涉及美国、加拿大、德国多个研究机构的 1205 例接受阿替普酶静脉溶栓治疗的急性缺血性卒中患者的研究显示，发病时神经缺损症状的严重性（NIHSS 评分）、有无糖尿病史、头颅 CT 检查是否存在早期缺血改变、溶栓前随机血糖及血压水平直接与静脉溶栓治疗后第 90 天神经功能恢复程度（改良 Rankin 评分）相关。其中溶栓前 NIHSS 评分与溶栓后第 90 天神经功能恢复（改良 Rankin 评分）相关性最为密切，溶栓前 NIHSS 评分越高预后越差。该患者溶栓前 NIHSS 评分为 8 分，溶栓前头颅 CT 检查未见早期缺血改变，既往无糖尿病病史，溶栓前血糖水平正常，溶栓过程中血压平稳，考虑这些都与患者 90 天时神经功能的良好恢复有关。Murphy 等研究发现，早期神经功能改善（NIHSS 评分下降 ≥4 分）的患者预后较好。该患者溶栓后神经功能恢复明显，NIHSS 评分下降 4 分，溶栓后 90 天时神经功能恢复良好，可能也是对文献报道的有力佐证。

【小结】

在缺血性卒中超急性期"时间就是大脑"，由于时间的局限，在溶栓的实际工作中，临床医师可获得的信息极其有限，尤其是有关患者颅内血管资料。虽然目前磁共振设备在大型医院广泛普及，但囿于急性缺血性卒中患者有限的溶栓"时间窗"，使得临床医师在溶栓之前无法获得患者颅内血管信息。而我们如果想获得更多信息，如进一步行 MR 血管检查等，常常要付出巨大的时间代价以至于错过"时间窗"。现行的指南虽没有把卒中病因、机制、卒中分型等因素作为溶栓的入选或排除标准，但我们在实际溶栓过程中发现不同病因、不同机制、不同卒中亚型往往溶栓的效果也不尽相同。经颅多普勒超声(TCD)诊断技术具有普及面广、安全无创、经济方便、快速客观、可重复性高、可在床旁反复检测及长时程监测之特点。这些优点对急性缺血性卒中患者因溶栓治疗时间窗短、不宜行脑血管造影检查的血流动力学评价尤为重要。合理地使用TCD对于患者静脉溶栓前、后甚至溶栓过程中及时迅速地进行颅内血管的评估、对于选择"适合的"个体化病例及认识急性缺血性卒中溶栓前后血流动力学病理生理变化具有重要意义。但在溶栓前有限的时间内想很好地判断"是否获益？是否适合？"远比判断"是否符合溶栓标准"困难。然而个体化溶栓是未来发展的方向，具体溶栓时在遵循指南的同时应该尽可能的多一些思考，尽可能收集翔实而完备的临床相关信息，在标准化执行静脉溶栓指南的同时积极地做一些关于"溶栓是否获益？是否适合溶栓？"的个体化探索。

（张佩兰 张辰昊 陈岩 王育新 李晨华）

参考文献

[1] Jia Hongti, Feng Zuohua. Biochemistry and molecularbiology. Beijing:People's Medical Publishing House,2011:305-306.

[2] Wang Yongjun, Zhao Xingquan.Thrombolytic therapy in ischemic stroke. Frist edition.Beijing:People's Medical Publishing House, 2011:40-103.

[3] Li Guiyuan. Pathophysiology. Beijing: People's Medical Publishing House,2011:193-206.

[4] Wang Jinhuan, Actively developing intravenous thrombolysis for acute ischemic stroke. China J Contemp Neurol Neurosurg,2013,13 (4):255-256.

[5] Chen B, Cheng Q, Yang K,Lyden PD. Throm-bin mediates severe neurovascular injury during ischemia. Stroke,2010,41(10):2348-2352.

[6] Demchuk A M. Tanne D. Hill M D. Kasner S E. Hanson S. Grond M. Levine S R. mMulticentre t-PA Stroke Survey Group. Predictors of good outcome after intravenous t -PA for acute ischemic stroke.Neurology, 2001,57:474-480.

[7] A. Murphy, S.P. Symons, J. Hopyan, R.I. Aviv. Factors Influencing Clinically Meaningful Recanalization after IV-rtPA in Acute Ischemic Stroke. AJNR Am J Neuroradiol,2013 34:146-152.

病例14

阿替普酶静脉溶栓早期疗效与脑血管再通及再灌注关系研究。

美国国立神经疾病与卒中研究所(NINDS)试验结果证实静脉溶栓治疗患者3个月预后良好比例较安慰剂治疗增加30%。患者的临床良好预后同许多因素有关，如溶栓时间窗长短、溶栓前的收缩压及血糖水平等。本研究回顾性总结接受溶栓治疗的急性脑梗死患者的资料，分析阿替普酶静脉溶栓早期疗效与脑血管再通及再灌注关系研究，以便于更好地指导临床治疗，并评估患者预后。

血管再通不一定与神经功能恢复呈正相关。再灌注良好的患者与神经功能恢复呈正相关。

【病史】

患者,男性,51 岁。发病时间:2012 年11月28 日15:00。就诊时间:2012 年11 月28日18:00。主因"言语不清,右肢活动不利3小时"入院。

既往高脂血症一年,否认高血压、冠心病及糖尿病病史。

【查体】

体格检查及评分：血压 145/90mmHg，心肺腹无明显异常。神清，构音障碍，高级神经活动正常，双瞳孔正大等圆，对光反射灵敏，眼动正常，无眼震，右中枢性面舌瘫，左肢肌力 V 级，右肢肌力 II 级，肌张力正常，右侧巴氏征(+)，右肢浅痛觉减退。美国国立卫生院卒中量表(NIHSS)评分 12 分。

【辅助检查】

溶栓前血常规、凝血四项、电解质、血糖、肝肾功能均无明显异常。心电图示心肌缺血。

【治疗方法】

入院后根据急性缺血性脑血管病静脉溶栓指南建议，经临床及实验室评估，符合静脉rt-PA溶栓标准，在发病后4小时行rt-PA静脉溶栓治疗。具体方法：rt-PA总量80mg，8mg静脉1分钟推注，余量1小时内静脉滴入。

NIHSS的变化：溶栓前12分；溶栓后24小时13分；溶栓后7天13分。

【经验体会】

该患者溶栓后虽然大脑中动脉M1段再通，但是侧支循环差，溶栓后脑灌注不良（图2.2.68至图2.2.72），预后差。在静脉溶栓过程中，许多血管再通的患者，其神经功能恢复不甚理想。其功能恢复同患者侧支循环开放、Willis环完整情况及脑细胞抗缺氧能力有关。该患者溶栓后症状加重，梗死面积扩大，亦同半暗带脑组织侧支循环差、脑灌注不良、半暗带脑组织存活时间短有关。

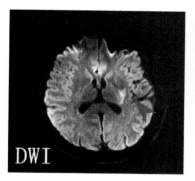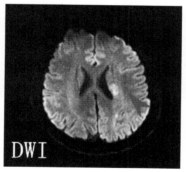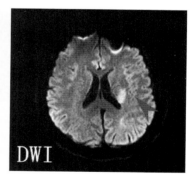

图2.2.68　头部MRI(2012-11-28)：左侧基底节-脑室旁、左顶DWI异常信号，考虑急性脑梗死。

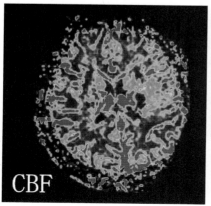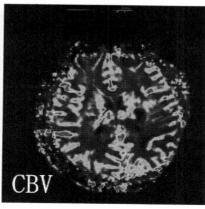

图 2.2.69　灌注成像(2012-11-28)左侧额颞顶叶、左侧脑室旁及左侧半卵圆中心TTP及MTT较对侧明显延长，CBV、CBF略减低，考虑低灌注。PWI>DWI。（待续）

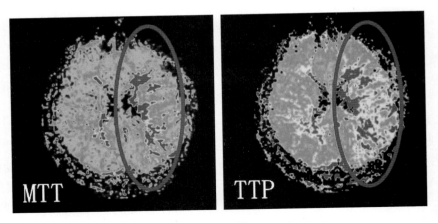

图2.2.69(续)

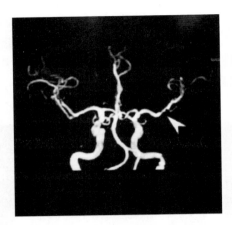

图2.2.70 头部MRA(2012-11-28):左侧大脑中动脉水平段及其分支流空浅淡。

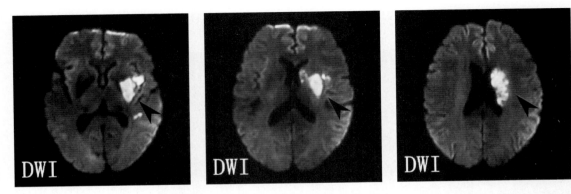

图2.2.71 溶栓后24小时,头MRI(2012-11-29)提示左侧基底节-脑室旁、左额颞、左侧岛叶DWI异常信号,考虑急性梗死灶。

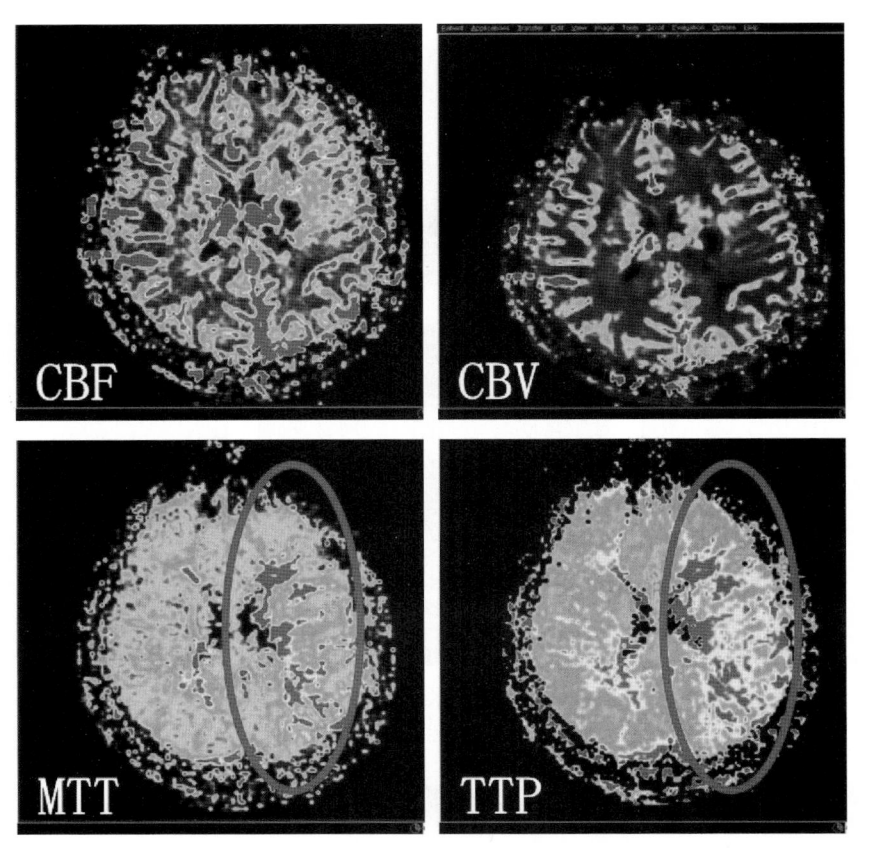

图2.2.72　灌注成像溶栓后24小时:左侧额颞顶叶、左侧脑室旁及左侧半卵圆中心TTP及MTT较对侧明显延长,左侧CBV、CBF略减低,考虑低灌注。

病例 15

阿替普酶静脉溶栓早期疗效与脑血管再通及再灌注关系研究。

【病史】

患者,男性,48 岁。发病时间:2013 年 3 月 8 日 6:10。就诊时间:2013 年 3 月 8 日 9:10。主因"言语不清,右肢活动不利 3 小时"入院。

既往高血压、脑梗死病史。

【查体】

体格检查及评分:血压160/90mmHg,心肺腹无明显异常。神清,构音障碍,高级神经活动正常,双侧瞳孔3:3mm,光反应(+),双眼运动正常,右侧鼻唇沟浅,伸舌右偏,口角左偏。咽反射(+),悬雍垂居中,软腭上提有力。颈软,左侧肢体肌力 V 级,右侧肢体肌力 Ⅲ级,肌张力正常,右侧共济检查欠合作,右侧感觉检查减退,右侧巴氏征(+)。美国国立卫生院卒中量表(NIHSS)评分8分。

【辅助检查】

溶栓前血常规、凝血四项、电解质、血糖、肝肾功能均无明显异常。心电图示窦性心律。

【经验体会】

再通、再灌注、再血管化的概念及其相

互关系。

　　血管再通是指动脉闭塞处恢复血流。从影像学上表现为原先局部闭塞的血管再次出现血流通过。但再通的概念仅关注血管局部的血流恢复,并不反映该闭塞血管的远端血管床或所支配组织内有血流的恢复。再通是血管床再灌注非常重要的一个条件。溶栓治疗就是基于再通理论,使闭塞血管再次开放。

　　再灌注是指闭塞动脉远端血管床恢复血流。即处于缺血状态的组织部分或全部恢复血液供应(图2.2.73至图2.2.74)。这个概念

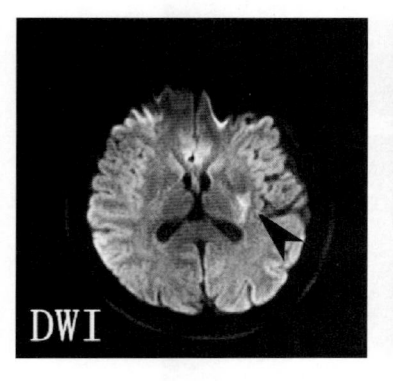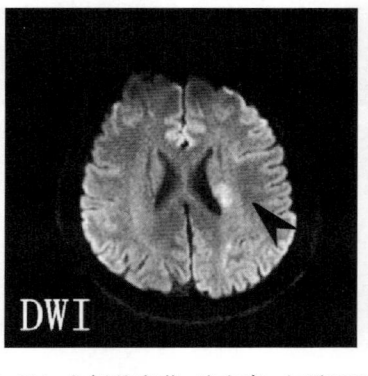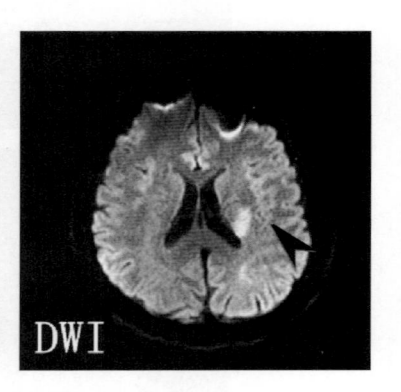

图2.2.73　头部MRI(2013-03-08):左侧基底节-脑室旁、左顶DWI异常信号,考虑急性脑梗死。

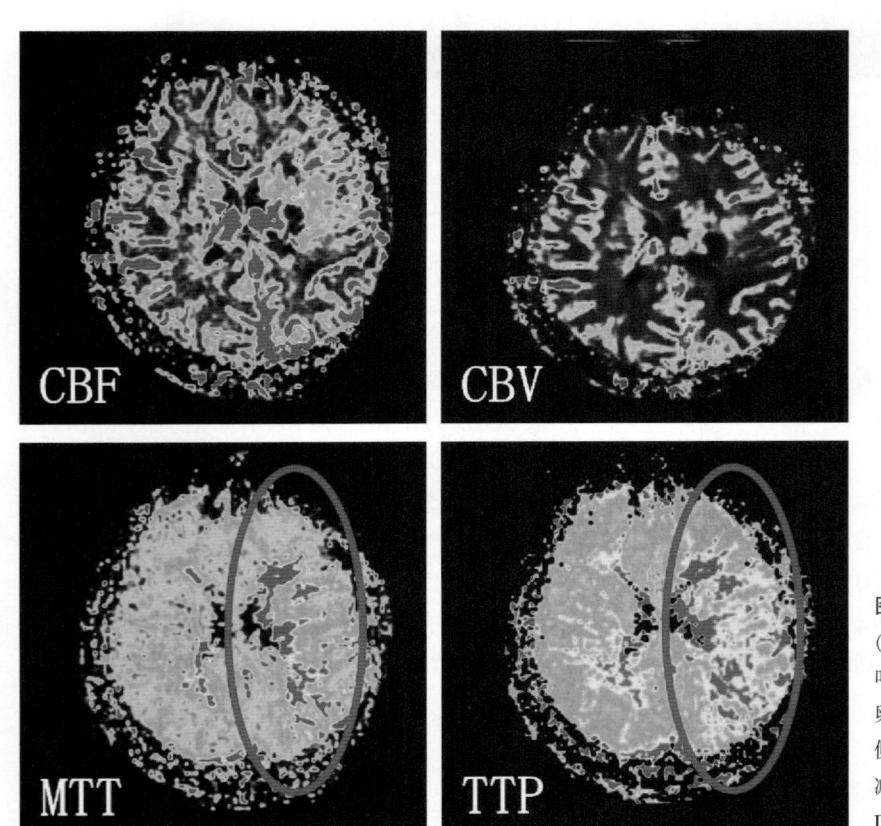

图 2.2.74　灌注成像(2013-03-08)左侧额颞顶叶、左侧脑室旁及左侧半卵圆中心TTP及MTT较对侧明显延长,CBV、CBF略减低,考虑低灌注。PWI>DWI。

强调闭塞血管所支配的血管床或组织的血流恢复。血管再通后,处于缺血半暗带的脑组织获得再灌注,避免坏死发生,从而改善临床结局,这是溶栓治疗的基础。动脉闭塞后早期血管再通,无疑对于改善区域的再灌注,挽救受威胁的脑组织,从而获得临床结局的改善是十分重要的。研究显示,早期再灌注者临床结果更好。因此闭塞动脉的再通是治疗急性脑缺血卒中最有效的方法。早期再灌注与预后较好相关。

再通不一定伴随充分的血管再灌注或组织再灌注。如在大的闭塞性病变中,由于远端血管存在栓塞或微循环闭塞,再通后无组织再灌注,这种情况即为无复流现象。如果再通发生得太晚,缺血脑组织也不会获益,甚至可能因为促进再灌注损伤导致严重的脑水肿及出血转化而加剧组织损伤。近段血管完全再通而远端组织灌注不良时特别容易发生脑出血。可逆性脑组织损伤的程度、再灌注时高血糖及溶栓期间血压波动都会影响脑血流恢复带来的益处。

同样,缺乏再通也并不意味着无再灌注。如果有充分的侧支循环,则即使无再通,局部脑组织也有较好的血液再灌注,不会有脑组织的损伤。在DIAS研究的57例患者中,24.6%的患者获得90天良好结果,提示在无再通时也可达到良好再灌注。一个可能的解释是逆行性侧支循环的建立。充分的侧支循环有助于组织在没有完全再通的情况下维持生命力。另外,除了再通,卒中严重程度、老龄、收缩压增高、从发病到治疗的时间均影响结果。尽管如此,缺血性卒中治疗的中心环节仍然是尽早恢复血液循环,尽量减少缺血所致的神经细胞病变程度及范围。对53个研究共计2066例患者的荟萃分析显示,血管再通与临床结果良好以及死亡率降低显著相关,为血管再通治疗提供了有力的支持证据。

因此,发病后24小时,血管再通与组织再灌注明显相关。再通和再灌注是临床疗效的可靠指标。再灌注提示临床疗效,独立于再通;而再通所产生的临床作用是通过再灌注实现的。

（张佩兰　张辰昊　陈岩　李晨华　王育新）

参考文献

[1] 马锐华,王拥军,赵性泉,等.卒中单元对脑梗死住院患者早期疗效的影响.中华内科杂志, 2004,43:183-185.

[2] Caplan LR, Manning W. Cardiac sources of embolism:The usual suspects/Caplan LR, Manning W. Brain Embolism. New York:Informa Healthcare,2006:129-159.

[3] Gao S,Wang YJ,Xu AD,et al. Chinese Ischemic Stroke Subclassification. Frontiers in Neurology,2011,2(6):1-5.

[4] Chaves CJ, Silver B,Schlaug G,et al. Diffusion-and Perfusion-weighted MRI patterns in borderzone infarcts. Stroke,2003,31:1091-1096.

[5] Derdeyn GP, Khosla A, Videen TO,et al. Sever hemodynamic impairment and border zone-region infarction. Radiology,2001,220:195-201.

[6] Arboix A, Marti-Vilalta JL. Lacunar stroke. Expert Rev Neurother, 2009,9(2):179-196.

病例 16

阿替普酶静脉溶栓过程中栓子溶解导致临床症状加重原因探讨。

静脉溶栓治疗是治疗急性缺血性卒中的有效方法之一,但在治疗过程中患者可因治疗时间窗、出血并发症、个体差异,以及溶栓前基线血糖、血压水平、年龄、心房颤动、卒中史等多种因素的影响而使临床症状加重。重组组织型纤溶酶原激活物(rt-PA)阿替普酶静脉溶栓过程中,症状与体征加重多见于溶栓药物输入后40~50分钟,其机制包括脑水肿、低氧、低血压、癫痫发作等。常见原因为血管再闭塞,据NINDS试验报道,阿替普酶溶栓后约有14%的患者因血管再闭塞而临床症状加重。血栓形成与溶解为一动态过程,血栓溶解后可使粥样斑块表面暴露,因此易再次形成血栓。本研究对急性缺血性卒中阿替普酶静脉溶栓过程中症状加重患者的临床资料进行回顾,并对栓子"崩解"引起微循环障碍病因进行分析,以加强溶栓过程中危险因素的预测,最大限度地降低溶栓风险,改善患者预后。

【病史】

患者,男性,52岁。主因右侧肢体活动不利2小时,于2012年9月23日入院。

【查体】

入院时体格检查:右侧中枢性面舌肌瘫,右侧肢体肌力3级,右侧感觉减退。NIHSS评分6分。

【辅助检查】

DWI显示左侧基底节异常信号(图2.2.75a),MRA提示左侧大脑中动脉局限性狭窄(图2.2.75b),考虑为急性脑梗死。

临床诊断:急性脑梗死。

【治疗方法】

入院后40分钟施行阿替普酶静脉溶栓。

按照0.90mg/kg的规范剂量标准,总体治疗剂量为65mg/75kg,先以6.50mg于1分钟内静脉注射,然后1小时内静脉滴完其余药物剂量。在阿替普酶静脉滴至40分钟时,患者突发烦躁不安、双眼凝视障碍、失语,以及血压升高、心率加快、血氧饱和度下降及呼吸困难等。继续滴注溶栓药物,同时快速静脉注射氯丙嗪50mg镇静、抗躁动,根据患者烦躁程度调节滴数;乌拉地尔125mg加入液体中静脉滴注降血压,并根据血压变化调节滴数;并给予呼吸兴奋药物改善呼吸,如洛贝林15mg、尼可刹米1.875g加入500mL生理盐水中静脉滴注,根据血氧饱和度、呼吸速率调节滴数。经积极的对症治疗后,患者生命体征逐渐平稳。溶栓后24小时神经功能缺损程度评价,右侧肢体肌力2级,NIHSS评分8分;头部多模型MRI检查,DWI左侧额颞叶、基底节脑室旁高信号,考虑为新发梗死灶(图2.2.75c),MRA提示左侧大脑中动脉显影不良,远端分支减少(图2.2.75d)。患者出院继续接受康复治疗,3个月随访时呈轻度右侧中枢性面舌肌瘫,右侧肢体肌力恢复至5-级,NIHSS评分1分,神经功能恢复良好。

病例 17

阿替普酶静脉溶栓过程中栓子溶解导致临床症状加重原因探讨。

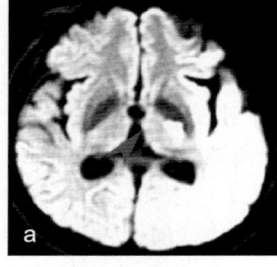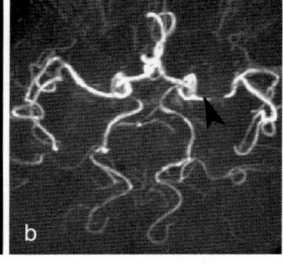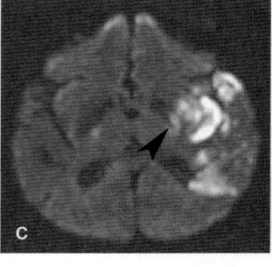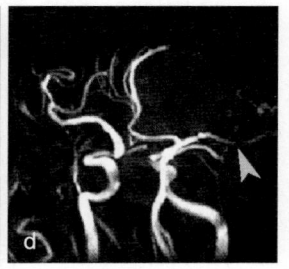

图2.2.75 溶栓治疗前后影像学所见。(a)溶栓治疗前横断面DWI显示左侧基底节区异常信号(箭头)。(b)溶栓治疗前MRA提示左侧大脑中动脉局限性狭窄(箭头)。(c)溶栓治疗后24小时,横断面DWI显示左侧额颞叶、基底节脑室旁高信号(箭头)。(d)溶栓治疗后24小时头部MRA提示左侧大脑中动脉显影不良,远端分支减少(箭头)。

【病史】

患者，女性，66岁。主因头晕、恶心、呕吐3小时，于2012年10月9日入院。

【查体】

入院时体格检查：构音障碍，右侧肢体肌力4级，浅感觉减退，共济检查（右侧轮替试验、指鼻试验、跟-膝-胫试验）欠稳准，NIHSS评分5分。

【辅助检查】

DWI 显示脑桥偏左异常信号（图2.2.76a）；MRA可见右侧椎动脉纤细，基底动脉粗细不均匀（图2.2.76b）。

临床诊断：左侧基底节脑室旁梗死。

【治疗方法】

入院后50分钟即行阿替普酶静脉溶栓治疗，阿替普酶总剂量为60mg/70kg，先以7mg于1分钟内快速静脉注射，其余剂量在1小时内静脉滴注完。当溶栓药物滴至55分钟时，患者右侧肢体肌力突然降至2级、左侧3级，同时主诉眩晕症状加重，伴恶心、呕吐，呕吐物呈咖啡色（考虑为上消化道出血），血压骤升至190/115mmHg（1mmHg=0.133kPa）。继续静脉滴注阿替普酶，同时以甘露醇（1次/6h）静脉滴注脱水降低颅内压，共治疗3~5天；乌拉地尔125mg静脉滴注降血压，根据血压变化调节滴数，同时监测血电解质、肾功能水平；冰盐水500mL加正肾上腺素（1次/8h或1次/6h）洗胃，以及奥美拉唑40mg（2次/d）静脉滴注抑酸止血。经上述紧急对症处理后，患者生命体征逐渐平稳，完成全程溶栓治疗。溶栓后24小时神经功能缺损程度评价，右侧肢体肌力2级、左侧3级，NIHSS评分9分。多模式MRI检查，DWI显示脑桥偏左、双侧小脑半球高信号（图2.2.76c）；MRA右侧椎动脉纤细、基底动脉局限性狭窄（图2.2.76d），考虑为新发梗死。患者出院后继续接受康复治疗，发病3个月时左侧肢体肌力5级、右侧5-级，NIHSS评分1分，神经功能缺损程度明显改善。

【经验体会】

经静脉溶栓是目前挽救急性缺血性卒中患者生命、改善其生存质量的有效治疗方法。溶栓药物直接或间接促进纤溶酶原转化为纤溶酶，从而降解纤维蛋白使血栓溶解。目前临床常用的溶栓药物均属于纤溶酶原

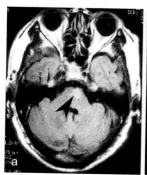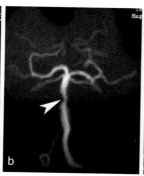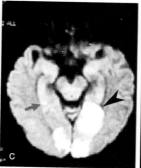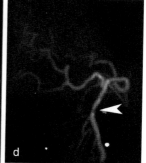

图2.2.76　溶栓治疗前后影像学检查所见。(a)溶栓治疗前横断面DWI显示脑桥偏左异常信号(箭头)。(b)溶栓治疗前MRA提示右侧椎动脉纤细，基底动脉粗细不均匀(箭头)。(c)溶栓治疗后24小时横断面DWI显示脑桥偏左、双侧小脑半球高信号(箭头)。(d)溶栓治疗后24小时头部MRA提示右侧椎动脉纤细，基底动脉局限性狭窄(箭头)。

激活物(PAs),其血栓溶解过程可概括为血栓形成→纤溶酶原激活物→纤溶酶原→纤溶酶→纤维蛋白溶解→血栓溶解→纤维蛋白→纤维蛋白降解产物(栓子溶解)。但在溶栓药物发挥治疗作用的过程中,亦可因栓子溶解而带来不良后果,造成临床症状与体征加重。

本组13例患者均于溶栓治疗过程中突然症状与体征加重,约占我院同期住院接受溶栓治疗病例的15.11%(13/86)。其中颈内动脉系统梗死8例、椎-基底动脉梗死5例,主要表现为以皮质缺血为主的症状与体征、共济失调、构音障碍或单侧肢体瘫痪;溶栓治疗后24小时头部MR血管造影检查显示,大动脉血管狭窄性病变虽明显改善,但皮质及分水岭区域或脑干、小脑可见多发点状新鲜梗死灶。考虑与栓子溶解后随血流堵塞动脉血管远端分支,造成微循环障碍、脑组织灌注不良有关,而且均发现动脉-动脉栓塞证据。而远端分支动脉血管循环代偿功能良好的患者,血栓"崩解"后,虽然存在栓子或血栓"碎片"随血流流动阻塞远端血管的可能,但是由于血管代偿能力较强,闭塞的远端分支动脉则不引起临床症状。与支架植入血管成形术相比,由于经静脉溶栓过程中不能提供类似血管远端保护装置如保护伞,当闭塞血管受到溶栓药物的冲击后栓子"崩解",其碎片可随血流流向血管远端分支。尤其是溶栓治疗前多模式MRI提示大动脉血管病变致载体动脉封闭穿支的患者,治疗过程中更易发生血栓"崩解",堵塞远端分支而使临床症状加重。本组13例患者入院时MRI检查均提示大动脉血管病变致载体动脉封闭穿支性梗死,于溶栓治疗过程中突发症状加重,与文献报道结果一致。因此,在溶栓治疗前应向患者及其家属充分告知可能出现的严重并发症所致生命体征不平稳,如血压骤然升高、心率失常,甚至可能危及生命。

对本组患者的处理原则是:维持有效循环、改善呼吸功能,加强脑组织灌注;降低颅内压、改善脑组织水肿;监测水、电解质和酸碱平衡,预防继发颅内感染,对于皮质缺血症状加重患者,以镇静催眠、控制烦躁不安、降低血压、改善呼吸、提高血氧饱和度和上消化道局部止血等急救措施为主;四肢瘫痪、意识障碍加重者,则以脱水降低颅内压、催醒等改善神经功能和意识障碍为主。经上述对症治疗,13例患者治疗后24小时和3个月随访时,神经功能缺损程度和生活质量明显改善。本文分析结果提示:对于溶栓过程中病情加重的患者,只要措施得当,仍能获得良好预后。

(张辰昊　张佩兰　陈岩　李晨华　王育新)

参考文献

[1] The National Institute of Neurological Disorders and Stroke rt-PA Stroke Study Group. Tissue plasminogen activator for acute ischemic stroke. N Engl J Med,1995,333:1581-1587.

[2] Goldstein LB,Bushnell CD,Adams RJ,et al. American Heart Association Stroke Council; Council on Cardiovascular Nursing;Council on Epidemiology and Preverntion;Council for High Blood Pressure Research;Council on Peripheral Vascular Disease,and Interdisciplinary Council on Quality of Care and Outcomes Research. Guidelines for the Primary Preverntion of Stroke. A Guideline for Healthcare Professionals From the American Heart Association/American Stroke Association. Stroke,2011,42 (2):517-584.

[3] Han SW, Kim SH, Lee JY, et al. A new subtype classification of ischemic stroke based on treatment and etiologic mechanism. Eur Neurol, 2007,57(2):96-102.

[4] Toyoda K, Okada Y, Kobayashi S, et al. Early recurrence of ischemic stroke in Japanese pa-

tients: the Japan standard stroke registry study. Cerebrovasc Dis, 2007,24(2-3):289-295.

[5] Bejot Y,Caillier M,Ben Salem D. Ischaemic stroke subtypes and associated risk factors: a French population based study. J Neurol Neurosurg Psychiatry,2008,79(12):1334-1348.

[6] Yamamoto M,Uesugi T,Nakayama T. Dopamineagonists and cardiac valvulopathy in Parkinson's disease: A case control study. Neurology, 2006,67:1225-1229.

[7] Bo Chen, Qun Cheng, Kai Yang, et al. Thrombin Mediates Severe Neurovascular Injury During Ischemia. Stroke, 2010,41:2348-2352.

[8] Amarenco P,Bogousslavsky J,Caplan LR. New approach to stroke subtyping: the A-S-C-O (phenotypic) classification of stroke. Cerebrovasc Dis,2009,27(5):502-508.

[9] Landau WM Nassief A. Editorial comment-time to burn the TOAST. Stroke, 2005,36(4):902-904.

[10] HE ML. Thrombolytic therapy in elderly cerebral infarction is worth noting. Chinese Journal of Lung Diseases,2004,3:168-169.

[11] Del Zoppo GJ. Vascular hemostasis and brain embolism/Caplan LR, Manning WJ. Brain Embolism. New York:Informa Healthcare, 2006: 243-258.

第3节 脑卒中与糖尿病治疗病例

【病史】

患者,男性,33岁,主因言语欠清,左肢无力1天入院。

既往史:高血压病史1年,血压最高180/120mmHg,口服厄贝沙坦1#(bid),平时血压在170/100mmHg左右波动。脑梗死史1年,无遗留任何症状,未服用抗血小板药。2型糖尿病史1年,未规律服用降糖药,未监测血糖。高脂血症史1年,未规律服药,未控制饮食。否认冠心病其他慢性病史,否认手术、外伤、输血史,否认食物药物过敏史,否认肝炎、结核史。

【查体】

T:36.3℃ P:106次/分 R:20次/分
BP:197/106mmHg

体重:85kg 身高:1.65m BMI:31.25
(肥胖)

内科查体:发育正常,营养中等,查体合作,全身皮肤黏膜无黄染,浅表淋巴结未触及肿大,头颅五官无畸形,口唇不绀,甲状腺不大,气管居中,双肺呼吸音粗,未及干湿啰音,心音有力,律齐,各瓣膜听诊区未闻及病理性杂音,腹软,肝脾肋下未及,双下肢不肿。

神经科查体:神清,轻度构音障碍,双瞳孔等大等圆,左:右=3:3mm,光反应(+),眼动可,眼震(-),伸舌居中,咽反射(+),左肢肌力Ⅳ-级,右肢肌力Ⅴ级,肌张力可,腱反射(++),左巴宾斯基征(±),右巴宾斯基征(-)双侧肢体浅痛觉对称,共济稳准。

【辅助检查】

头部MRI:右侧基底节及脑室旁异常信号,考虑急性梗死。

【诊断】

①脑梗死(右侧基底节及脑室旁);②高血压病3级(极高危);③陈旧性脑梗死;④2型糖尿病;⑤高脂血症。

入院评分:NIHSS:4分。BI:80分

入院后完善相关检查。

心电图提示:所有导联T波倒置。

超声心动图:LVEF 62%,左室舒张功能减低。

TCD:椎-基底动脉流速减慢,血流频谱欠佳。

颈动脉超声:未见异常。

血生化:空腹血糖11.68mmol/L↑、餐后2h血糖22.5mmol/L↑、糖化血红蛋白18.8%↑。

血脂:甘油三酯5.33mmol/L↑,总胆固醇7.51mmol/L↑,低密度脂蛋白3.69mmol/L↑。

心肌酶:CK 1114IU/L↑;CK-MB 26 IU/L↑,余未见异常;TNT46.43 pg/mL。

肾功能:CR 114μmol/L;BUN 5.6mmol/L。

尿常规:尿糖(4+),尿蛋白(3+);24小时尿蛋白定量:2.16g↑。

凝血功能、超敏C反应蛋白、肝肾功能、免疫功能未见异常。

患者糖尿病诊断明确。既往未规律治疗。入院后进行饮食、运动指导、糖尿病健康宣教、药物指导、血糖监测,提高患者依

从性。

【治疗方法】

饮食指导：营养师指导。低钠盐饮食 6g/d，糖尿病饮食，低脂饮食，油 25g，奶类 200~400g，肉类 50~70g，蛋 50g，鱼虾 50~100mg，蔬菜 300~500mg，水果 200mg，谷类 250~400mg。

运动指导：每周至少进行 150 分钟中等强度有氧运动。

降糖药物：患者生活不规律，进食不规律，合并症多，存在并发症。即该患者肥胖、高血压 3 级 极高危、高脂血症、糖尿病肾病、冠心病（急性冠脉综合征）、急性脑梗死。

根据糖尿病治疗指南，本应首选二甲双胍治疗，增加胰岛素敏感性，且能减重，但患者合并糖尿病肾病，24 小时尿蛋白定量：2.16g/24h，故目前不选用该药。

该患者糖化血红蛋白明显高于正常，建议首选胰岛素治疗，但患者肥胖，胰岛素治疗能增加体重，且该患者胰岛素抵抗的可能性大，故目前暂未选用胰岛素。

该患者空腹及餐后血糖均明显高于正常，患者食欲欠佳，而 α-葡萄糖苷酶抑制剂适用于空腹血糖正常仅餐后高血糖患者，故目前不选用 α-葡萄糖苷酶抑制剂。

该患者目前存在急性冠脉综合征，不能接受磺脲类及噻唑烷二酮类降糖药。

新型降糖药：肠促胰岛激素是肠道分泌的一些促进胰岛素分泌的物质，该类物质可以促进胰岛素的分泌，如胰高血糖素类似物（GLP-1）。2 型糖尿病患者的 GLP-1 分泌受损，天然 GLP-1 的半衰期极短，增加半衰期更久的 GLP-1 类似物——利拉鲁肽。

选药依据：①不增重，甚至能减重；②低血糖发生风险小；③对肝肾功能无影响；④很好的降糖作用。

缺点：价格贵。

根据患者病情，进行个体化治疗，征求患者家属及患者意见，同意使用利拉鲁肽治疗。

处方：利拉鲁肽 1.2 IH QD 治疗。

监测血糖：治疗后第 2 天空腹血糖 8.9mmol/L；餐后血糖 15.3mmol/L。

治疗后第 5 天空腹血糖 7.0mmol/L，餐后血糖 8.1mmol/L。

治疗后第 7 天空腹血糖 6.2mmol/L，餐后血糖 8.3mmol/L。

合并症及并发症治疗：①高血压 3 级（极高危）：患者入院后服用拜新同及厄贝沙坦/氢氯噻嗪联合降压治疗，血压入院后 7 天达 140/80mmHg，血药依据：ARB 类降压药能减少蛋白尿。②高脂血症：入院后拟予他汀降脂，但考虑患者 CK 明显高于正常，暂缓降脂治疗。入院后 7 天复查心肌酶：CK 214IU/L ↑，CK-MB 10IU/L，余未见异常；患者 CK 高于正常范围，但是未达 3 倍，予以阿托伐他汀 20mg（qn，po）调脂治疗。③糖尿病肾病：继续控制血压及血糖。④冠心病：继续单硝酸异山梨酯扩冠治疗联合阿司匹林抗血小板治疗。⑤脑梗死：抗血小板聚集治疗，即阿司匹林 300mg（qd，po）3 天后，改为 100mg（qd，po）治疗。

出院诊断：①脑梗死（右侧基底节及脑室旁）；②高血压病 3 级（极高危）；③陈旧性脑梗死。④2 型糖尿病；⑤高脂血症；⑥糖尿病肾病；⑦急性冠脉综合征。

出院评分：NIHSS：2 分。BI：90 分。

出院带药：阿司匹林 100mg（qd，po）；阿托伐他汀 20mg（qn，po）；硝苯地平 30mg（qd，po）；厄贝沙坦/氢氯噻嗪 1#（qd，po）；单硝酸异山梨酯 1#（qd，po）。继续利拉鲁肽 1.2IH（qd）降糖治疗。

【3个月随访】

①患者血压 132/85mmHg；体重 80kg。②空腹血糖 6.2mmol/L。餐后血糖 8.5mmol/L。糖化血红蛋白 7.2%。③血脂：甘油三酯

2.01mmol/L↑,总胆固醇 3.51mmol/L,低密度脂蛋白 2.11mmol/L。④心肌酶及肝肾功能均在正常范围内。⑤尿常规:尿糖(−),尿蛋白(+)。⑥患者抗血小板及他汀、降糖药、降压药服药依从性高。⑦NIHSS 评分:0 分;BI:100 分。

【总结】

患者血压达标,血糖达标,继续减重。

(赵文娟 安中平)

第 4 节　脑卒中与房颤治疗病例

【病史】

患者,女性,70 岁。主因"左肢力弱伴言语不利 3 小时余"入院。

现病史:患者于入院前 3 小时余,看电脑时突发左肢力弱,左上下肢不能活动,同时言语障碍,只能说单字,能听懂问话。伴小便失禁,无恶心、呕吐,就诊于附近医院检查。头部 CT 示:未见出血,右额叶可疑低密度影(正式报告为准),急转至我院急诊,为做进一步诊治来我院收入第五病区。患者自发病以来,精神差,进食量少,无复视及耳鸣,无发热及抽搐,小便失禁,大便未解。

既往史:阵发性房颤史 7 年,未正规诊治,发现"糖尿病"2 年,平日以饮食控制血糖。类风湿关节炎史 37 年,20 年前行右膝关节置换术及左膝关节腔清洗术,平时口服雷公藤片 2 片(bid),泼尼松片 1.25mg(qd),遗留四肢关节变形。右下肢深静脉血栓史 3 年,11 年前行肠梗阻手术时曾输血。否认高血压、糖尿病史。否认肝炎、结核史。否认外伤史。否认食物、药物过敏史。无烟酒史。否认家族性遗传病及精神病史。

【查体】

T:36.0℃　　P:72 次/分　　R:18 次/分　BP:152/82mmHg

发育正常,营养中等,自动体位。全身皮肤黏膜无黄染及出血点,全身浅表淋巴结未触及肿大。头颅五官无畸形,气管居中,甲状腺无肿大。双肺呼吸音粗,未闻及干湿性啰音。心率 72 次/分,心律绝对不齐,心音强弱不等,各瓣膜听诊区未闻及明显病理性杂音。腹平软,无压痛,肝脾肋下未及。脊柱无畸形,双下肢无水肿。

神经科查体:嗜睡,重度构音障碍,双瞳孔左:右=3:3mm,圆,光反应(+),双眼右侧凝视,左视受限,左侧中枢性面舌肌瘫,颈软,左肢肌力 0 级,右肢肌力 Ⅴ 级,左肌张力低,左巴宾斯基征(+),感觉、共济不合作。

头部 CT 示:未见出血,右额叶可疑低密度影。

【诊断】

①脑梗死(右侧大脑半球);②冠心病、房颤;③2 型糖尿病;④类风湿关节炎;⑤右膝关节置换术后;⑥右下肢深静脉血栓。

【治疗方法】

入院后完善相关检查。

心电图提示:房颤、心肌缺血。

超声心动图:LVEF60%,左房增大,左室舒张功能减低。

TCD:右侧颈内动脉虹吸段流速增快,右侧椎动脉、基底动脉流速减慢,血流频谱欠佳,脉动指数普遍增高。

颈动脉超声:附壁斑块,血管阻力指数普遍增高。

血脂:总胆固醇 5.82mmol/L↑,低密度脂蛋白 3.23mmol/L↑。

空腹血糖:7.3mmol/L↑。

复查头部 CT:右额、颞、顶及基底节区大面积梗死灶。

凝血功能、超敏 C 反应蛋白、肝肾功能、免疫功能未见异常。

【卒中单元评价】

TOAST 分型:心源性梗死。OCSP 分型:完全前循环梗死。CISS 分型:心源性梗死。卒中危险因素:年龄、房颤、高脂血症、糖尿病。NIHSS 评分:31 分。ESS 评分:16 分。CSS 评分 36 分。Barthel 指数评分:10 分。改良 Rankin 评分:5 分。

营养师:给予糖尿病膳食,主食粗细搭配,5~6 两/天,茎叶类蔬菜 1 斤以上/天,瘦肉类 1 两半/天,豆制品 1.5~2 两/天,鸡蛋 1 个/天,炒菜油 20mL/d,盐 4~5g/d。进食粥及淀粉类食物,少食或不食油煎炸类食物,每日 3 餐,定时定量,同时注意少吃含盐的加工类食品。

康复师:患者为大面积梗死,给予语言锻炼及肢体低频电刺激,给予脑反射治疗。

护士:诺顿评分 11 分,压疮中风险,洼田饮水试验 3 分,有吞咽问题,注意监测血压,注意输液速度,加强与患者沟通。

临床医师:患者根据房颤患者的卒中风险分级,CHADS$_2$ 得分 1 分,"中度风险"组(CHADS$_2$ 评分=1),依据患者的选择及对患者的获益/风险比,推荐口服阿司匹林或者华法林(INR:2~3)。

根据 CHA$_2$DS$_2$-VASc 系统得分 4 分,因此 CHA$_2$DS$_2$-VASc 评分系统对"中度风险组"患者评估起到了更精细化的作用;新的 CHA$_2$DS$_2$-VASc 评分系统更能准确评估具有真正意义上的"低风险"患者。对于 CHA$_2$DS$_2$-VASc 评分≥2 分患者,建议选择口服抗凝剂(OAC)治疗。

根据 HAS-BLED 评分系统得分 2 分,HAS-BLED 评分≥3 是高危患者,需要在抗凝治疗开始后谨慎并定期复查定期评估风险。

患者入院后病情危重,合并肺感染,给予氨溴索祛痰及头孢类抗生素抗感染治疗后体温平稳;合并上消化道出血,给予奥美拉唑抑酸治疗后,胃管内未再抽出咖啡色液体;出现非感染性腹泻并发症,给予蒙脱石、双歧杆菌等治疗后大便恢复正常。予前列地尔疏通脑循环、舒血宁静点活血化瘀,患者神志不清,给予醒脑静醒脑开窍。化验报告血脂:总胆固醇 5.82mmol/L↑,低密度脂蛋白 3.23mmol/L↑,考虑脂代谢紊乱,予瑞舒伐他汀调脂治疗。胃肠道功能稳定后,予抗凝治疗利伐沙班 10mg(qd)口服,经治半月余,神志转清,可遵嘱睁眼、张口。好转出院。

二级预防:出院时病情稳定予利伐沙班 10mg(qd)口服,并检测 INR 值。嘱低盐低糖饮食,饮食控制血糖,配合药物治疗,积极控制血压,监测血压变化。适当功能锻炼,提倡健康的生活方式,多食新鲜的蔬菜,保持良好的心态。

出院诊断:①脑梗死(右侧大脑半球);②冠心病、房颤;③2 型糖尿病;④类风湿关节炎;⑤右膝关节置换术后;⑥右下肢深静脉血栓;⑦肺感染;⑧应激性溃疡伴出血;⑨非感染性腹泻。

出院评分:NIHSS 评分:24 分。BI:30 分

3个月随访:NIHSS 评分:22 分。BI:30 分。无再发卒中事件。

【经验体会】

房颤是发生脑卒中的独立危险因素,房颤导致卒中显著增加致残率,房颤显著增加卒中复发的危险。2008 年欧洲脑卒中指南建议:由房颤引起的缺血性脑卒中,建议口服抗凝剂华法林(INR 2.0~3.0)治疗(Ⅰ类证据,A 级建议);如果患者伴随其他情况,如跌倒、依从性差、未控制的癫痫或胃肠道出血,不建议口服抗凝治疗(Ⅲ类证据,C 级建议);单独年龄增大不是口服抗凝治疗的禁忌(Ⅰ类证据,A 级建议)。不是由房颤引起的心源性栓塞性脑卒中,如果脑卒中复发风险高,建议抗凝治疗(INR 2.0~3.0)(Ⅲ类证据,C 级建议)。如果口服抗凝禁忌,建议给予

低剂量阿司匹林和潘生丁联用（Ⅳ类证据，优良临床实践）。

此患者根据 CHA$_2$DS$_2$-VASc 系统得分：4 分。根据 2010 年 ESC 指南推荐，除年龄小于 65 岁低危患者或有禁忌者外，所有房颤患者都要使用抗凝药物预防血栓栓塞事件（Ⅰ类证据，A 级建议）。对于 CHA$_2$DS$_2$-VASc 评分≥2 分患者，建议选择口服抗凝剂（OAC）治疗。在对房颤患者进行抗凝的同时也应当评估其出血的风险。在新的 HAS-BLED 评分系统中做了定量分析，根据 HAS-BLED 评分系统得分：2 分，HAS-BLED 评分≥3 是高危患者，需要在抗凝治疗开始后谨慎并定期复查定期评估风险。患者入院后控制消化道出血，胃肠道功能稳定后，启动抗凝治疗。予利伐沙班 10mg（qd）口服治疗后好转。患者出院时继续利伐沙班，配合他汀类药物治疗。随访 3 个月时 NIHSS 评分 22 分，BI 30 分，无再发卒中事件。

（俞宁）

第5节　脑梗死与基因多态性治疗病例

【病史】

患者,男性,45 岁,主因左肢无力 1 天于 2012 年 9 月入院。患者于入院前 1 天无明显诱因出现左肢无力,左上肢持物力弱,左下肢抬举费力,持续约 2 分钟后减轻,后反复发作,发作形式同前,持续时间 2~10 分钟。发作间期不能完全恢复,可独立行走,步态欠稳。到我院急诊就诊,头部 MRI 示右基底节小片状弥散像高信号,考虑急性脑梗死,为进一步诊治收住院。患者发病以来无发热,无意识障碍及抽搐,无吞咽困难及饮水呛咳,无头痛头晕、恶心、呕吐。

既往史:否认高血压、冠心病、糖尿病及脑血管病史。否认肝炎、结核等传染病史。头外伤史 30 年,未遗留明显后遗症。

个人史:生于原籍,无疫区长期居住史,平素生活规律,吸烟史 20 年,每天 5~10 支,少量饮酒。

婚育史:生育子女 1 人,妻及子女体健。

家族史:否认家族性遗传病史。

【查体】

体格检查:血压 107/74mmHg,心跳 65 次/分,呼吸 17 次/分。神清语畅,高级神经活动正常,双瞳孔等大圆,对光反应(+),眼动充分,无眼震,双侧鼻唇沟对称,伸舌居中,颈软,左肢肌力 Ⅳ 级,右肢 Ⅴ 级,肌张力正常,腱反射++,右侧巴宾斯基征(+),浅痛觉对称存在,四肢共济稳准。

【辅助检查】

入院心电图未见明显异常。化验:空腹血糖 5.1mmol/L,甘油三脂 1.51mmol/L,总胆固醇 4.9mmol/L,低密度脂蛋白 2.11mmol/L,高密度脂蛋白 1.1mmol/L,载脂蛋白 B 1.12mmol/L,载脂蛋白 A 1.02mmol/L,载脂蛋白 B/A:1.1,血常规、凝血四项、纤维蛋白原、肝肾功能、同型半胱氨酸正常。血风湿抗体、免疫全项正常。

经颅多普勒示:右侧大脑中动脉轻度狭窄,左侧大脑前动脉流速快,血流频谱欠佳。颈动脉彩超示:颈动脉硬化,附壁斑块。心脏彩超示:三尖瓣少量反流。头颅及颈部 CTA 示:右侧大脑中动脉 M1 段管腔狭窄,血管壁不光滑,左侧大脑中动脉上、下支干分别起自颈内动脉末端,考虑变异。入院后给予阿司匹林抗血小板、辛伐他汀调脂治疗及其他改善循环代谢扩容治疗。患者未在出现左肢无力发作。

【经验体会】

神经科主治医师:患者左肢轻偏瘫,左侧病理征阳性,定位右侧锥体束。定性诊断:患者青年男性,急性起病,反复左肢无力,刻板样发作,每次持续几分钟,不能完全缓解。无发热、头痛、意识障碍、抽搐等。结合头部 MRI 检查:经颅多普勒、颈部彩超提示大血管动脉硬化,经 CTA 证实右侧大脑中动脉狭窄。考虑急性脑梗死,TOAST 分型为大动脉粥样硬化型。患者存在吸烟的危险因素,无其他常见动脉硬化危险因素。

神经科教授:患者青年男性,急性动脉硬化性脑梗死诊断明确。青年脑梗死病因较复杂,除常见的高血压、糖尿病、高血脂、高同型半胱氨酸血症、吸烟、饮酒等外,遗传易感性与工作压力大等环境因素也是青年脑梗死，尤其是男性的脑血管病的危险因素。

神经科主治医师：患者进一步进行蛋白C、蛋白S检查，均在正常范围。行脑血管病相关基因多态性检查，提示患者基因型ApoEε3/ε3，COMT Val158Val，MTHFR Cys667Thr。提示患者除了吸烟的环境危险因素外，还存在遗传易感性。

【讨论】

通过聚合酶链反应–限制性片段长度多态性（PCR-RFLP）方法对我院 181 例脑梗死患者以及 148 例对照研究发现，脑梗死患者中 COMT 等位基因 Val 占 78.5%，明显高于对照组，高活性的 Val/Val 纯合子占 61.3%，低活性的 Met/Met 型占 4.4%，与正常对照分布明显不同。进一步研究发现，在男性患者中 Val 等位基因明显高于对照组，而在女性患者中无明显差别。提示了 COMT 的基因多态性与男性脑梗死存在相关性。Val 等位基因对发病年龄小于 50 岁的患者的影响大于发病年龄大于 50 岁的患者，提示 Val 等位基因在发病年龄上有一定的影响。芬兰学者 Hintsanen M 等的研究提示，COMT 多态性在青年男性与工作压力及早期动脉硬化有关，提示可能与 COMT 影响多巴胺的代谢及多巴胺能的活性有关。日本学者对 1536 例尸检的研究发现，COMT 多态性与老年人动脉硬化的严重程度有关。Yamaguchi S 等进一步分层研究发现，COMT 多态性与高胆固醇血症患者的动脉硬化性脑梗死有关。研究表明内源性雌激素水平与缺血性脑损伤的发生及严重程度密切相关，研究较多集中在雌激素受体基因的多态性与脑梗死的关系。而 COMT 也是雌激素代谢主要的酶，可能通过影响雌激素在体内的活性影响缺血性卒中的发生。台湾学者 Hsieh 等对 305 例青年脑梗死患者的研究发现，COMT 的多态性与女性青年脑梗死密切相关，而且与雌激素的水平降低有关。我们通过对常见的脑梗死的危险因素与 COMT 基因多态性的分析发现，COMT 基因多态性与血压、血脂、血糖无明显相关，提示 COMT 的基因多态性不是通过影响血脂代谢、血糖、血压等常见的脑血管病的危险因素发挥作用。

（石志鸿 纪勇）

第6节　他汀类药物治疗和预防缺血性卒中/TIA 病例

【病史】

患者,男性,51 岁,主因"口角歪斜 1 天"入院,有高血压病、吸烟等卒中危险因素。

【查体】

头部 MRI(图 2.6.1)示右侧额顶、右侧脑室旁梗死。卒中 TOAST 分型考虑为大动脉粥样硬化性卒中。行主动脉弓–颅内 CTA 检查(图 2.6.2),示左侧颈内动脉分叉处附壁斑块;右侧大脑中动脉 M1 段远端局限性狭窄,右侧上支干远端分支稀疏。2013 年 ACC/AHA 降低成人动脉粥样硬化性心血管疾病风险胆固醇治疗最新指南指出不设定 LDL-C 目标值。2014 年 AHA/ASA 发布了 2014 版卒中和 TIA 二级预防指南推荐对动脉粥样硬化源性缺血性卒中或 TIA,且 LDL-C ≥ 100mg/dL 的患者,无论是否存在其他临床 ASCVD 的证据,推荐使用高强度他汀以降低卒中和新鲜血管事件的危险;动脉粥样硬化源性缺血性卒中或 TIA,且 LDL-C<100mg/dL 的患者,无其他临床 ASCVD 的证据,推荐使用高强度他汀以降低卒中和新鲜血管事件的危险。根据最新指南,我们入院后采用了阿托伐他汀 40mg(qn)强化降脂及相关治疗,并不再考虑 LDL-C 的目标值,住院期间及出院后随访患者卒中未再复发。

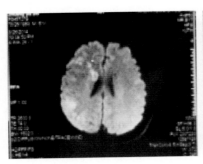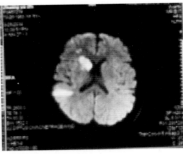

图 2.6.1　头部 MRI 提示右侧额顶叶、脑室旁梗死灶。

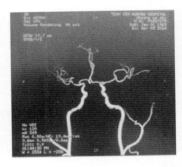

图 2.6.2　头部 CTA 提示右侧 MCA 起始部狭窄。

(洪雁　于长申)

第7节　脑卒中康复治疗病例

病例 1

脑梗死急性期静脉溶栓后康复病例。

【病史】

患者,男性,38 岁,主因"突发言语含混、左肢不利 4 小时"于 2014 年 1 月 2 日收入院。患者于入院前 4 小时晚饭饮酒后突发口角歪斜、言语含混,可正确对答,伴左上肢不能抬举,左下肢不能站立,当地医院查头部 CT 未见出血,急来我院予阿替普酶 75mg(0.9mg/kg)静脉溶栓治疗,并配合常规抗血小板聚集、降脂、改善脑循环代谢、神经保护等对症治疗。24 小时后查头部 MRI 示右侧基底节区及侧脑室旁 DWI 高信号,考虑急性梗死灶。入院第 3 天患者病情相对平稳,左侧肢体可在床上平移,予良肢位摆放、应用支具、关节活动度训练、中频电刺激等康复治疗。入院 8 天后转入我院神经康复科继续康复治疗。既往长期大量吸烟饮酒史。

【查体】

神经科查体(神经康复科):神清,轻度构音障碍,高级神经功能正常,左鼻唇沟浅,伸舌左偏,左肢近端肌力 Ⅱ 级、远端肌力 0 级,肌张力增高,左半身痛觉及振动觉减退,左上肢腱反射(++),左下肢腱反射(+++),左侧巴宾斯基征(+)。Brunnstrom 分期:左上肢 Ⅱ 期,左手 Ⅰ 期,左下肢 Ⅱ 期。肌张力增高。改良 Ashworth 分级:左肢 1 级。偏瘫手功能:废用手。三级平衡评估:坐位 1 级平衡。Fugl-Meyer 运动功能评定:42 分,为严重运动障碍。

【辅助检查】

溶栓前查头部 CT 未见出血;溶栓后查头部 MRI 示右侧基底节区及侧脑室旁 DWI 高信号,考虑急性梗死灶(图 2.7.1);头部 MRA 示右侧大脑中动脉 M1 段局限狭窄,M2 起始部轻度狭窄(图 2.7.2)。

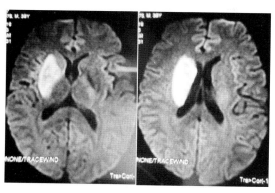

图 2.7.1　头部 MRI 示右侧基底节区及侧脑室旁急性梗死灶。

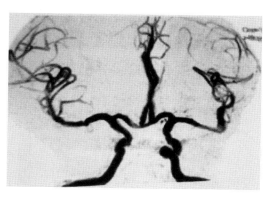

图 2.7.2　头部 MRA 示右侧大脑中动脉 M1 段局限狭窄,M2 起始部轻度狭窄。

【诊断】

①脑梗死（右侧基底节区、侧脑室旁）；②左侧肢体运动功能障碍；③ADL 中度功能缺陷；④社会参与能力下降；⑤脂代谢紊乱；⑥右侧大脑中动脉狭窄。

【治疗方法】

入院后给予阿司匹林抗血小板聚集、阿托伐他汀强化降脂等治疗。并予以 PT、生物反馈、中频电刺激、脑反射、支具、任务导向训练、双下肢 Moto-Med 训练系统、针灸等全面康复治疗（图 2.7.3 至图 2.7.8）。

【患者初期功能评定】

患者存在轻度构音障碍，左侧肢体 Brunnstrom 分期上肢 I 期，手 I 期，下肢 I 期；Fugl-Meyer 运动功能评定：8 分；左侧肢体深、浅感觉及复合感觉减退；左侧肢体改良

Ashworth 分级为 0 级；偏瘫手功能为废用手；体位为卧床位；Barthel 指数 25 分，生活依赖明显。

【治疗结果】

经过 21 天康复治疗，患者构音障碍明显改善，左侧肢体 Brunnstrom 分期上肢为 II 期，手 II 期，下肢 II 期；Fugl-Meyer 运动功能评定提高到 42 分；左侧肢体深、浅感觉及复合感觉障碍较前好转；Barthel 指数为 45 分；患者可达到坐位 3 级平衡，无需帮助实现健患侧翻身，并且可以在部分帮助下实现床上坐起的体位转移。

【经验体会】

康复医师：我们体会溶栓后患者的康复应从早期开始，在强调早期康复的同时也需兼顾治疗方案个体化的原则。溶栓后第二天即开始床旁 PT、Moto-Med、物理因子等治疗，

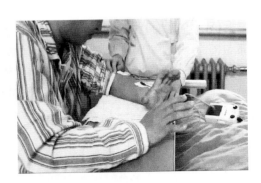

图 2.7.3　上肢生物反馈治疗。

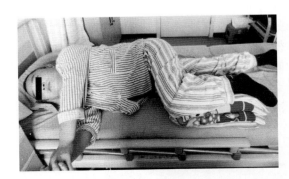

图 2.7.4　良肢位摆放以预防痉挛及异常姿势。

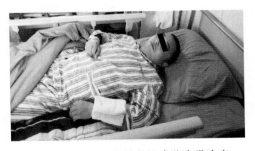

图 2.7.5　患肢冷热刺激的感觉障碍治疗。

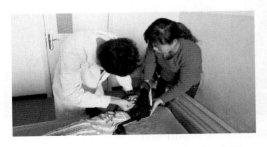

图 2.7.6　佩戴支具以预防患足跖屈与内翻。

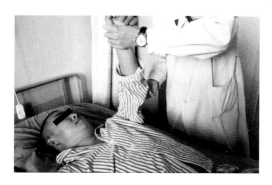

图 2.7.7 维持关节活动度的 ROM 训练。

床旁 PT 主要进行 ROM 训练、神经促通手法以及核心控制训练。①由于此患者存在深浅感觉障碍，在 ROM 训练中注意控制各关节适宜的角度，以免引起损伤。②神经促通手法主要应用 PNF 与 ROOD 技术，PNF 通过螺旋交叉对角线运动促进本体感觉中运动觉与位置觉恢复，ROOD 通过多种感觉刺激如毛刷刷擦、手法拍打、冰刺激等。③床上翻身与双桥训练，逐渐增加坐位平衡训练。④嘱家属督促患者大声朗读报纸等。经过前一阶段治疗后，患者患肢功能逐步提高，调整治疗方案为上肢利用联合反应诱发随意运动，利用关节挤压刺激压力感受器，下肢抑制健侧代偿与患侧的共同运动模式，促进分离运动出现，针对肌张力增高的情况，利用 Bobath 中的 RIP 降低肌张力；增加起立床站立训练刺激其本体感觉、固定髋膝踝保持与躯干的良好对线、改变视野角度，增强患者康复欲望与信心；同时增加 OT 治疗强化上肢与手功能恢复。

神经内科医师：我们体会应利用中国缺血性卒中亚型（CISS 分型），对患者进行病因分型和发病机制评估以指导治疗，结合影像学检查，考虑该患者 CISS 分型为大动脉粥样硬化性，发病机制考虑为载体动脉斑块堵塞穿支，药物治疗方面应以抗血小板聚集、强化降脂为主。卒中二级预防方面：该患者的卒中危险因素有吸烟、嗜酒、肥胖、脂代谢

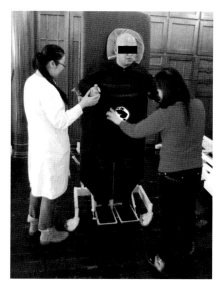

图 2.7.8 起立床站立训练。

紊乱、高同型半胱氨酸血症、脑动脉狭窄。做好卒中二级预防需长期抗血小板聚集、降脂治疗，定期监测血脂、肝功能、同型半胱氨酸、体重并严格控制，低盐低脂饮食，戒烟限酒、适当有氧运动等。

病例 2

大面积脑梗死去骨瓣减压术后康复病例。

【病史】

患者，男性，49 岁，主因"意识障碍 4 小时"于 2013 年 2 月 11 日入院，入院后头部 MRI 示左侧颞顶枕叶、基底节、脑室旁 DWI 高信号，诊断为大面积脑梗死，给予去骨瓣减压术及对症治疗，病情稳定后于 2013 年 3 月 15 日收入神经康复科行康复治疗。既往高血压病史、心肌缺血病史。

【查体】

神经科查体：神清，可自主睁眼，混合性失语，右侧鼻唇沟浅，右侧肢体肌力 I 级，肌

张力低,双侧巴宾斯基征(−)。Brunnstrom 分期右上肢Ⅰ期,右手Ⅰ期,右下肢Ⅰ期。

【辅助检查】

头部 MRI 示左侧颞顶枕叶、基底节、脑室旁 DWI 高信号,考虑脑梗死。术后头部 CT 提示:左侧大脑半球大面积脑梗死(图 2.7.9);头部 CTA 提示左侧大脑中动脉闭塞(图 2.7.10)。

【诊断】

①脑梗死(左侧颞顶枕叶、左侧基底节、左侧脑室旁);②去骨瓣减压术后;③失语、右侧肢体运动功能障碍;④ADL 重度功能缺陷;⑤社会参与能力下降;⑥高血压病 2 级(极高危);⑦冠心病。

【治疗方法】

入院后给予改善脑代谢、修复神经损伤及营养神经等药物治疗。并予以床旁 PT、ST。电脑中频、脑反射、双下肢 Moto-Med 训练系统、水疗、高压氧、生物反馈治疗等全面康复治疗。

【患者初期功能评定】

患者存在混合性失语;右侧肢体 Brunnstrom 分期上肢Ⅰ期,手Ⅰ期,下肢Ⅰ期,肌张力减低;Fugl-Meyer 运动功能评定 8 分;偏瘫手功能为废用手;体位为卧床位;Barthel 指数 10 分。

【治疗结果】

经过 2 周康复治疗,患者语言与运动功能均有显著提高,患者可进行简单的短语对答,积极乐观愉快的配合治疗,Brunnstrom 分期上肢和手均为Ⅱ期,下肢达Ⅲ期,并且可以在他人搀扶下行走 30m(图 2.7.11 和图 2.7.12)。

【经验体会】

康复医师:患者于 2013 年 2 月 11 日入院当日急行开颅去骨瓣减压术,术后每 2 小时翻身,重点在于床上良肢位摆放,以预防并发症发生。

术后 3 日即开始床旁 PT 与物理因子治疗,床旁 PT 主要采用 PNF 与 ROOD 等技术,通过多种手段,如关节挤压、毛刷刷擦、手法拍打、冰刺激等增加对患肢的感觉刺激输入;另一方面,为维持关节活动度,需要进行 ROM 训练。

术后 1 周,进行床上辅助的翻身训练,上肢自助被动运动,双桥运动等躯干控制训练,语言治疗师开始床旁言语治疗,帮助患者在此时期结合日常需求建立相关示意动作,如大小便或是否的示意。

术后 4 周,强化患者使用交流板,配合听理解训练,选择色彩鲜明的文字图片、抑

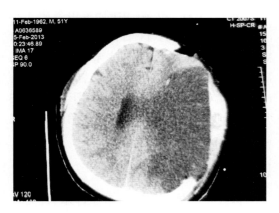

图 2.7.9 头部 CT 提示左侧大脑半球大面积脑梗死。

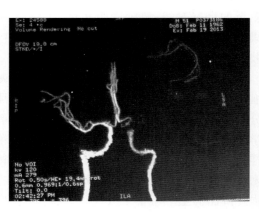

图 2.7.10 头部 CTA 提示左侧大脑中动脉闭塞。

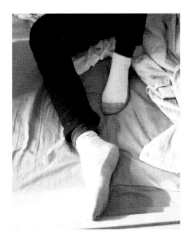

图 2.7.11　入院时髋关节外旋外展体位。

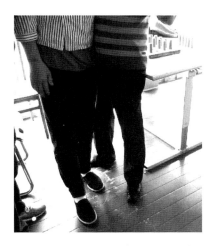

图 2.7.12　出院时他人扶持下可站立、行走。

扬顿挫的朗读方式等给予患者多方面刺激，促进语言功能恢复。患者可独立坐，达到坐位 3 级平衡。此阶段患者开始出现协同运动模式，并伴随肌张力轻度增加，此时上肢利用联合反应诱发随意运动，利用关节挤压刺激压力感受器，下肢抑制健侧代偿与患侧的共同运动模式，促进分离运动出现。针对肌张力增高的情况，利用 Bobath 中的 RIP 降低肌张力；配合起立床站立训练刺激其本体感觉、固定髋膝踝保持与躯干的良好对线；逐步增加 OT 治疗强化上肢与手功能恢复，并安排任务导向性训练，增加趣味性，调动患者积极主动参与。

　　神经内科医师：大面积脑梗死单纯药物治疗效果往往欠佳。通过治疗此患者我们认为，在药物、手术治疗基础上及早进行康复干预可较好地改善患者预后，使其更好地回归社会。

病例 3

　　重症脑干梗死康复病例。

【病史】

　　患者，男性，60 岁，主因"眩晕、恶心、呕吐3 天，加重伴意识不清，右肢无力 1 天"于2013 年 6 月 23 日由急诊收入我院。患者于入院前 3 天，晨起突然出现眩晕、恶心、呕吐，呕吐物为胃内容物，无咖啡色液。入院前一天出现病情加重，意识不清，呼之不应，无法对答及交流，左肢可动，右肢刺激不动，急送至我院急诊。头部 MRI 示脑桥 DWI 异常信号，考虑急性脑梗死，遂收住我院神经内科。给予抗血小板聚集，改善脑循环代谢，脱水降颅压，清除脑自由基治疗。住院 3 天后神志清楚，不能经口进食，左侧肢体无主动运动，右侧肢体可在床上平移。第 4 天给予床旁 PT、中频电刺激、吞咽构音电刺激等康复治疗。入院 14 天后转入我院神经康复科继续康复治疗。既往高血压病史、脑梗死病史。

【查体】

　　神经科查体（神经康复科）：神清，重度构音障碍，高级神经功能检查欠合作，右侧鼻唇沟浅，张口伸舌不能，鼓腮吹气不能，左肢肌力 V–级，右上肢肌力 III 级，右下肢肌力 IV 级，双侧巴宾斯基征（+）。Brunnstrom 分期右上肢 III 期，右手 III 期，右下肢 III 期。Brunnstrom 分期左上肢 V 期，左手 V 期，左下肢 V 期。右肢肌张力增高，Ashworth 分级 I +。

【辅助检查】

头部 MRI 示脑桥 DWI 异常信号，考虑急性脑梗死(图 2.7.13)；头部 MRA 示左侧椎动脉闭塞，右侧椎动脉末端狭窄，基底动脉粗细不均，其起始部狭窄(图 2.7.14)。

【诊断】

①脑梗死(脑桥)；②重度构音障碍、吞咽障碍、双侧肢体运动功能障碍；③ADL 重度功能缺陷；④社会参与能力丧失；⑤高血压病 3 级(极高危)；⑥2 型糖尿病；⑦脑动脉狭窄；⑧吸入性肺炎；⑨泌尿系感染；⑩陈旧性脑梗死。

【治疗方法】

入神经给予氯吡格雷抗血小板聚集，瑞舒伐他汀降脂及改善脑循环等治疗。并予以床旁 PT、吞咽训练、语言训练、吞咽电刺激、电脑中频、生物反馈、脑反射、双下肢 Moto-Med 训练系统等全面康复治疗(图 2.7.15 至图 2.7.17)。

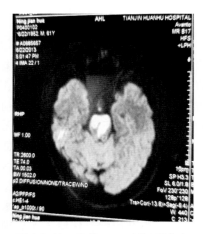

图 2.7.13 头部 MRI 示脑干梗死。

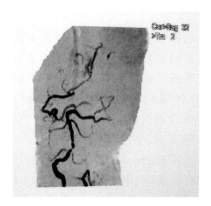

图 2.7.14 头部 MRA 示左侧椎动脉闭塞，右侧椎动脉末端狭窄，基底动脉粗细不均，其起始部狭窄。

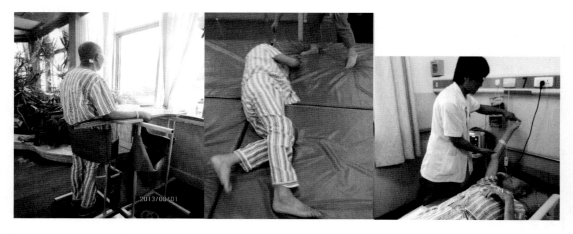

图 2.7.15 站立架站立训练、垫上连续翻身训练、床旁 PT。

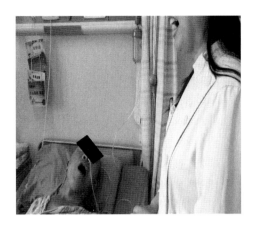

图 2.7.16　床旁构音训练。

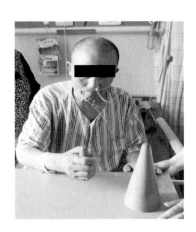

图 2.7.17　床旁 OT。

【患者初期功能评定】

见表 2.7.1。

表 2.7.1　康复医师评定结果

	初次评定 (2013-07-03)	末次评定 (2013-08-06)
吞咽功能	鼻饲管进食水 洼田饮水实验 5 级	可经口进食半流质食物 洼田饮水实验 2 级
Brunnstrom 分期	左侧上肢为Ⅲ期,手为Ⅲ期,下肢为Ⅲ期	左侧上肢为Ⅴ期,手为Ⅴ期,下肢为Ⅴ期
改良 Ashworth 分级	右侧上肢为Ⅱ期,手为Ⅱ期,下肢为Ⅱ期	右侧上肢为Ⅳ期,手为Ⅳ期,下肢为Ⅳ期
平衡功能分级	Ⅰ+级	Ⅰ级
Holden 步行能力	坐位Ⅰ级	坐位Ⅲ级
（0~Ⅴ级）	0 级,无功能	Ⅰ级,需大量持续性的帮助
躯干控制能力 Sheikh 评定	0 分	50 分
改良 Barthel 指数 (MBI)	10 分	25 分

【治疗结果】

经过 2 周治疗,患者吞咽功能明显好转,可经口进食半流质食物,胃管已拔除;躯干控制能力 Sheikh 评定由入院时的 0 分恢复到出院时的 50 分,Brunnstrom 分期右上肢和手均为Ⅳ期,下肢达Ⅳ期,并且可以在他人搀扶下行走。

【经验体会】

康复医师:目前患者存在的问题:①患者家属配合治疗积极,但患者心肺功能较差,对主动训练内容耐受度较差。②咳嗽无力,存在误吸及肺感染的高度风险。③构音障碍+吞咽障碍,目前依靠鼻饲管进食水,口唇闭合无力,鼓腮不能,舌在各方向上运动不充分,软腭上提无力,左侧咽反射存在,右侧咽反射未引出,发音短促,重音过度,鼻音较重,吞咽动作迟缓。④右侧上肢、手指及下肢分离活动不充分,在关节活动末期可感肌张力增加。⑤左侧肢体肌力差,持续耐力差,双侧配合动作欠缺。⑥躯干核心控制能力较差,需在辅助下方可实现双下肢支撑站立。

分析治疗方案:①调整治疗时间及强度,以患者能够耐受为宜,同时不影响其血压心率波动,可分次进行治疗,每次治疗时间缩短至 10~15 分钟。②体位排痰,加强呼吸训练,练习腹式呼吸,吹纸训练等。③吞咽构音训练与电刺激治疗结合。诱导舌的各方向运动,通过"a、yi、wu"等发音进行口唇肌肉运动,辅音"b、p"进行唇的张开闭合训练,练习发"啊"与"g、k、h"的声音,进行软腭与舌根的力量训练;交替发"a-n"通过听觉反馈抑制鼻音,同时,练习缓慢吹气,控制经口呼出;加强咬肌等肌力训练,冰棉棒刺激咽后壁诱发咽反射,强化空吞咽训练,将舌尖放在门齿之间做吞咽动作,改善吞咽延迟。④PT 治疗:右侧肢体适度牵伸抑制肌张力,同时佩戴上、下肢支具缓解增高的肌张力;左侧肢体小负荷负重训练,采用肌电生物反馈治疗,提高肌力,实现功能恢复。⑤OT 治疗:诱导前臂旋前旋后与手指单独伸展,以及拇指与其余手指配合完成相关捡拾动作训练。⑥双侧肢体进行姿势控制训练。⑦此阶段重点在于躯干的核心控制训练,增加垫上训练内容,跪位坐起、连续翻身等,同时增加站立训练时间,给予足底皮肤触压觉和踝关节的本体感觉刺激,促进姿势维持与平衡功能恢复。⑧减重步行训练。⑨水疗,缓解肌张力,逐渐过渡至水下步行训练。

神经内科医师:该患者存在重度构音障碍,影响患者与外界交流;存在吞咽障碍,影响患者入量,并增加了吸入性肺炎的风险;双侧肢体运动功能障碍,增加患者依赖程度,并延长了患者卧床时间,增加压疮、双下肢深静脉血栓等的风险。针对该患者,需进行早期康复训练,减少并发症的同时,促进患者神经缺损功能恢复,但心肺功能差,主动运动耐受度差,需加强针对心肺功能的训练,脑动脉 MRA 示脑动脉狭窄,需注意康复强度,循序渐进。卒中二级预防方面:该患者卒中危险因素:老年、男性、高血压病、2 型糖尿病、脑动脉狭窄;CISS 分型考虑为大动脉粥样硬化性;做好卒中二级预防需长期抗血小板聚集、降脂治疗,定期监测血压、血糖并严格控制,低盐低脂糖尿病饮食,戒烟、适当有氧运动等生活方式干预。

病例 4

脑出血早期康复病例。

【病史】

患者,男性,24 岁,主因"左侧肢体无力16 天"于 2013 年 10 月 17 日收住我科。患者于入院前 16 天晨起后无明显诱因突发左肢活动不利,左上肢抬举费力,左下肢不能独自站立及行走,就诊于当地医院。查头部 CT 示右侧顶叶、右侧半卵圆中心脑出血。为继续诊治收住我院神经外科,给予改善脑代谢、脱水降颅压等药物治疗,患者症状好转,左上肢可抬举、持物不稳,左下肢行走需人扶持。为进一步神经康复治疗,转入我院神经康复科治疗。既往体健,否认高血压病、糖尿病等慢性病史,否认吸烟饮酒史。

【查体】

神经科查体(神经康复科):神清,语畅,高级神经功能检查正常,左肢肌力Ⅳ级,左巴宾斯基征(+),Brunnstrom 分期左上肢 V 期,左手 V 期,左下肢 V 期,左肢肌张力不高。

【辅助检查】

头部 CT 示右侧顶叶、右侧半卵圆中心

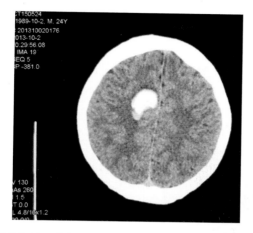

图 2.7.18　头部 CT 示右侧顶叶、右侧半卵圆中心脑出血。

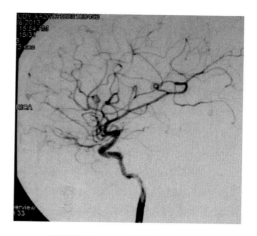

图 2.7.19　DSA 未见明显异常。

脑出血（图 2.7.18）；DSA 未见明显异常（图 2.7.19）。

【诊断】

①脑出血（右侧顶叶、右侧半卵圆中心）；②左侧肢体运动功能障碍。

【治疗方法】

入院后给予改善脑代谢、甘油果糖脱水降颅压等药物治疗；并给予床旁 PT、OT、生物反馈、电脑中频、脑反射、双下肢 Moto-Med 训练系统等全面康复治疗（图 2.7.20 至图 2.7.24）。

【患者初期功能评定】

患者神清，语利，无言语、认知障碍；左侧肢体 Brunnstrom 分期上肢 Ⅱ 期，手 Ⅱ 期，下肢 Ⅱ 期；左侧肢体改良 Ashworth 分级为 0 级；Fugl-Meyer 运动功能评定 30 分；Holden 步行能力 0 级，无功能；Barthel 指数 25 分，生活依赖明显。

【治疗结果】

经过 4 周治疗，患者运动功能明显改善，左侧肢体 Brunnstrom 分期上肢 Ⅵ 期，手 Ⅵ 期，下肢 Ⅴ 期，Fugl-Meyer 运动功能评定 88

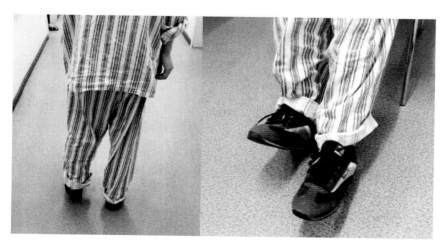

图 2.7.20　入院时偏瘫步态及左踝关节背屈欠充分。

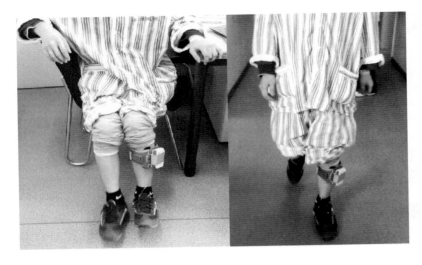

图 2.7.21　左下肢在肌电生物反馈治疗仪帮助下实现坐位踝背屈与行走中足底充分廓清地面。

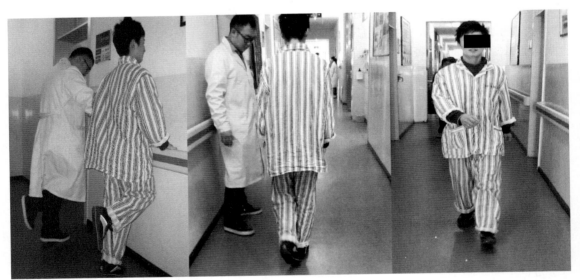

图 2.7.22　单腿支撑站立训练。　　图 2.7.23　直线行走训练。　　图 2.7.24　出院时正常步态。

分,Holden 步行能力 V 级，可实现完全独立行走。Barthel 指数提高到 95 分,日常生活基本自理。

【经验体会】

康复医师:此患者存在的问题为:①患者左侧上肢开始出现轻微的屈曲共同运动模式,下肢伴随出现轻微的随意运动,突出的问题在于患者患侧踝背屈不能,严重影响日后步行能力恢复。②出血患者早期床旁康复治疗的内容和强度选择问题需个体化。

此类患者治疗方案:①入院后次日即开始床旁康复治疗，内容包括物理因子治疗,以患者耐受的强度为宜;床旁 PT,考虑患者处于急性期,将治疗时间安排至 10 分钟/次,每天进行两次,主要以 ROM 训练为主,同时利用联合反应诱发随意运动。②1 周后,患者运动功能有所进步，增加床旁 OT 以强化上肢和手功能恢复,此患者年轻,康复欲望强烈,配合度好,调整任务导向性训练板内容,结合日常生活,使患者积极主动参与。此阶段,患者踝背屈仍较差,增加肌电生物反馈治疗,以诱发踝背屈。③患者卧位下屈曲下肢做足趾抬高与放松训练;坐位下通过冰刺激与关键点挤压手法,诱发踝背屈;站立位下,配合功能性电刺激,训练步行中踝关节的背屈。

　　神经内科医师: 患者存在左侧肢体运动功能障碍,影响患者回归社会生活,康复治疗应早期介入,训练中注意纠正患者异常运动模式并进行职业训练,帮助患者回归工作岗位。卒中二级预防治疗:年轻脑卒中患者,积极完善相关病因学检查,定期监测血压,低盐低脂饮食,适当有氧运动,避免过度劳累,规律作息等。

病例 5

　　失语症康复病例。

【病史】

　　患者,男性,56 岁,主因"左侧偏身麻木 1 月余,言语不畅,右肢活动不利半月"于 2013 年 6 月 13 日收住我院神经内科。患者于入院前一个月余无明显诱因突发左肢偏身麻木,未觉四肢无力,言语流畅。就诊于当地医院,查头部 MRI 示右侧脑室旁梗死,CTA 示双侧颈内动脉狭窄(右侧为著),右侧椎动脉狭窄,入院后给予阿司匹林、法舒地尔等药物治疗。入院前半月出现言语不畅,右侧肢体抬举困难,复查头部 CT 示左侧颞顶脑梗死,给予阿司匹林口服 300mg(qd)、氯吡格雷口服 75mg(qd)治疗,右侧肢体无力好转,遗留言语不畅。为继续康复治疗转神经康复科。既往有高血压病史 10 年,冠心病、左冠状动脉支架术后,近期未服药治疗。

【查体】

　　神经科查体: 神清,运动性失语,高级神经功能检查正常,右侧鼻唇沟浅,伸舌右偏,右侧肢体肌力 V −级,左肢肌力 V 级,肌张力不高,双侧巴宾斯基征(−),Brunnstrom 分期右上肢 Ⅵ期,右手 Ⅵ期,右下肢 Ⅵ期。

【辅助检查】

　　头部 MRI 示右侧脑室旁梗死;CTA 示双侧颈内动脉狭窄(右侧为著),右侧椎动脉狭窄。

【诊断】

　　①脑梗死(右侧脑室旁、左颞顶);②高血压 1 级(极高危);③冠心病、冠脉支架术后;④动脉狭窄(右侧颈内动脉、右椎动脉);⑤左侧颈内动脉支架术后。

【治疗方法】

　　入院后给予阿司匹林 300mg(qd),联合氯吡格雷 75mg(qd)抗血小板聚集及强化他汀等治疗。并给予床旁 PT、OT、生物反馈、电脑中频、脑反射、双下肢 Moto-Med 训练系统等全面康复治疗。

【治疗结果】

　　1 个月后,患者语言功能改善显著,可进行基本的日常生活对话与交流,两个月后重返工作岗位。

【经验体会】

　　康复医师: 该患者目前的问题:①运动性失语,语量少、讲话费力、发音和语调障碍,而听理解基本正常;②言语表达中存在找词困难、词与句复述障碍、命名障碍等;③阅读与朗读障碍;④只可书写自己的姓名,看图书写与描述书写障碍,不能配合听写语句。应采用的康复治疗方案:①选择特定的环境对患者进行听、视觉刺激,治疗师缓慢、大声、夸张口型进行复述训练;②选择不同的物品、躯体部位、颜色、数字等卡片进行视图命名，以及提问的方式进行反应命名，由易到难，由熟悉到陌生，逐渐增加难度；③进行听字辨认、词-图匹配训练；④看图进行书写命名训练，并逐渐提高难度，给予患者一幅图画，尽可能进行相关信息描述训练；⑤采用 PACE 疗法在实际活动中进行信息传递训练。

神经内科医师：此类患者存在动脉严重狭窄，易出现卒中复发，导致病情加重；另外康复训练过程中要循序渐进，防止造成脑部低灌注加重脑损伤。

病例 6

吞咽障碍康复病例。

【病史】

患者，女性，64 岁，主因"突发眩晕、恶心、呕吐、吞咽困难 22 天"于 2012 年 10 月 31 日收入我院神经内科。患者于入院前 22 天突发眩晕，伴恶心呕吐，为非咖啡色胃内容物，伴进食水不能，呛咳明显，伴视物成双，就诊于当地医院。头部 MRI 提示延髓脑梗死，给予改善脑循环代谢、抑酸等治疗后，患者无明显头晕及恶心呕吐，仍进食水不能，消瘦，频繁呛咳，完全不能咽下。为进一步康复治疗转我院神经康复科。既往高血压病史。

【查体】

神经科查体：神清，构音障碍，高级神经功能检查未经明显异常，吞咽障碍，双侧咽反射消失，悬雍垂偏右，眼动自如，无复视及眼震，四肢肌力 Ⅴ 级。洼田氏饮水试验 5 级。

【辅助检查】

头部 MRI 提示延髓偏左 DWI 高信号，考虑脑梗死。行吞咽造影检查提示口腔期及咽腔期吞咽功能障碍（图 2.7.25）。

【诊断】

①脑梗死（延髓）；②吞咽功能障碍；③ADL 轻度功能缺陷；④社会参与能力下降；⑤高血压病 2 级（极高危）；⑥低钾血症。

【治疗方法】

入院后给予氯吡格雷抗血小板聚集，瑞

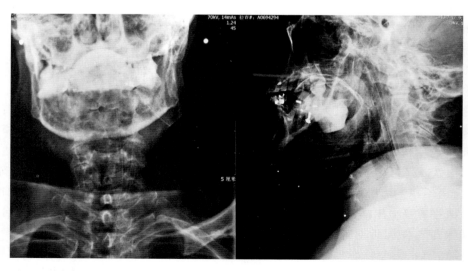

图 2.7.25 行吞咽造影检查：患者口唇闭合、舌及软腭运动无力，造影剂于口腔内滞留，未见吞咽动作，双侧梨状窝造影剂少量残留，会厌关闭不全，发生误咽及呛咳现象，考虑口腔期及咽腔期吞咽功能障碍。

舒伐他汀降脂及改善脑循环治疗。并下胃管鼻饲,保证入量;同时予吞咽构音电刺激与吞咽构音训练神经康复治疗。

【治疗结果】

4 周后,患者可经口进食蛋羹,咀嚼及咽下馒头,2 个月后可经口进食大部分食物,洼田饮水试验 2 级。

【经验体会】

康复医师:此患者主要存在的问题是吞咽及构音障碍。入院初期查体发现:患者鼻饲管留置,唇颊部闭合能力差,舌运动方向与力量差,软腭上抬无力,舌肌、咀嚼肌、颊肌及咽喉肌功能分级均为 Ⅲ 级,饮水吞咽测试异常。同时吞咽造影检查显示患者双侧梨状窝造影剂少量残留,会厌关闭不全,发生误咽及呛咳现象,存在口腔期及咽腔期吞咽功能障碍,无法经口进食食物。因此治疗方案为:①进行口腔、颜面、颈部的 ROM 训练,肌力强化及促通舌运动;②吞咽电刺激治疗仪进行每日电刺激治疗;③按照半流质→流质→喝水,软食→半固体→固体的食物给予顺序制备选择食物;④选择合适的体位喂食,30°仰卧位、颈部前倾、肩背部垫高、健侧喂食;⑤反复空吞咽与侧方吞咽去除梨状窝残留食物;⑥冰刺激软腭、腭弓、舌根及咽后壁,嘱患者做吞咽动作,促进吞咽动作产生;⑦采用门德尔松与沙克吞咽训练法,改善喉上抬。

神经内科医师:此患者存在构音障碍、吞咽功能障碍,影响患者进食,目前患者已出现电解质紊乱、低钾血症,亦可能出现吸入性肺炎、呛咳甚至窒息等风险,给患者造成极大的心理负担,影响患者正常生活质量。因此要告知患者及家属如何选择最佳进食体位、食物种类及形状等问题,加强宣教。卒中二级预防:该患者卒中危险因素包括高血压病,CISS 分型考虑为穿支动脉疾病,做好卒中二级预防需积极控制危险因素,定期

监测血压并严格控制,低盐低脂饮食。

病例 7

核心肌力训练康复病例。

【病史】

患者,男性,68 岁,主因"左侧肢体活动不利、言语欠流畅 11 天"于 2013 年 09 月 11 日收入我院神经内科。患者于入院前 11 天晨起无明显诱因出现左肢活动不利,左手不能持物,左上肢勉强可抬起,左下肢不能站立,伴言语欠流畅,可正确对答,来我院急诊。头部 MRI 示右侧岛叶、右侧额顶叶急性期脑梗死,予以"氯吡格雷、瑞舒伐他汀、丁苯肽、丹参多酚酸盐"等药物治疗后,患者言语欠流畅基本恢复,仍有左肢活动不利。为进一步康复治疗转入我院神经康复科。既往长期吸烟史。

【查体】

神经科查体:神清,语畅,高级神经功能检查正常,双侧鼻唇沟对称,伸舌不偏,左肢肌力 Ⅳ 级,左侧巴宾斯基征(±),左肢震动觉减退,双侧共济检查可,坐位平衡不能保持。Brunnstrom 分期左上肢 Ⅳ 期,左手 Ⅳ 期,左下肢 Ⅳ 期,左足可背屈,左肢肌张力增高。Ashworth 分级 Ⅰ 级。

【辅助检查】

头部 MRI 示右侧岛叶、右侧额顶叶急性期脑梗死(图 2.7.26)。头颈 CTA 检查未见明显颅内外动脉狭窄。

【诊断】

①脑梗死(右侧岛叶、右侧额顶叶);②左侧肢体活动障碍;③ADL 中度功能缺陷;④社会参与能力下降;⑤高同型半胱氨酸血症;⑥心律失常、心房扑动。

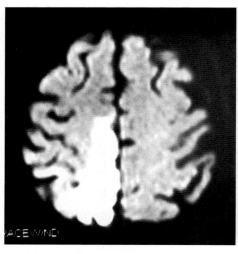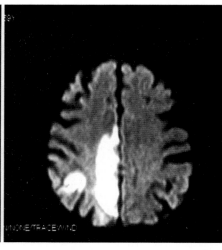

图 2.7.26 头部 MRI 示右侧岛叶、右侧额顶叶急性脑梗死。

【治疗方法】

入院后给予氯吡格雷抗血小板聚集，瑞舒伐他汀降脂及改善脑代谢、循环等治疗。并给予 PT、坐位平衡训练、重心转移训练、平衡板训练综合神经康复训练(图 2.7.27 至图 2.7.29)。

【患者初期功能评定】

患者无认知、言语、吞咽等障碍；左侧肢体 Brunnstrom 分期上肢Ⅳ期，手Ⅳ期，下肢Ⅳ期；左侧肢体改良 Ashworth 分级为Ⅰ级；Sheikh 躯干控制能力评定为 24 分；Berg 平衡评价为 0 分，提示平衡功能差，需要坐轮椅；Holden 步行能力 0 级，无功能；Barthel 指数 45 分，存在中度功能障碍。

【治疗结果】

经过 2 周康复治疗，出院时患者可独立行走 15 米，实现坐及站 3 级平衡，减少了家属的护理与帮助，日常生活能力显著提高。

【经验体会】

康复医师：此患者患肢肌力及运动功能分期均较好，但仍然无法实现独立坐与站，躯干核心控制能力差，其主要障碍点在于平

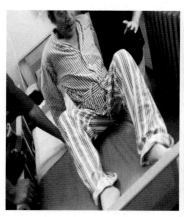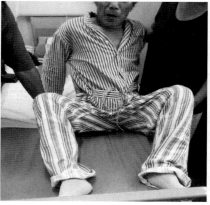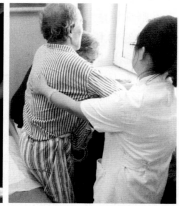

图 2.7.27 Sheikh 躯干控制能力及坐站位平衡功能检查。入院时查体患者不能保持坐位平衡及不能无支撑站立。

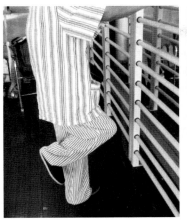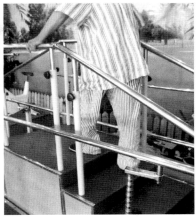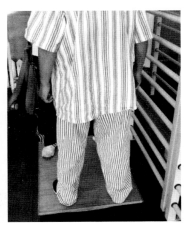

图 2.7.28 单腿支撑站立、上下台阶及平衡板重心调整训练。

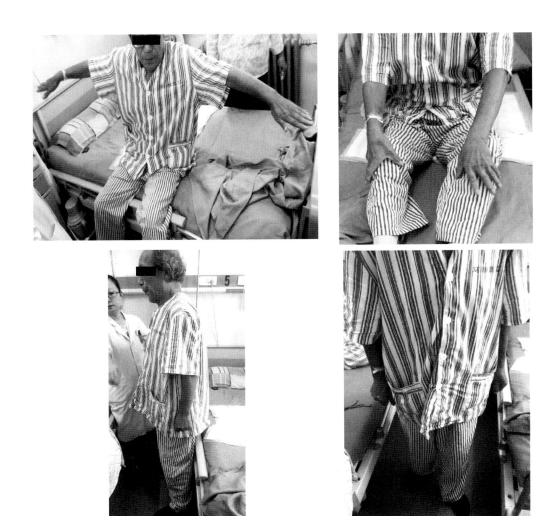

图 2.7.29 Fugl-Meyer 与 Berg 平衡功能评定。出院时查体患者能够实现坐位及站位Ⅲ级平衡。

衡问题。静态平衡、动态平衡及反应性平衡，患者均不能实现。通常影响平衡的因素包括躯体感觉系统、视觉系统、前庭系统、骨骼肌协同运动模式、姿势控制及中枢神经系统的整合等方面。针对此患者可排除肌力不足的影响，感觉系统、前庭及视觉也均无异常，但其躯干核心控制差与肌张力增高会严重影响患者的平衡能力。早期床旁 PT 治疗中，患者可通过多种方式增强躯干控制能力：①床或垫上向健/患侧翻身训练；②双手抱膝躯干前后摇摆；③坐位下躯干屈曲、旋转及跨越中线进行前后、左右、上下方向的够持物体训练；④桥式运动；⑤结合日常活动的训练，如穿脱衣物、洗澡等。

经过 2 周治疗后，患者可扶持肋木独自站立。此阶段增加上下楼梯训练，平衡板训练以及保护下单腿支撑站立训练。逐步缩小患者宽大的步基，采用垫上训练改变足底接触面，培养患者的稳定性极限，提高其平衡功能。

神经内科医师：患者入院查体左侧肢体轻偏瘫，但患者仍不能实现坐位平衡，神经内科往往只关注患者的肌力，而忽略了与平衡相关的躯干核心控制能力，这是神经内科医师最容易忽略的问题。卒中二级预防：该患者卒中危险因素包括高同型半胱氨酸血症、脂代谢紊乱、长期吸烟等，要定期监测肝功能及血脂并严格控制，低盐低脂饮食、戒烟、适当有氧运动，以及高 B 族维生素饮食等生活方式干预；另外患者住院期间心电监测提示阵发性房颤，CISS 分型考虑心源性栓塞可能性大，做好卒中二级预防需长期抗凝治疗。

病例 8

血管性痴呆康复病例。

【病史】

患者，男性，63 岁。主因"语言理解能力差，迷路，找词困难 2 个月"入院。患者于入院前 2 个月被发现出现精神障碍，出现幻觉（自述能看见好多虫子），迷路找不到家，语言理解力差，找词困难，出现被窃妄想（藏钱之后不知道放哪了）。执行能力下降，命名障碍，空间定向力下降，不愿与人交谈。患者既往 3 个月前脑梗死病史，高血压病史 10 年，否认糖尿病、冠心病史，无手术外伤史。吸烟 30 年，每日 1 包，饮酒 20 年，150g/d，已戒酒 3 年。

【查体】

神志清楚，查体合作，自动体位，颅神经检查未见异常。四肢肌力 V 级。腱反射(++)，病理症未引出，肌张力正常。

【辅助检查】

头部MRI提示：①右侧颞顶枕异常信号，考虑急性脑梗死；②多发腔隙灶及软化灶；③脑白质脱髓鞘改变；④脑萎缩(图 2.7.30)。

【诊断】

①脑梗死（右侧颞顶枕）；②血管性痴呆。

【患者认知功能评定】

MMSE：时间定向力 0/5，空间定向力 0/5，记忆力 3/3，注意力和计算力 0/5，回忆能力 1/3。语言能力：命名 2/2，复述 1/1，执行命令 2/3，阅读 0/1，书写 0/1，结构 0/1。总分 9/30（定向力、记忆力、注意力和执行能力部分保留）。

MoCA：6/30（命名、记忆力部分保留）。

ADL：36 分。

神经精神量表(NPI)：患者评分 44 分，护理者苦恼分级评分 24 分。

老年性痴呆评定量表–认知分量表(ADAS-cog)：单词回忆测验 8/10，物品和手指命名 3/5，执行命令 1/5，画图 3/5，习惯性动作的完成 1/5，定向 7/8，单词再认 12/12，对实验指令的记忆 5/5，语言 2/5，语言理解

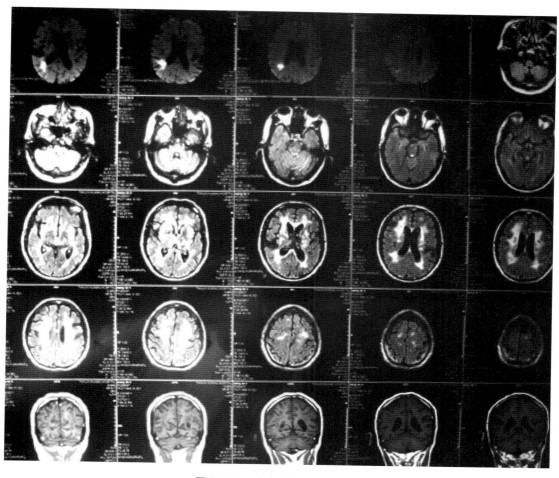

图 2.7.30　患者头部 MRI 检查。

3/5，找词困难 3/5，注意力 4/5。总分 52/75。

汉密尔顿抑郁量表：11（肯定有焦虑）。

印象变化量表评分（CIBIC-PLUS）：认知状态：注意力 6/7，近记忆 7/7，远记忆 4/7，定向力 6/7，行为 0，运动 0，激越 5；情感障碍：抑郁 0/3；焦虑和恐惧：一般的焦虑 0/3，害怕孤单 0/3。

美国国立卫生研究院卒中量表（NIHSS）：1 分。

【**治疗方法**】

药物治疗：入院后给予氯吡格雷抗血小板聚集，瑞舒伐他汀降脂及改善脑代谢、循环等治疗。同时予以盐酸多奈哌齐 10mg（qn），盐酸美金刚 5mg（qd），改善认知功能。

康复治疗：①认知训练包括拼图训练，以增加患者对不同颜色、形状与空间结构的感知；VCWS07，多层面分类训练盒，训练其颜色、数字、字母辨别及分类规整；VCWS03，数字化分类训练盒，训练其字母、数字逻辑识别与分类；VCWS06，独立解难技巧训练盒，训练患者对颜色、形状识别及逻辑分析判断能力；VCWS14，综合感官技巧训练盒，训练患者视、听、触多方面感官。②采用 PQRST 法训练患者记忆力；通过提供并控制各种感觉刺激输入，如来自前庭、肌肉、关节和皮肤的感觉输入，训练患者对自体和客体身体各部位及左右的识别；建立活动常规及有序的环境，训练患者日常生活行为能力，如刷牙、系鞋带、穿脱衣服及基本日常工具的使用。③言语功能训练包括听理解训练、逻辑思维能力及匹配训练、阅读、书写能力训练、计算能力训练等。心理治疗包括暗示疗法、脱敏疗法等。

【治疗结果】

患者经一年随访，记忆和语言功能有所好转。MMSE：23/30；MoCA：15/30 命名。注意力得分较入院增加，可在家中做一些简单的家务。

【经验体会】

康复医师：该患者目前的问题是严重的认知障碍，定向力、计算力和记忆力障碍为著；针对患者记忆力障碍采用 PQRST 法训练患者记忆力，同时采用 Valpar 训练系统中的训练盒 03、06、07、14，通过数字、字母、颜色，锻炼患者短时记忆和逻辑分析能力。Valpar 训练系统应用与多种认知障碍的治疗均取得良好的疗效。

神经内科医师：该患者血管性痴呆诊断明确，采用盐酸多奈哌齐及盐酸美金刚治疗。在药物治疗基础上结合康复治疗可给予患者更全面的干预。此外，行为和心理治疗可明显改善患者的认知和焦虑状态，提高患者的生活能力。经过随访，患者认知功能和生活能力均有改善。建议此类患者应加强康复干预以提高疗效。

病例 9

水疗病例。

【病史】

患者，男性，64 岁，主因"左侧肢体活动不利 3 个月"于 2013 年 8 月 8 日收入院。患者于入院前 3 个月无明显诱因出现左侧肢体活动不利，左上肢不能持物，左下肢不能行走，伴视物成双，虚影及实影上下排列，伴眩晕，无呕吐，就诊于北辰医院。查头部 MRI 示延髓梗死，给予抗血小板聚集、降脂及改善脑循环治疗后，未见明显好转。为求进一步治疗收入我院神经康复科。患者既往高血压病史 10 余年，冠心病、心房纤颤史 10 余年。

【查体】

神经科查体：神清，语畅，计算力、记忆力、定向力正常，无失用、失认。粗测视野无缺损，双瞳孔等大等圆，直径约 3:3mm，光反应(+)，双眼运动自如，无眼震及复视；双侧鼻唇沟对称，伸舌不偏，左肢肌力Ⅳ级，右肢肌力Ⅴ级，左手精细动作差，四肢腱反射(++)，左侧巴宾斯基征(+)，右侧巴宾斯基征(−)，左侧浅感觉减退，左侧震动觉减退。闭目难立征：睁眼(−)闭眼(+)，偏瘫步态，平衡功能分级 2 级。

【辅助检查】

头部 MRI 提示延髓梗死（图 2.7.31）。

【诊断】

①脑梗死(延髓)；②平衡功能障碍、左侧肢体运动功能障碍；③ADL 中度功能缺陷；④社会参与能力下降；⑤高血压病 3 级(极高危)；⑥冠心病；⑦心房纤颤。

【治疗方法】

入院后给予氯吡格雷抗血小板聚集、瑞舒伐他汀降脂、贝那普利降压及改善脑循环等治疗。并予以床旁 PT、电脑中频、脑反射、双下肢 Moto-Med 训练系统、水疗等全面康复治疗（图 2.7.32 至图 2.7.35）。

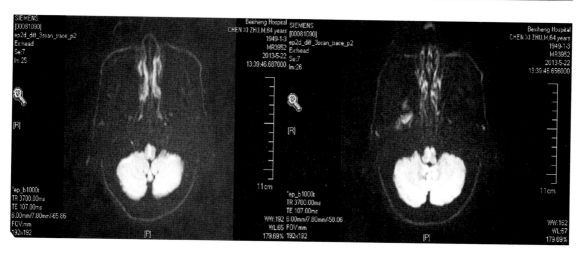

图 2.7.31　头部 MRI 显示延髓梗死。

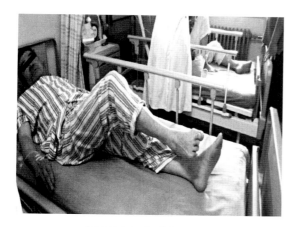

图 2.7.32　跟膝胫试验。

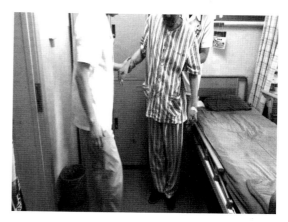

图 2.7.33　Romberg 试验。

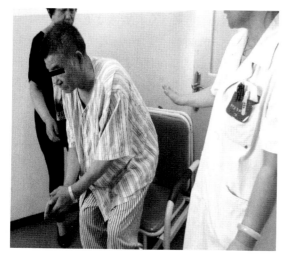

图 2.7.34　坐位−站起训练。

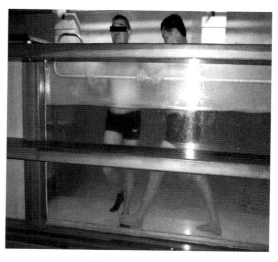

图 2.7.35　水疗。

【患者功能评定】

见表 2.7.2。

表 2.7.2 康复医师评定结果

	初次评定(2013-08-08)	末次评定(2013-08-23)
Brunnstrom 分期	上肢为Ⅲ期,手为Ⅲ期,下肢为Ⅲ期	上肢为Ⅳ期,手为Ⅲ期,下肢为Ⅳ期
改良 Ashworth 分级	Ⅱ级	Ⅰ+级
Berg 平衡评价量表	13分	19分
Holden 步行能力(0~Ⅴ级)	Ⅰ级:需大量持续性的帮助	Ⅱ级:能行走但平衡欠佳,不安全,需一人在一旁给予持续或间断地接触身体的帮助
躯干控制能力 Sheikh 评定	50分	74分
改良 Barthel 指数(MBI)	58分	76分

【治疗结果】

经过 2 周治疗,患者平衡能力显著提高,可独自完成从床上卧位到坐起的转换、坐位到站立位转换,并且步行能力得以改善,可在家属的部分帮助下行走,跌倒风险显著降低。

【经验体会】

康复医师:分析其原因:①患者存在肌张力增高,当准备迈步,开始步行时,大脑接受这样的信号,很可能紧张的肌肉已经开始提前收缩,如小腿三头肌,痉挛发生制约了步行步态引起膝过伸,也是此患者步行异常的一个原因。②平衡能力差与其本体感觉输入降低、共济失调有关。③患者不仅存在患侧问题,健侧同样存在肌肉的协调问题。治疗师总结分析障碍点与制定 PT 治疗方案:①头部的旋转运动训练以改善前庭功能。②加强本体感觉输入、肌力、耐力的训练。③可以通过水疗、手法等来改善关节活动,缓解其肌张力。④可以通过支撑面由大到小的训练来改善平衡能力。⑤加强患者对躯干、骨盆的控制能力,如利用床上的单双桥运动锻炼躯干肌肉的力量和控制。⑥整体评估患者有跌倒风险需加强宣教。水中运动疗法治疗方案:①站立平衡:患者在水中可借助浮力实现双脚站立,之后训练抵抗治疗师制造的波浪,维持平衡。②救生圈训练:应用救生圈托住患者颈部与腰骶部使患者漂浮,增强患者躯干控制能力。③单腿蹲起:嘱患者手扶浴槽中的扶手,单脚蹲下与站立,单腿蹲起主要是通过单腿负重训练髋膝关节的控制能力和平衡能力。④单腿站立后踢腿、屈膝屈髋90°:单腿站立后踢腿训练患者的伸髋动作和平衡能力,屈髋屈膝90°训练股四头肌、股二头肌等肌肉间的协调性。⑤水中站立俯卧撑:训练上肢伸肌力量,踝背屈和髋的伸展能力。⑥水下跑台训练:走步机两侧有扶手,并有治疗师保护与指导,减轻患者恐惧心理;速度由慢至快,训练患者的步行能力。⑦抗阻训练:患者手脚佩戴蹼类抗阻工具,增加运动时阻力,增强肌力。

神经内科医师:该患者病灶位于延髓内侧累及内侧丘系及锥体束,临床表现为延髓旁正中综合征,与椎动脉分支或基底动脉后部血管阻塞有关。患者存在平衡功能障碍、运动功能障碍及运动耐力减低、深浅感觉障碍等。同时要进行早期康复训练,训练时不仅要注重训练的先后顺序,也要注重在训练中纠正异常模式,在增强深感觉输入的同时

也应注重感觉的输出训练。

(孙志明　巫嘉陵　张琳瑛　王宏图　汪皖君　高春林　张玥　王轶钊　朱志中　于洋　刘首峰　于长申　王雅静　许迎春)

第8节 脑卒中护理病例

病例1

【病史】

患者,男性,73岁。于入院3天前无明显诱因出现吐字不清,言语障碍,右肢活动不利3天,行走拖拉,加重1天。查头部MRI示中脑异常信号,诊断为"脑梗死"。为求进一步诊治,收入我科。

既往高血压病史10年,血压最高达180/100mmHg,平日未规律服药,糖尿病史3年,平素三餐前口服二甲双胍。2012年11月及2013年2月患两次脑梗死,未留明显后遗症。否认肝炎、结核遗传病史,否认手术、外伤过敏史,否认食物、药物过敏史。

【查体】

入院时患者神清,中度构音障碍,双瞳孔等大等圆,光反应(+),可经口进食,饮水无呛咳,小便失禁,尿色黄。右肢肌力三级,左肢肌力五级,肌张力可遵嘱给予神经内科常规一级护理,持续氧气吸入及心电监护中,遵嘱给予营养脑神经和改善脑循环代谢药物治疗。

患者入院后给予各项入院评估表:

洼田饮水试验为2级;

跌倒与坠床危险因素评估见表2.8.1。

表2.8.1 跌倒与坠床危险因素评估表

科室:N5 床号:30 姓名:张某某 年龄:73 诊断:脑梗死

评估内容	危险因素	0分	1分	评估日期			
				1.3			
年龄	年龄≥65岁或年龄≤10岁	无	有	1			
摔倒史	曾有超过一次的跌倒史	无	有	0			
疾病因素	外伤、出血、手术后等各类疾病引起的虚弱无力、眩晕,有癫痫病史	无	有	1			
活动能力	肌力低下,肢体残缺,移动时需协助	无	有	1			
视觉功能	视物不清、视野缺失、偏盲等	无	有	0			
使用特殊药物	镇静、镇痛、催眠、降压药、降血糖药、其他易引起跌倒危险的药物	无	有	1			
精神状态改变	各种原因引起的嗜睡、模糊、定向力失常、躁动等,抑郁症、痴呆、判断理解力及注意力低下	无	有	1			
排泄情况	尿频或腹泻,如厕障碍或时间长	无	有	0			
评估总分				5			
评估护士签名				xx			

评价总分≥2分,应填写"预防措施"。

【护理措施】

①严格执行神经内科护理常规,吸氧及心电监护中,密切观察患者瞳孔及神志变化。定时监测血压,若发生病情变化,立即通知医生。②做好安全防护,对家属进行护理培训,加床档防止坠床。③协助康复师进行康复训练。④多与患者进行沟通,及时发现患者的心理变化,做好患者的心理护理,保持心情舒畅,加强其战胜疾病的信心,创造和谐温馨的治疗环境。⑤患者为老年卒中患者,加强皮肤的护理,定时翻身拍背。保证床单的干燥整洁,防止压疮的发生。⑥嘱患者多吃含丰富粗纤维和维生素的食物,防止便秘的发生(表 2.8.2 至表 2.8.4)。

表2.8.2　住院患者预防跌倒与坠床的措施

	护理措施	日　期				
		1.3				
1	使患者掌握防摔倒注意事项和方法	√				
2	向陪床讲解预防摔倒措施并交待离开患者时要向护士报告	√				
3	向患者讲解如何使用呼叫器并将其放置于患者床头					
4	床旁加床挡并保证其牢固使用,必要时使用合适的身体或肢体约束带	√				
5	病床轮子固定	√				
6	患者行走、移动、如厕时有人陪同,患者行走时应穿防滑拖鞋,外出时不可穿拖鞋;避免穿裤角过长的裤子	√				
7	确保患者易于拿到随手用物	√				
8	教会患者"三步"起床法,每步至少30 秒					
9	卧床超过一周的患者下床时应有人陪护	√				
10	向使用特殊药物的患者讲解药物的不良反应并密切观察有无眩晕、嗜睡等	√				
11	确保病区环境的安全,病区内部不要放置过多的杂物等	√				
12	地板光滑或刚拖过的湿地板要有醒目的标志	√				
13	将患者安排在靠近护理站的房间便于观察,加强巡视					
责任护士签名		xx				

表 2.8.3　皮肤危险因素评估及护理计划单

一、评价标准（诺顿评分）

评分 ≤ 14 分，则患者有发生压疮的危险，建议采取预防措施。

参数	身体状况				精神状况				活动能力				灵活程度				失禁情况			
结果	好	一般	不好	极差	思维敏捷	无动于衷	不合逻辑	昏迷	可以走动	帮助下可走动	坐轮椅	卧床	行动自如	轻微受限	非常受限	不能活动	无失禁	偶有失禁	常常失禁	二便完全失禁
分　数	4	3	2	1	4	3	2	1	4	3	2	1	4	3	2	1	4	3	2	1

二、评估记录及护理计划

	日期	1.3									
	班次	8 ~ 4									
评估	身体状况	3									
	精神状态	4									
	活动能力	3									
	可移动性	2									
	失禁情况	2									
	总分	14									
护理计划	避免受压摩擦 定时翻身	√									
	局部减压										
	气垫床										
	防止滑动	√									
	防止局部擦伤	√									
	避免拖拽	√									
	保护皮肤 皮肤清洁	√									
	床单干洁	√									
	床单及时更换	√									
	减压贴保护										
	局部用药保护										
	营养支持 保证入量	√									
	营养合理	√									
	水肿限盐										
	脱水补液										
皮肤评价	常见受压部位	完好									
	特殊受压部位	完好									
	评价人签字	xx									

表 2.8.4　护理计划单

科室:N5　床号:30　姓名:张某某　年龄:73　诊断:脑梗死

项目	要点		日期							
			1.3							
病情观察	生命体征	T	√							
		P	√							
		R	√							
		BP	√							
	疼痛									
	意识(GCS 评分)									
	瞳孔									
	肢体活动									
	尿量	24 h								
		＿ h								
	ICP 监测									
	血氧饱和度									
	皮肤粘膜									
	其他＿＿＿＿＿									
饮食护理	禁食水									
	鼻饲流质									
	流质									
	半流质		√							
	普食									
	其他＿＿＿＿＿									
管路护理	氧气管护理		√							
	胃管护理									
	尿管护理									
	气管插管护理									
	头部伤口引流管护理									
	脑室外引流管护理									
	腰大池引流管护理									
	中心静脉导管护理									
	其他＿＿＿＿＿									
副治疗	口腔护理									
	气切护理									
	雾化吸入									
	胃肠减压									
	测血糖		√							
	气管滴药									
	其他＿＿＿＿＿									

（待续）

（续表）

项目	要点	日期						
		1.3						
体位护理	平卧位	√						
	半卧位							
	其他＿＿＿＿							
仪器设备	呼吸机辅助治疗							
	冰毯							
	氦氖激光照射							
	压力抗栓泵							
	振动排痰机							
	其他＿＿＿＿							
健康指导	饮食指导	√						
	术前指导							
	术后指导							
	药物指导	√						
	康复指导	√						
	其他＿＿＿＿							
其他								
护士签字								

（何云燕　安中平）

第 9 节　睡眠呼吸暂停低通气综合征与脑卒中病例

病例 1

【病史】

患者,男性,46 岁,主因"右肢活动不利伴言语不清 6 小时"入院。

现病史:患者于入院前 6 小时在看电视时突然出现右肢活动不利,右上肢不能抬起及持物,右下肢不能行走,同时言语含糊,吐字不清,但能听懂问话。无头疼及恶心、呕吐,无视物旋转及视物成双,无意识障碍及二便失禁。于我院急诊就医,查脑 CT 示左基底节出血,出血量约 33mL,中线结构轻度右侧移位。因家属拒绝手术要求保守治疗而收入环湖医院六病区。患者自发病以来,嗜睡,精神弱,未进食水,无发热及抽搐,小便知,大便未解。

既往史:有高血压病史 10 年,间断口服拜新同 60mg, 血压波动在 200~160/100~120mmHg。吸烟 20 年,每日 20 支。"鼾症"10 年,未予检查及治疗。否认糖尿病史。否认肝炎、结核史。否认外伤史。否认食物、药物过敏史。无饮酒史。否认家族性遗传病及精神病史。

【查体】

入院后体格检查:体温:36.6℃,脉搏:100 次/分,呼吸:20 次/分,血压:200/115mmHg。

发育正常,肥胖体型,身高 178cm,体重 120kg[体质指数(BMI)37.6kg/m^2])。颈粗短,颈围 60cm,腹围 158cm,全身皮肤黏膜无黄染及出血点, 全身浅表淋巴结未触及肿大。头颅五官无畸形, 气管居中,甲状腺无肿大。双肺呼吸音粗,未闻及干湿性啰音。心率 100 次/分,心音有力,心律齐,各瓣膜听诊区未闻及明显病理性杂音。腹部膨隆,无压痛,肝脾肋下未及。脊柱无畸形,双下肢无水肿。

神经科查体:嗜睡,呼之睁眼,构音障碍,双瞳孔左:右=3:3mm,圆,光反应(+),眼动充分,无眼震及复视,右侧鼻唇沟浅,伸舌右偏。颈软,右侧上下肢肌力 0 级,左肢肌力 Ⅴ 级,右肢肌张力低,右巴宾斯基征(+),感觉共济欠合作。头部 CT 示:左基底节出血。

【诊断】

①脑出血(左侧基底节);②高血压病 3 级极高危;③睡眠呼吸暂停-低通气综合征。

【诊疗方法】

入院后完善相关检查。

心电图:窦性心动过速,左室肥厚劳损。

超声心动图:LVEF 62%, 左房增大,左室壁对称性增厚,左室舒张功能减低。

TCD:血流频谱欠佳。

颈动脉超声:颈动脉硬化。左、右侧颈总动脉内膜不均匀增厚,最厚 1.3mm。

血常规:WBC 16.28×10^9/L, N 90.0%, Hb 140g/L,PC 91×10^9/L。

血脂:总胆固醇 6.81mmol/L,低密度脂蛋白 4.85mmol/L。

空腹血糖:5.93mmol/L。

血气分析:pH 7.36,pO$_2$ 67mmHg,pCO$_2$ 58mmHg。提示低氧血症, 轻度二氧化碳潴

留。

多导睡眠呼吸监测报告显示:睡眠呼吸暂停低通气指数(AHI)63.4 次/小时,最长呼吸暂停 3 分 28 秒,最低血氧饱和度($LSpO_2$)78%。

结论:①符合睡眠呼吸暂停-低通气综合征,混合型为主,重度;②夜间睡眠低氧血症为重度。

复查头部CT:左基底节血肿,右侧脑室旁软化灶。

凝血功能、超敏 C 反应蛋白、肝肾功能、免疫功能未见异常。

卒中危险因素:高血压、吸烟、睡眠呼吸暂停-低通气综合征、肥胖。

卒中量表评测:NIHSS 评分 16 分,CSS 评分 30 分,ESS 评分 68 分,Barthel 指数(BI)30 分。

康复师:该患者为左基底节出血患者,存在构音障碍,肢体运动功能障碍,予以中频电刺激和偏瘫肢体综合训练治疗,并指导患者家属进行良肢位摆放和肢体运动。

营养师:该患者为左基底节脑出血,同时伴高血压、高胆固醇血症、肥胖等。既往膳食摄入能量过多,活动少。身高 178cm,体重 120kg,体重质数 37.85kg/m²,属肥胖,初步制订治疗膳食计划是供给热能 1606kcal,目前每日给予主食 8 两,以防主食减少过快产生不良反应,待适应后再逐渐减少达到 6 两的目标量,并增加粗粮占比;茎叶类蔬菜 1 斤 5 两以上;水果 2 个;瘦肉类 2 两;豆制品 2 两;鸡蛋一周 3~4 个;炒菜油 20mL;盐 3g。不食腌制食品和味精、鸡精等含钠较多的调味品;少食或不食动物内脏及煎炸食品;适量摄取坚果类食品,每日少于 50g;每周保证 1~2 次鱼类的摄入(包含在瘦肉类中)。严格戒烟,限制饮酒。根据身体各项指标、活动量及膳食量适应程度再行调整治疗膳食配方,逐渐减轻体重,使身体各项指标达标,减少再发卒中的危险因素。

治疗经过:入院后给予静脉甘露醇脱水降颅压,补液维持电解质平衡。口服左旋氨氯地平、厄贝沙坦/氢氯噻嗪、美托洛尔降压保护心脏治疗。因发热、咳嗽、双肺啰音,白细胞增高,痰培养为琼氏不动杆菌,合并肺感染给予舒普深及氨溴索抗感染化痰等。在常规治疗的基础上,给予双水平正压呼吸机经鼻罩无创通气,压力 24/12cmH₂O,呼吸机吸氧 5L/分,SpO_2 可维持在 98%以上。戴机治疗 3 天,患者精神状态开始改善,白天嗜睡时间减少,夜间深睡眠增多,觉醒次数减少。血压平稳下降,160/100mmHg,心率 70 次/分,复查脑 CT 血肿面积无扩大,脑水肿无加重。继续维持目前治疗并开始了康复训练。2 周后停用了脱水药,脑血肿部分吸收。语言及肢体活动逐渐恢复。无创辅助通气也改在夜间睡眠时应用。BiPAP 治疗目的是控制睡眠呼吸紊乱、恢复睡眠的连续性、纠正低氧状态和二氧化碳潴留,降低高血压患者白天和夜间的血压,减少脑血管不良事件发生和改善预后。患者出院时嘱饮食控制,多运动康复训练,减轻体重,戒烟酒。保持良好的生活习惯。坚持每晚睡眠时佩戴无创呼吸机进行二级预防。

出院诊断:①脑出血(左侧基底节);②高血压病 3 级极高危;③睡眠呼吸暂停-低通气综合征;④肺感染;⑤高脂血症。

出院评分:NIHSS 评分 12 分,BI 40 分。

3 个月随访:NIHSS 评分 8 分,BI 60 分,无再发卒中事件,血压平稳,体重减轻。

(席刚 李毅)

附录 1　急性缺血性卒中后认知功能障碍相关因素研究

【病历情况】

患者，女性，78 岁，已婚，右利手，小学学历，与老伴居住。职业：工人；身高：165cm；体重 60kg；体重指数 22kg/m²。主因"言语不清、头痛，右下肢无力 3 天"于 2013 年 9 月 11 日入院。

现病史：患者于入院前 3 天，无明显诱因出现言语不清、交谈困难，可以正确理解语意，伴持续性头痛，无缓解，伴右下肢无力，右下肢能站立但行走不稳，右上肢能抬起及持物，无头晕、无耳聋耳鸣、无视物旋转，无恶心呕吐、无肢体麻木及抽搐，无意识障碍。在家中未给予治疗，上述症状未见好转；入院前 1 天于我院门诊科就诊。查头部 CT 未见出血，进一步头部 MRI 录像示左侧丘脑、脑室旁异常信号，考虑急性梗死，给予前列地尔 10μg 输液治疗，治疗后症状无明显变化，为求进一步诊治收入脑内十六病区。患者自发病以来精神、睡眠可，无发热，进食水无呛咳，二便自知。

既往史：既往高血压病史 20 余年，平时血压最高达 200/110mmHg，口服非洛地平 5mg（qd），血压可控制在 145/90mmHg 左右；冠心病史 4 年，平时口服通脉养心胶囊；否认糖尿病史。否认手术外伤史，否认肝炎、结核等传染病病史；否认输血史，对磺胺类药物及海鲜过敏。否认高血压、糖尿病、冠心病及痴呆家族史；否认吸烟及饮酒史。

【查体】

入院后神经科查体：神清，轻度构音障碍，双侧瞳孔等大等圆，光反应（+），眼动可，眼位居中，无眼震及复视，双侧鼻唇沟对称，伸舌居中，颈软，左肢肌力 V 级，右上肢肌力 Ⅳ 级，右下肢肌力 Ⅲ-级，肌张力可，腱反射（++），双侧巴宾斯基征（-），双侧感觉检查对称，左侧肢体共济运动检查稳准，右侧肢体共济检查不合作，洼田饮水试验一级。心肺腹查体（-）。

【辅助检查】

化验：血常规、便常规、肝肾功能、血电解质、免疫全项、血流变、同型半胱氨酸、凝血四项等基本正常。血糖：空腹血糖：6.74mmol/L（3.89~6.12mmol/L），糖化血红蛋白：7.1%（4.5%~6.2%）；尿常规：尿糖 1+；血脂：甘油三酯：1.17mmol/L（0~2.25mmol/L），胆固醇：5.04mmol/L（0~5.7mmol/L）；HDL：1.01mmol/L（1.1~1.74mmol/L）；LDL：3.03mmol/L（0~3.12mmol/L）；Hs-CRP：4.73mg/L（0~3mg/L）。

头部CT（2013-09-11，本院）：未见出血。

头部MRI（2013-09-11，本院）：①左侧丘脑、脑室旁异常信号，考虑急性梗死（附图 2.1.1）；②脑桥、双侧基底节区双侧丘脑区、胼胝体、左额多发腔隙灶及软化灶；③脑白质脱髓鞘改变；④脑萎缩。

颈动脉彩色多普勒超声：颈动脉硬化、多发附壁斑块。

经颅多普勒：双侧椎动脉血流速度欠对称，血管硬化；脉动指数部分增高。

【病例讨论】

住院医师：患者为老年女性，主因"言语

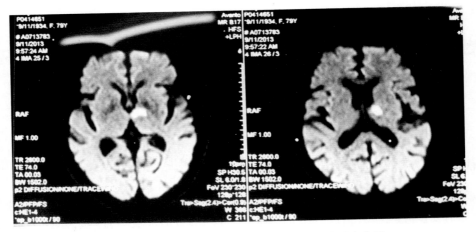

附图 2.1.1　头部 MRI DWI 像：左侧丘脑、脑室旁异常信号。

不清、头痛，右下肢无力 3 天"入院，既往高血压、冠心病病史。①定位诊断：患者构音障碍定位于皮质核束，右下肢肌力减退定位于左侧皮质脊髓束，结合头 MRI 定位于左侧丘脑、脑室旁。②定性诊断：老年女性，急性起病，卒中样发作，有明确的神经科定位指征，结合头 MRI 及 CT 可定性为缺血性脑卒中。③病因病机分析：TOAST 分型为小动脉闭塞型卒中。CISS 分型为粥样硬化血栓形成–穿支动脉粥样硬化血栓形成。

主治医师：卒中急性期的治疗原则是什么？如何管理？

应该从 5 个特异性治疗方法着手选择：①溶栓治疗：患者已超过溶栓治疗的时间窗，故不能进行该治疗。②抗凝治疗：2014 年美国心脏协会/美国卒中协会（AHA/ASA）卒中防治指南关于房颤抗凝治疗的建议是，对于无其他明确病因的急性缺血性卒中或 TIA 患者，建议在发病 6 个月内对其进行为期一个月左右的心律监测，明确是否存在房颤，以确定是否需要抗凝药物治疗。对于房颤患者一定采用 CHADS$_2$ 和 CHA$_2$DS$_2$–VASc 方案进行卒中风险评估。该患者虽然冠心病病史 4 余年，入院后 24 小时多导心电图监测并未发现房颤等类型的心律失常，故暂不启动抗凝治疗。③降纤治疗：对于不适合溶栓，高纤维蛋白原血症的脑梗死患者可以选用降纤治疗，但应根据患者具体情况谨慎应用。④抗血小板：患者处于缺血性脑卒中急性期，根据各国指南推荐，在无禁忌证情况下给予阿司匹林 150~300mg qd；口服抗血小板聚集治疗，考虑患者年龄偏大，可改为 100mg 阿司匹林口服。⑤脑保护治疗：可予以依达拉奉、瑞舒伐他汀钙等治疗，这也是基于 2013 年 AHA/ASA 关于脑卒中急性期治疗建议。

此外，还应该掌握 3 个管理内容：①血压管理：患者既往高血压病史 20 余年，入院后血压波动于 160/100mmHg 左右。根据 2013 年 AHA/ASA 脑卒中防治指南：脑卒中 24 小时内不提倡积极降压以保证脑灌注；当血压超过 220/120mmHg 时可予降压药物进行适当控制。糖尿病患者提倡使用 ARB 或 ACEI 类降压药控制血压。病情急性期后，对于年龄 ≥60 岁老年糖尿病患者降压目标 140/90mmHg。②血糖管理：患者空腹血糖：6.74mmol/L；糖化血红蛋白：7.1%；尿常规：尿糖 1+。患者既往无糖尿病病史，但空腹血糖已超过正常水平（3.89~6.12mmol/L），近期 3 个月血糖平均水平已达到糖尿病诊断标准，予糖耐量检查明确诊断，糖耐量结果：空腹血糖 6.91mmol/L，服用葡萄糖后 2 小时血糖 13.35mmol/L。根据 2014 年 ADA 糖尿病诊疗指南，患者糖尿病诊断明确，应先嘱饮食控制，加强锻炼，控制体重，继续监测血糖变化，必要时予以降糖药物治疗。③血脂管理：患者入院后甘油三酯：1.17mmol/L；胆固醇：5.04mmol/L；HDL－C：1.01mmol/L；LDL－C：3.03mmol/L。虽然各项血脂均在正常范围内，但根据 2014 年 AHA/ASA 脑卒中防治指南，对于有动脉粥样硬化性心脑血管疾病的患者应予以高强度（年龄<75 岁）或中等强度（年龄>75 岁）的他汀类药物治疗。因此，该患者应予以瑞舒伐他汀钙 10mg（qn），口服降低 LDL-C 至原水平的 50%，或降低至 1.8mmol/L。

患者入院后神经心理测评结果是什么？

住院医师：高级神经功能评定：MMSE（2013-09-12）：14 分，定向力、注意力和计算力、延迟回忆差；MoCA（2013-09-12）：14 分，命名、计算力、语言重复、抽象、延迟回忆及时间定向力差；ADL：23 分，搭乘公共车辆、理财需要帮助；画钟试验（CDT）：3 分；神经精神科调查问卷（NPI）：评估分级 3 分，护理者苦恼分级 1 分；HAMD：17 分（失眠、工作和活动功能受影响）；临床痴呆等级（CDR）：1。

主治医师：从两个认知功能筛查量表 MMSE 和 MoCA 分析，患者存在多领域认知功能障碍，同时存在轻度情绪问题，但尚未影响日常生活能力，符合轻度认知功能障碍的诊断标准。患者既往没有明确的认知下降的主诉，也没有家属提供类似的记忆下降的证据，本次患有急性脑梗死，且患者梗死部位为丘脑，是与认知功能相关的部位，故我们应该诊断为血管性认识功能障碍。按照中国血管性认识功能障碍指南，其病因分型为缺血型，其程度分型为血管性认知功能障碍非痴呆型。该患者主要表现语言表达交流障碍，有研究表明兴奋性氨基酸拮抗剂美金刚

对卒中后语言障碍有明显改善作用，故可予美金刚 10mg（qd），口服促智，改善认知功能。

目前诊断：①脑梗死（左侧丘脑、脑室旁）；②高血压病 3 级极高危；③冠心病；④2 型糖尿病；⑤脂代谢紊乱；⑥血管性认知功能障碍、非痴呆（VCIND，很可能）。病因分型：缺血型。

【随访】

3 个月随访：MMSE（2013-12-17）22 分，地点定向力、延迟回忆差；MoCA（2013-12-17）17 分，视空间与执行功能、命名、抽象、延迟回忆差；ADL 23 分，搭乘公共车辆、理财需要帮助；CDT 3 分；NPI 评估分级 1 分，护理者苦恼分级 0 分；HAMD 13 分；CDR 0.5。

半年随访：MMSE（2014-03-10）26 分，延迟回忆稍差；MoCA（2014-03-10）20 分，视空间与执行功能、命名、抽象、延迟回忆差；ADL 23 分，搭乘公共车辆、理财需要帮助；CDT 4 分；NPI 评估分级 0 分，护理者苦恼分级 0 分；HAMD 7 分（工作和活动功能受影响）；CDR 0.5。患者各方面认知功能、日常生活能力及抑郁情绪逐渐改善（附表 2.1.1）。

【病例讨论】

主任医师：有研究显示，脑卒中后 3 个月和 1 年痴呆患病率分别为 25% 和 32%，而脑卒中急性期认知功能障碍患病率可高达 70% 以上。作为目前唯一可以防治的痴呆性疾病，血管性认知损害的早期诊断、及时干预具有重要临床意义。对本院自 2010 年 10 月至 2012 年 12 月住院治疗并连续登记的急性缺血性卒中患者行多因素分析，结果显示低教育程度、糖尿病病史和高糖化血红蛋白水平、高血清超敏 C 反应蛋白水平、高 HAMD 评分为缺血性卒中后认知功能障碍的独立危险因素。该患者为老年女性，小学学历，属于低教育水平，入院后发现糖尿病，

附表 2.1.1　相关项目评分

时间\项目	MMSE	MoCA	ADL	HAMD	NPI	CDT	CDR
2013 - 09 - 12	14 分	14 分	22 分	17 分	3 分	3 分	1 分
2013 - 12 - 17	22 分	17 分	23 分	13 分	1 分	3 分	0.5 分
2014 - 03 - 10	26 分	20 分	23 分	7 分	0 分	4 分	0.5 分

血糖近 3 个月维持高水平,血清超敏 C 反应蛋白明显升高, 并且出现明显的卒中后抑郁,为典型的病例代表。

受教育程度与认知功能有一定相关性,已经证实受教育程度是脑卒中急性期认知功能障碍的一项独立影响因素,老年患者受教育程度越高,脑卒中后发生认知损害的概率越低,认知功能障碍程度越轻。较高受教育程度有益于提高认知储备,受教育过程可增加脑血流量, 为神经元活动提供氧和能量, 同时降低神经元对神经毒素的敏感性;而且不断地学习有助于促进神经突触发生、增加神经元之间的突触联系,对认知功能具有一定保护作用。

近年流行病学及临床研究结果发现,1 型和 2 型糖尿病均与认知损害有密切相关性。本院纳入的 314 例急性缺血性卒中患者中,PSCI 组患者糖尿病比例明显高于 PSNCI 组,而且糖尿病患者发生认知损害的风险是非糖尿病患者的 3.24 倍,为脑卒中后认知功能障碍的一项独立危险因素。PSCI 组患者血清糖化血红蛋白水平明显高于 PSNCI 组,与 MoCA 评分呈负相关, 持续高血糖状态可加剧急性脑卒中后认知功能障碍。有学者认为,脑卒中基础上合并糖尿病可减弱神经损伤后的自我保护能力, 加剧认知功能障碍。可能存在以下病理生理学机制:①糖尿病的某些病理因素参与引起脑卒中后组织内阿尔茨海默病病因学变化;②胰岛素抵抗(IR)导致对葡萄糖转化利用和脂肪代谢障碍;

③引起甚至加重脑卒中后中枢神经系统氧化应激反应; ④引起自主神经功能紊乱,导致血管内皮功能障碍,促进动脉粥样硬化和斑块形成;⑤慢性炎症反应引起动脉粥样硬化和供血动脉狭窄,脑组织缺血缺氧,能量代谢障碍、神经递质改变和神经元变性坏死,构成认知损害的病理生理学基础。

有研究表明,超敏 C 反应蛋白可以作为脑卒中后认知功能的监测指标。超敏 C 反应蛋白可通过介导巨噬细胞吞噬低密度脂蛋白形成泡沫细胞, 诱发内皮细胞功能失调,抑制血管平滑肌细胞再生和迁移,从而导致大脑动脉粥样硬化,引起血管病变。此外, 超敏 C 反应蛋白还可直接引起神经元损伤,破坏额叶-皮质下神经环路,从而导致认知功能障碍和痴呆。具有高水平超敏 C 反应蛋白的人群往往伴随胰岛素抵抗、代谢综合征、颈动脉内-中膜增厚。本院大样本病例分析发现, 血清超敏 C 反应蛋白水平与认知功能呈负相关, 高水平超敏 C 反应蛋白患者发生认知功能障碍的风险是低水平患者的 1.17 倍。

Logistic 回归分析也显示,抑郁是脑卒中后认知功能障碍的一项独立危险因素,卒中后抑郁情绪不仅影响躯体疾病康复,而且影响脑内乙酰胆碱与肾上腺素递质平衡,导致患者的注意、记忆、思考以及社会功能(如上学、上班、家务、社交等)下降。

总之,对缺血性卒中急性期患者进行认知功能筛查十分必要。从 2007 年开始各国指南都建议每个脑卒中患者急性期都应该进行认知筛查,并提出认知功能损害应作为评估脑卒中预后的指标。脑卒中后认知功能障碍的早期识别与及时干预对预防血管性认知损害的发生和控制疾病进展具有重要临床意义。

（王艳　周玉颖）

附录 2　混合性痴呆病例讨论

【病例情况】

患者,男性,64 岁,大学学历。主因记忆力下降 1 年就诊。

现病史:患者于 1 年前在工作中发现别人交代的工作忘记了, 反复提醒也想不起来。因为是财务管理工作,总是担心出问题,自己就常写便条、记日记帮助记忆。近半年家属发觉患者总重复问同样的问题,有时早上会刷牙 5~6 次。自己觉得是记忆出现了问题,于 2007 年来我院神经内科门诊。

问题:根据患者及照料者的叙述,该如何用一个医学术语概括症状?

答:可以用"情景记忆障碍"来概括。情景记忆即以时间和空间为坐标对个人亲身经历的、发生在一定时间和地点的事件(情景)的记忆。例如昨天在公园里会见一位朋友的记忆就是情景记忆。还可以简单地概括为"3W",即:When(什么时间),Where(什么地点),What(做了什么事情)。

问题:下一步将如何进行诊疗?

答:①要询问既往高血压、糖尿病、冠心病、脑卒中病史,有无头外伤史、毒物接触史、一氧化碳中毒史、家族史。②进行正规的神经系统查体。③血液化验:血常规、凝血四项、血糖、血电解质、肝功能、肾功能、血脂、血同型半胱氨酸、血超敏 C 反应蛋白、甲状腺功能、血液三项。④电生理检查:事件相关电位 P300, 运动诱发电位。⑤头颅 CT 或 MRI。⑥还要做认知功能筛查。

既往史:无其他疾病史。吸烟 40 余年,每日 3~4 支。无饮酒史。

家族史:姐姐 80 岁时有"老糊涂",具体情况不详。无用药史。

其他基本资料:已婚,右利手,大学学历,与老伴居住。

【查体】

身高 170cm,体重 55kg,体重指数 $19kg/m^2$。

神经科查体:未见明显异常。

实验室检查:肝肾功能、甲状腺功能、维生素 B_{12}、血脂、同型半胱氨酸等未见异常。

认知功能筛查:MMSE 27 分 (三个单词回忆障碍)。

【病例讨论】

问题:我们从这个患者的 MMSE 评分能得到什么信息?

答:MMSE 评分中回忆能力三个词都没有回忆出来,减了 3 分。回忆能力是客观检查情景记忆的方法。

问题:MMSE 如何评分?

答:评分标准:回答正确记 1 分,满分 30 分。文盲≥17 分、小学≥20 分、初中及以上≥24 分为正常。如果文盲<17 分、小学<20 分、中学以上<24 分可考虑有认知障碍。

问题:他的画钟测验 2 分,请问怎样进行画钟测验?

答:做测试时,需要在白纸上画出一个钟表的表盘,并在上面标出 8 点 20 分,整个过程应在 10 分钟内完成。画钟测验的计分方法有多种,目前国际上普遍采用的是"四分法计分":第一步,画出一个封闭的圆(表盘),得 1 分;第二步,将 12 个数字都写出,得 1 分;第三步,将数字安置在表盘上的正确位置,得 1 分;第四步,能准确地标注出 8

点 20 分,得 1 分。

点评:回答正确。这种画钟测验看似简单,但需要多种认知系统的协同参与,它可以反映人们的视空间、执行功能以及听理解能力。患者的日常生活能力 ADL 20 分。头颅 MRI:轻度脑萎缩,海马 1.5 分,脑白质脱髓鞘。患者临床诊断:①遗忘型 MCI(多领域-记忆、视空间和执行功能);②白质疏松。给予的治疗:胞磷胆碱 0.2 tid。患者半年后复查 MMSE 29 分,画钟测验 3 分,ADL 20 分。继续原有治疗。

两年后(2009 年)患者出现语言理解障碍,有空洞的语言,遇到老熟人记不起名字。打电话有困难。有两次在家门口找不到家门。

问题:患者这些症状的神经定位是什么?

答:听理解障碍定位于颞叶,言语表达障碍定位于额叶,命名障碍定位于角回及其周围皮质,失用、定向障碍定位于顶叶。

患者的 MMSE 23 分,其中定向力减 4 分,回忆能力减 3 分。画钟测验 3 分,ADL 23 分。修改临床诊断为混合型痴呆(早期)(阿尔茨海默病+血管因素:白质疏松),给予安理申 5mg(qn),丁苯酞 0.1g(tid)[或尼麦角林 10mg(tid)交替]。

2010 年第 3 年随访,患者的 MMSE 25 分,其中定向力减 2 分,回忆能力减 3 分。同时我们引用了 MoCA 评分,患者为 16 分,表现为多领域受损(附图 2.2.1)。

问题:MoCA评分如何操作?

答:MoCA 量表北京版测试用表分别从交替连线测验、视空间与执行功能(立方体、钟表)、命名、记忆、注意、句子复述、词语流畅性、抽象、延迟回忆和定向这 11 项检查内容对人的 8 个认知领域(包括注意与集中、执行功能、记忆、语言、视结构技能、抽象思维、计算和定向力)进行评估。如果受试者受教育年限小于 12 年,在测试结果上加 1 分,

校正受教育程度的偏倚,得分越高认知功能越好。评分≥26 分为正常;评分<26 分,说明患者已有认知功能损害。

点评:回答得很好。患者 2010 年随访第 3 年复查 MRI 示脑白质疏松较前更加明显,海马萎缩 3 分。

2011 年随访第 4 年,患者出现猜疑,怀疑别人拿了他的钱。分不清季节,频繁更换衣服。走失一次。衣服穿反,点烟不会用打火机,刮胡子不知用刮胡刀。MMSE 19 分,MoCA 14 分,ADL 26 分,汉密尔顿抑郁量表 HAMILTON 8 分。这时修改诊断为混合型痴呆(中度)。治疗:安理申 2.5mg(qn),美金刚 5mg(bid),银杏叶 2 片(tid)。因患者血脂增高,间断服用辛伐他汀 20mg(qn),阿司匹林 100mg(qd)。

2012 年随访第 5 年,患者大部分语言不能理解,语言空洞。偶有视幻觉。坚持每天固定时间出门(在下午 4~5 点),出门后就不回家,需要强制性拉回家。期间发作一次胆囊炎,在外院住院治疗,停用抗痴呆药物。复查头 MRI 示脑白质疏松更加明显,海马萎缩 3 分。这时 MMSE 10 分,ADL 41 分,认知功能明显下降(附图 2.2.1)。

2013 年随访第 6 年,交流极为困难,吃饭需要督促,有时二便控制困难。要出门上班,实际上早退休了。明明是在家,但还要回家。这时 MMSE 1 分,MoCA 1 分。临床诊断为混合型痴呆(重度)。治疗:银杏叶 2 片(tid),安理申 5mg(qn)。因患者血脂增高,间断服用辛伐他汀 20mg(qn),阿司匹林 100mg(qd)。

患者于 2013 年 10 月 10 日无明显诱因突发肢体抽搐,表现为四肢强直性抽动,呼之不应,不语,牙关紧闭,无双眼上吊,无口吐白沫。症状持续数分钟后自行缓解,缓解后未诉头痛头晕,无恶心呕吐,无意识障碍,言语及肢体活动如常,二便自知,后症状未再发作,就诊于外院,头部 CT 示右顶枕脑出

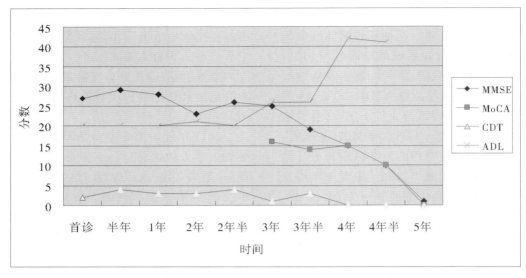

附图 2.2.1 神经心理量表评价变化趋势。

血(附图 2.2.2)。

问题:考虑出血原因是什么?

答:该患者是脑叶出血,脑叶出血可以由高血压导致,亦可由脑动脉瘤、脑动静脉畸形、Moyamoya 病、血管淀粉样变性、脑瘤、血液病、感染、药物、外伤及中毒等所致。

患者在外院做了 DSA,没有发现脑动脉瘤、脑动静脉畸形、Moyamoya 病等。入院第四天烦躁,复查 CT 示再发左颞出血(附图 2.2.3)。

患者于 2013 年 10 月 22 日转至环湖医院脑内科。查体:患者神清,不全混合性失语。双侧瞳孔等大等圆,光反应(+),眼动充分,眼位居中,无眼震,复视检查不合作。双侧鼻唇沟对称,张口伸舌欠合作。颈抗(-),四肢肌力粗测 V 级,肌张力可,腱反射(++),双侧巴宾斯基征(-)。双侧肢体感觉及共济检查欠合作。纤维蛋白原 5.05g/L,略高。同型半胱氨酸、空腹血糖、甘油三酯、胆固醇正常。总蛋白 49.8g/L、白蛋白 26.0g/L、血红蛋白 100g/L,略低。经颅多普勒示双侧大脑中动脉血流速度减慢。颈部血管超声示颈动脉硬化,附壁斑块。脑电图示前头部可见大量中幅不规则慢波(θ-δ 范围),并可见中幅孤

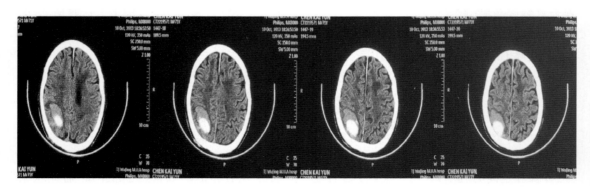

附图 2.2.2 2013 年 10 月 10 日头部 CT 示右顶枕脑出血。

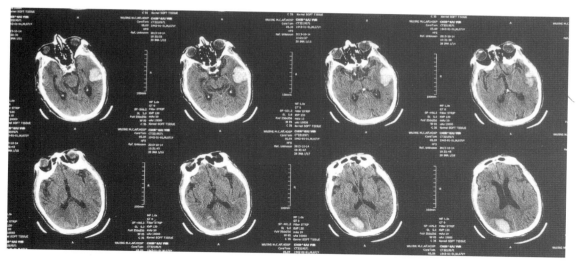

附图 2.2.3　2013 年 10 月 14 日头 CT 示右顶枕、左颞脑出血。

立尖波、尖慢波,波幅优势时左时右。考虑脑出血,症状性癫痫。入院后给予脱水降颅压治疗、抗癫痫治疗、促智治疗。查头部 MRI-梯度回波显示颅内弥漫性微出血(附图 2.2.4)。修改临床诊断很可能为脑淀粉样血管病(CAA)。

脑淀粉样血管病(CAA)是常见的脑小血管病。病理特征为进展性淀粉样蛋白 β(Aβ)沉积在大脑皮质、软脑膜的小、中型动脉(直径最大约 2mm)和微小动脉及毛细血管和小静脉血管壁上。临床上以脑叶出血为主要特点,易反复发作,亦可表现为痴呆、脑缺血或蛛网膜下腔出血。

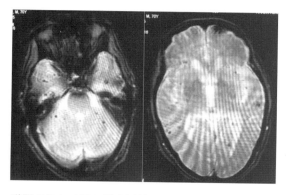

附图 2.2.4　MRI-梯度回波显示颅内弥漫性微出血。

流行病学和危险因素:①高龄是 CAA 最强的临床危险因素。②高血压不是 CAA 发展的危险因素,但其可能会增加 CAA 相关脑出血的危险性。③载脂蛋白 E(ApoE)等位基因是 CAA 唯一已知的遗传危险因素,其有介导 Aβ 代谢、聚集和清除的效应。

CAA 的发病机制:①CAA 确切发病机制仍不清楚,有研究显示 Aβ 及载脂蛋白 E(ApoE)参与的"种植"学说是 CAA 发病的一种可能机制。②淀粉样物质通常以两种形式沉积于血管壁,即嗜刚果红血管病(CA)及斑样血管病(PA)。③大量 AD 病理观察,发现 AD 神经炎性病理改变与 PA 关系密切,而与 CA 无明显相关性。

CAA 的神经病理学:CAA 中血管淀粉样蛋白主要由可溶的 Aβ40 组成,在进一步的免疫组化观察中,可证实病变血管的平滑肌细胞结构破坏,纤维胶原减少,淀粉样物质堆积,造成血管脆性增加,血管壁对血流和压力变化的反应能力变弱。各种 CAA 相关血管病变包括微动脉瘤形成、纤维素样坏死、双腔样改变、微小动脉丛以及内膜玻璃样变,是 CAA 导致脑出血的重要原因,其中微动脉瘤形成和纤维素样坏死最常见。

CAA特有的临床表现：①症状性脑实质内出血；②认知功能障碍和痴呆；③CAA 相关性炎症；④暂时性局灶性神经症状发作 (TFNE)。

CAA影像学表现：①出血性病变：脑叶出血、脑微出血、脑凸面蛛网膜下腔出血、皮层表浅铁沉着症。②缺血性病变：脑白质稀疏 (LA)、腔隙梗死、血管周围间隙扩大、弥散加权成像的无症状的急性缺血性病变。

CAA的几个主要临床表现：①CAA 相关的脑叶出血：CAA 是老年人非外伤、非高血压脑实质出血 (ICH)，特别是复发性 ICH 的一个重要病因，在老年脑出血中占 12%~15%。CAA 也是老年华法令相关 ICH 的一个重要原因。美国心脏学会/美国卒中学会指南指出：临床可疑 CAA 者应用抗凝治疗会增加再出血风险。②CAA 的临床表现——认知损害与痴呆：患者表现为亚急性的认知功能下降，可伴随多种表现形式的癫痫、双侧锥体束征、严重的白质脑病等。缓慢进行的认知功能障碍和多种 CAA 的病理病变有关，特别是微出血、微观梗死和白质病变。36.5%的严重 CAA 患者伴有痴呆。25%~40%的 CAA 患者发生痴呆可先于症状性 ICH。③CAA 相关的白质疏松：可能机制为血管淀粉样蛋白沉积可能通过引起血管狭窄和血管功能降低、损害动脉血管的反应性而改变白

质血液灌注。白质损害容积的增加与 CAA 进展相一致。白质损害的程度可以反映脑血管淀粉样变性引起的微血管变性。④CAA 相关性炎症 (CAAI)：临床表现可类似颅内炎症，应用皮质类固醇治疗有效。⑤暂时性局灶性神经症状发作 (TFNE)：TFNE 的临床表现特征为反复性、定型和短暂的发作，一般少于 30 分钟，通常在几分钟之内。TFNE 与 CAA 出血的某些类型有关如微出血、cSAH 或皮层表浅铁沉着症。

TFNE的特征临床表现：①阳性局限性症状：a."先兆样" (aura like) 扩展性感觉异常：多累及面或手，也有累及口角和手，呈手-口综合征样发作，是 TFNE 特征的发作形式。b.阳性视觉现象 (通常为与偏头痛先兆相似的阳性视觉症状)。c. 肢体抽动 (limb-jerking) (部分运动癫痫样发作)。②阴性局限性症状：a."暂时性缺血发作 (TIA) 样" (TIA-like) (附表 2.2.1)。b.突然开始的肢体无力、言语障碍或视力丧失。

波士顿CAA 的诊断标准 (2012 年改良的 Boston 诊断标准 J Neurol Neurosurg Psychiatry 2012,83:124 -137)：① 肯定的 CAA：完整的尸检资料显示脑叶、皮层或皮层-皮层下出血和伴有严重血管淀粉样物质沉积的 CAA，无其他病变。②病理学证实的 CAA：临床症状和病理学组织 (清除的血肿

附表 2.2.1　TIA 和 TFNE 的区别

项目	TIA	TFNE
病因不同	缺血：微栓、血流动力学障碍–低灌注等	微出血病变：cSAH 或皮层表浅铁沉着症
累及血管病理和部位	大动脉粥样硬化	淀粉样小血管病，皮层小血管
临床表现	阴性症状为主，偶有阳性症状者如肢体抖动型 TIA	阴性和阳性表现者均各半
预后的临床意义	预示近期将发生主要卒中或缺血性血管事件	预示近期将发生颅内出血 (脑叶)
治疗	Aspirin 等抗血小板聚集药物，有房颤者考虑用抗凝制剂	禁用 Aspirin 等和抗凝药

或皮层活检标本)显示脑叶、皮层或皮层-皮层下出血或仅有某种程度的血管淀粉样物质沉积，无其他病变。③很可能的 CAA：年龄≥55 岁，临床症状和影像表现均显示局限于脑叶、皮层或皮层-皮层下（包括小脑）多发出血，而没有其他原因引起的出血。④可能的 CAA：年龄≥55 岁，临床症状和影像表现为无其他原因可以解释的单个脑叶、皮层或皮层-皮层下出血。

CAA 的治疗：①不宜使用抗凝和抗血小板药物。②控制血压。③他汀类药物的应用：卒中患者的阿托伐他汀试验研究显示，在接受高剂量药物治疗的患者中，ICH 的发病率小幅上升。近期 CAA 相关 ICH 患者，应该尽可能避免应用他汀类药物。④Tramiprosate 是一种可能推迟或抑制 CAA 进展的药物，它是一种离子化合物，可以结合可溶性 Aβ，干扰淀粉样蛋白的级联反应。⑤在可疑 CAA 或者 CADASIL 时，应该对心血管危险因素进行治疗（Ⅱa 类；丙级证据）。⑥急性认知减退并且有 CAA 相关炎症证据的患者应该给予免疫抑制治疗，例如皮质激素或者环磷酰胺（Ⅰ类；乙级证据）。

（周玉颖）

附录 3 从一个病例看神经系统疾病的分析
——"双侧梗死"的疑惑

第一部分：入院情况

【病例情况】

患者，女性，28岁。主因头痛5日、视物不清2日、间断意识丧失1日入院。患者于入院前5日无明显诱因出现头痛，以前额、双眼、头顶部为主，疼痛呈持续性，阵发加重，与体位变换无关。伴恶心，未呕吐，无畏声、畏光。程度较轻可耐受，未明显影响生活。2日前出现视物不清，自测发觉双眼视力下降，无视物不全及视物成双等。自测血压168/96mmHg（平时基础血压100/60mmHg）。入院前1日夜间睡醒后如厕时突发意识丧失，呼之不应，面部向下摔倒，伴有四肢僵直及轻微抽动，1~2分钟后意识转清。无口吐白沫、无尿便失禁。次日清晨再次类似发作，家属发现发作时头眼向一侧偏转，有约几秒的眼睑快速眨动，余同前，整个发作数分钟自行缓解。遂于当地医院就诊，查头部CT见双侧枕叶低密度灶，为求进一步诊治转来我院。患者自发病以来，无发热，纳稍差，精神及睡眠可，二便正常。无皮疹、脱发、光过敏、口腔溃疡、口眼干燥、关节疼痛等。

既往史：8个月前因全身乏力于血液病专科医院诊断为重症再生障碍性贫血，血红蛋白最低为40g/L，住院予输血、抗淋巴细胞抗体免疫球蛋白、环孢素A等治疗，病情缓解出院。目前服用环孢素A片250mg/d，利血生60mg/d。否认肝炎、结核等传染病史；否认外伤手术史；否认药物及特殊食物过敏史。

个人史及家族史：已婚未育，月经史正常。不吸烟及饮酒，否认毒物及射线长期接触史；否认米猪肉食用史。否认家族遗传病史及类似病史。

【查体】

入院后体格检查：体温36.7℃，脉搏85次/分，血压144/88mmHg。

面部和右眼睑多处皮肤及软组织损伤，右眼结膜下出血。全身未及肿大淋巴结。胸腹部检查未见明显异常。

神经系统检查：神志清楚、言语流畅，接触良好，反应可，高级智能活动正常；双眼视力下降，眼前1米数指欠准确，右眼著；视野粗测正常。瞳孔等大等圆，直接、间接光反射灵敏，眼底检查见视乳头边界清楚、色泽正常，视网膜未见出血渗出等，视网膜动静脉比例2:3，黄斑中心凹反射存在。双眼眼动自如，无眼震及复视。余颅神经检查未见异常。四肢肌张力正常，肌力5级；直线行走可，指鼻、轮替、跟膝胫正常。双侧深浅感觉未见异常。双侧生理反射正常对称、病理反射未引出。皮肤划痕征（-）。颈软无抵抗，脑膜刺激征（-）。

【辅助检查】

入院后完善相关辅助检查。①血液学：红细胞计数4.6×10¹²/L，血红蛋白118g/L，白细胞计数5.7×10⁹/L，中性粒细胞计数3.1×10⁹/L，血小板计数143×10⁹/L。肝肾功能：血清丙氨酸氨基转移酶（ALT）68U/L（9~40U/L）、天门冬氨酸氨基转移酶（AST）42U/L（15~

40U/L）、碱性磷酸酶（ALP）166 U/L（40~125U/L）、直接胆红素（DBIL）8.1μmol/L（0~6.8μmol/L）、血肌酐 55μmol/L（62~115μmol/L），余正常。电解质血钠 133mmol/L，钾 3.4mmol/L，余正常。血糖正常。②影像学：头部 CT 示双侧枕叶低密度灶（附图 2.3.1）。③心电图：正常。

【病例讨论】

神经内科主治医师：今天研究一个神经科病例，我们将逐层介绍、分步讨论，希望能对大家有所帮助。这是患者入院时的情况，大家可以就此展开提问。

住院医师A：本例患者在发病后相继出现头痛、视物不清、意识障碍多种表现，作为一个临床医师，遇到这种表现复杂的病例，开始进行分析的原则是什么？

神经内科副主任医师：对于多主诉、多症状的复杂病例，要严格遵循先定位后定性的神经系统疾病的诊断原则。其中首先要做的是对症状学进行分析，明确其实质内容，判断其临床方向。如本例患者的三个主要症状，头痛需判断是原发性头痛还是继发性头痛，视力下降需鉴别眼科还是神经科

疾患，意识障碍则需首先分析为何种意识障碍。只有临床症状学分析正确，接下来才能进行准确的定位诊断，否则会把思路引入歧途。

住院医师B：结合本例患者，应如何进行对每一个症状的具体分析呢？

神经内科主治医师：患者第一个症候群是头痛，根据国际头痛学会(IHS)的第 2 版"头痛疾患的国际分类"(ICHD-Ⅱ)，头痛分为了 3 大组：①原发性头痛；②继发性头痛；③脑神经痛、中枢和原发性颜面痛及其他头痛。判断原发性头痛和继发性头痛：每种原发性头痛都可视为一种独立的疾病。继发性头痛一般只是某种疾病的一种症状，其诊断需要明确头痛症状与可引起头痛的疾病之间的因果关系。如果某新发头痛的首次发作与某种可能引起头痛的疾病在时间点上存在密切关系，该头痛方可认为是缘于该疾病的继发性头痛。本患者既往无头痛发作史，发作形式也显然不符合原发性头痛中偏头痛、紧张性头痛、丛集性头痛等任何一种类型。本次发病中伴有影像学异常、局灶性神经系统体征，头痛起始时间与之有时间联系，且可能存在因果关系，因此考虑继发性

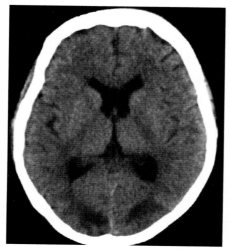
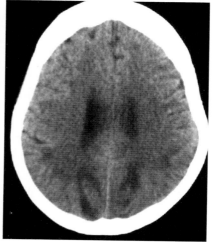

附图 2.3.1 入院前头部 CT。

头痛成立。第二个症候群是视力下降：从眼科的角膜晶状体直到枕叶距状裂视皮质中枢的病变都有可能引起视力下降。鉴别上，我们需首先排除眼科病变。请眼科医师进行简单分析。

眼科副主任医师： 本患者曾请眼科会诊，伴有头眼区疼痛的急性视力下降，临床中要特别注意青光眼的可能。急性青光眼可以单眼或双眼先后发病，表现视力减退、视野缺损、剧烈疼痛、恶心呕吐、瞳孔扩大、眼部充血、眼压升高、前房变浅、房角变窄等。本患者经检查眼压和眼底正常，及时排除了该病。青光眼是常见的不可逆性致盲眼病，目前其致盲率已居致盲眼病的第 2 位。虽然是眼科急症，但是经常到神经科就诊，这就要求我们神经科和眼科共同提高警惕，诊断和治疗要求争分夺秒，以避免造成不可挽回的损失。该患者有双侧枕叶病变，可以考虑中枢性视力障碍。

神经内科副主任医师： 患者第三个症候群是意识障碍，仔细分析发现呈发作性的特点，并且伴有抽搐，那么我们进入癫痫发作的分析思路。按照正规的分析顺序，我们要回答三个问题。第一，是不是癫痫发作？第二，是什么类型的癫痫发作？第三，是什么原因的癫痫发作？首先看第一个问题，患者在病程中有两次意识丧失伴有肢体僵直抽动，都是突发突止，形式类似，这两次发作满足发作性、重复性、刻板性的特点，符合癫痫发作的临床特征。第二个问题，发作过程中有明显的头眼向一侧偏斜，这是局灶性发作的重要提示。在发作起源上，该患者表现出头眼偏转、眼睑眨动等眼部非视觉症状，符合枕叶癫痫发作的特征性。同时，枕叶放电也容易向额颞叶以及全脑传导，发作泛化，患者在眼部症状之后出现意识改变和强直阵挛发作，故发作类型可考虑枕叶起源的局灶性发作继发全面性发作。第三个问题，在病因上，患者初次发作，有血液科基础疾病，头

部影像学明确显示与临床相对应的病灶，故症状性癫痫发作可以成立。因此综合分析，该患者的发作考虑为症状学枕叶癫痫发作。需进一步做脑电图证实。

住院医师 C： 通过以上分析，我们对患者临床表现的性质有了深入的了解。下一步，我们如何进行定位诊断？

神经内科主治医师： 传统意义上的定位诊断仅指依靠症状和体征进行定位。随着现代技术手段的进步，很多临床辅助检查如神经电生理等，已经可以看作临床查体的一个延伸，因此目前广义的定位诊断中，诊断依据可以包括辅助检查在内。本例患者双眼视力下降，考虑枕叶皮质及皮质下病灶所致；癫痫发作，考虑大脑皮层受累；持续性头痛，考虑脑膜及血管痛觉纤维受累；综合定位为以白质为主累及皮层的双侧枕叶病变。

住院医师 B： 患者在院外曾考虑为脑梗死，并且是转院的主要原因。我们如何看待这个诊断？

神经内科主治医师： 该患者确实容易给人以"枕叶梗死"的印象，相信很多年轻医生也会这么认为。在外院 CT 检查后，曾定性为双侧枕叶脑梗死，但是我们仔细分析，会发现有很多疑点。

首先说考虑枕叶梗死的理由。枕叶主要由大脑后动脉供血，虽然双侧处于不同供血区，但少数情况下确实可能发生双侧梗死。理论上的主要可能原因是不完全的基底动脉尖闭塞、双侧大脑后动脉的栓塞、原始舌下动脉等血管发育性异常，少见的原因如大脑后动脉继发压迫以及前循环盗血等。临床上的支持点包括急性起病符合脑血管病的发病形式，有血液病的卒中危险因素，癫痫发作可以是卒中的起病方式，CT 见边缘欠清的低密度病灶，临床表现与影像学相对应等。但是如仔细分析，本病例诊断青年人卒中、枕叶梗死存在很多问题。主要疑点如下：如患者病情进展较一般的卒中缓慢，患者无

心脏病、血管炎等常见的青年人卒中的病因，再障处于缓解期同时血液学基本正常，CT 显示病灶为斑片状而不是典型的楔形或扇形、相对具有白质选择性而不是灰白质共同受累等。因此，根据目前的资料，诊断枕叶梗死是很不充分的，甚至是很有困难的，需要我们进行进一步的检查。

住院医师 A： 患者入院时没有明确的结论，需要详细检查来辅助诊断，面对繁多的检查项目，我们如何选择有针对性的辅助检查呢？

神经内科主任医师： 辅助检查是临床查体的延伸和拓展，所以我们选择每一项辅助检查时都要明确目的，事先做好预判。这项检查出现什么样的结果，我们如何理解，对我们定性、定位、鉴别诊断有什么指导意义。只有这样的检查才是必要的、有价值的。我们选择辅助检查既要注意全面性，避免遗漏重要的检查，但是更重要的是要有针对性、选择性、次序性，避免所有检查全面开展、同步进行，结果互相重复或矛盾，枝蔓丛生，甚至会将诊断引入歧途。

针对这个患者，我们重点考虑和鉴别的主要是三大类疾病，所以所有的辅助检查也是围绕这三类疾病进行的。第一，从急性、亚急性的起病形式看，需要考虑脑血管病。这一组主要包括动脉系统闭塞性疾病、静脉系统闭塞性疾病、高血压脑病、可逆性脑血管收缩综合征、可逆性后部脑病综合征等。针对这一组，主要进行的是血管检查。第二，从双侧后头部的病变部位分析，需要注意代谢性脑病。遗传代谢性脑病中，特别要注意线粒体脑肌病、肾上腺脑白质营养不良等。在后天获得性代谢性脑病中，本患者要考虑药物中毒、渗透性脱髓鞘、肝性脑病等。所以我们要进行血乳酸、血生化、环孢素 A 血药浓度等检查。第三，从多发病灶、白质病变的特点来看，要注意炎性病变。既要考虑到感染性炎症，更要警惕免疫介导的炎症，包括针对白质的 MS、ADEM 以及针对脑血管的各类中枢神经系统血管炎。针对此，我们进行脑脊液和风湿免疫学的检查。

神经内科主治医师： 下面看入院后进行的辅助检查及结果，以及治疗情况。

第二部分：诊治经过

①血液学：C 反应蛋白 3.2mg/L（0~3mg/L），红细胞沉降率 68mm/h（0~30mm/h）。抗溶血性链球菌 O、类风湿因子、抗核抗体（ANA）、抗可提取性核抗原（ENA）、抗中性粒细胞抗体（ANCA）、抗心磷脂抗体（ACL）等均呈阴性。血乳酸正常。肝炎全项除乙肝表面抗体（HBs-Ab）外均阴性，人免疫缺陷病毒抗体、梅毒抗体、巨细胞病毒抗体、单纯疱疹病毒抗体、EB 病毒抗体、风疹病毒抗体均阴性。环孢素 A 血药浓度 211ng/mL。②脑脊液检查：压力 190mmH$_2$O，无色透明，细胞总数 2×10^6/L、白细胞 0，蛋白质 0.46g/L、糖 4.1mmol/L、氯化物 115mmol/L，抗酸染色、墨汁染色、革兰染色均阴性、细菌培养阴性，四种病毒抗体阴性，IgG 指数及合成率正常，病理可见少量淋巴细胞。③影像学：MRI 可见双侧枕叶皮层下白质异常信号（附图 2.3.2A~D）。MRA 示颅内动脉未见明显异常（附图 2.3.3）。颈动脉超声、TCD、胸片、超声心动图、腹部 B 超未见明显异常。④电生理检查：脑电图可见左枕尖波、尖慢波发放（附图 2.3.4）。

【病例讨论】

住院医师 A： 如何判断患者这份脑电图？这份脑电能给我们什么信息？

神经电生理副主任医师： 阅读脑电图，首先要关注患者年龄和意识状况。本患者 28 岁，清醒时进行的检查，所以按照成人清醒脑电图进行判读。然后排除各种可能的伪差，通读全图。背景节律上，左枕见中等波幅

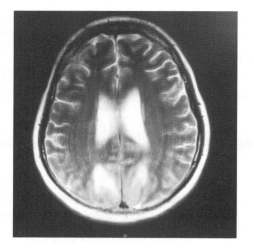

附图 2.3.2A 治疗前 MRI T2WI。

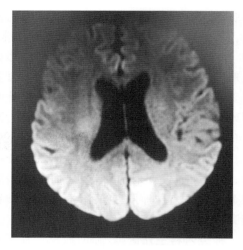

附图 2.3.2B 治疗前 MRI DWI。

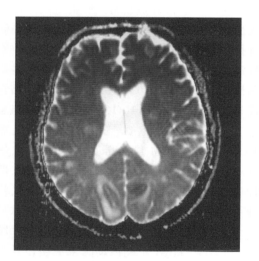

附图 2.3.2C 治疗前 MRI ADC 图。

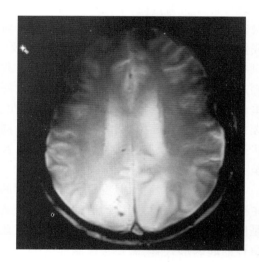

附图 2.3.2D 治疗前 MRI GRE 成像。

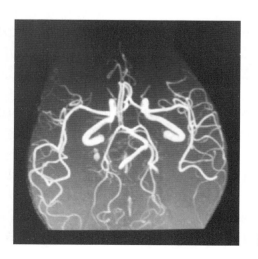

附图 2.3.3 头部 MRA。

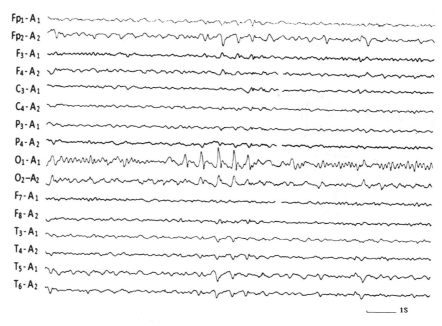

附图 2.3.4　脑电图。

8~9 次/分 α 节律,调频调幅不良,右侧顶枕区未见良好 α 节律,仅见少量 α 波活动,代之以中高波幅 θ~ζ 波。异常波上,左枕可见高幅尖波、尖慢波发放,有时成簇出现。双额、枕、中后颞较多中幅 3.5~7 次/分慢波。结合临床,可以看作左侧枕叶癫痫样放电。能够支持癫痫发作的判断。

住院医师C:患者的影像学表现有什么特殊注意之处?

影像科主任医师:阅读该份 MRI,基本特点是患者双侧枕叶皮层下白质呈现斑片状长 T2 信号影,双侧大致对称,T1WI 呈低信号,DWI 呈等/高信号,ADC 呈高/低混杂信号,梯度回波序列(GRE)见病灶内少许点状低信号影,提示病灶内有微出血。

值得注意的是,这个病灶并不符合脑梗死的细胞毒性水肿的表现,不是 ADC 值降低和 DWI 信号升高。因此不能支持脑梗死的诊断。患者枕叶有一部分区域是 ADC 升高值而 DWI 信号降低的,这是血管源性水肿的典型表现,其本质是水分子活动增强而不是受限。ADC/DWI 这种改变,也是与脑梗死鉴别的重要依据。

住院医师B:目前患者资料比较完善,那我们如何综合这些检查结果,进一步明确诊断呢?

神经内科副主任医师:神经系统疾病的定性诊断是建立定位诊断之上的。该患者已经定位在双侧枕叶白质为主病变,结合病史和检查结果,我们定性上主要可从以下几方面考虑:①可逆性后部脑病综合征:患者亚急性发病,较快达峰,有免疫抑制剂长期应用史,发病时血压升高,伴有头痛和视力障碍,影像学表现枕叶神经源性水肿,因此要注意该病可能。但是此病需要根据病程发展,能够基本缓解或恢复,才能作出确定诊断。②脑梗死:前面已经反复鉴别,尤其行 MRI 检查后基本可以排除。③脑静脉窦及静脉血栓形成:脑静脉窦血栓形成是需要重点考虑的疾病之一,临床表现可归为颅内压升高、癫痫发作、局灶性神经功能缺失、亚急性弥漫性脑病、海绵窦综合征几大类。患者处于育龄期、有血液病史，更是高危因素。但是脑静脉窦血栓形成常伴有双侧皮层受累、局灶脑水肿以及"空三角征"、"条索征"、出血性梗死等直接或间接影像学表现。④颅内感染：病毒性脑炎可急性起病，也可出现以头痛、精神意识改变、癫痫发作等表现的脑内多发病变，但是多有前驱感染、发热、病灶对称性较差、皮层损害常较明显、脑脊液呈炎性异常等特点，可资鉴别。由于致病原的不同，有的类型的病毒性脑炎也有自己的临床特征，如单纯疱疹病毒脑炎容易颞叶受累，流行性乙型脑炎多出现中线附近结构损害等。特殊感染中，HIV、结核杆菌、真菌、螺旋体等均可能累及双侧大脑白质，可由病原学检查等进行鉴别。⑤炎性脱髓鞘疾病：青年女性、亚急性发病的、伴视力下降的、具有可逆性的白质多发病变，要注意首次发作的多发性硬化的可能。但是多发性硬化较少出现癫痫发作，影像学多为皮层下白质或垂直于脑室的边界清楚的斑块样病灶，脑脊液多有免疫炎性指标升高等，故该患者并不支持。在炎性脱髓鞘类疾病中，如以枕叶病灶为主，需与弥漫性硬化相鉴别。弥漫性硬化多于儿童和青少年期起病，少数也可成年期发病，临床主要表现为视力障碍、癫痫发作、精神异常、认知减退，影像学常为对称或不对称的双侧枕叶白质脱髓鞘改变。其他：急性播散性脑脊髓炎则病前多有感染或预防接种史，多伴发热、颅高压等表现，脑和脊髓可同时受累，病灶无对称性等，不难鉴别。⑥血管炎：血管炎尽管不多见，但是在脑部病变的诊断中经常需要进行排除。本例患者临床无结缔组织病的常见表现，风湿免疫指标正常，可除外系统性血管炎和结缔组织病继发的中枢损害。原发中枢神经系统血管炎的症状体征多样，实验室检查也无特异性，但多有头痛、病情较重、进展较快且恢复缓慢、血管影像出现串珠样狭窄等线索，与本患者不符。⑦代谢性疾病：对于遗传代谢性疾病，后头部受累的需考虑线粒体脑肌病，但患者发育正常、无运动不耐受、血乳酸正常、为白质病变而非皮层病变，可排除。对于获得性代谢性疾病，多种内源性代谢因素均可以引起脑损害，本患者有肝功能异常、低钠血症，则要注意肝性脑病和脑桥外脱髓鞘溶解症的可能，但前者特点为精神意识改变、锥体外系表现、基底节区异常信号，后者多有低钠血症的快速纠正史、纹状体丘脑区异常、运动障碍等特征，均可除外。患者长期口服免疫抑制剂，血肌酐偏低，推测有进食欠佳可能，还需注意非酒精性Wernicke脑病，但该患者从临床和影像均较容易鉴别。⑧中毒性疾病：患者长期应用环孢素A，注意药物中毒的可能，虽然其血药浓度在目标范围内，但由于个体差异较大，也有发生中毒反应的可能，可是该药常见的毒副作用为肝肾损害、消化道反应、齿龈增生、多毛、震颤等，该患者均不显著，故该诊断需慎重考虑。在中毒性脑病中，一氧化碳中毒、镇静催眠药中毒、鼠药和农药中毒、海洛因中毒、有机溶剂中毒等较为常见，可表现为弥漫性脑白质病变，也可以后头部病灶为主，但需有相关病史支持。

住院医师C：对于这种一时不能定论的病例，我们在治疗上，有什么方法和原则吗？能否就此病例进行解释？

神经内科主任医师：在复杂和疑难病例的治疗选择上，我们要遵循的三个原则：可治性优先原则、严重性优先原则、器质性优先原则。即：在可治愈的疾病和无法治愈的疾病中优先前者、在可能引起严重后果的疾病和预后相对良好的疾病中优先前者、在器质性疾病和功能性疾病中优先前者。

以本患者为例，在最可能的疾病中满足这三个原则的，首先是可逆性后部脑病综合征，其次兼顾静脉窦血栓形成和炎症。因此我们采取的方案是停用可疑药物——环孢素A，给予甘露醇降低颅内压，控制血压、控制癫痫发作,以及对症支持治疗。同时密切观察治疗效果,以便调整方案或者得出诊断结论,这也是一种试验性治疗的方法。

神经内科主治医师:患者按照此原则进行了治疗,我们看病情转归情况。

第三部分:病情转归

患者用药后未再有意识丧失发作,头痛逐渐缓解。血压于 5 日后降到基础水平,约100/60mmHg 作用波动。视物不清于 5 日后明显恢复,可看清 2 米外电视节目的字迹。10 日后视力恢复到病前水平。10 日后复查头部 MRI 示 T2WI 双枕叶高信号除少部分斑点外全部消散,DWI、ADC 原异常信号消失(附图 2.3.5A~C)。

随访一年,病前无复发,未再有癫痫发作。

【病例讨论】

住院医师A:患者经过治疗,临床完全恢复,病情得以确诊。能否帮助我们梳理下如何作出最终诊断的思路?

神经科主治医师:这是一个不常见的病例。越是少见病例越要严格按照诊断流程进行考虑。我们在最终诊断前,要系统回顾病例特点,整体把握、全面分析,既要强调重点又不遗漏细节。本患者:①青年女性,亚急性起病,较快达峰;②主要临床表现为头痛、视物不清、癫痫发作;③长期服用环孢素 A,发病时血压升高;④影像学显示双侧枕叶长 T2信号、等/高 DWI 信号、高/低 ADC 信号的病灶;⑤治疗后恢复,呈现可逆性病程。

总结病例特点后,与疾病诊断标准进行对比。可逆性后部脑病综合征的诊断条件:①有基础诱发疾病或特殊用药史,高血压病、

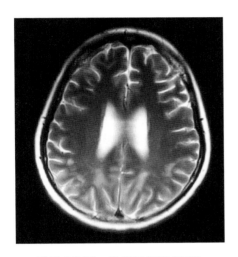

附图 2.3.5A　治疗后 MRI T2WI。

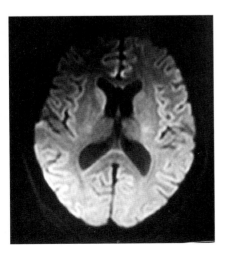

附图 2.3.5B　治疗后 MRI DWI。

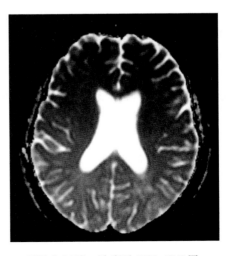

附图 2.3.5C　治疗后 MRI ADC 图。

肾功能不全、子痫、红斑狼疮等，应用免疫抑制剂、细胞毒药物、抗癌药物等；②急性或亚急性起病，典型的临床表现为不同程度的头痛、癫痫发作、意识或视觉障碍；③颅脑 MRI 示双侧大脑后部白质为主的特征性血管源性水肿改变，影像学显示病灶严重而临床症状相对较轻的"分离"现象；④治疗后影像学上病灶大部分或完全消失，临床症状消失；⑤排除其他疾患。对比可以看出，患者符合该病的标准，因此最终确诊为可逆性后部脑病综合征(PRES)。

住院医师B：可逆性后部脑病综合征是一种少见病，本患者与血液病有关，请问这个病的常见病因有哪些？

血液科主任医师：除神经科以外，血液科、产科、风湿免疫科、肾科、器官移植科、肿瘤科经常会遇到 PRES 的问题。我们把常见的 PRES 的病因归纳列表(附表 2.3.1)。血液病和肿瘤科都是因为常要大量免疫抑制剂、抗肿瘤药物的治疗。过去由于了解较少，缺乏头部影像资料而易造成误诊，现在我们会尽早请神经科会诊，确诊了不少患者，这也体现了多学科联合的重要性。患者出现 PRES 后，应设法减停可疑药物。环孢素 A 是治疗重症再障的基石药物之一，成人目标血药浓度为谷浓度 150~250ng/mL。值得注意的是，患者在血药浓度目标范围之内也可能发生 PRES，而且大多数 PRES 就发生在这个区间。另外，患者用药时间尚短，环孢素 A 减量过快会增加再障的复发风险，因此该患者在病情稳定后，如神经科无禁忌，建议减量维持。

住院医师B：癫痫发作在可逆性后部脑病综合征是常见症状，既然这个病是可逆性病程，那么抗癫痫治疗是否需要长期维持？

神经电生理副主任医师：癫痫发作是 PRES 的主要临床表现之一。癫痫发作可以是 PRES 的首发症状，也可以出现在其他神经系统症状之后，甚至可以是神经系统的唯一表现。在患者出现精神症状或者意识改变时更易发生。儿童 PRES 患者的癫痫发作较成人更常见。发作形式既可以是部分发作，也可发展为全面发作。发作次数上，多数患者有反复发作，以致短时间内的丛集性发作，但是表现为癫痫持续状态的较少见。每次发作时间常较短暂。本患者的脑电图也体现了 PRES 脑电图的常见特点，包括局灶性棘波、尖波；双侧枕区背景节律的不对称；弥漫性或局灶性慢波增多等。

癫痫发作的治疗上，早期应尽快控制抽搐，避免频发加重脑损伤。大多数出现抽搐的 PRES 患者不会常规演变进展为慢性癫痫，因此在临床和影像学、脑电图检查恢复至病前水平后可逐渐停药，多不需长期服用抗癫痫药物。

住院医师C：通过这个病例我们知道了可逆性后部脑病综合征的典型表现，那还有什么特殊的、不典型的影像学我们需要注意的？

影像科主任医师：PRES 是一个异质性比较强的疾病单元，是一种临床——神经放射学疾病综合征，因此影像学表现是诊断本病的主要依据之一。从本病例的 CT、MRI 影像中，我们既可以看到 PRES 的典型表现，也可以看到部分非典型表现，值得认真学习。PRES 的典型表现是以顶枕叶白质为主的、双侧大体对称的斑片状病灶；在 CT 上呈低密度改变，MRI 上呈长 T2 信号，DWI 为低信号、ADC 图为高/等信号；经过及时有效的治疗后，影像学病变可完全消失。

PRES 的不典型表现包括：①除顶枕叶外，也可累及额叶、颞叶、脑干、基底节、胼胝体、丘脑及小脑等其他脑区，甚至脊髓。特别是额叶，有报道可有 35%~82%的患者额叶受累。个别情况下可能顶枕叶正常，病变单独影响前头部甚至脑干。*Neurology* 曾报道 1 例合并长节段脊髓病变的 PRES。因此并不能将大脑前部病灶、脊髓病灶作为排除

PRES 的依据。②白质受累外，皮层受累也较常见。有研究统计高达 94% 的患者存在皮层病灶。脑白质病变更显著，可能与皮质的结构较白质致密且对血管源性水肿更不敏感有关。③病灶可存在不对称性甚至单侧病灶。④病灶内可伴有渗血、出血。有报道可达 5%~19.4%。⑤ADC 图可混杂等或低信号，DWI 则表现等或高信号。提示病灶中出现部分细胞源性水肿。文献中曾报道可有 27% 的 PRES 患者的 DWI 上有缺血表现。⑥病灶不能完全消失。

在本患者 MRI 影像上可以看到，患者的病灶不累及中线旁枕叶及距状裂周围皮质，这也是 PRES 的枕叶病变的特点之一。

通过这个病例，我们可以看到，对于一个疾病，其常见表现和少见表现有时会同时出现在一个患者身上，提醒我们仔细鉴别和分析，不放过每一个细节。

住院医师A：经过这个剖析完整的病例，我们学到了一套神经科疾病的分析方法，最后，能否就这个病例给我们今后工作提一些启示？

神经科主任医师：本患者经过系列治疗过程最终得以确诊，从该病例中我们可以总结出不少经验。①提高对既往史和发病诱因的重视：很多复杂疾病，就是从既往史和现病史中挖掘到具有价值的线索，因此要强调详细询问病史，不放过相关细节。如本病例，对于有明确的基础疾病或诱因的患者，出现急性、亚急性脑病的表现，应高度注意 PRES 的可能。②强调及时治疗：很多病有最佳的治疗时机，一旦错过可能会造成严重后果、带来不可挽回的损失。因此要注意及时干预、积极治疗。即使诊断不够完善，有时也不能为等待检查结果而贻误治疗时机。如本患者经积极有效的治疗可使绝大多数 PRES 逆转，多数患者于 1~2 周内症状、体征消失，影像学病灶消散。如果拖延诊治，PRES 可发展成为脑梗死、出血等，出现不可逆的变化，甚至危及生命。本例患者诊断及时、治疗得当，也是得以较好康复的重要原因。③强调审慎诊断：诊断的完成一定抱以审慎的态度，很多疾病实质在早期不能充分暴露，很难得出正确的结论，因此观察病情进展、治疗效果、疾病转归，是正确诊断的必由之路。很多疾病要经过长达数月甚至数年的随访才能最终诊断。对于本患者的 PRES，积极正确的治疗后表现良性可逆病程，是该病最终确诊的重要依据。故 PRES 常需回顾性诊断，我们在临床工作中疑诊此病时一定要观察病程进展才能得到最终结论，避免盲目诊断。

这个病例我们就分析到这里，重要的不仅是可逆性后部脑病综合征这个具体疾病，而是整个复杂神经系统疾病的分析思路和方法，希望能对大家有所帮助。

附表 2.3.1　可逆性后部脑病综合征的常见基础疾病和诱因

分类	疾病和因素
高血压	高血压脑病、恶性高血压
肾脏病	急慢性肾衰竭、肾小球肾炎、肾病综合征
妊娠产褥期疾病	子痫、先兆子痫、Hellp 综合征
免疫抑制剂和 　细胞毒性药物	环孢素 A、他克莫司、顺铂、环磷酰胺、甲氨蝶呤、阿糖胞苷、5-氟尿嘧啶、硫唑嘌呤、 　长春新碱
其他药物	大量激素、静脉免疫球蛋白、造影剂、大量输血、促红素、干扰素-α、抗真菌药、解热镇 　痛药、粒细胞集落刺激因子
中毒和物质滥用	洋地黄中毒、麻黄碱、咖啡因、可卡因、苯丙醇胺、蝎蜇伤
胶原血管病	系统性红斑狼疮、结节性多动脉炎、Wegener 肉芽肿、白塞病
内分泌疾病	原发性醛固酮增多症、嗜铬细胞瘤、甲状腺功能亢进、甲状旁腺功能亢进
血液病	过敏性紫癜、血小板减少性紫癜、血卟啉症、多发骨髓瘤、镰状细胞贫血
电解质紊乱	高钙血症、低钠血症
感染	AIDS、败血症、严重细菌病毒感染
移植与手术	骨髓移植、肝移植、肾移植;颈动脉内膜剥脱、脑血管造影
其他	吉兰-巴雷综合征、血液透析、休克、高凝状态、严重肝病、星形胶质细胞瘤、副神经节 　瘤、神经源性肿瘤

（岳伟　苏丽娜　纪勇　王金环）

附录 4　双侧交替脑缺血发作起病的脑动脉狭窄脑梗死患者 1 例

【病例情况】

患者,男性,65 岁,主因"发作性肢体无力 1 周,口角㖞斜、左肢不利 6 小时"入院,患者入院前一周无明显诱因出现右肢无力伴抖动,无抽搐,约 5 分钟后症状缓解,当时无头痛、头晕,无口角㖞斜及言语不利。以后又发作左肢无力伴抖动,无抽搐,约 5 分钟后症状缓解。1 周内发作 7 次,有时左肢无力,有时右肢无力,每次发作持续数分钟。入院前 6 小时起床后发现口角㖞斜、言语欠清、左肢不利,左上肢不能持物,行走困难,未缓解。既往无高血压、糖尿病及心脏病史,偶饮酒,吸烟 40 年,每 3 天 1 包。无高血压及脑血管病家族史。

【查体】

入院查体:血压 145/80mmHg,神清,心肺腹未见明显异常,言语含混,对答切题,双瞳等大等圆,光反应(+),双眼多右视,眼动可,左中枢性面瘫,左肢肌力 Ⅲ 级,右肢肌力 Ⅴ 级,生理反射存,左巴宾斯基征(+),右巴宾斯基征(-),面部肢体浅痛觉对称。入院常规检查:血胆固醇 5.80mmol/L,甘油三酯 1.47mmol/L,高密度脂蛋白 1.35mmol/L,低密度脂蛋白 4.53mmol/L,空腹血糖 4.39mmol/L,肝肾功能正常。患者头部 MRI 示右额颞、右岛叶、右基底节区、右侧脑室旁、右侧半卵圆中心异常信号,考虑急性梗死灶;右颞脑沟内高信号,考虑慢血流(附图 2.4.1);右侧颈内动脉流空欠佳。

【病例讨论】

主管医师:患者老年男性,主因"发作性肢体无力 1 周,口角㖞斜、左肢不利 6 小时"入院,结合影像学检查,脑梗死诊断明确。患者入院后常规给予拜阿司匹林 200mg(qd)及银杏叶、长春西丁、依达拉奉等药治疗。患者起病形式为双侧交替肢体无力发作,结合高血脂、长期吸烟史及头部 MRI 右颞脑沟内高信号,考虑慢血流;右侧颈内动脉流空欠佳,考虑脑梗死病因为大动脉粥样硬化血管狭窄可能大。行颈部血管彩超示动脉硬化,多发附壁斑块;左颈内动脉入口处血管狭窄,流速稍快;右侧颈内动脉闭塞,右侧颈外动脉狭窄,流速稍快;右锁骨下动脉流速增快。经颅多普勒示右大脑中动脉狭窄后改变,右眼动脉开放向颅内供血,左大脑中动脉狭窄(附图 2.4.2 至图 2.4.4)。入院第三天症状加重,言语含混加重,左肢肌力 Ⅰ 级。为进一步明确患者血管情况行 CTA(附图 2.4.5),结果示主动脉弓钙化;左颈总动脉起始部局限性轻度狭窄,双侧颈动脉分叉部附壁钙化斑块,左侧颈内动脉起始部重度狭窄,右侧颈内动脉起始部闭塞伴右侧颈外动脉起始部狭窄;右锁骨下动脉起始部轻度狭窄;左椎动脉起始部管腔狭窄。左侧颈内动脉海绵窦段及右椎动脉颅内段附壁钙化斑块;右大脑中动脉及右侧颈内动脉颅内段管腔较细,由前交通动脉供血,远端分支稀疏。

主治医师:病史同前,目前诊断为脑梗死。病因分型是大动脉粥样硬化性血管狭

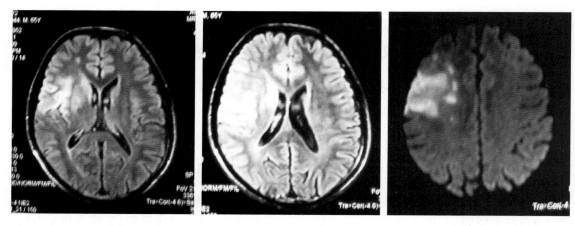

附图 2.4.1 头部 MRI 示右额颞、右岛叶、右基底节区、右侧脑室旁、右侧半卵圆中心异常信号,考虑急性梗死灶。右颞脑沟内高信号,考虑慢血流。

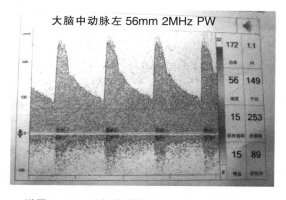

附图 2.4.2 经颅多普勒示左大脑中动脉狭窄。

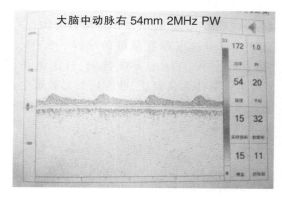

附图 2.4.3 经颅多普勒示右大脑中动脉狭窄后改变。

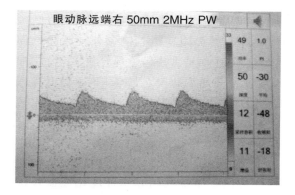

附图 2.4.4 经颅多普勒示右眼动脉开放向颅内供血。

窄。发病机制是大动脉粥样硬化狭窄闭塞基础上血流动力学低灌注。结合血管 B 超、CTA 结果,将阿司匹林加量为 300mg(qd)。患者血脂高,肝肾功能正常,依照脑血管病防治指南需强化降脂治疗,给予立普妥 10mg(qn),普罗布考 500mg(bid)。继续给予改善脑循环、促进脑代谢等治疗,并加用甘油果糖注射液减轻脑水肿治疗。患者血糖正常,无高血压,住院后维持血压在 135/90mmHg 左右。患者症状逐渐好转,未发作

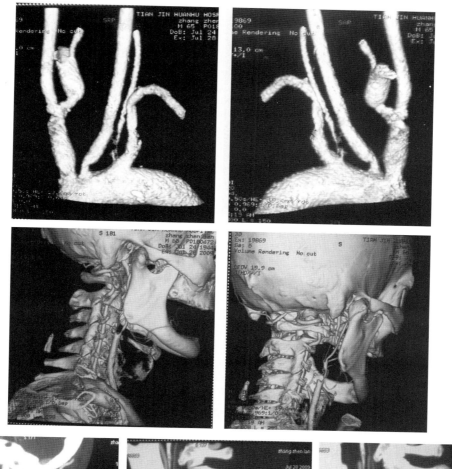

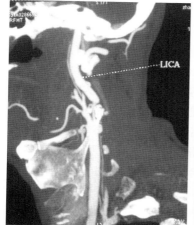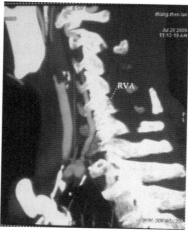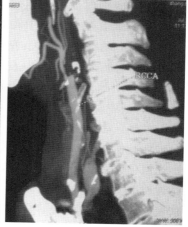

附图 2.4.5　患者 CTA 示主动脉弓钙化；左颈总动脉起始部局限性轻度狭窄；双侧颈动脉分叉部附壁钙化斑块，左侧颈内动脉起始部重度狭窄，右侧颈内动脉起始部闭塞伴右侧颈外动脉起始部狭窄；右锁骨下动脉起始部轻度狭窄；左椎动脉起始部管腔狭窄。左侧颈内动脉海绵窦段及右椎动脉颅内段附壁钙化斑块；大脑中动脉及右侧颈内动脉颅内段管腔较细，由前交通动脉供血，远端分支稀疏。(待续)

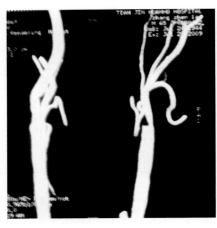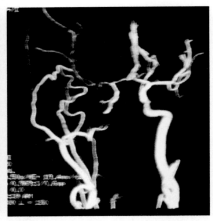

附图 2.4.5(续)

短暂脑缺血发作(TIA),左肢肌力恢复至Ⅲ级。建议患者进一步灌注 CT 或灌注 MRI 检查,血管造影检查及进一步治疗,患者家属拒绝,1个疗程后出院。继续服用阿司匹林、立普妥、之乐等药物进行二级预防治疗。

主任医师:患者主因"发作性肢体无力1周,口角㖞斜、左肢不利6小时"入院。患者以 TIA 起病且双侧肢体均有发作,考虑右肢无力与左侧颈内动脉起始部重度狭窄且前交通动脉供血至右大脑中动脉致左颈内动脉左大脑中动脉缺血有关;左肢无力与右侧颈内动脉起始部狭窄闭塞、右大脑中动脉及右侧颈内动脉颅内段由前交通动脉供血不足、右大脑中动脉缺血有关。患者发作性肢体无力伴抖动,临床不常见。患者双侧 TIA 为刻板发作,且发作频繁,持续时间较短,未正规治疗,后出现口角㖞斜、左肢不利,结合血管检查及头部 MRI 考虑大动脉粥样硬化狭窄基础上血流动力学低灌注致 TIA 及脑梗死。分析患者危险因素,患者无高血压、糖尿病史,但血脂高,有长期吸烟史,考虑动脉硬化与这些因素有关。

根据缺血性卒中患者危险分层,患者有明显动脉粥样硬化性动脉狭窄,属于高危患者,依据中国急性缺血性脑卒中诊治指南,患者住院后给予阿司匹林抗血小板及立普妥、普罗布考抗动脉粥样硬化稳定斑块治疗。根据中国缺血性脑血管病血管内介入诊疗指南,该患者有脑梗死、TIA 表现,左侧颈内动脉起始部重度狭窄≥70%,右侧颈内动脉起始部闭塞,右大脑中动脉及右侧颈内动脉颅内段由前交通动脉供血,患者可行脑血管造影检查明确诊断后进一步行左侧颈内动脉血管成形术治疗。如果能行灌注 CT 或灌注 MRI 检查明确患者两侧大脑半球血流灌注情况则更具说服力。严重颅内动脉狭窄(≥70%)是病变血管区再发卒中的主要危险因素之一,研究发现颅内血管狭窄≥70%的患者同侧一年卒中率为23%。依据中国缺血性脑卒中和短暂脑缺血发作二级预防指南,出院后继续抗血小板及严格调脂等治疗,长期随访,建议进一步治疗。

(吉凤 徐小林)

附录 5　十七病区疑难病例讨论

【病例情况】

患者,女性,78 岁。主因"言语不清、右肢无力 5 小时"于 2014 年 2 月 21 日入院。患者入院前 5 小时活动后出现言语含糊不清,可以理解他人言语,可正确表达,不影响交流。同时出现右侧肢体活动不利,右上肢抬起困难、可以平肩,握物困难,右下肢行走拖拉。发病后半小时就诊于外院,查头部 CT 未见出血。患者症状持续不缓解,来我院急诊就诊。发病以来,无头痛、头晕及恶心呕吐,无发热,进食水无呛咳,无狂躁抑郁等精神症状,小便自控,大便未排。

既往史:高血压病史 4 年,最高达 180/100mmHg,未规律服用降压药物,未规律监测血压。糖尿病史 3 年,自服降糖药物,血糖控制在 7~8mmol/L。冠心病史 3 年,未规律进行药物治疗。既往 2 年前曾患脑梗死,未遗留明显神经功能缺失。否认肝炎、结核等传染性疾病史。否认手术外伤史。否认食物、药物过敏史。

个人史:生于原籍,吸烟 40 年,每日 20 支;不饮酒。

家族史:其父母因高血压、脑梗死去世。大妹、三妹、四妹有高血压病史,大哥有高血压、脑梗死病史。

【查体】

入院后各项检查:①体格检查:BP 184/92mmHg,T 36.5℃,R 20 次/分,P 86 次/分。发育正常,营养中等,心肺腹查体无明显异常。神经系统检查:神情,轻度构音障碍,高级神经活动正常,双瞳孔 3:3mm,光反应(+),双眼运动正常,无眼震和复视,右侧鼻唇沟浅,伸舌右偏。咽反射(+),悬雍垂居中,软腭上提有力。左侧肢体肌力 V 级,右上肢肌力 Ⅲ 级,右下肢肌力 Ⅳ 级,肌张力正常,腱反射(+--++),右侧巴宾斯基征(+)。双侧浅感觉检查正常,右侧共济检查欠合作,左侧共济检查正常,颈软。洼田饮水试验 1 级。②神经功能测验量表评价:美国国立卫生院卒中量表(NIHSS)评分 6 分。

主任:各位医师,如果在急诊遇到这样的患者,你能诊断为脑卒中吗?

医师B:我觉得这个患者突发言语不清、右肢无力,而且头部 CT 检查没有见到出血,所以我考虑这个患者急性缺血性卒中的可能性比较大。

主任:你的判断一般来讲没问题,但有时也会与其他疾病相混淆。当你不能确定该患者是否为脑卒中时,应该首先对患者进行哪些方面的医疗处理呢?

医师C:对于尚不能确定为缺血性脑卒中的患者,我觉得应该还要进行多模式核磁或 CTA 检查。同时应该观测患者的生命体征并进行急救处理,比如保持呼吸道通畅、吸氧,保持氧饱和度>94%,启动心脏监测,建立静脉通道,测定血糖并给予相应治疗等,确保患者生命体征平稳。

主任:除了脑卒中以外,你还应该想到什么疾病并进行鉴别?

医师D:首先应该想到一些比较常见的疾病,如心因性疾病、癫痫发作、低血糖、有先兆的偏头痛以及高血压脑病。通过询问是否有相关病史、进行心电图检查、急查指血血糖、测量血压等简单的方法就可以基本排除心因性疾病、癫痫发作、低血糖发作等。当然，也要考虑一些相对少见的原因，比如Wernicke脑病、药物中毒，通过进一步询问患者的饮酒史、药物使用史等与脑卒中进行鉴别。至于中枢神经系统脓肿和中枢神经系统肿瘤，通过影像学检查可以鉴别。

主任：急诊遇到这样的患者，考虑静脉溶栓吗？

医师E：这个患者是急性缺血性卒中，同时他的发病时间在4.5~6小时，这种情况下我觉得他有溶栓的可能性，但要根据临床特征进行判定是否有适应证并进行多模核磁的检查。

主任：这个卒中患者的情况严重吗？

医师F：我觉得这个患者虽然神志是清楚，但是右侧中枢性面舌瘫，右上肢肌力Ⅲ级，右下肢肌力Ⅳ级，患者的NIHSS评分为6分，严重程度属于中度。

主任：除了进行NIHSS评分，你还能采用哪种简便易行的方法进行风险评估？

医师F：临床上除了采用NIHSS评分，经常还用到ESRS评分（非房颤缺血性卒中风险评估）。该患者78岁，评分为2分。另外，高血压、糖尿病、冠心病、脑梗死病史各得1分，吸烟得1分，累计7分，也是属于高危人群。

主任：谁能从影像学及各类评分方面，综合评估一下患者风险？

医师G：从影像学方面看，该患者头颅核磁提示左侧内囊后肢急性脑梗死，肢体瘫痪加重可能性大；血管核磁提示双侧大脑中动脉狭窄（附图2.5.1）；从评分方面看，患者NIHSS评分为6分，ESRS评分为高危。无论从哪个方面说，该患者都应积极进行静脉溶栓。

主任：这个患者在溶栓前我们进行了各方面的评估，都是符合溶栓标准的，而且常规治疗，该患者加重的可能性很大。但是在溶栓过程中患者的症状加重了，谁能解释一下其加重原因是什么？

医师E：我认为是栓子崩解造成症状加重，主要是我看到了患者头部MRA提示溶栓前载体动脉堵塞穿支，溶栓后载体动脉再通。另外，患者溶栓前皮层支丰富，溶栓后皮层支分支稀疏，考虑载体动脉栓子"崩解"沿血流堵塞皮层支。从梗死的位置，我们也能看到溶栓前梗死部位位于基底节脑室旁，考虑为穿支闭塞；溶栓后新增皮层梗死的证据（附图2.5.2和附图2.5.3）。

主任：这个患者溶栓前双侧大脑中动脉狭窄，但是为什么溶栓后双侧大脑中动脉均开通？

医师B：我觉得这个患者右侧大脑中动

溶栓前头颅核磁和血管检查

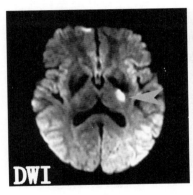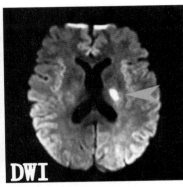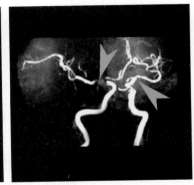

附图2.5.1 溶栓前头MRI检查左侧内囊后肢DWI高信号；头部MRA检查示双侧大脑中动脉狭窄。

溶栓前后头 MRI 比较

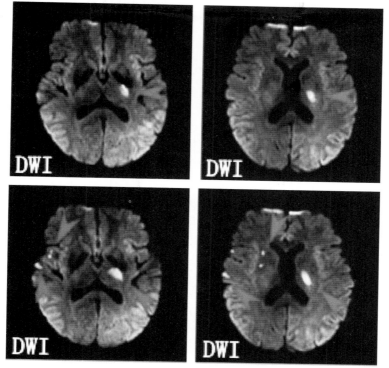

附图 2.5.2　溶栓前头部 MRI 检查左侧内囊后肢 DWI 高信号；溶栓后头部 MRI 检查左侧内囊后肢及右侧颞叶岛叶 DWI 高信号。

溶栓前后头 MRA 比较

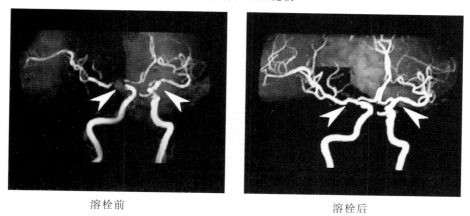

溶栓前　　　　　　　　　　　　　　　　　溶栓后

附图 2.5.3　溶栓前头部 MRA 检查示双侧大脑中动脉狭窄；溶栓后头部 MRA 提示双侧大脑中动脉狭窄较前好转。

脉严重狭窄，但是左侧大脑中动脉通过 Willis 环代偿可以为右侧大脑中动脉供血，因此造成左侧大脑中动脉盗血。溶栓前虽然右侧大脑中动脉是严重狭窄，但是通过静脉溶栓治疗，可以使血管再通，因而缓解了左侧大脑中动脉盗血，最终出现了溶栓后双侧大脑中动脉均开通。但是根据病变，我还是认为责任血管考虑右侧大脑中动脉。

主任：还有一个令人费解的问题，我们都看到了溶栓前双侧大脑中动脉狭窄，右侧较重，可是为什么梗死发生在左侧，而不是右侧呢？

医师C：我觉得这可能与左脑为优势半球有关，因为左脑的脑电生理活动频繁、代谢更活跃，这样就导致左脑的需氧量较对侧要大。偏偏这个患者右侧大脑中动脉又是严重狭窄，由于 Willis 环的存在，那么左侧大脑中动脉通过 Willis 环代偿供血，就进一步造成左侧大脑中动脉盗血。这样一方面需求多，另一方面还要分出一部分血液给对侧，在这种"内忧外患"的情况下，导致梗死的发生就不足为奇了。

主任：静脉溶栓是 1 个小时，但是溶栓后 24 小时我们应该怎样对患者进行卒中单元管理，才能使患者尽最大可能减少致残呢？

医师F：我想溶栓后对于患者进行卒中单元评估及治疗是不可缺少的，这方面的管理自然不能缺少心理科、营养科、康复科、护士、神经内外科的配合。心理科方面应该及时进行心理指导及药物治疗。营养方面要注意应低盐饮食，规律饮食，少食多餐。多食富含纤维蔬菜及 B 族维生素摄入。尽早进行康复治疗，同时加强翻身拍背护理，减少压疮出现的可能。对于该患者的血管情况，也应该请神经外科进行会诊，同时进一步完善颈部血管检查。

主任：溶栓时我们还要采取哪些治疗？

医师D：要在溶栓前予以他汀类药物、脑保护剂、改善侧支循环治疗治疗，溶栓后 24 小时进行抗血小板聚集治疗 [阿司匹林 300mg(qd)用 7 天]。

该患者住院 7 天，查体：神情，轻度构音障碍，右肢肌力Ⅳ级。NIHSS 评分 3 分。

（张佩兰　陈岩　王育新　张辰昊　李晨华）

第 2 篇

神经外科诊疗技术

神经学相关的行为

第 **3** 章

实用技术介绍

第 1 节　现代脑血管病神经介入与外科手术治疗的规划与发展

脑血管病业已成为当今世界病残和病死率最高的疾患之一。在我国,脑血管病发生率亦呈逐年上升之趋势,已成为国家防控的重点疾病之一。近年来,在诸多脑血管病的治疗方法中,神经介入治疗和外科手术治疗的发展最为迅速,也是我国目前脑血管病治疗的重要手段之一。

在神经介入发展的初期,放射科医师是该学科的主体;随着神经介入技术的不断提高和普及,神经外科和神经内科医师逐渐加入到神经介入的队伍中,应用神经介入技术的医师主体亦随之转变,从而能够全面地进行术前评价和术后管理,更加适应临床实践的客观需要,推动了神经介入技术的发展。美国著名的神经外科脑血管病专家 Heros 和 Jacques 曾经指出:神经外科脑血管病专业的临床医师,如果不积极地学习神经介入技术,将失去技术上的优势,难以找到工作。目前在美国神经外科住院医师的培训内容中,神经介入技术的培训已成为神经外科脑血管病专业医师的必修课,越来越多的神经外科医师掌握了神经介入技术,为神经介入技术的快

速发展奠定了基础。美国颅内动脉瘤的神经介入治疗率10年间由<30%升至60%;国际性的神经介入学术研讨会逐渐由单纯探讨神经介入内容向神经介入与神经外科相结合的方向转变。法国巴黎每年一度的世界著名 LINNC (Live Intervention Neuroradiology & Neurosurgery Course)学习班,涵盖了大量的神经外科内容,探索将二者有机结合的道路。

在我国,随着颅底外科手术技术、神经介入治疗技术、显微外科血管吻合技术的综合运用,治愈了许多难以通过常规神经外科手术治愈的脑血管疾患。脑血管病的外科治疗也正在逐渐由以神经外科手术或神经介入为主导的治疗模式向以脑血流重建术为主导的方向转变。杂交手术室(hybrid operation unit)即为神经外科技术与神经介入技术相结合的新兴产物。脑血管病神经介入与外科手术的现代治疗原则应是:以降低病残和病死率为第一位,治疗方法的选择原则应首选神经介入治疗;对于存在神经介入治疗危险或禁忌证者,可选择神经外科手术治疗;常规手术难以治愈者,可先尝试神经外科与神经介入综

合治疗(hybrid operation);最后选择颅内外血管搭桥术。但这一流程的具体实施尚存在许多困难,例如,微小动脉瘤的神经介入治疗是神经介入领域的技术难点,极具挑战性。目前相关研究报道也较多,但临床证据明确的研究结果显示:直径<3mm的微小动脉瘤,采用神经介入治疗其风险明显高于手术夹闭;其中血泡样动脉瘤(BBA)即使手术夹闭仍有较高的复发率,部分患者仅能实施颅内外血管搭桥联合动脉瘤孤立术。这就要求脑血管病治疗医师本着防止较高的复发率、病残和病死率的原则选择适当的治疗手段,而选择的关键在于医师个人的经验与技术水平。因此血管外科不仅需要大量不同专业领域的专家,更需要具备综合实力的复合型人才。为了达到更好地服务患者、提高治疗水平的目标,各医疗机构应该提供多种技术培训,塑造复合型人才,减少乃至消除各学科间交流的壁垒。由于大量神经外科医师涉足神经介入领域,使得颅内动脉瘤的神经介入治疗和神经外科手术治疗孰优孰劣,已不再是临床关注的话题。相信在不久的将来,颈内动脉内膜切除术与支架植入术之间的优劣争论亦会消失,因为这些治疗方法不能相互取代,只能扬长避短、优势互补。我国上海复旦大学附属华山医院、首都医科大学北京宣武医院、天津市环湖医院等医疗单位的青年医师均同时接受神经外科手术和神经介入操作技能的培训,未来在脑血管病的治疗中神经介入与神经外科技术的结合会越来越密切,只有大多数医师都成为复合型人才,才能将各种治疗措施准确无误地应用到临床。

随着神经介入和神经外科技术发展的深入,所涉及的学科和研究领域亦会越来越广泛,如何发挥各学科的综合优势已成为当今神经外科所关注的焦点。首先,应该解决不同学科资源的配备与合理利用,这也是目前血管外科诸多治疗方法难以推广或有效

实施的关键问题。神经介入学是一门新兴的学科,其队伍及人员由神经内科、神经外科、介入放射科等多学科的临床医师所组成,即使在美国亦无统一准入标准将其限制在某一学科。由于我国目前尚无严格的准入机制,导致血管外科从业人员技能水平参差不齐,直接影响了临床治疗效果。例如:对于出血性脑血管病,由于神经内科或神经介入出身的临床医师缺乏显微神经外科知识,盲目强调介入治疗的微创性,从而忽视了神经介入手术的局限性,导致由于神经介入治疗适应证标准的放宽而影响患者预后;而具有神经外科背景的血管外科医师,由于对缺血性脑血管病相关药物知识的匮乏,不顾不同原因的缺血机制而盲目施行血管内支架植入脑血管成形术,由于术前未严格抑制患者基础疾病,使得支架植入术后再狭窄发生率过高。更有甚者,为了经济利益,将神经内、外科合并,以神经外科治疗为主导筛选病例,使支架植入术比例过高。目前,我国大多数医疗单位的血管外科均处于无统一从业要求、无规范病源筛选标准的状态,神经内科正在逐渐技术化,与国际同行所提倡的"神经内科科学化、神经外科技术化"的方向背道而驰;脑卒中患者的二级预防未得到应有的重视,甚至有许多蛛网膜下腔出血患者均收治在神经内科病房。我们认为,应该根据学科特点有效地配置资源,缺血性脑血管病的筛查与防控主体是神经内科,从而形成完善并能够涵盖各级医院的立体防控网络;而神经介入和血管外科治疗的主体应该是神经外科,只有这样才能够有效地发挥神经外科在神经外科加强监护病房(NICU)及技术操作上的优势,治疗出血性脑血管疾病和部分缺血性卒中。只有明确职责划分,才能事半功倍。因此合理配置医疗资源、疏导各学科间的冲突、科学地计算经济指标,是一项复杂的系统工程。如果没有科学的管理与调控,不仅影响各种先进技术的发挥,而且将

制约不同学科之间的发展,患者亦难从我们的先进技术中获益。

综上所述,脑血管病的防控不仅需要医师个人技术水平和业务能力的提高,更需要所有医疗管理人员的领导能力和整体综合素质的提升。只有解决好这两方面的问题,才能保证神经外科脑血管病专业的健康发展。

(王金环 佟小光)

参考文献

[1] Heros RC, Jacques M. Cerebrovascular surgery: *past, present, and future*. Neurosurgery, 2001, 49:1023-1025.

[2] Fiorella D, Albuquerque FC, McDougall CG.. Durability of aneurysm embolization with matrix detachable coils. Neurosurgery, 2006, 58:51-59.

[3] Mery FJ, Amin-Hanjani S, Charbel FT. Is an angiographically obliterated aneurysm always secure? Neurosurgery, 2008, 62:979-982.

第2节　有关安全有效开展颈动脉内膜切除术的几点思考

目前,我国颈内动脉起始部重度狭窄患者大多选择颈动脉支架成形术(CAS),与欧美地区以手术为主的适应证选择存在较大差异。在我国大多数医疗中心,接受颈动脉支架成形术的病例数明显高于颈动脉内膜切除术(CEA)。虽然近年来日本和韩国颈动脉支架成形术病例数增长迅速,但仍远低于颈动脉内膜切除术。在我国的台湾和香港地区,颈动脉内膜切除术技术相当普及,手术例数多于颈动脉支架成形术。而大陆地区这一现状的形成,既有其历史原因,也与现有准入机制有关。如何安全有效地开展颈动脉内膜切除术,尚需神经外科医师作出更多的努力。

首先,颈内动脉起始部支架成形术的远期效果优于冠状动脉支架成形术。冠状动脉属于肌性动脉,支架植入后的再狭窄主要源自血管壁肌层增生,唯有药物涂层支架抑制其增生方能降低再狭窄发生率;而颈内动脉属于输送动脉,血管壁肌层增生不明显,支架植入后的再狭窄与动脉粥样硬化持续进展程度有关。他汀类药物在临床的广泛应用,使支架植入后的再狭窄发生率明显降低。目前尚无颈内动脉药物涂层支架问世,其原因是二者发病机制存在差异。亚裔人群颈动脉支架成形术的远期疗效明显优于欧美人群,与种族差异、饮食习惯和动脉粥样硬化形成特点等因素有关。因此,亚太地区颈内动脉狭窄性病变患者接受颈动脉支架成形术的病例数增长十分迅速,我们应开展亚裔人群的大规模临床流行病学调查,依照循证医学证据制定治疗原则,合理开展颈动脉内膜切除术。

其次,亚裔人群颈部解剖结构与欧美人群的差异也是重要原因之一。我国人群颈部普遍较短,大多数人群的颈动脉分叉部位于C3水平,加之肥胖等因素的影响,手术难度显著高于欧美人群。在我国南方地区,许多患者颈动脉分叉部位于C2~3水平,且下颌骨后支十分粗大,腮腺及颌下腺位置较低,造成手术难度增加。所以,如何根据我国人群解剖特点,设计合理的手术切口,并依据术前影像学资料评价手术风险显得尤为重要。然而,目前鲜有关于亚裔人群颈内动脉解剖特点的报道。天津市环湖医院显微神经外科解剖实验室对此做了一些工作,希望有更多的基础研究为克服这些临床问题提供帮助。

第三,东方人对有创性手术的恐惧心理也是影响该项手术在临床普及的原因。在颈动脉内膜切除术流行的20世纪70~90年代,日本、韩国和我国香港地区开展的颈动脉内膜切除术病例数远少于欧美国家。香港地区较大的医疗中心也鼓励患者接受颈动脉内膜切除术,且制定了许多强制措施,但仍有许多患者来到大陆地区行颈动脉支架成形术。因此,如何帮助患者克服恐惧心理,使患者及其家属理解手术风险至关重要!国家卫生计生委举办的各种宣传活动增加了患者对缺血性卒中的认识,许多患者通过新闻媒体或网络宣传了解了颈动脉内膜切除术的优势,目前选择该项手术的患者正在逐渐增多。

第四,我国目前医疗单位的组织形式和

准入制度存在缺陷,亦是导致颈动脉内膜切除术难以在临床推广的重要原因之一。缺血性脑血管病患者大多在神经内科接受治疗,神经内科医师虽可开展神经介入治疗,但不具备施行颈动脉内膜切除术的资质。此外,由于许多医疗中心缺乏神经内外科联合会诊和转诊制度,患者在了解颈动脉内膜切除术之前即已决定接受颈动脉支架成形术。两种手术方式的信息不对称,导致大多数情况下患者首选颈动脉支架成形术,只有存在禁忌证才被转至神经外科接受手术治疗。与此同时,医师与患者交流过程中完全依靠个人主观倾向介绍病情,缺少标准化的治疗原则和指南,也是大多数患者选择颈动脉支架成形术的重要原因。由于在医疗服务过程中,医师与患者之间信息不对称,在无严格治疗指南的限制下,神经介入医师强调颈动脉支架成形术的微创、安全,而神经外科医师则宣传颈动脉内膜切除术之远期疗效和低复发率,使得患者根本无从选择。在心血管病的临床经验基础上,首选介入治疗,次选颈动脉内膜切除术,极易成为一种“共识”,严重妨碍了颈动脉内膜切除术的开展。鉴于上述原因,笔者认为,在脑血管病诊断与治疗过程中,神经内外科联合会诊制度尤为重要,建议国家卫生计生委主管部门尽快制定强制力的方针政策,使颈动脉狭窄性病变的治疗标准化。两种手术技术不应是对立的治疗选择,而应成为取长补短的治疗方式。

颈动脉内膜切除术已有50余年的历史,其技术已十分成熟,术后无需长期服药且远期疗效可靠,是目前公认的治疗颈动脉狭窄性病变的首选方法。但是,对于年老体弱、不能耐受全身麻醉、脑血流侧支代偿差的患者,我们仍推荐选择颈动脉支架成形术。对于缺血性脑血管病的介入与外科治疗,手术安全最重要。切忌因为费用低廉等经济因素或手术例数等要求牺牲患者之安全,而选择颈动脉内膜切除术。如同颅内动脉瘤的治疗,介入治疗与开颅手术的优势各不相同,并发症发生率最低的医疗中心应该是具有合理的介入和开颅手术比例的单位。颈动脉内膜切除术与颈动脉支架成形术的比例,也应该是衡量一所医疗中心治疗颈动脉狭窄性病变水平的重要指标。

颈动脉内膜切除术的手术技术是一个长期被忽视的问题,国内许多医疗中心均低估了颈动脉内膜切除术的难度,选派无手术经验的外科医师进行专门学习,这是一个误区。其实,颈动脉内膜切除术需要比较扎实的外科基础;手术医师需要了解颈动脉支架成形术治疗的优势、能够处理术中发生的各种复杂情况,尤其是术前准确评价患者脑血流情况及可能出现的危险。目前,我国有些医疗中心举办为期仅一周的“学习班”,完全不能达到施行颈动脉内膜切除术的标准或规范,只能称为技术“普及班”。真正的“学习班”应该具备一定病例数和完善的实验室条件。美国指南规定的最低技术资质为:每年至少开展30例颈动脉内膜切除术,病残率和病死率须低于3%。目前,我国尚缺乏这方面的严格标准,颈动脉内膜切除术不规范、手术安全性不透明亦是患者畏惧该手术的重要原因。

为使颈动脉内膜切除术在我国安全有效地开展,使颈动脉狭窄能够获得最佳及合理的外科治疗,以下措施十分必要:①建立神经内外科联合会诊制度与转诊制度,使患者在术前即能得到准确且全面的评价,从而确定颈动脉内膜切除术或颈动脉支架成形术的适应证,并以患者安全为首位,制定最佳治疗方案。存在颈动脉内膜切除术禁忌证的患者行颈动脉支架成形术;对具有颈动脉内膜切除术适应证的患者,应尽量解除其恐惧心理,选择颈动脉内膜切除术。②针对不同临床情况,设计相应的手术方式。要求术中解剖显露清楚、切除层次均匀、合理应用转流、严密快速缝合;力争施行“颈动脉支架成形术式"的微创、安全的颈动脉内膜切除术。③颈动脉内膜切除术最常见的并发症是心脏不良事件,术前应详细评价心功能和冠状动脉狭窄程度。目前心脏CTA检查已在国内十分普及,可作为同时合并心血管病患者的常规检查。④对于高危颈动脉狭窄患者,术前务必严格评价手术风险,并与颈动脉支架成形术或药物治疗进行效益-风险比较。颈动脉内膜切除术不是抢救生命的急诊手术,所以安全性至关重要,合理选择适应证是最为符合患者利益的选择!

（王金环　佟小光）

参考文献

[1] Nagaki T, Sato K, Yoshida T, et al. Benefit of carotid endarterectomy for symptomatic and asymptomatic severe carotid artery stenosis: a Markov model based on data from randomized controlled trials. Clinical article. J Neurosurg, 2009,111:970–977.

[2] Cambria RP. Centers for Medicare and Medicaid Services conducts a medical evidence development and coverage advisory committee meeting on carotid atherosclerosis: executive summary. J Vasc Surg, 2012, 56:199–200.

第3节 安全有效地开展颈动脉内膜切除术

缺血性脑血管病是严重威胁人类生命健康的常见病、多发病，占脑卒中的75%~90%，其中约有30%的缺血性脑卒中是由颅外段颈动脉狭窄引起的（简称为颈动脉狭窄）。该病在全球任何国家和地区都有着很高的发病率和致残、致死率，不仅给患者造成极大的身心痛苦，而且也给社会和家庭带来巨大的经济负担。缺血性脑卒中的重要原因是动脉粥样硬化导致的颈动脉内膜增厚，因此，积极治疗颈动脉粥样硬化性狭窄对预防缺血性脑卒中具有重要意义。

目前缺血性脑卒中的治疗主要包括以预防、控制高危因素及治疗病因为主的保守治疗、颈动脉支架成形术（CAS）以及颈动脉内膜切除术（CEA）为主的外科干预手段。1951年，Fisher从临床和病理的角度提出了颈动脉闭塞综合征的概念；同年，美国华盛顿神经外科医师William Spence首次成功实施了颈动脉内膜切除手术；1953年，Debakey首次为颈动脉完全闭塞的患者实施颈动脉内膜切除术并成功重建了血流。此后，颈动脉内膜切除术逐渐开展，据北美症状性颈动脉内膜切除术试验（NASCET）和欧洲颈动脉外科试验（ECST）这两项大型临床试验报道，颈动脉内膜切除术能有效降低颈内动脉狭窄患者发生脑卒中的风险。时至今日，颈动脉内膜切除术业已成为治疗颈动脉狭窄和防治缺血性脑血管病的标准术式，有助于降低患者脑梗死危险，改善脑供血，提高生命质量。

虽然颈动脉内膜切除术迄今已在临床广泛开展，但术中不良事件和术后并发症仍不容忽视，因此术前严格筛选适应证，术中注意保护术区重要解剖结构、提高术者手术技巧，对保证手术成功、减少术后并发症至关重要。下面就相关手术适应证、禁忌证、手术方式、术中注意事项、复杂情况下CEA处理策略等逐一分析。

CEA手术适应证、禁忌证、手术时机、麻醉方式及手术方式

适应证

关于CEA手术适应证的选择，30几年来已相继进行了一系列的临床随机对照实验来判断CEA的有效性和手术风险。NASCET的研究结果发表至今已有20余年的时间，期间有大量的文献或报道来评估和验证它的准确程度和临床指导意义。按照NASCET标准，症状性颈动脉狭窄程度>60%、无症状性颈动脉狭窄程度>70%为颈动脉内膜切除术适应证；而只有当颈动脉狭窄程度>60%但无临床症状，围术期脑卒中发生率为2%~3%时，颈动脉内膜切除术才有意义。

根据我们的临床实践经验并结合NASCET标准，凡符合以下条件者均可考虑施行颈动脉内膜切除术：①表现有脑缺血症状，颈动脉狭窄>50%者；无症状者，颈动脉狭窄>70%。②双侧颈动脉狭窄：仅一侧有症状时，先行该侧手术，除非对侧狭窄和血流动力学改变更严重；若为双侧症状，血流动力学改变明显侧先行手术，4周后根据病情变化及患者意愿酌情二次手术。③颈动脉狭

窄继发椎－基底动脉系统TIA，可试行CEA。④颈动脉狭窄合并有冠状动脉狭窄原则上应同时手术。⑤虽无临床症状与体征，但经CT证实存在同侧脑梗死（隐性脑卒中）；颈动脉狭窄>70%。⑥有脑缺血症状、年龄<65岁，以颈内动脉起始部狭窄为主者。⑦经CTA或DSA证实颈动脉粥样斑块性质为高度钙化斑块、游离斑块、斑块内出血者。⑧颈部血管迂曲、支架释放困难，且口服抗血小板药物禁忌。⑨支架成形术后管腔再狭窄或闭塞，须行支架取出术患者。

CEA手术禁忌证

①既往有出血性脑卒中病史或新近的大面积脑梗死。②当前患者正处于脑梗死急性期。③近期出现不稳定的心绞痛、心肌梗死、充血性心力衰竭，经药物治疗控制不理想或进展性卒中患者。④全身状况差，不能耐受手术者。

手术时机选择

行CEA手术时，若患者表现轻度单侧肢体瘫痪或偏瘫且持续时间较短，一般主张2周内实施手术，可预防卒中的发生。脑卒中后早期行CEA术有增加围术期脑血管不良事件发生的风险，存在大面积脑梗死患者，应避开急性期及亚急性期。手术一般在保守治疗后4~6周进行，以免出现术后严重的脑缺血再灌注损伤。患者术前有反复发作的半球症状时，可在症状缓解后2~4周行CEA手术。

麻醉方式

CEA可采用颈丛麻醉（CPA）或全身麻醉（GA），应根据患者对侧颈内动脉和侧支循环、心肺情况、对手术的耐受能力及术中对脑灌注监测选择合适的麻醉方法。

全身麻醉可降低脑组织对缺血缺氧的耐受性，亦可避免患者情绪波动导致血压、心率波动影响手术进行。CEA要求麻醉诱导平稳，深度适中，术毕患者能迅速复苏，便于术后立即进行脑神经功能评价。全身麻醉时，术中可通过脑监测设备客观评价脑缺血程度及患者耐受力，便于术中及时应用转流管，避免长时间脑缺血导致脑梗死发生。但目前大多数医院缺乏可靠的术中脑血流、脑功能检测设备，难以保证术中及时准确地评价脑供血程度，不能做出有效的预防及抢救措施。

颈丛局部阻滞可通过术中与患者随时沟通，间接反映患者对脑缺血耐受性的判断，避免术中脑梗死等不良事件发生，可更准确地决定术中是否需要转流措施，但存在患者对手术的恐惧感或长时间被动体位导致患者不配合影响手术顺利进行。目前全身麻醉仍是CEA中最常用的麻醉方法，全麻术中唤醒可综合全麻与局麻两种麻醉方法的优点，本组病例全部采用经口插管全身麻醉方式。

手术方式的选择

除上述较常用的手术方式以外，翻转式颈内动脉切除术（eCEA）亦受到相当部分学者推崇。eCEA手术由DeBakey等于1959年首先报道，手术操作方法是在颈总动脉分叉部附近环形切开颈动脉壁外膜，并根据病情酌情翻转颈总动脉、颈内动脉、颈外动脉外膜，将动脉粥样硬化斑块内膜完整切除后将各动脉外膜环形缝合，务必清除剥离面的微小碎片和浮动组织，如远端内膜有浮动，可缝合1~3针将其固定于内膜上，防止内膜分离，导致术后颈内动脉狭窄或夹层。

eCEA手术暴露斑块范围较大，相对于传统CEA，其有如下优点：①术中因斜行离断颈内动脉，手术切口比常规斜行颈内动脉切口粗大，暴露范围及手术操作空间更加充分，加之吻合口直径较大，缝合起来十分方便，对术者缝合血管要求相对较低，也不易造成术后吻合口狭窄，可免除应用修补片，进一步减少术后再狭窄和补片感染的机会。②对于颈内动脉较细和狭窄段较长的患者,传统CEA手术不太适合,这类患者因长期动脉狭窄导致管腔变细,无法满足颅内供血,术中常需要补片修复扩大管腔,这无疑增加了手术时间和补片感染的风险。而eCEA则不需补片修复,不但节约了手术时间,降低了血栓形成、微血栓脱落、血管破裂和假性动脉瘤的发生率,也避免了人工补片感染的可能。③eCEA对于颈内动脉迂曲明显容易处理,具体方法为:斑块剥离后充分游离并拉直颈内动脉,在其起始部剪去多余的部分,修剪断端颈内动脉满意后和颈总动脉的断端吻合。术后可使血管走行更自然、顺畅,减少了颈动脉再次发生狭窄的机会。但是eCEA手术并不适合所有患者,对颈总动脉存在明显斑块的患者,eCEA明显不适合。此外,当术中需要转流术时,该操作比较困难。

CEA手术操作要点

1.手术严格按解剖层次进行,整个操作要迅速,缩短阻断血管时间,减少术中、术后脑缺血发生。术中密切观察血压、心率变化,监测桡动脉血压并保持高于基础血压 20%~30%以提高脑血流量,术毕降至正常。

2.切开颈动脉鞘后用助手用20mL注射器抽吸利多卡因生理盐水（2%利多卡因10mL+250mL生理盐水）溶液间断冲洗颈动脉鞘,减少对颈动脉窦的刺激。切开颈动脉壁后再用肝素盐水（肝素1.25万单位+250mL生理盐水）冲洗管腔（冲洗方法同上）以防止血栓形成,可取得较好的临床效果,避免向颈动脉内注射利多卡因溶液的方法可减少对颈动脉窦的刺激。

3.术中斑块要完整剥除,显微镜下仔细辨别颈动脉增厚内膜与外膜的分界,应在内弹力层与动脉中膜之间剥离,以保持切除斑块与内膜相延续处的光滑性,如远端病变血管的内膜呈游离瓣状,需将内膜瓣与外膜缝合固定,以免出现管腔阻塞或术后内膜撕脱形成夹层。解剖血管的过程要轻柔,特别是当颈动脉分叉处存在粥样斑块时,因为此处斑块往往易碎,或者斑块内出现溃疡或已出血,稍有不慎则可引起微小的粥样斑块或血栓在阻断前脱落,形成脑梗死。

4.病变部位过高或过低时,周围遮挡术野结构较多,常规方法难以获得良好的术野显露,可酌情采用以下手术方法:

术中向外上方牵拉胸锁乳突肌,仔细分离腮腺及下颌下腺并将其翻向前上方以扩大术野,如果显露仍不满意,可酌情剪除部分腺体进一步扩大显露,以最大限度地暴露病变血管。

若病变颈动脉上段邻近颈静脉孔区,首先游离腮腺并外翻,显露颈静脉孔区。此时注意辨认并保护由后上方茎乳孔发出的面神经主干及其分支,仔细分离并加以保护,切忌强行牵拉腮腺而造成面神经损伤。若胸锁乳突肌乳突附着部遮挡颈动脉,可由内向外方向酌情离断部分肌腹,向后下方牵拉以利暴露颈静脉孔区,术毕严密缝合胸锁乳突肌。针对此类患者,术前体位及手术切口对保证手术成功至关重要。颈部尽量转向对侧;给予常规胸锁乳突肌斜行切口+耳前切口扩大暴露;术前酌情给予经鼻插管麻醉可取得良好效果（详见第4章第1节病例1）。

若术中二腹肌阻挡术野,可用剪刀于肌腱处离断并翻向两侧,进一步显露颈内动脉上段病变,术毕用丝线分别结扎两肌腱断端,两丝线打结给予固定。避免采用切断二腹肌肌腹的方法扩大术野显露,以减少术后因直接缝合肌腹导致丝线滑脱、肌肉断裂的风险。

若颈动脉分叉部位较高,暴露颈动脉上段时下颌骨常会阻碍手术进行,术中可分离并向后下方牵拉咬肌,显露下颌角,若仍不满意,可磨除部分下颌骨骨质扩大术野。若病变位置较低，肩胛舌骨肌影响术野显露时，可离断该肌，离断及缝合方法同二腹肌。

术中转流管应用及修补技术

颈动脉转流管的使用有缩短脑缺血时间、减轻术中压力等优点，但有形成血栓的危险，增加了远端斑块脱落、空气栓塞、内膜剥离、远端颈内动脉夹层等风险，同时增加了手术复杂性及操作难度，延长了手术时间，也不利于斑块的显露及后续缝合。据李世亭等人病例报道，对侧颈动脉狭窄<80%，基本都无需转流。对侧颈动脉闭塞，术中可行脑电图监测，根据检测结果酌情应用转流管。我院所行CEA病例中无一应用转流管，术后患者无明显脑缺血发作症状。

颈动脉内膜切除术后血管成形时通过使用补片可扩大管径，减少术后急性血栓形成和再发狭窄，但明显延长了手术时间，增加了脑缺血风险，术后亦有造成补片处膨出、补片感染等风险。据谷涌泉等人报道，术中应用修补片与未应用者在术后再狭窄率方面无统计学意义。我院所行CEA病例中无一应用修补片，术后CTA检查未见管腔明显狭窄。

相对复杂CEA手术处理策略

颈部"Y"形切口CEA

对于病变位置或颈动脉分叉部位置较高、颈部粗短的患者，术中显露颈内动脉上段时常规胸锁乳突肌前缘斜行切口难以奏效，此时可行颈部"Y"形切口手术。短切口用以牵拉并外翻腮腺，长切口用以暴露、牵拉胸锁乳突肌，可获得较大的手术操作空间。针对此类患者，术前体位至关重要，尽量使患者头部后仰并转向对侧，酌情经鼻气管插管麻醉，以减少经口插管引起患者被动张口

所致下颌骨下移进一步减小手术操作空间（详见第4章第1节病例2）。

颈动脉支架成形术后再狭窄支架取出术

颈动脉支架成形术为颈动脉狭窄的重要治疗措施之一，尤其适用于存在颈动脉内膜切除术高风险患者。颈动脉支架成形术后存在支架内再狭窄（ISR）的风险，其主要的病理生理机制是支架长期刺激引起颈动脉内膜平滑肌细胞增生。据Chakhtoura EY等人病例报道，其发生率为4%~9%。CEA支架取出术是治疗ISR一种安全有效的手术方式。术前根据颈部CTA或DSA初步估计支架长度，术中适当延长颈内动脉切口，仔细分离颈内动脉支架与周围粘连的粥样硬化斑块，充分显露支架两端并完整取出。术中应仔细操作，切勿使支架两端损伤菲薄的颈动脉外膜，引起外膜撕裂。若支架过长，完整显露并一次取出存在困难时，可在支架中间剪断再分别取出，此项操作无疑增加手术难度并具有一定的危险性，因此具备颈动脉支架成形术适应证的患者，在病情允许的情况下应尽量选取长度较短的支架，避免为支架术后出现管腔再狭窄行支架取出术带来困难（详见第4章第1节病例3）。

一侧颈动脉狭窄，对侧颈动脉闭塞的CEA

此类患者在颈动脉狭窄中是一种比较特殊的类型，但临床上有逐年增多的趋势，对这类患者究竟如何处理，尚有争议。有的学者认为此类患者应选择保守治疗，可以避免CEA手术时因夹闭颈动脉而进一步降低脑部血流量；有的学者则认为，即使对侧颈动脉已闭塞，只要同侧颈动脉狭窄满足手术指征，就应给予该侧CEA手术；若给予保守治疗，大部分患者随着病情的进展，自然预后较差。据Friedman SG, Redekop G等病例报

道,对此类患者行单纯内科保守治疗效果欠佳,不仅不应成为手术的禁忌证,反而是更多地选择外科治疗的依据,及时行CEA可使患者受益。此类患者对手术耐受性较单侧狭窄者差,术前应详细询问病史并行超声心动图、肺功能、双侧颈动脉超声、头颈部CTA、DSA检查和Willis环等检查以详细评估手术风险及对手术的耐受性。手术中阻断血流时易引起脑缺血,要尽量缩短手术时间,术者与助手的配合默契对于手术至关重要。

CEA术后长期管理：积极控制心血管病的危险因素,戒除烟酒等不良嗜好;定期监测血糖、血脂、血压等指标;术后继续抗血小板治疗1年以上,并严格按照AHA指南纠正动脉粥样硬化危险因素;术后定期颈动脉超声随访,指导患者练习颈部运动,防止瘢痕挛缩。

颈动脉内膜切除术治疗颈动脉粥样硬化导致的颈动脉狭窄是安全可靠的。术前应严格筛选具有此手术适应证的患者并做好围术期准备;术中术者与助手默契合作,缩短血管阻断时间;术后规范抗血小板治疗,对保证手术成功率、减少术中、术后并发症至关重要。

（佟小光　施铭岗　尚彦国　韩敏）

第 4 节　颅内静脉窦血栓形成治疗现状

颅内静脉窦血栓形成(CVST)是一种特殊类型的脑血管病,临床少见,以中青年好发,占所有脑卒中病例的0.5%~1%。因其发病形式复杂多样,故临床表现各异,易误诊或漏诊,因而具有较高的病残率及病死率。颅内静脉窦血栓形成目前仍是神经病学和神经介入领域的难治性疾病,由于其发病原因尚不十分明确,故对各种临床治疗方法缺乏统一评价标准。笔者仅对其中临床常用的治疗方法进行简要概述。

历史回顾

颅内静脉窦血栓形成最初由Riles在1825年描述,此后相当一段时间的文献报道多见于尸检研究,治疗方法也仅局限于降低颅内压、抗癫等对症治疗,对轻症患者有效,而重症患者则病死率极高。1942年,Lyons报道通过系统性抗凝药物治疗颅内静脉窦血栓形成可阻止病情恶化或改善病情,但不能溶解已经形成的血栓;1971年,Vines等采用尿激酶对已经形成的血栓进行溶栓治疗,其结果显示被阻塞的静脉窦开放,并取得了意想不到的临床疗效和预后。此后溶栓治疗方法进一步改进,1988年Scott尝试经颅钻孔进行接触性溶栓、1991年Barnwell利用血管内治疗技术经颈静脉和股静脉进行静脉窦接触性溶栓,均获得较为满意的临床治疗效果。至20世纪90年代,机械性血栓清除术应用于临床。随着神经外科手术技术和神经介入材料的不断改进与发展,越来越多的临床医师采用综合性方法治疗颅内静脉窦血栓形成。

颅内静脉窦血栓形成的病因可以分为感染性和非感染性两大类。对于感染性患者的治疗方法以抗感染治疗为主,同时辅以降低颅内压、抗惊厥、对症支持疗法;颅内感染性静脉窦血栓形成具有复发倾向,应积极进行治疗,抗生素应用时间一般不应少于1个月。对于非感染性颅内静脉窦血栓形成患者的治疗,主要包括抗凝、溶栓及机械性取栓等措施,可预防血栓的发展,开通已闭塞的静脉窦,同时建立有效的侧支循环。

抗凝治疗

1942年,Lyons首先提出利用肝素治疗颅内静脉窦血栓形成。目前的研究表明,肝素可以预防颅内静脉窦血栓的发生并阻止其继续进展,从而降低肺栓塞发生率;与此同时,肝素抗凝还可建立静脉系统侧支循环,减轻静脉性淤血造成的颅内高压,从而缓解病情进展,改善临床症状并减少脑出血等并发症。目前公布的循证医学证据表明,肝素可使绝对风险下降14%,病死率或完全病残率下降15%,相对危险下降56%。迄今为止,在全球最大规模的多中心前瞻性队列研究——国际脑静脉和静脉窦血栓形成研究(ISCVT)登记的624例患者中,520例(83.33%)接受静脉肝素或低分子肝素抗凝治疗,其中245例(39.26%)在抗凝治疗之前已发生出血性卒中,抗凝治疗后30天病死率仅为3.40%;6个月随访结束时,疾病早期接受抗凝治疗患者的病死率或生活依赖发生率约为13%,显著低于之前报道的最高发生率。该项试验无疑证实了抗凝治疗可显著改善颅内静脉窦血栓形成患者的生存转归和功能转归,即使已发生出血性卒中的患者也不例外。因此,欧洲静脉窦血栓防治指南已将肝素作为治疗颅内静脉窦血栓形成的一线药物:无抗凝禁忌证的患者均应积极进行抗凝治疗,包括皮下注射低分子肝素(LMWH)180U/(kg·24h)或静脉滴注肝素,使活化部分凝血活酶时间(APTT)延长2倍。颅内静脉窦血栓形成伴颅内出血不是肝素治疗的禁忌证,采用皮下注射低分子肝素更有效、更安全。目前认为,肝素抗凝时可同期予以华法林,使国际标准化比值(INR)维持在2~3[凝血酶原时间(PT)延长至正常值的2倍]。对于病因明确且临床症状明显改善的患者,华法林可连续应用3个月;对于病因不明确的高凝状态患者,可服用华法林12个月。但Wasay等指出,虽然肝素抗凝治疗可以防止血栓进一步进展,但不能溶解已经形成的血栓。如果患者颅内静脉侧支循环不够丰富,则已经形成的血栓可引起临床症状,此时采用肝素抗凝治疗是无效的。因此,虽然肝素是治疗颅内静脉窦血栓形成的有效药物,但仅适用于临床症状和并发症较轻微,且静脉窦阻塞不完全的轻症患者。

药物溶栓治疗

系统性静脉溶栓治疗

即通过静脉泵入尿激酶(UK)和重组组织型纤溶酶原激活物(rt-PA),经血液循环至颅内静脉窦内溶解血栓,使阻塞的静脉窦再通。此项治疗方法操作快速、简便,而且溶栓药物效果确切。但其应用前提是:必须有足够剂量的溶栓药物进入静脉窦内与血栓直接接触才能发挥溶栓作用;如果血栓已经完全闭塞静脉窦,则窦内血流缓慢甚至不流动,溶栓药物不能进入窦内与血栓接触,导致疗效甚微。

动脉溶栓治疗

通过颈内动脉或椎动脉内置管予以纤维蛋白溶解类药物如尿激酶,顺行经由脑实质毛细血管床进入脑静脉区域,不仅能溶解新鲜血栓,而且可降解血液中的纤维蛋白,使流经病变区域的血液保持较为稀释的状态,有利于改善局部血液循环、促进静脉回流,发挥溶解血栓和降低高凝状态的作用,并且能够加快侧支循环的建立。此外,局部高浓度的溶栓药物还可以防止外周脏器不必要的继发性出血。但当静脉窦闭塞较完全时,血液多经静脉侧支循环回流,溶栓药物无法直接接触血栓,则不能起到有效的溶栓作用。Wasay等指出,唯有在血栓形成的静脉窦内出现有效的循环通路,经颈动脉灌注的溶栓药物才有可能通过微循环到达静脉端血栓内,实现有效溶栓;静脉窦接触性溶栓是动脉溶栓的前提,而动脉溶栓则是静脉溶栓的补充。

静脉窦接触性溶栓

静脉窦内溶栓治疗方法是将微导管通过股静脉入路插入静脉窦血栓内,一方面可显著提高血栓内溶栓药物的浓度,达到接触性溶栓;另一方面,经微导管内持续缓慢泵入溶栓药物,可使药物反复循环溶解栓子,增加静脉窦再通率。在输送微导管之前,可采用0.035英寸(0.0889cm)导丝在颈静脉球及乙状窦、横窦内轻柔地试探性反复抽送,旨在在血栓内形成隧道,以利于微导管顺利沿隧道到达预定溶栓位置。如果微导管不能通过颈静脉球或窦汇到达远端溶栓部位,可将导引导管导至另一侧颈静脉,以同样的方法将微导管送至溶栓部位。静脉窦内溶栓治疗切忌暴力操作,必须在透视下按照规范化操作程序推送导管、导丝,并反复调整工作角度以确定导丝及导管准确位于静脉窦内,避免进入皮质静脉造成静脉窦壁穿孔、撕裂或引流静脉破裂,引起颅内出血。对于伴有颅内静脉淤滞性出血的患者,虽然血管内尿激酶溶栓治疗在理论上有增加出血的风险,但是对于颅内静脉窦血栓形成的血流动力学研究显示,患者发生脑出血的原因在于静脉窦闭塞引起的颅内静脉血液循环受阻,使颅内静脉压升高,造成脑组织水肿和缺氧坏死。当窦内压过高时即可引起脑出血,多为静脉系统渗血;溶栓治疗可使闭塞的静脉窦再通,使静脉性淤血程度降低,从而减弱出血的危险,对患者总体预后是有益的。

机械性血栓清除术

机械性血栓清除术于20世纪90年代开始应用于临床,并取得了一定疗效。尤其是针对血栓形成时间较长或伴有颅内出血的重症患者,单纯化学性溶栓不仅不能使闭塞的静脉窦再通,而且理论上还有增加再出血风险的可能。机械性血栓清除术是采用物理方法对血栓进行切割和破碎,同时利用取栓装置或球囊和血管内支架成形术快速重建静脉窦通道,恢复窦内血流,降低静脉窦压力及静脉淤滞,从而缓解临床症状。治疗方法主要包括取栓及血管内球囊或支架成形术。目前常用的取栓装置包括Angiojet和Penumbra等,近年也有文献报道可以通过Solitaire FR方法进行取栓。Borhani Haghighi等认为,从理论上讲,机械性取栓更适用于颅内静脉窦血栓形成的治疗:一方面静脉窦较粗,其内的血栓直径也较大,窦内溶栓时间较动脉长、溶栓药物剂量大,通过机械装置可以迅速重建静脉窦通道,从而缓解临床症状;与此同时,由于静脉窦壁的特殊结构,在取栓过程中出现血管夹层等并发症的概率较低,而且手术取栓还可以减少或避免应用溶栓药物,从而降低了溶栓后出血的风险。对于颅内静脉窦血栓形成合并静脉窦狭窄的患者,尤其是局限性狭窄静脉窦两侧压力差>15cmH$_2$O(1cmH$_2$O=9.81×10^{-3}kPa)者,提示静脉窦栓塞已导致明显的静脉高压,此时可考虑血管内球囊或支架成形术联合溶栓药物,消除狭窄,降低静脉窦压力,

防止血栓复发,改善形成血栓的病理解剖学因素;同时球囊或支架可将血栓压碎,亦增加了溶栓药物与血栓的接触面积,使较大的血栓容易溶解。

神经外科手术治疗

血栓切除术的临床研究主要见于血管内治疗尚未开展之前。由于其操作范围广泛、创伤大、疗效有限,目前已极少应用。然而,对于静脉梗死后出血形成的巨大血肿,且已出现进行性或严重的神经功能障碍患者,应考虑施行外科手术清除血栓。如果大面积静脉梗死导致颅内高压,去骨瓣减压术可以作为挽救患者生命的治疗手段。ISCVT对69例颅内静脉窦血栓形成患者的神经外科手术疗效进行回顾分析显示,经去骨瓣减压术和(或)血肿清除术治疗后,39例(56.52%)预后良好[改良Rankin量表(mRS)评分≤2分],其中约有1/3的患者术前双侧瞳孔固定,术后亦恢复良好。Macdonald指出,采用去骨瓣减压术治疗颅内静脉窦血栓形成的疗效明显优于动脉性梗死。这是因为静脉性梗死主要是由于静脉回流不畅造成脑水肿和脑组织肿胀,继发脑血流量减少、颅内高压,但其神经元并未完全坏死,去骨瓣减压术可缓解颅内压,并降低静脉压迫、增加脑血流量、促进神经元恢复,因此患者预后会明显改善。

综上所述,对于颅内静脉窦血栓形成采用单一治疗方法很难在短时间内完全开通闭塞的静脉窦,溶解皮质和深静脉血栓应视患者具体情况选择不同的治疗方法或联合应用,方可提高治疗效果、缩短治疗时间、减少药物剂量、降低并发症。越来越多的临床证据提示,不同方法联合治疗是一种安全、有效的治疗方法。

(范一木)

参考文献

[1] Saposnik G, Barinagarrementeria F, Brown RD Jr, et al. Diagnosis and management of cerebral venous thrombosis: a statement for healthcare professionals from the American Heart Association/American Stroke Association. Stroke, 2011, 42:1158-1192.

[2] Einhäupl K, Stam J, Bousser MG, et al. EFNS guideline on the treatment of cerebral venous and sinus thrombosis in adult patients. Eur J Neurol, 2010, 17:1229-1235.

[3] Medel R, Monteith SJ, Crowley RW, et al. A review of therapeutic strategies for the management of cerebral venous sinus thrombosis. Neurosurg Focus, 2009, 27:E6.

[4] Coutinho JM, Seelig R, Bousser MG, et al. Treatment variations in cerebral venous thrombosis: an international survey. Cerebrovasc Dis, 2011, 32:298-300.

[5] Borhani Haghighi A, Mahmoodi M, Edgell RC, et al. Mechanical thrombectomy for cerebral venous sinus thrombosis: a comprehensive literature review. Clin Appl Thromb Hemost, 2013.

[6] Dowd CF, Malek AM, Phatouros CC, et al. Application of a rheolytic thrombectomy device in the treatment of dural sinus thrombosis: a new technique. AJNR Am J Neuroradiol, 1999, 20: 568-570.

[7] Coutinho J, de Bruijn SF, Deveber G, et al. Anticoagulation for cerebral venous sinus thrombosis. Cochrane Database Syst Rev, 2011, 10: CD002005.

[8] Stam J. Sinus thrombosis should be treated with anticoagulation. Arch Neurol, 2008, 65:984-985.

[9] Ferro JM, Canh?o P, Stam J, et al. Prognosis of cerebral vein and dural sinus thrombosis: results of the International Study on Cerebral Vein and Dural Sinus Thrombosis (ISCVT). Stroke, 2004, 35:664-670.

[10] Wasay M, Bakshi R, Kojan S, et al. Nonrandomized comparison of local urokinase thrombolysis versus systemic heparin anticoagulation for superior sagittal sinus thrombosis. Stroke, 2001, 32:2310-2317.

[11] 黄捷, 李旭东, 王世波, 等. 颅内静脉窦血栓形成的治疗策略. 当代医学, 2009, 15:516-519.

[12] 李宝民, 王君, 李生, 等. 脑静脉窦血栓个性化治疗的临床研究. 中华医学杂志, 2009, 89:164-166.

[13] Guo XB, Guan S, Fan Y, Song LJ. Local thrombolysis for severe cerebral venous sinus thrombosis. AJNR Am J Neuroradiol, 2012, 33: 1187-1190.

[14] Dentali F, Squizzato A, Gianni M, et al. Safety of thrombolysis in cerebral venous thrombosis: a systematic review of the literature. Thromb Haemost, 2010, 104:1055-1062。

[15] Dashti SR, Hu YC, Yao T, et al. Mechanical thrombectomy as first-linetreatment for venous sinus thrombosis: technical considerations and preliminary results using the Angiojet device. J Neurointerv Surg, 2013, 5:49-53.

[16] Fujimoto M, Tateshima S, Ali L, et al. Direct thrombus aspiration using the Penumbra system for the treatment of pediatric intracranial dissection. J Neurointerv Surg, 2012.

[17] Pukenas BA, Kumar M, Stiefel M, et al. Solitaire FR device for treatment of dural sinus thrombosis. J Neurointerv Surg, 2013.

[18] Ferro JM, Crassard I, Coutinho JM, et al. Decompressive surgery in cerebrovenous thrombosis: a multicenter registry and a systematic review of individual patient data. Stroke, 2011, 42:2825-2831.

[19] Macdonald RL. Editorial: venous thrombosis. J Neurosurg, 2012, 117:735-737.

[20] 李宝民, 曹向宇, 李生, 等. 脑静脉窦血栓血管内治疗的临床分析. 中国现代神经疾病杂志, 2008, 8:539-543.

第5节　后循环血管搭桥手术治疗椎-基底动脉闭塞

椎-基底动脉供血不足可导致短暂性脑缺血发作或卒中，临床主要表现为严重头晕，发作性或持续性面部或偏侧肢体麻木、无力，严重者可出现吞咽困难、构音障碍，甚至意识不清。造成缺血的原因有多种，其中动脉粥样硬化引起的椎动脉或基底动脉狭窄或闭塞为常见原因。对于椎动脉颅外段、颅内段及基底动脉中至重度狭窄，一般治疗原则为：以药物为主、支架植入血管成形术为辅的联合治疗方案；对于双侧椎动脉闭塞或基底动脉闭塞的患者则仅采用药物治疗。我们采用后循环血管重建手术治疗双侧椎动脉闭塞或基底动脉闭塞患者，现对其治疗效果和手术方式进行初步探讨及经验总结，以为临床治疗此类患者提供一些具有参考价值的资料。

病例选择及术前评价

本组病例选择原则：①临床表现为严重头晕、日常活动受限、一侧肢体麻木无力、视物不清、吞咽困难、构音障碍等，经药物治疗症状仍然反复出现或交替出现，甚至持续不能缓解且呈渐进性加重趋势者。②脑血管造影检查显示双侧椎动脉闭塞或基底动脉闭塞，CTA或MRA可显示闭塞部位以远的部分血管。③MRI显示小脑、脑干、间脑及颞枕叶多发梗死，MR或CT灌注成像相应部位血流灌注延迟。④全身营养和代谢情况，以及心肺功能检查无手术禁忌证。对于脑血管闭塞患者而言，术前评价脑血流储备情况对是否施行血管重建手术至关重要。目前普遍认为

PET-CT检测脑组织摄氧分数可反映脑血流储备情况，但因其价格昂贵，国内鲜有医院能够实施此项检查；也可静脉注射乙酰唑胺行CT灌注成像，但由于小脑脑干周围颅骨较多，易出现伪影。本组大多数患者行MR灌注成像，体内有金属物者则行CT灌注成像，结果显示所有椎-基底动脉闭塞者均有明显的血流灌注延迟，为血管重建手术适应证。

手术方式的选择

后循环血管重建手术系指将颈外动脉及其分支或颈内动脉及其分支直接或间接与椎-基底动脉及其分支进行吻合缝合，以期实现由颈动脉系统向椎-基底动脉系统供血的手术方式。其中临床较为常用的术式为枕动脉-小脑后下动脉和颞浅动脉-小脑上动脉吻合术，其他术式包括枕动脉-小脑前下动脉吻合术、枕动脉-大脑后动脉吻合术、颞浅动脉-大脑后动脉吻合术、大脑中动脉-大脑后动脉吻合术、脑膜中动脉-大脑中动脉吻合术和颈外动脉-大脑后动脉吻合术等。后循环血管重建手术的术式选择需考虑以下因素：椎-基底动脉闭塞部位、预计所需提供的血流量大小、受血动脉形态及该术式的难易程度。常见椎-基底动脉闭塞情况有4种，即双侧椎动脉起始部（段）闭塞、双侧椎动脉颅内段近端闭塞、双侧椎动脉颅内段远端（包括基底动脉下段）闭塞、基底动脉中段闭塞。对于双侧椎动脉起始部（段）闭塞的患者，可选择颅外段颈动脉与颅外段椎动脉之间的血管吻合术，也可行枕动脉-小脑后下

动脉吻合术;而双侧椎动脉颅内段近端闭塞者,以枕动脉-小脑后下动脉吻合术为宜;若枕动脉形态欠佳,可行颞浅动脉-小脑上动脉或大脑后动脉吻合术;对于双侧椎动脉颅内段远端(包括基底动脉下段)闭塞的患者,应选择枕动脉-小脑前下动脉吻合术,但该术式位置较深、操作困难,故多选用颞浅动脉-小脑上动脉或大脑后动脉吻合术;对于基底动脉中段闭塞的患者,则宜选择颞浅动脉-小脑上动脉或大脑后动脉吻合术。简言之,上述这些术式可统分为上部(头侧)吻合术和下部(尾侧)吻合术。上部术式以小脑上动脉或大脑后动脉为受血动脉,下部则以小脑后下动脉或颅外段椎动脉为受血动脉,本组9例患者即以此作为术式选择原则之一。血管闭塞部位不同对血流量需求亦不尽相同:双侧椎动脉起始部(段)闭塞或颅内段近端闭塞的患者,后循环处于完全缺血状态,因此对血流量的需求亦较大;而基底动脉下段或上段闭塞者,仅闭塞血管以远组织缺血,故对血流量需求相对较小。受血动脉的选择也会影响血流量:在所有受血动脉中,颅外段椎动脉直径最大,不影响血流量;大脑后动脉的吻合部位一般在P2A段,其平均直径约为2.13mm,小脑上动脉的吻合部位若选择在中脑脑桥前段位于动眼神经和小脑幕切迹之间的部位,则其平均直径约为1.67mm,二者均可通过吻合术提供中等程度血流量;小脑上动脉吻合部位若选择在中脑脑桥外侧段的头、尾支干,其平均直径约为1.25mm和1.15mm,通过吻合术提供的血流量相对少一些;小脑后下动脉的吻合部位常在其尾襻,该部位平均直径约为1.68mm,血流通过较流畅,而小脑前下动脉的吻合部位为小脑皮质段,平均直径约1.07mm,通过的血流量较小。作为常用供血动脉,颞浅动脉和枕动脉的直径变异较大,对于直径>1.20mm的血管可作为吻合血管,直接完成血管吻合术,而对血管直径<1.20mm者则需移植桡动

脉或大隐静脉作为搭桥血管来完成血管吻合术。由于动脉粥样硬化对血管壁的病理作用,导致椎-基底动脉闭塞患者后循环各分支动脉形态不良,因此制定手术方案时应选择形态基本正常的动脉血管作为受血血管。椎-基底动脉闭塞的患者,在锁骨下动脉和(或)椎动脉造影过程中往往无法观察到闭塞血管以远的动脉,如果后交通动脉良好可于颈动脉造影时观察到椎-基底动脉闭塞以远的动脉血管,但显影较浅淡。因此,术前准备除了DSA外还应行CTA检查。椎-基底动脉闭塞以远的动脉血管主要通过或好或差的侧支循环代偿血流,因此CTA显影优于DSA。CTA观察时,粥样硬化严重的动脉血管主要表现为血管壁不规则、不光滑,手术中可见其外观呈白色,血管壁硬化、变脆,切开后可见内膜增厚和大量粥样斑块存在,致使无法缝合。因此,应选择硬化程度较轻的部位作为吻合部位,或选择其他血管作为受血动脉。整体而言,后循环血管重建手术比前循环难度大得多。而后循环血管重建手术方式不同,其难易程度亦不尽相同,应选择相对容易的术式。颅外段颈动脉和颅外段椎动脉之间的吻合术相对容易,因为无需开颅、血管较粗、术区也较浅;枕动脉-小脑后下动脉或小脑前下动脉吻合术难度相对大一些,由于该部位位置较深、操作困难,而且周围有较多后组颅神经分支穿行,需注意保护;经颞下入路行颞浅动脉-小脑上动脉或大脑后动脉吻合也比较困难,因为有Labbe静脉和其他颞底静脉走行于该术式路径中,需注意保护,而且术中需显露小脑上动脉外侧段并切开小脑幕切迹,易损伤滑车神经,当显露大脑后动脉时需向上牵拉过多颞叶,易造成或加重脑挫伤。有研究证实,经颞前入路显露大脑后动脉P2A段和小脑上动脉前段,对颞叶的牵拉损伤程度较轻,显露更清楚。笔者同意这一观点,也鉴于此,本组4例需行颞浅动脉-小脑上动脉或大脑后动脉吻合术的患者,均未采用经颞下入

路，而采用经颞前入路手术可以更好地显露小脑上动脉和大脑后动脉，而且对脑叶牵拉程度轻微；小脑上动脉的吻合部位不使用外侧段的头、尾支干，而使用前段动眼神经与小脑幕切迹之间的部分。

手术疗效评价

1976 年，Ausman首次完成枕动脉–小脑后下动脉吻合术，在其后的十余年中又开展了枕动脉–小脑前下动脉吻合术、颞浅动脉–小脑上动脉吻合术等，后来各国医师也都逐渐开展了后循环血管吻合手术，并改进和完善了各种术式和操作细节。尽管如此，临床仍较少应用后循环血管重建手术治疗后循环血管闭塞性疾病，因此至今仍无大型随机对照临床试验证实其疗效，目前仅有一些手术后患者症状与体征改善程度的经验性结论。在以往报道的病例中，血管吻合术后的血流通畅率约为95%，大多数患者术后症状能够得到明显改善，使短暂性脑缺血发作和缺血性卒中发生率有所下降。本组9 例患者术中荧光血管造影均显示吻合口形态良好、血流通畅；术后第7 天复查DSA或CTA，8 例患者吻合血管形态良好、血流通畅，1 例吻合血管未显影；8 例复查MR 或CT 灌注成像，其中7 例血流灌注明显改善。术后第7 天时，2 例严重头晕患者症状完全消失，可以下床活动；5 例构音障碍减轻、吞咽功能好转。本组仅有1 例患者于术后15 天 因心肺功能衰竭而死亡，其余8 例随访期间未再出现缺血症状，其中4 例基本恢复正常生活。本组患者术后吻合血管通畅率高，脑血流灌注显著改善，临床症状与体征改善明显，总体治疗效果良好。

术后并发症评价

由于后循环血管重建手术时间较长，手术操作邻近脑干，而大多数患者全身情况欠佳，因此导致后循环吻合术相比前循环手术更易出现并发症。最常见的并发症为支气管肺炎，此与手术时间长、患者吞咽困难和呛咳有关。症状较轻者，经加强护理和抗生素治疗即可平稳渡过围术期；症状严重的患者需行气管切开插管术及纤维支气管镜吸痰，必要时需呼吸机辅助呼吸。本组9 例患者中5 例发生支气管肺炎，3 例症状轻微者经药物治疗病情好转，2 例严重者行气管切开术并呼吸机辅助呼吸。另一常见并发症为上消化道出血，可能与手术邻近

脑干及围术期服用阿司匹林有关，本组有2 例发生上消化道出血，经奥美拉唑治疗后好转。由于手术时间较长，颅内感染风险明显增加，本组有2 例患者脑脊液检查提示颅内感染，经对症治疗后病情好转，但多次脑脊液细菌培养均未见细菌生长。对本组病例观察显示，双侧椎动脉闭塞或基底动脉闭塞的患者临床症状比较严重，针对不同部位的闭塞，选择相应的后循环血管重建手术方式，术后观察随访近期效果良好。由于本组病例数较少，无法进行统计学分析，故后循环血管重建手术治疗椎–基底动脉闭塞的远期效果仍有待大样本随机对照临床试验研究结果加以证实。

（佟小光　尚彦国　王轩）

参考文献

[1] Coert BA, Chang SD, Marks MP, et al. Revascularization of the posterior circulation. Skull Base, 2005, 15:43–62.

[2] Starke RM, Chwajol M, Lefton D, et al. Occipital artery-to-posterior inferior cerebellar artery bypass for treatment of bilateral vertebral artery occlusion: the role of quantitative magnetic resonance angiography noninvasive optimal vessel

analysis: technical case report. Neurosurgery, 2009, 64:779–781.

[3] Crowley RW, Medel R, Dumont AS. Operative nuances of an occipital artery to posterior inferior cerebellar artery bypass. Neurosurg Focus, 2009, 26:E19.

[4] Ulku CH, Ustun ME, Buyukmumcu M. Distal superficial temporal artery to proximal posterior cerebral artery bypass by posterior oblique transzygomatic subtemporal approach. Skull Base, 2010, 20:415–420.

[5] Ustun ME, Buyukmumcu M, Ulku CH, et al. Transzybomatic-subtemporal approach for middle meningeal-to-P2 segment of the posterior cerebral artery bypass: an anatomical and technical study. Skull Base, 2006, 16:39–44.

[6] Ozturk K, Uysal II, Arbag H, et al. A modified technique for bypass of the external carotid artery to the proximal posterior cerebral artery: an anatomical and technical study. Acta Otolaryngol, 2006, 126:526–529.

[7] Shi X, Qian H, K I Singn KC, et al. Bypass of the maxillary to proximal middle cerebral artery or proximal posterior cerebral artery with radial artery graft. Acta Neurochir (Wien), 2011, 153: 1649–1655.

[8] Kawashima M, Rhoton AL Jr, Tanriover N, et al. Microsurgical anatomy of cerebral revascularization. Part Ⅱ: posterior circulation. J Neurosurg, 2005, 102:132–147.

[9] Garcia-Gonzalez U, Cavalcanti DD, Agrawal A, et al. Anatomical study on the "perforator-free zone": reconsidering the proximal superior cerebellar artery and basilar artery perforators. Neurosurgery, 2012, 70:764–772.

[10] Ates O, Ahmed AS, Niemann D, et al. The occipital artery for posterior circulation bypass: microsurgical anatomy. Neurosurg Focus, 2008, 24:E9.

[11] Zador Z, Lu DC, Arnold CM, et al. Deep bypasses to the distal posterior circulation: anatomical and clinical comparison of pretemporal and subtemporal approaches. Neurosurgery, 2010, 66:92–100.

[12] Hayden MG, Lee M, Guzman R, et al. The evolution of cerebral revascularization surgery. Neurosurg Focus, 2009, 26:E17.

[13] Sekhar LN, Natarajan SK, Ellenbogen RG, et al. Cerebral revascularization for ischemia, aneurysms, and cranial base tumors. Neurosurgery, 2008, 62(Suppl):1373–1408.

[14] Ausman JI, Diaz FG, Vacca DF, et al. Superficial temporal and occipital artery bypass pedicles to superior, anterior inferior, and posterior inferior cerebellar arteries for vertebrobasilar insufficiency. J Neurosurg, 1990, 72:554–558.

[15] Roski RA, Spetzler RF, Hopkins LN. Occipital artery to posterior inferior cerebellar artery bypass for vertebrobasilar ischemia. Neurosurgery, 1982, 10:44–49.

第6节   颅颈交界区硬脑膜动-静脉瘘的手术治疗

硬脑膜动-静脉瘘（DAVF）为动脉与静脉在硬脑膜处异常的直接连接，通常为硬脑膜动脉或颅内外动脉脑膜分支的动脉血直接流入硬脑膜静脉窦，二者之间不存在类似在动静脉畸形中的血管畸形团。除硬膜静脉窦外，软脑膜和脑实质静脉亦常受累。DAVF是一类异质性极高的中枢神经系统血管畸形，部位不同、血管构筑不同，其临床表现和自然病史亦各不相同。

颅颈交界区为上至枕骨大孔、下达枢椎，由颅后窝底和椎旁肌肉、筋膜围绕形成的解剖区域，包括的重要结构有：延髓与上颈段脊髓；后组脑神经与上三对脊神经；枕动脉、椎动脉及其分支；环绕枕骨大孔、寰椎、枢椎的静脉及硬脑膜静脉窦；连接寰椎、枢椎及枕骨的韧带和肌肉。广义而言，凡动-静脉瘘口或引流静脉涉及颅颈交界区的硬脑膜动静脉瘘均可称为颅颈交界区硬脑膜动静脉瘘，以其特殊病变部位、出血倾向性高、经常合并其他血管病变，而不同于临床常见的脑或脊髓硬脑膜动-静脉瘘。

相对于颅内动静脉畸形，DAVF发病率较低，约为前者的1/10；而颅颈交界区DAVF则更为罕见，仅占全部DAVF的5%，可能与此部位丰富而充足的静脉引流途径有关。DAVF形成后，由于动脉血直接流入静脉，静脉内压力升高、流速增快，引发静脉迂曲扩张、静脉壁脆化变性、动脉瘤样结构形成，这可能是DAVF出血的主要原因。如果主要引流血管为硬膜下的静脉，则出血倾向更明显；与此同时，静脉高压会加重引流障碍致静脉淤血，使静脉压力进一步升高，产生恶性循环。在有限的硬膜下空间内，迂曲扩张的静脉可压迫周围组织，产生占位效应。此外，由于动静脉分流，正常的延髓、脊髓血供可能受影响，导致低灌注和缺血性改变。虽然以上病理生理学机制十分复杂，但临床观察发现，除外出血和神经组织的器质性损伤，其余的病理性改变都是可逆的，通过有效治疗可恢复病变所致的神经功能缺损。

以出血发生概率为指标，DAVF可简单分为良性和侵袭性两种类型。对于侵袭性硬脑膜动静脉瘘，部分栓塞不能降低出血倾向，唯有完全阻断所有瘘口，使迂曲扩张的引流静脉恢复正常，才能达到治愈目的。对于颅颈交界区DAVF，手术和介入治疗均为可选择的方法，迄今为止，外科手术治疗仍为首选。介入治疗的问题在于，发生延髓或脑桥的DAVF供血动脉细小、迂曲，大多数直接起源于椎动脉，行介入治疗其技术难度较大，栓塞后并发症发生风险极高。而手术治疗则可于直视下确切并完全地封闭瘘口，有利于发现和处理可能存在的出血源，治疗安全性及可行性均高于介入治疗。手术要点是完全阻断所有瘘口，或阻断硬膜下引流静脉起始部，同时处理合并的动脉瘤等异常血管病变。对于合并有硬膜静脉窦引流患者，确定窦无功能后应将其阻断并切除。由于局部血流动力学复杂，或血管造影条件的限制，复杂的硬脑膜动静脉瘘术前DSA难以确切显示病变全貌，实际的瘘口结构可能不止一个，术中行阻断操作后，应观察膨大的引流静脉是否随之变扁、颜色变暗，以证实瘘口是否完全阻断。更为可靠的标准是术中行荧光造影或DSA，明确各异常血管构筑形态均消失，恢复正常血流。

大多数病例报道显示，颅颈交界区硬脑膜动-静脉瘘发生蛛网膜下隙出血的患者，Hunt-Hess分级为Ⅰ~Ⅱ级，且血管痉挛发生率低，经有效治疗后总体预后较动脉瘤性蛛网膜下腔出血患者佳。如果患者合并缺血性或占位性神经功能缺损，在脑干、脊髓发生不可逆性变化之前阻断瘘口、降低静脉压，使曲张的静脉恢复正常，大多数患者可得到良好预后。Kenichi等根据治疗后症状是否改善，将检索到的58例Ⅴ型硬脑膜动-静脉瘘病例分为两组，统计分析表明，术前T2加权像上脑干呈高信号为预后不良之危险因素。对既往病例经验的总结：相对于行介入治疗的患者，接受开放手术的患者总体疗效更佳。

本文病例以蛛网膜下隙出血发病，并反复出现呼吸系统并发症。回顾既往文献，仅4例合并呼吸功能障碍，均存在严重的脑干和脊髓功能障碍，其呼吸困难的原因可能是病变累及上颈段脊髓前角灰质，导致膈神经功能障碍，造成呼吸无力。本文患者除阵发性呼吸困难外，无其他局灶神经功能缺损，术中可见动-静脉瘘口位于延髓腹外侧，曲张的软脑膜静脉向头侧引流，故膈神经及其神经元损伤的可能性较小，其呼吸困难的原因可能与血流动力学改变引发的脑干深部网状结构低灌注，影响呼吸中枢，形成阵发性的呼吸功能障碍有关。术后患者血流动力学异常得到纠正，呼吸功能障碍未再出现，提示可能与血流动力学机制有关。该例患者的临床经验提示，对于出现呼吸功能障碍的颅颈交界区硬脑膜动-静脉瘘患者，经排除神经源性肺水肿等急性情况后应考虑尽早手术，阻断瘘口，使淤血的静脉和局部血流动力学恢复正常；在器质性病因得到有效干预后，中枢性呼吸困难可迅速而明显好转。

颅颈交界区硬脑膜动-静脉瘘为临床罕见的中枢神经系统血管畸形，其自然病程呈侵袭性，具有出血倾向，并可导致复杂并严重的神经功能缺损，早期诊断并施行有效的治疗，患者可获得良好预后。

（佟小光　尚彦国　黄振华）

第7节 脑血管搭桥孤立术治疗颅内复杂动脉瘤

对颅内动脉瘤临床特征的评价，主要包括体积大小、与邻近动脉的关系、瘤体内是否有血栓形成、载瘤动脉在颅底的解剖位置等。颅内复杂动脉瘤通常系指体积巨大(>2cm)、微小如血泡样动脉瘤(BBA)、位置较深如后循环动脉瘤、瘤体或瘤顶有供血动脉发出、影像学检查显示动脉瘤内含有大量血栓或瘤颈钙化难以夹闭等类型，采用常规手术直接夹闭难以获得成功。天津市环湖医院神经外科自2008年2月至2011年12月采用颅内外血管搭桥联合动脉瘤孤立术治疗12例颅内复杂动脉瘤患者，获得较好临床预后。为了更好地了解此类颅内动脉瘤的发病特点、手术适应证与禁忌证，笔者对动脉瘤特征、手术方案等诊断与治疗过程进行分析，为临床提高疗效、改善患者生活质量、降低并发症提供一些参考资料。

虽然大多数颅内动脉瘤可以通过血管内栓塞或手术夹闭进行治疗，但是许多复杂动脉瘤无法通过常规治疗方法得以治愈，血管搭桥术即为此类患者的最后选择。对于体积>2cm或血泡样动脉瘤、后循环动脉瘤、动脉瘤瘤体或瘤顶有供血动脉发出且其内含有大量血栓或瘤颈钙化，难以通过手术直接夹闭，或经血管内栓塞治疗后多次复发的复杂颅内动脉瘤，在颅内外血管搭桥术尚未在临床开展之前多选择临床观察。研究证明，颅内巨大型动脉瘤患者预后极差，采用颅内外血管搭桥联合动脉瘤孤立术病残率和病死率远低于其自然史。随着我国血管外科手术技术的不断改进，颅内外血管搭桥技术水平及手术成功率逐年提高，临床报道病例亦

不断增多，如何借鉴国外30余年颅内外血管搭桥手术的临床经验、减少并发症，已成为脑血管病神经外科领域研究的焦点问题之一。

颈内动脉巨大型动脉瘤的临床表现呈多样化，既可表现为出血症状亦可以动脉瘤压迫海绵窦或血栓脱落所引发的症状与体征为首发表现。对于此类动脉瘤患者，手术前对脑血管功能及循环状态的评价至关重要。首先，需通过压颈脑血管造影检查证实是否存在前、后交通动脉开放情况，侧支循环可否代偿，其中侧支循环无代偿者大多需行高流量颅内外血管搭桥术。其次，对CTP或MRP表现为低灌注但BOT耐受良好的患者，可选择直接闭塞载瘤动脉或行低流量血管吻合术；灌注成像呈正常灌注脑血流影像但BOT耐受不良者，则选择高流量血管搭桥术。目前对应用BOT评价颅内动脉瘤载瘤动脉血管功能及侧支循环代偿能力的价值仍存有争议，其原因为许多BOT耐受良好的患者，手术后长期随访仍发现有较高的病残率。鉴于此，笔者认为应将BOT与脑血流动力学检测相结合，以确定搭桥手术的适应证，以及选择何种搭桥方式更适宜。最后，应通过TCD检测颞浅动脉血管直径及血流量。颞浅动脉直径个体差异较大，一般为1.5~2.0mm；若颞浅动脉直径>2mm，可选择行颞浅动脉-大脑中动脉M2段血管吻合术，其流量明显高于颞浅动脉-大脑中动脉皮质支吻合；颈内动脉巨大型、梭形动脉瘤常累及颈内动脉交通段和大脑中动脉，若选择颅内外血管搭桥联合动脉瘤孤立术易因豆纹动脉闭塞而诱发基底

节和尾状核头区域脑梗死，引起偏瘫或失语，应充分考虑多种因素综合判断，颅内外血管搭桥联合动脉瘤孤立术应作为最后的选择。

大脑中动脉巨大型动脉瘤瘤体内可以有血栓形成或瘤颈钙化，强行塑形夹闭者病残和病死率极高，这是由于巨大型动脉瘤内部血流变慢，患者术前动脉，瘤周围脑组织即已存在缺血。对于此类患者夹闭手术术式的选择应遵循以下原则：对缺血耐受较好的患者以低流量血管吻合术为首选；颞浅动脉较粗且上干与下干之间交通者选择颞浅动脉-大脑中动脉 M2 段直接吻合，上干与下干不交通者则应行颞浅动脉双干吻合术；对于颞浅动脉较细或选择颞浅动脉-大脑中动脉皮质支吻合术的患者应警惕因灌注不足而引起的供血区梗死，本组即有 1 例大脑中动脉巨大型动脉瘤患者选择颞浅动脉-大脑中动脉皮质支吻合，术后因灌注不足而发生术区梗死，mRS 分级 3 分，远期预后为轻残；颞浅动脉直径<2mm 者建议选择桡动脉或枕动脉搭桥手术。

对于基底动脉顶端的巨大型动脉瘤，若双侧大脑后动脉与小脑上动脉由动脉瘤发出，则单纯通过塑形夹闭很难成功夹闭动脉瘤。应先以颈外动脉-桡动脉-大脑后动脉 P2 段高流量搭桥术使血流通畅后再阻断基底动脉顶部，本组即有 1 例基底动脉顶端的巨大型动脉瘤患者术前采用颞下-小脑幕剪开-Kawase 入路难以夹闭动脉瘤，然后改用颈外动脉-桡动脉-大脑后动脉 P2 段高流量搭桥联合动脉瘤孤立术取得较好疗效。虽然颈外动脉-桡动脉-大脑后动脉 P2 段高流量血管搭桥术视野较深，但作为最后的治疗选择还是可行的。

椎动脉夹层动脉瘤自顶端发出小脑后下动脉者，是此类动脉瘤中最为复杂的病例。一般情况下，部分患者可以通过血管内栓塞和塑形夹闭术得以治愈；然而，少数病例则需闭塞夹层动脉瘤，通过搭桥手术以维持小脑后下动脉血流通畅。虽然，枕动脉部位较深，术中进行血管分离十分困难，但详细了解枕动脉的解剖特点后可采用乳突下二腹肌-头夹肌深方定位主干，再由近至远分离枕动脉。值得注意的是，后循环血管吻合操作空间狭小，吻合位置较深，术中操作需要深部吻合器械和良好的颅底显露技术。

本组病例仅有 12 例，经验尚浅，尚存在许多需深入探讨的技术难点。笔者体会：术前仔细评价脑血流，准备好备用血管，做好各项搭桥手术准备，以颅内外血管搭桥联合动脉瘤孤立术作为最后选择，是处理复杂颅内动脉瘤的重要手术原则。

（佟小光　施铭岗　尚彦国　王轩）

参考文献

[1] Abdulrauf SI, Sweeney JM, Mohan YS, et al. Short segment internal maxillary artery to middle cerebral artery bypass: a novel technique for extracranial-to-intracranial bypass. Neurosurgery, 2011, 68:804–809.

[2] Lawton MT, Hamilton MG, Morcos JJ, et al. Revascularization and aneurysm surgery: current techniques, indications, and outcome. Neurosurgery, 1996, 38:83–94.

[3] Zhang SR, Li M, Zhi XL, et al. Intracranial-extracranial vascular bypass and trapping aneurysms for the treatment of complex middle cerebral artery aneurysms. Zhonghua Shen Jing Wai Ke Za Zhi, 2007, 23:812–815.

[4] Xu BN, Sun ZH, Jiang JL, et al. Bypass and revascularization in the treatment of complex intracranial aneurysms. Zhonghua Shen Jing Wai Ke Za Zhi, 2009, 25:19–22.

[5] Coppens JR, Cantando JD, Abdulrauf SI. Minimally invasive superficial temporal artery to

middle cerebral artery bypass through an en-larged bur hole: the use of computed tomogra-phy angiography neuronavigation in surgical planning. J Neurosurg, 2008, 109:553–558.

[6] Ustün ME, Büyükmumcu M, Ulku CH, et al. Radial artery graft for bypass of the maxillary to proximal middle cerebral artery: an anatomic and technical study. Neurosurgery, 2004, 54: 667–671.

[7] Ulku CH, Ustün ME, Büyükmumcu M, et al. Radial artery graft for bypass of the maxillary to proximal posterior cerebral artery: an anatomical and technical study. Acta Otolaryngol, 2004, 124:858–862.

[8] Coert BA, Chang SD, Marks MP, et al. Revascu-larization of the posterior circulation. Skull Base, 2005, 15:43–62.

第 8 节 椎动脉颅内段夹层动脉瘤的 个体化治疗

椎动脉颅内段的夹层动脉瘤是临床相对少见的颅内动脉瘤类型。此类动脉瘤大多位于脑干腹侧中线或中线旁，位置较深，其周围有后组脑神经，以往多采取经颅后窝入路行开颅手术治疗，但手术难度和风险都较高。自20世纪90年代以来，随着血管内治疗技术的不断提高和介入材料的改进，此类动脉瘤越来越多地采用血管内栓塞或支架植入术进行治疗。椎动脉颅内段的夹层动脉瘤形态变化多样，既可表现为血管壁偏于一侧的囊状突起，亦可呈血管壁全周的不规则扩张伴狭窄；而且椎动脉受累节段或比较局限或比较广泛，甚至累及基底动脉。针对上述不同情况，可有多种处理方法，至今尚未形成专门针对椎动脉颅内段夹层动脉瘤的统一治疗原则，各神经外科医疗中心都应根据患者的具体情况并结合所具备的技术条件选择治疗方案。笔者通过对所在的天津市环湖医院神经外科十五病区收治的部分椎动脉颅内段夹层动脉瘤患者的临床诊断与治疗经过进行总结，认为应以患者临床表现、脑血管造影术所显示的动脉瘤形态，以及动脉瘤是否累及小脑后下动脉等作为选择治疗方案时的重要影响因素。

椎动脉颅内段夹层动脉瘤年发生率为（1.00~1.50）/10万，好发年龄为40岁以上，男性多于女性。颅内夹层动脉瘤好发于椎动脉有其解剖基础，Sato等对20例（侧）非病变椎动脉尸头标本进行组织学研究，发现11侧椎动脉共35处内膜弹力层缺损和内膜变薄，这种结构上的缺损可能与其好发夹层动脉瘤有关。随着神经影像学诊断技术的发展和在临床广泛应用，椎动脉夹层动脉瘤的阳性检出率有所增加。头部MRI可以发现夹层动脉瘤的壁间血肿和钙化组织，以及动脉瘤所造成的占位效应；而头部MRA或CTA均可快速发现夹层动脉瘤，数字减影血管造影术至今仍是诊断颅内动脉瘤的金标准，主要表现包括动脉壁局限性或弥漫性扩张、珠线征、双腔征等。

对于椎动脉夹层动脉瘤的神经外科治疗方法有许多种。血管内治疗方法包括微弹簧圈闭塞动脉瘤和载瘤动脉、支架辅助微弹簧圈栓塞动脉瘤、单纯支架植入术等；显微神经外科手术方法则包括直接手术夹闭动脉瘤、动脉瘤孤立术等，而枕动脉-小脑后下动脉血管吻合术则是重要的辅助治疗方法。目前尚未形成针对椎动脉颅内段夹层动脉瘤的统一治疗原则，不同神经外科医疗中心均是根据患者具体情况结合现有的技术条件制订治疗方案。笔者认为，在决定颅内段椎动脉夹层动脉瘤的治疗方案时，应该考虑以下因素：是否有临床症状、动脉瘤造成蛛网膜下隙出血还是脑梗死、动脉瘤位于优势侧还是非优势侧、动脉瘤形态是否呈局限性、小脑后下动脉是否受累等。

夹层动脉瘤的临床表现

椎动脉夹层动脉瘤患者发病时可有多种临床症状：大部分患者因蛛网膜下隙出血而发病，表现为头痛、恶心、呕吐，或意识障碍和神经功能障碍；小部分患者以脑干和小脑缺血性梗死发病，出现头晕、恶心、呕吐、构音障碍、吞咽困难，或意识障碍和肢体麻木、瘫痪；亦有一些患者会突发头部或颈项疼痛。对于表现为蛛网膜下隙出血的椎动脉夹层动脉瘤，由于其短期内再出血率、病残率和病死率高，具有明确的治疗适应证，患者和家属接受治疗的意愿均十分明确。而对于表现为脑干、小脑缺血性卒中的椎动脉夹层动脉瘤，有些学者认为可以口服阿司匹林等抗血小板聚集药物进行保守治疗。根据我们的临床体会，对于表现为缺血性卒中的椎动脉夹层动脉瘤，如果椎动脉受累范围比较局限、体积较小，可以通过药物予以保守治疗，定期复查；当动脉瘤增大或反复出现缺血症状时，再积极治疗；若动脉瘤体积较大或椎动脉受累范围较大，甚至累及基底动脉时，发生脑干、小脑缺血性卒中的机会增大，由于此类动脉瘤瘤体内往往有较多血栓形成和钙化灶，占位效应和压迫症状相对严重，此时则应积极采取血管内或外科手术治疗，不应当保守治疗；对于偶然发现的椎动脉夹层动脉瘤也应采取类似原则。我科收治的未破裂动脉瘤患者，MRI所显示的动脉瘤体积均比脑血管造影大，存在瘤内血栓和钙化灶，均积极施以椎动脉微弹簧栓塞或支架植入术治疗。

动脉瘤破裂与否对治疗方式的选择有一定影响。对于动脉瘤破裂造成蛛网膜下隙出血的夹层动脉瘤，由于瘤壁脆弱，极易发生再出血，无论直接手术夹闭还是微弹簧圈栓塞都存在术中动脉瘤破裂的风险，只要动脉瘤位于非优势侧且未累及小脑后下动脉，大多数学者都选择微弹簧圈闭塞动脉瘤和载瘤动脉或行动脉瘤孤立术。我科采用微弹簧圈闭塞动脉瘤和载瘤动脉的患者，术后脑血管造影显示闭塞完全，随访期间无一例复发或再通，仅1例术后出现局部缺血症状，但经对症治疗后迅速恢复，预后良好。对于未破裂的动脉瘤或位于优势侧的椎动脉夹层动脉瘤，选择支架辅助弹

簧圈栓塞或单纯支架植入术更为适宜，亦可直接手术夹闭动脉瘤。

夹层动脉瘤的形态

椎动脉颅内段夹层动脉瘤具有复杂多样的形态，可分为偏侧型动脉瘤和全周型动脉瘤。前者动脉瘤呈囊状，位于椎动脉管壁的一侧，可为一个或多个，范围相对局限；后者累及椎动脉管壁横截面的大部或全部，在椎动脉长轴方向上其体积可比较局限，也可累及范围较大，甚至累及基底动脉，表现为椎动脉大范围迂曲、扩张伴狭窄。

随着材料学和血管内治疗技术的不断提高，显微神经外科手术的应用明显减少。然而，对于椎动脉受累范围较局限的动脉瘤，若患者存在血管内治疗禁忌证或操作难度极大，仍应采用显微神经外科手术；对于偏侧型动脉瘤，可直接手术夹闭；对于较为局限的全周型动脉瘤，可行动脉瘤孤立术；而椎动脉受累范围较大的夹层动脉瘤，若存在血管内治疗禁忌证，显微神经外科仅能选择近端血管闭塞，同时结合远端血管搭桥术以改变血流动力学特性。Sano等曾报道16例椎动脉夹层动脉瘤患者，8例偏侧型患者中6例经手术成功夹闭动脉瘤而保持椎动脉血流通畅，另2例偏侧型和8例全周型患者中5例行动脉瘤孤立术或近端闭塞，均手术效果良好。由于动脉瘤所在位置较深，周围有后组脑神经，手术后容易出现吞咽困难、饮食呛咳、对侧肢体麻木等并发症，甚至昏迷；我科直接手术夹闭动脉瘤的患者，仅1例术中动脉瘤破裂出血，术后昏迷，3天后自动出院，之后死亡。

目前，血管内治疗业已成为椎动脉夹层动脉瘤的主要治疗方法，具体方式有多种，需要术者根据动脉瘤的形态结合其临床经验制订治疗方案。如果夹层动脉瘤位于非优势侧且远端侧支循环代偿良好，可采用微弹

簧圈闭塞动脉瘤和载瘤动脉,若仅闭塞近端载瘤动脉,由于远端血流逆行,动脉瘤可能复发或继续进展;若动脉瘤位于优势侧,则需要保证椎动脉血流通畅。偏侧型夹层动脉瘤可采用支架辅助微弹簧圈栓塞动脉瘤,全周型夹层动脉瘤,局限者亦可以支架辅助微弹簧圈栓塞或单纯行支架植入术,而范围较大的全周型夹层动脉瘤,仅能行单纯支架植入术。即使是偏侧型动脉瘤其形态也常不规则,要达到致密栓塞比较困难。我科采用多个支架套叠植入血管成形术辅助栓塞治疗的患者,均基本致密栓塞,仅2例非致密栓塞,随访期间发现动脉瘤进一步愈合。我科选择单纯支架植入术的患者,均发生血流动力学改变,治疗效果良好,仅1例无明显血流动力学改善,但术后也病情稳定。

小脑后下动脉的影响

处理椎动脉颅内段夹层动脉瘤,对小脑后下动脉的影响是制订手术方案必须考虑的因素。根据动脉瘤与小脑后下动脉间的关系,可分为3种类型:小脑后下动脉已接近动脉瘤、动脉瘤累及小脑后下动脉起始部、动脉瘤位于小脑后下动脉以远。对于小脑后下动脉以远的动脉瘤,无论采取哪种治疗方法对小脑后下动脉均无明显影响;接近小脑后下动脉的椎动脉夹层动脉瘤,如果采用支架辅助微弹簧圈栓塞治疗,则对小脑后下动脉血流无影响,若需行动脉瘤和载瘤动脉闭塞,则会影响小脑后下动脉血流,可施行血管搭桥术;而累及小脑后下动脉起始部的夹层动脉瘤,多需要闭塞动脉瘤和载瘤动脉联合血管搭桥术,亦可单纯行支架植入术。

当治疗可能影响小脑后下动脉血流时,需行血流重建术。李萌等治疗6例累及小脑后下动脉起始部的夹层动脉瘤,5例行同侧枕动脉和小脑后下动脉端侧血管吻合术,1例行双侧小脑后下动脉侧侧吻合术,所有患者均行手术孤立。本组亦有1例累及小脑后下动脉起始部的夹层动脉瘤患者,我们先行同侧枕动脉与小脑后下动脉吻合术,术后1周经脑血管造影确认动脉吻合口血流通畅,而后选择微弹簧圈闭塞动脉瘤和椎动脉。目前,尚未取得血管内治疗处理累及小脑后下动脉起始部的椎动脉夹层动脉瘤的成熟经验。在余泽等[11]报道的病例中,有2例此类动脉瘤均采用双支架套叠植入血管成形术,术后2年脑血管造影检查动脉瘤缩小70%、小脑后下动脉血流通畅,表明单纯支架植入血管成形术也不失为此类动脉瘤可供选择的治疗方式之一。

综上所述,无论采取何种治疗方法,对于椎动脉颅内段夹层动脉瘤均需进行综合分析,诸如动脉瘤是否破裂或造成梗死、动脉瘤形态是否局限性偏侧型、动脉瘤是否累及小脑后下动脉、动脉瘤是否位于优势侧等因素,而后选择个体化治疗方案。

(佟小光　尚彦国　王轩)

参考文献

[1] Sato T, Sasaki T, Suzuki K, et al. Histological study of the normal vertebral artery. Neuro Med Chir (Tokyo), 2004: 44, 629–636.

[2] Peluso JPP, van Rooij WJ, Sluzewski M, et al. Endovascular treatment of symptomatic intradural vertebral dissecting aneurysms. AJNR Am J Neuroradiol, 2008: 29, 102–106.

[3] Purkayastha S, Gupta K, Krishnamoorthy T, et al. Endovascular treatment of ruptured posterior circulation dissecting aneurysms. J Neuroradiol, 2006: 33, 329–337.

[4] Albuquerque FC, Fiorella DJ, Han PP, et al. Endovascular management of intracranial vertebral artery dissecting aneurysms. Neurosurg Focus, 2005: 18, E3.

[5] Sano H, Kato Y, Okuma I, et al. Classification

and treatment of vertebral dissecting aneurysm. Surg Neurol, 1997: 48, 598–605.

[6] Taha MM, Sakaida H, Asakura F, et al. Endovascular management of vertebral artery dissecting aneurysms: review of 25 patients. Turkish Neurosurgery, 2010: 20, 126–135.

[7] Jin SC, Kwon DH, Choi CG, et al. Endovascular straitegies for vertebrobasilar dissecting aneurysms. AJNR Am J Neuroradiol, 2009: 30, 1518–1523.

[8] Ahn JY, Han IB, Kim TG, et al. Endovascular treatment of intracranial vertebral artery dissections with stent placement or stent-assisted coiling. AJNR Am J Neuroradiol, 2006: 27, 1514–1520.

[9] Park SI, Kim BM, Kim DI, et al. Clinical and angiographic follow-up of stent-only therapy for acute intracranial vertebrobasilar dissecting aneurysms. AJNR Am J Neuroradiol, 2009: 30, 1351–1356.

[10] 李萌, 张鸿祺, 支兴龙, 等. 累及小脑后下动脉起始部的椎动脉夹层动脉瘤的治疗. 中华神经外科杂志, 2008: 24, 184–187.

[11] 余泽, 马廉亭, 李俊, 等. 椎基底动脉夹层动脉瘤支架应用探讨. 介入放射学杂志, 2007: 16, 436–438.

[12] Yu Z, Ma LT, Li J, et al. Endovascular stent exclusion in treatment of vertebrobasilar arterial dissecting aneurysm. J Interven Radiol, 2007, 16: 436–438.

第 9 节 蛛网膜下腔出血及动脉瘤

蛛网膜下腔出血

颅内蛛网膜下腔的动、静脉血管破裂出血，以及颅内其他部位出血流入蛛网膜下腔，都称为蛛网膜下腔出血(SAH)，占脑卒中患者的6%~8%。它可分为外伤性蛛网膜下腔出血和自发性蛛网膜下腔出血两种，而自发性蛛网膜下腔出血中约60%~70%是由动脉瘤破裂所致。

蛛网膜下腔出血后，由于颅底血管"机械"和"化学"性的接触血液而导致血管收缩，产生血管痉挛，其机制尚不十分明确，发生率在30%~70%。血管痉挛可发生在一条血管，亦可波及多条血管。蛛网膜下腔出血后即可发生血管痉挛，7~10天最重，3~4周逐渐缓解。伴发血管痉挛的蛛网膜下腔出血患者，病情严重，死亡率高。

Fisher根据蛛网膜下腔出血后的CT表现将其分为4级（表3.9.1），对临床工作有实际意义。

Fisher分级：

Fisher I 级：CT上未见出血。

Fisher II 级：CT上发现弥散出血，尚未形成血块，患者存在出现脑血管痉挛的风险（图3.9.1）。

表 3.9.1 蛛网膜下腔出血的 Fisher 分级

级别	CT 表现	血管痉挛危险性
1	CT 上未见出血	低
2	CT 上发现弥散出血，尚未形成血块	低
3	较厚积血，垂直面上厚度>1mm(大脑纵裂、岛池、环池)或者水平面上(侧裂池、脚间池)长×宽>5mm×3mm	高
4	脑内血肿或脑室内积血，但基底池内无或少量弥散出血	高

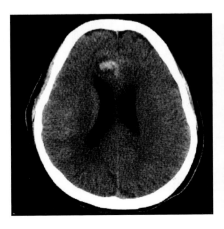 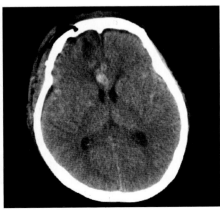

图 3.9.1 头颅 CT 检查提示前纵裂局部高密度影，考虑蛛网膜下腔出血。

Fisher Ⅲ 级：CT 上可见较厚积血，垂直面上厚度 >1mm（大脑纵裂、岛池、环池）或者水平面上（侧裂池、脚间池）长 × 宽 >5mm×3mm，患者存在较高的脑血管痉挛危险性（图 3.9.2）。

Fisher Ⅳ 级：脑内血肿或脑室内积血，但基底池内无或少量弥散出血，患者脑血管痉挛危险性高（图 3.9.3）。

脑血管痉挛的治疗方法有多种，其中"3H"疗法（高血容量、高血压和血液稀释）和尼莫地平等药物治疗被广泛认可，但如能尽早清除蛛网膜下腔出血，效果更佳。

颅内动脉瘤

颅内动脉瘤的发病率约为 10/10 万人，可分为囊性动脉瘤、梭形动脉瘤、真菌性动脉瘤和外伤性动脉瘤等。此文仅讨论囊性动脉瘤，其病因学不明，争论颇多，但通常认为是由于先天性动脉壁肌层发育缺陷以及后天性高血压、动脉硬化所致。

囊性动脉瘤（也称为浆果动脉瘤）通常位于脑动脉分叉的顶端，此部位受血流冲击力大。临床上最常见的有前交通动脉动脉

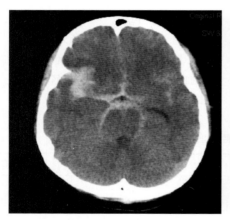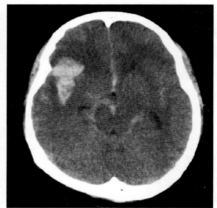

图 3.9.2　头颅 CT 检查提示右侧裂血肿，蛛网膜下腔出血。

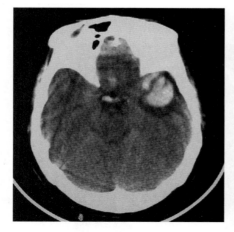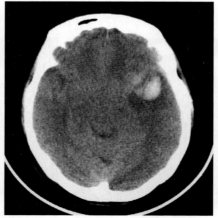

图 3.9.3　头颅 CT 检查提示左侧裂血肿，蛛网膜下腔出血。

瘤、后交通动脉动脉瘤、大脑中动脉动脉瘤、基底动脉顶端动脉瘤、椎-小脑后下动脉动脉瘤和眼动脉动脉瘤等。

临床表现

除巨大动脉瘤和特殊部位动脉瘤外,未破裂出血的动脉瘤可无临床症状或仅有间断的头痛。动脉瘤破裂后,临床上可出现突发剧烈头痛、呕吐、脑膜刺激征、颈项强直、神经定位体征和程度不同的意识障碍,甚至昏迷。

诊断

对突发剧烈头痛的患者,如怀疑有蛛网膜下腔出血的可能性,应尽快行头CT检查。阳性即可明确蛛网膜下腔出血的诊断;CT检查阴性的小量出血患者,可行腰穿检查,血性脑脊液也可确立诊断。

CT检查

对急性蛛网膜下腔出血患者,CT检查具有便捷、经济、快速、可靠等优点。某些特殊部位的蛛网膜下腔出血还可提示动脉瘤的部位。蛛网膜下腔出血患者,CT检查可在蛛网膜下腔的各个脑池内、脑室、脑实质内发现血液的高密度。

MR检查

因早期的蛛网膜下腔出血很难在MR上查出,故一般不作为常规检查。

腰穿

因现在CT已相当普及,只有在特殊情况下才用腰穿作为诊断手段。

脑血管造影

蛛网膜下腔出血的诊断依靠CT检查,动脉瘤的诊断则依靠脑血管造影。

全脑血管造影(DSA)　目前作为动脉瘤诊断的金标准,特别是3D成像技术的应用,更有利于动脉瘤的分析,例如:动脉瘤的部位、大小、形态、与深穿动脉的关系、侧支循环情况、载瘤动脉走行、有无血管痉挛、瘤颈的直径等。

CT-脑血管造影(CTA)　近年应用的越来越广泛,甚至有取代DSA的可能性,它具有无创的优点,避免了DSA手术的并发症,常作为筛查和随访的首选检查方法。

MR-脑血管造影(MRA)　同CTA,有文献报道,CTA和MRA较DSA诊断动脉瘤的符合率分别达到98%和96%。

治疗

内科保守治疗

适用于高龄、体弱等不愿意或不具备外科治疗条件的患者,实施姑息治疗。

外科治疗

介入栓塞治疗　见其他章节。

开颅动脉瘤颈夹闭术　根据术中情况可将该手术改成动脉瘤部分夹闭术、包裹术、孤立术等。由于动脉瘤手术中变化多,情况复杂,故脑血管外科医生应具有丰富的神经外科知识和经验,参加过显微神经外科解剖和显微外科实验室训练,具备显微血管吻合技术。

手术时机

早期手术是指蛛网膜下腔出血后前4天内手术,而晚期手术是指蛛网膜下腔出血2周后手术。有关手术早晚的争论,来源于动脉瘤出血后再次出血的发生。动脉瘤出血后第一天的再出血发生率最高,大约4%,之后下降,前2周平均每天的再出血发生率约为1.5%,而每次出血会伴随着1/4至1/3的患者死亡。因此有学者提出早期手术夹闭动脉瘤,防止再出血,从而挽救患者生命。然而,早期手术患者病情不稳定,常伴有脑水肿和高颅压,术中动脉瘤破裂的危险性高,手术死亡率高于晚期手术,但患者的总体死亡率低,所以多数医生认为早期手术优于晚期手术。

Hunt和Hess将动脉瘤及蛛网膜下腔出血患者分为Ⅰ~Ⅴ级(表3.9.2),对临床诊治意义非常大,此分类与患者病情、手术效果和预后直接相关。有医生认为Ⅰ~Ⅲ级患者应尽早手术,夹闭瘤颈,防止再出血,同时清除蛛网膜下腔积血和颅内血肿;对Ⅳ级患者可根据医生经验和患者具体情况决定手术时机;Ⅴ级患者应暂缓手术。

手术治疗

颅内多数动脉瘤均可通过翼点入路夹

表 3.9.2　Hunt 和 Hess 分级

级别	特点
Ⅰ级	无症状,或有轻微头痛和颈项强直
Ⅱ级	头痛较重,颈项强直,除颅神经麻痹无其他神经症状
Ⅲ级	嗜睡或有局灶性神经功能障碍
Ⅳ级	昏迷、偏瘫,早期去脑强直和自主神经功能障碍
Ⅴ级	深昏迷、去脑强直,濒危状态

闭。Yasargil对此做出了杰出的贡献,他在手术入路、手术技巧和手术器械等方面均有独到的见解。

手术中应注意以下几点:①严格沿蛛网膜下腔解剖,释放出脑脊液;②术前如有脑积水或脑肿胀,可预置腰大池引流或脑室穿刺放液,使脑组织松弛;③沿脑血管近心端顺行解剖,并保护穿支血管;④载瘤动脉阻断,可根据阻断的时间决定给予何种脑保护剂,如甘露醇、巴比妥等;⑤适时调整血压;⑥可应用亚低温脑保护和深低温停循环技术;⑦颅内外各种血管搭桥技术和血管移植技术的应用。

手术显微镜的应用、手术器械和动脉瘤夹的选择,以及手术医师的知识和经验,也与手术结果直接相关。良好的手术环境和设备,如瘤颈夹闭后的载瘤动脉通畅的检查,借助术中多普勒超声、术中DSA和术中ICG荧光造影技术,均为获得良好的手术效果提供有力保障。

总之,颅内动脉瘤破裂出血是一种非常凶险的疾病,具有变化快、死亡率及致残率高的特点,但如能及时、正确处理,部分患者可获得治愈。

(姚鑫)

第 10 节　应用覆膜支架治疗颅内动脉瘤

使用可解脱铂金弹簧圈(GDC)栓塞治疗颅内动脉瘤已有20余年历史,随着技术不断完善,其治疗效果逐渐获得临床肯定,已成为治疗颅内动脉瘤的主要方式之一。其远期疗效依赖于弹簧圈在动脉瘤腔内的填塞程度,动脉瘤弹簧圈栓塞术后的复发仍旧是介入栓塞手术面临的主要问题之一。特别是对于宽颈动脉瘤、大动脉瘤、外伤性或假性动脉瘤、夹层或梭形动脉瘤而言,使用弹簧圈栓塞往往是困难的,费用高昂且难以获得良好的临床效果。2000年以来,国际国内陆续报道使用一种新技术手段——覆膜支架用于治疗复杂的颅内动脉瘤。覆膜支架改变了使用弹簧圈填塞动脉瘤腔以达到闭塞动脉瘤目的的治疗机制,其治疗行为在载瘤动脉,对动脉瘤口段的载瘤动脉进行重塑,即时封堵动脉瘤颈使动脉瘤与体循环隔绝,达到闭塞动脉瘤的目的。我们自2005年6月至2013年6月对15例动脉瘤患者施行Willis或Jostent覆膜支架植入术取得了较好的疗效,简要介绍如下。

覆膜支架的结构特点

以Willis覆膜支架为例。支架为球扩式。支架骨架材料为钴基合金,其特性为生物相容性好、高强度、耐腐蚀和显影性好。支架结构由分段式正弦波形支撑单元和"n"连接杆构成,纵向为一轴面二"n"型连接,并辅以"加强环"设计,以尽可能满足支架柔顺性要求的同时,增加支架的横向辐射张力。覆膜材料为膨体四氟乙烯(ePTFE),热压成单层膜管状结构,厚度为0.03~0.05mm,膜材的微结构具有优秀的抗渗透性,同时有利于新生内皮细胞的生长和覆盖。膜管和支架的整合采用单层覆膜裹覆于支架骨架外层,膜管两端与支架骨架固定,其余部分游离,容许覆膜支架在迂曲的血管内伸展时覆膜和支架骨架有一定程度的相互位移,以增加顺应性。扩张球囊采用半顺应性球囊,材料柔软、耐压,配以柔软的输送系统远端和推送力强的输送系统近端,兼顾降低血管壁损伤的可能性,并保证支架输送过程中力的传递。覆膜支架与球囊导管的整合采用嵌式压握技术,整合后Willis覆膜支架的外径为1.27mm直径3.8F,为进入颅内迂曲血管创造了条件。

手术适应证

● 经三维重建数字减影血管造影(DSA)明确诊断为颈内动脉海绵窦段、岩骨段宽颈动脉瘤、大型动脉瘤、假性动脉瘤和椎动脉颅内段梭形或夹层动脉瘤,载瘤动脉无重要分支血管。

● 拒绝闭塞载瘤动脉者。

● 其他方法难以治疗的动脉瘤。

● 排除载瘤动脉严重迂曲或锐角弯曲。

手术方法

于全身麻醉下经右侧股动脉穿刺置入6F导管鞘,静脉注射肝素全身肝素化,首剂量3000U,追加1500U/h。全脑血管造影(包括交叉试验)了解前后交通动脉开放情况,90cm 7F长鞘和Envoy 6F导引导管送达载瘤动脉。通过三维重建图像可以清楚地观察到动脉瘤颈的透视工作角度并制作影像清晰的路径图，将直径与载瘤动脉直径相当、长度较动脉瘤颈宽4~6mm的覆膜支架和微导丝共同送达载瘤动脉，当微导丝进入动脉瘤远端的二级血管后再将覆膜支架缓慢推至病变部位。由于覆膜支架柔韧度较差，通过弯曲的血管阻力较大，需缓慢、持续推进，如果支架超过最佳位置，可先拉动微导丝而后将支架和微导丝同时向回拉。覆膜支架通过弯曲的血管可造成血管移位，使支架到达病变区域时的走行与路径图不相符，经脑血管造影确定支架与动脉瘤瘤颈位置满意后方可施行下一步，即膨胀球囊、释放支架。抽瘪球囊后维持原位行脑血管造影以观察动脉瘤有无对比剂内漏。若发现内漏现象，应原位再次膨胀球囊并增加202.65kPa，无效者可根据对比剂内漏部位，或于支架近端或远端调整球囊位置再次扩张并再增加202.65kPa。脑血管造影检查动脉瘤不显影即可抽出球囊、保留微导丝并于原位再行脑血管造影，确认动脉瘤不显影后方可抽出微导丝。手术后继续口服阿司匹林（300mg/d）和氯吡格雷（75mg/d），3个月后停用氯吡格雷，仍服用阿司匹林（100mg/d），连续治疗1年。

注意事项

1.因为球囊比支架略长，如果在弯曲的血管内扩张球囊，血管会因被球囊挺直而发生移位，有拉断血管分支或造成动脉瘤破裂出血的危险；另一种可能是血管位置固定如颈内动脉海绵窦后曲段，球囊不但未使血管挺直，反而随血管的弯曲向下滑动，使动脉瘤颈覆盖不完全，甚至支架前端滑入动脉瘤内。覆膜支架对动脉瘤颈覆盖不完全可能发生两种情况：一种是载瘤动脉内大部分血流已被覆膜支架纠正为正常血流，仅少量血流

进入动脉瘤内，瘤腔内血流速度缓慢而滞留，逐渐形成血栓；另一种是覆膜支架与动脉瘤颈形成类似活瓣样结构，收缩期进入动脉瘤的血流量大于舒张期流出的血流量，导致动脉瘤逐渐增大，最终破裂出血。因此，采用覆膜支架治疗动脉瘤，如果瘤颈覆盖不完全则易造成严重后果。

2.由于覆膜支架较硬，能否通过迂曲的血管到达病变部位是手术成功的关键。笔者体会，测量迂曲部位血管内圆切线与外圆交点之线段长度，可以很好地判断支架能否顺利地通过迂曲的血管。若此线段长度大于或等于支架长度则支架可顺利通过，若其长度明显小于支架长度则难以通过。采用7F长鞘或8F+6F双导引导管可增加推送支架的支撑力。通过颈内动脉各段的难度依次为海绵窦前膝段>海绵窦后膝段>岩骨段。如应用长鞘，则能降低越过以上各段动脉的难度。

3.椎动脉远端有许多细小的穿支血管，常规脑血管造影多不显影，如果覆膜支架覆盖了这些小分支有可能造成脑干和后组脑神经缺血。因此，采用覆膜支架治疗椎动脉远端动脉瘤之前，须在高清晰脑血管造影下对穿支动脉开口进行仔细辨认，使覆膜支架能够准确定位并释放，方能保证手术获得成功。

4.治疗颈内动脉动脉瘤时还须先进行脑血管造影交叉试验，了解前后交通动脉开放情况。理论上，覆膜支架与动脉壁接触易诱发异物性炎性反应，因血管内膜增生而致血管狭窄甚至闭塞。本组患者在覆膜支架植入前均经交叉试验确认前后交通动脉及双侧椎动脉供血良好，这样可以保证覆膜支架不会造成载瘤动脉闭塞，亦不会引起严重脑缺血。

（尹龙）

第 11 节　双导管介入技术治疗 复杂颅内动脉瘤

可解脱式弹簧圈栓塞术治疗颅内动脉瘤已有20余年的历史,多中心的随机对照研究已经证明采用弹簧圈栓塞技术治疗颅内动脉瘤是安全有效的,可作为大多数动脉瘤首选的治疗方式。然而,某些形态及结构复杂的动脉瘤,例如有重要分支血管自瘤颈或瘤体发出的动脉瘤、宽颈或相对宽颈的微小动脉瘤,弹簧圈栓塞治疗存在一定风险和难度。然而,正如著名科学家茅以升所说"路是人走出来的,有了路,就要有桥……只要有能修的路,就没有不能造的桥"。对于神经介入学者而言,辅助技术就如同通向复杂动脉瘤的桥梁,灵活科学的运用各种辅助技术如同建设一座座桥梁使得弹簧圈能够按照我们的设想完成其治疗动脉瘤的使命。双微导管技术作为一种栓塞辅助技术就是这样一座桥梁,下面我们将详细介绍这一技术的原理和特点并分享我们的经验。

双微导管技术简介

弹簧圈塞技术最重要的环节是弹簧圈在瘤腔内编织成一个稳定的"篮筐",弹簧圈地成"篮"效果和稳定程度决定手术的成败。对于宽颈或相对宽颈的分叶状颅内动脉瘤或微小动脉瘤,如果弹簧圈在动脉瘤内分布不均匀或成"篮"不稳定,则在后续的填塞过程中有可能发生弹簧圈移位、突出甚至脱出的危险。双微导管技术是以头端弯曲角度略有不同的两支微导管插入动脉瘤(图3.11.1),就像人同时用两只拳头打出一记组合拳,使术者有机会在动脉瘤内先后或同时操控两枚弹

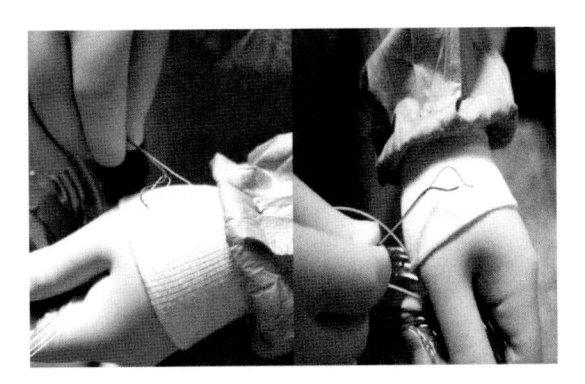

图 3.11.1　对两支微导管同时进行蒸汽塑形角度略有不同。

簧圈从容进退,达到既适宜动脉瘤形状使弹簧圈分布均匀又能稳定成"篮"效果。

手术方法和技术要点

患者仰卧位,于气管插管全身麻醉下经右侧股动脉穿刺置入6F导管鞘。全身肝素化后6F导引导管连接双"Y"阀(图3.11.2),并导

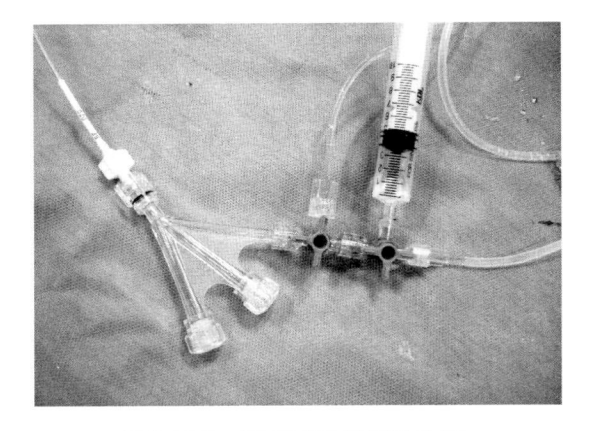

图 3.11.2　6F 导引导管接双 Y 阀。

入至载瘤动脉颅底段。根据三维数字减影血管造影工作站重建图像，选择观察瘤颈最佳工作角度，导入一根微导管进入动脉瘤内并推入首枚弹簧圈，若弹簧圈在动脉瘤内分布不均匀、成"篮"不满意或术者认为弹簧圈欠稳定，可暂不解脱；再导入第 2 根微导管进入动脉瘤，其头端塑形的角度与第 1 根略有不同，然后推入第 2 枚弹簧圈，使其与第 1 枚弹簧圈互相推挤、缠绕。在此过程中若第 1 枚弹簧圈发生移位向外突出，则可择机将两枚弹簧圈后拉，先后或同时操控 2 枚弹簧圈使之成"篮"满意并稳定，然后解脱其中之一，推入第 3 枚弹簧圈，如此交替解脱、顺序推入弹簧圈，直至达到致密填塞并保持载瘤动脉和瘤颈重要分支血管血流通畅。为了避免混淆两支微导管的顺序，手术过程中可采用无菌巾折叠覆盖其中一支，使每次推送和解脱弹簧圈时术野中仅显露其中一支微导管。

双微导管技术操作的关键步骤是通过操控两枚弹簧圈在动脉瘤内编织一个既不影响载瘤动脉亦不影响瘤颈重要分支血管的稳定"篮筐"。因此，微导管头端塑形，以及弹簧圈大小、形状的选择显得尤为重要。笔者对本组病例的治疗体会是，两支微导管头端塑形角度略有不同，可以进入动脉瘤内的不同位置，推入弹簧圈盘绕的方向和形态也会略有不同。弹簧圈的选择是根据术中具体情况决定的，一般选择两枚不同的弹簧圈，例如，首枚选用三维形状的弹簧圈，第 2 枚即可选择填充式弹簧圈，或选择两枚直径不同的三维或填充式弹簧圈等。而更多的情况是在第 1 枚弹簧圈完全推入后，根据操控第 1 枚弹簧圈的体会，依需要选择第 2 枚弹簧圈。偶尔亦可使用同时操控两枚弹簧圈配合的成"篮"技术，但要注意两枚弹簧圈同时反复推拉调整可能会互相缠绕成结，甚至造成弹簧圈解旋拉直不能推入。

手术适应证

相对宽颈的矮胖型或分叶状动脉瘤

此类动脉瘤由于瘤体宽径大于高度，若选用直径适合瘤体宽度的弹簧圈，则弹簧圈易自瘤颈部突出；若选择直径适宜瘤体高度的弹簧圈，则不能均匀分布和稳定成"篮"。因此，可将动脉瘤假想为两个空腔，用两支微导管两枚弹簧圈分别在假想的两个腔内成"篮"并互相挤靠，从而达到弹簧圈既能均匀分布又能稳定成"篮"的效果。

有重要分支血管自相对宽颈的动脉瘤颈部发出

术者认为首枚弹簧圈在动脉瘤瘤腔内成"篮"不稳定，恐推入第 2 枚弹簧圈会导致首枚弹簧圈移位、突出甚至脱出时，可在不解脱弹簧圈的情况下，用第 2 支微导管推入第 2 枚弹簧圈。如果弹簧圈出现移位、突出或脱出而影响瘤颈部的分支血管，则有机会将弹簧圈拉回重新调整位置。

宽颈或相对宽颈的微小动脉瘤

此类动脉瘤瘤腔空间极小，当推入第 2 枚弹簧圈时有可能造成第 1 枚弹簧圈移位、突出或脱出。此时，可利用两支微导管同时推送两枚弹簧圈进行动脉瘤致密填塞。

相对宽颈的细长形动脉瘤

动脉瘤体高为体宽的两倍，颈宽与体宽几乎相等，为了使弹簧圈成"篮"为"8"字形，大多选择直径较体宽稍大的弹簧圈，这种弹簧圈成"篮"后微导管易被推出动脉瘤瘤腔。此时为保证微导管能再进入，可以选择另一支微导管先进入动脉瘤瘤腔，再用弹簧圈"8"字成"篮"，然后利用另一支微导管自内向外在第1枚弹簧圈的"篮筐"内逐步致密填塞。

双微导管技术的优势

技术简单

双微导管技术与球囊或支架辅助技术比较具有技术简单的优点。其使用的器械材料与常规弹簧圈栓塞动脉瘤无区别,两支1.7F型微导管的直径相加为1.13mm,6F导引导管的内径为1.80mm,因此两支微导管在6F导引导管中进行操作不会相互干扰,术者仅需掌握常规操作技术,不增加手术风险。

无需服用抗血小板药物

与支架辅助技术相比,术后无需服用抗血小板药物。支架在血管内属异物,急症手术前需大剂量服用,术后亦需长期服用抗血小板药物,预防支架引起的急性或慢性血小板聚集,即便如此,仍有可能发生急性血栓形成或刺激血管内皮增生造成血管狭窄。另外,对于蛛网膜下腔出血量较大的患者引流血性脑脊液为重要治疗手段之一,而抗血小板和抗凝治疗对腰椎穿刺、腰大池或脑室外引流等有创治疗亦有一定影响;如果动脉瘤栓塞不成功,需即刻改行开颅手术,这些均存在增加出血导致严重并发症的潜在危险。

可用于远端小血管

双微导管技术可用于远端甚至迂曲的小血管,只要靶血管管腔能够容纳两支微导管即可。而球囊和支架在细小、迂曲的血管内使用难度较大,很难保护动脉瘤瘤颈或体部发出的重要分支血管。

节省费用

双微导管技术仅增加一支微导管的费用,显著低于球囊或支架辅助技术所需费用。

2008年4月至2012年11月,我们使用双微导管技术治疗经DSA明确诊断的颅内动脉瘤患者共计33例,男性11例,女性22例;年龄42~81岁,平均(57.55±11.56)岁。其中2例为未破裂动脉瘤,其余31例均为动脉瘤性蛛网膜下腔出血(SAH),自发病至脑血管造影动脉瘤栓塞时间为6~120小时,平均(42.71±51.07)小时。入院时Hunt-Hess分级I级者9例、Ⅱ级14例、Ⅲ级7例、Ⅳ级1例。本组患者动脉瘤分别位于前交通动脉段(7例)、后交通动脉段(14例)、眼动脉段(3例)、脉络膜前动脉段(3例)、小脑后下动脉起始部(3例)、大脑中动脉和基底动脉顶端(1例)。

本组患者经弹簧圈栓塞治疗达到动脉瘤致密填塞者19例,瘤颈残留者14例;微小弹簧圈襻突出于瘤颈之外者12例,但未影响载瘤动脉和瘤颈部分支血管。1例出现术中破裂但未遗留神经功能缺损。

本组33例患者中3例因蛛网膜下隙出血后脑血管痉挛而出现轻度认知功能障碍和轻度神经功能障碍,出院时根据改良Rankjn量Ⅰ表(mRs)评分为2分;其余30例出院时mRS评分为0~1分(图3.11.3至图3.11.5)。

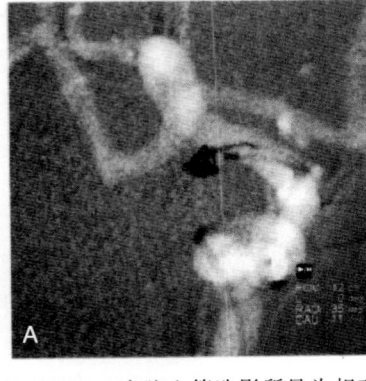
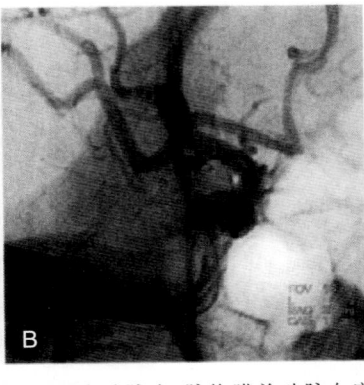
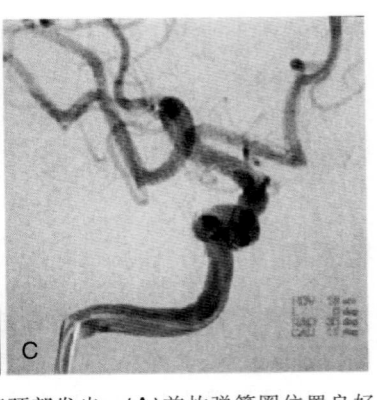

图 3.11.3　全脑血管造影所见为相对宽颈微小动脉瘤,脉络膜前动脉自瘤颈部发出。(A)首枚弹簧圈位置良好但欠稳定,故采用双微导管技术。(B)反复调整两枚未解脱弹簧圈位置,使脉络膜前动脉开口处不受影响。(C)少许弹簧圈襻突入颈内动脉,动脉瘤未显影,脉络膜前动脉血流通畅。

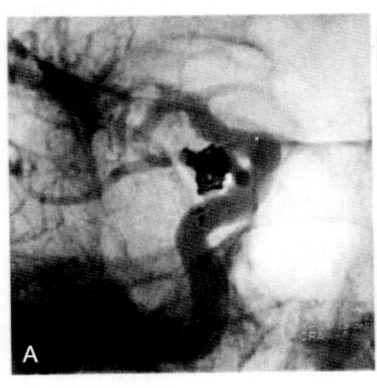
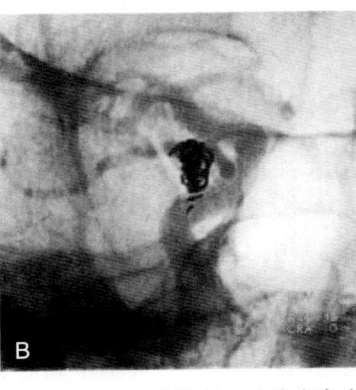
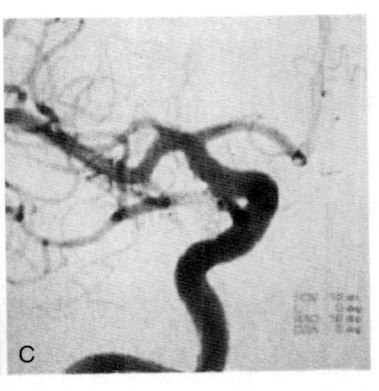

图 3.11.4　全脑血管造影显示相对宽颈的靴形颅内动脉瘤。动脉瘤高度/颈宽为 0.91,大脑后动脉白瘤颈部发出。(A)两枚尚未解脱的弹簧圈部分突出,影响大脑后动脉开口。(B)将两枚弹簧圈重新拉回调整位置,以保持大脑后动脉开口处血流通畅。(C)弹簧圈致密填塞过程中造成一个襻突出,但未影响大脑后动脉血流通畅。

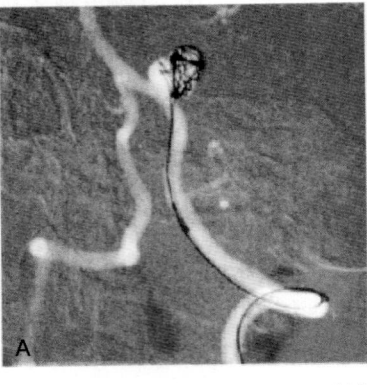
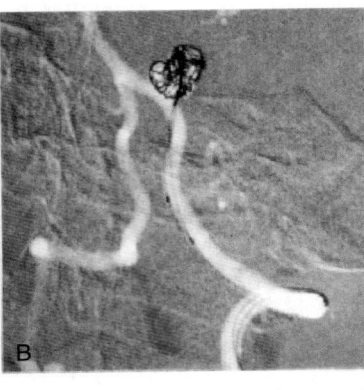
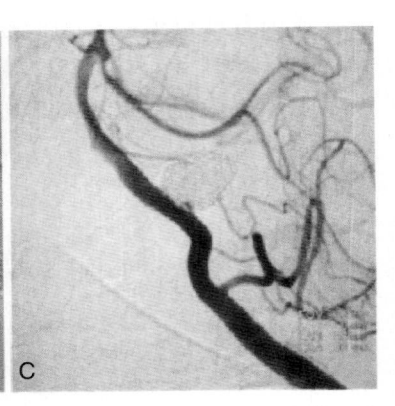

图 3.11.5　全脑血管造影显示左侧椎动脉颅内段相对宽颈动脉瘤。(A)首枚弹簧圈为 10mm×300mm 盘绕于瘤顶部,第 2 支微导管进入动脉瘤瘤体下半部。(B)推入的第 2 枚弹簧圈为 8mm×200mm 于瘤体部,成"篮"效果满意,共 9 枚弹簧圈达到致密填塞。(C)术后 1 年脑血管造影显示瘤颈部弹簧圈压缩,呈现少许再通迹象。

（尹龙）

第 12 节　高血压脑出血

高血压脑出血(hypertensive intracerebral hemorrhage)：高血压脑出血是因高血压病晚期或高血压急性发作导致的患者脑实质突然自发出血的一组临床综合征。一般认为红细胞渗出或流出血管外即称为出血，可呈现为点状或大片状出血。根据不同出血类型、部位、出血量可表现为不同程度的意识障碍、偏瘫、失语等神经系统损害病症。本病多发生于中老年人，近些年由于肥胖、生活紧张等原因，高血压脑出血出现明显低龄化。随着我国老龄化的进程加速，出血性脑卒中也成为导致我国人口死亡或致残的主要原因。

流行病学

高血压脑出血是颅内出血最为常见的出血性疾病，在所有卒中占10%~13%(西方为8%~15%)。我国发病率更高(21%~48%)，是脑血管病中病死率和致残率最高的疾病，早期报道病死率为20%~70%。日本、中国人种高发。男女发病率因调查有不同的结果。高血压是脑出血的主要原因，有研究表明高血压患者约1/3可罹患脑出血。我国居民高血压发病呈现明显的南北方差异，高血压脑出血发病率北方明显高于南方。此外，家族史、肥胖及TIA史为脑出血的危险因素，在原有高血压的情况下，过度情绪及精神激动、剧烈的体力活动、用力排便，均可使血压急剧增高发生脑出血。国外45岁以下患者脑出血最常见原因为血管畸形、动脉疾患、药物滥用；在我国高血压正成为年轻脑出血患者的主要发病原因。在发达国家，随着人们这些疾病的重视，对高血压及相关疾病的防治已初见成效，脑卒中相关疾病发病率开始逐步下降。脑出血发病率及病死率都显著下降。而我国近些年由于生活水平的提高，肥胖人群增多，老龄化进程加速，而人们卫生健康教育相对滞后，高血压及相关疾病发病率呈逐步增加的趋势。中国卫生部已经在各地陆续开展卒中防治筛查，期望对中国的脑卒中控制起到积极作用。

高血压脑出血病理生理学改变

长期高血压可导致微小动脉（直径50~200μm微小穿支动脉)粥样硬化、小动脉壁脂质透明变性(lipohyalinosis)，内膜下脂质和蛋白质沉着；小动脉弹力板断裂、中层纤维化、内膜增厚、坏死，使动脉壁脆弱易发生破裂出血，这种病变可累及全身血管，尤其以脑血管受影响最大。亦有人认为在长期高血压作用下，脑底部的穿支动脉发生动脉壁坏死、扩张或粟粒状微小动脉瘤形成。这些细小的穿支动脉直接自颅底的大动脉发出，承受的血压高于其他部位同等直径的小动脉，在高血压冲击下容易破裂出血。1983年Westphal和Bar发现高血压脑出血的血肿周围的小动脉多可见到弹力板断裂，平滑肌被坏死组织代替，出现血管壁脂肪玻璃样变性或纤维样坏死。1868年Charcot和Bouchard对84例尸体进行解剖，发现脑底部穿支动脉的微小动脉瘤。此后又有研究发现高血压脑出血患者中86%存在这样的微小动脉瘤。最近有人将开颅血肿清除时找到的出血动脉取出做病理检查，发现部分高血压脑出血患者的出血动脉存在内膜剥离现象,形成夹层动脉瘤,此类病变导致动脉壁破裂约占高血压脑出血的20%。

小动脉破裂出血后,血凝块释放血管活性物质可使动脉收缩,其周围的压力随着血肿量增加而升高,传统的看法认为高血压脑出血是血管破裂后一次性出血,出血后20~30分钟形成血肿,停止出血。出血后6~7小时血肿血清析出,并出现脑水肿,血肿造成的不可逆性脑实质损害多在出血后6小时左右。Kazui等分析CT,发现脑出血后3小时内血肿持续增大的占36%,6小时后占17%。24小时后罕见再次出血。再出血的原因多与脑出血后血压过高有关。发病后经常出现的颅内高压、频繁呕吐、呼吸道梗阻等,均可导致血压进一步增高或波动,部分由于凝血机制障碍、过度使用药物脱水等也可导致血肿增大。发病后患者症状不断恶化时要特别考虑出血复发或增大所致。

高血压脑出血70%~80%在幕上,20%~30%发生在幕下,其中以微小穿动脉丰富的基底核、视丘、顶枕叶及脑干等多见。由于神经组织受到机械压迫、分离、移位、撕裂出现相应症状,严重的大量出血导致患侧大脑半球体积急剧增大,扣带回疝入大脑镰下及海马疝入小脑幕切迹,压迫脑干出现危象。脑出血导致的脑实质内血肿,开始为暗红色的凝血块,血细胞完整,并沿白质纤维间隙扩展,数小时后轻度收缩变硬,不易吸出。早期血肿周围脑实质受压出现缺血坏死,可出现点片状坏死出血,CT影像表现为血肿高密度区外围绕一圈低密度带,容易误判断为水肿。血肿的血红蛋白在1~2天中逐渐由氧合血红蛋白转变为脱氧血红蛋白,局部出血胶质细胞增生,形成格子细胞,吞噬脂质,并有含铁血黄素沉着。此后的1~2周内血肿逐渐自溶,其后数周到数月内在炎性细胞浸润作用下逐渐分解吸收,遗留下由增生的胶质细胞、胶质纤维、胶原纤维和含铁血黄素沉着

形成瘢痕样"中风囊",小的脑实质血肿可完全修复。

血肿的占位效应及血肿在形成和降解过程中释放的生物活性物质,导致脑组织发生一系列病理变化和器质性损害。单纯局部占位效应,仅仅造成脑血流下降,前24小时并无脑水肿出现。而脑出血24小时内血块收缩体积变小,而周围脑水肿反应明显,且在血清渗出1小时即出现脑水肿。Suzuki和Ebina最早指出脑内血肿除了占位效应外,还有毒性作用。Kanno等在大鼠实验发现血肿局部高浓度血红蛋白对神经元有毒性作用。脑出血时,凝血级联反应时,凝血酶原转变为凝血酶,后者具有神经毒性作用,并导致脑水肿。正常血液循环中不存在可以测出的凝血酶,脑出血时每毫升血浆可产生210~300U凝血酶。已证实由凝血酶原转变为凝血酶的程度与血肿周围的水肿程度一致。并可被凝血酶抑制剂(水蛭素)所抑制。实验发现,凝血酶可抑制脊髓运动神经元,诱发其退变、死亡。胶质瘤培养皿中加入凝血酶,24小时后发现乳酸脱氢酶明显增加,表明细胞发生损伤。当培养液中凝血酶≥500μmol/L时,可导致星形细胞和海马神经元死亡。

临床应用SPECT和PET观测发现,血肿周围脑组织血流量下降现象,其程度与血肿大小及部位有关。少量血肿使局部血流短时下降,大量出血则可使同侧半球长时间缺血,丘脑出血引起的双侧半球血流下降较之壳核出血更明显,且持续时间长。表明出血越靠近中线部位,脑血流改变越明显。缺血将导致脑组织能量代谢障碍、生物膜跨膜转运功能障碍、兴奋性氨基酸释放、自由基生成,最终使细胞水肿坏死。动物实验表明,当脑血流量下降到20mL/(min·100g)脑组织以下,脑功能即受到损害,低于10~12mL,2~3小时即可发生脑组织梗死。正常成年人颅内代偿容积有限,幕上约为60mL,幕下约为15mL。大脑半球出血小于50mL时对颅内压

和脑灌注压的影响还是可逆的。如果超过此耐受阈值,血肿占位和脑组织的毒性作用造成的颅内高压和灌注压下降将形成恶性循环,导致患者死亡。

经受了脑出血急性期打击的患者,随着血肿的逐步吸收,症状逐渐好转,进入迁延数月乃至更长的恢复期,多数患者最后会遗留不同程度的神经功能障碍,仅少数出血量不多或出血在非重要功能区的患者可完全恢复。

分类

高血压脑出血部位可分为以下5类（亦有分为6类,增加了尾状核出血）,基底节区出血最多见, 占全部脑出血的一半左右,出血位于幕下的占20%~30%,可发生在小脑半球、小脑蚓部和脑干。脑干出血主要发生于脑桥,占全部脑出血的3%~13%。

基底节区出血

分为壳核型（血肿限于壳核内）、壳核-内囊型 （血肿向内侵犯内囊）、壳核进展型（血肿以壳核为中心向周围扩展,累及内囊、半卵圆中心、放射冠和部分颞叶及侧脑室）和脑室型（血肿巨大、破入侧脑室和第三脑室）等4型。

小脑出血

发病率为5%~10%，齿状核是主要出血部位,血肿可以突入第四脑室导致脑干受压或直接由脑白质侵犯脑干,小脑出血导致严重后颅窝内压力增高,在剧烈头痛呕吐后可很开出现枕骨大孔疝症状。

丘脑出血

分为丘脑型（血肿小,限于丘脑内）、丘脑-内囊型（血肿向外侧侵犯内囊）、丘脑底-中脑型 （血肿向下侵犯丘脑底部和中脑）和

脑室型（向内破入脑室）。

尾状核出血

占脑出血的5%~7%。出血血管为大脑前动脉及大脑中动脉的分支,血肿量较多的可扩展至丘脑前部,血肿破入脑室前角。

脑干出血

常见的脑干出血多发生于脑桥,严重时往往侵犯中脑或第四脑室。往往导致患者突发昏迷。

临床分级

根据出血后患者意识状态,临床又将其分为5级, 对手术治疗选择有参考意义。Ⅰ级:清醒或嗜睡,伴有不同程度偏瘫和或失语。Ⅱ级:嗜睡或朦胧,伴不同程度偏瘫和或失语。Ⅲ级:浅昏迷,失语、伴偏瘫、瞳孔等大。Ⅳ级:昏迷、失语,伴明显偏瘫,瞳孔等大或不等大。Ⅴ级:深昏迷、失语,去脑强直或四肢软瘫,瞳孔单侧或双侧散大。

临床表现

高血压脑出血多在血压波动的时候发生,情绪激动、过度兴奋、剧烈活动、饮酒或过度用力等均可诱发脑出血,偶有睡眠时发病,可能与快动眼睡眠时相（做梦）的血压波动有关。脑出血缺乏预兆突然发病,病程进展迅速。急诊就医时几乎均表现有血压升高。除原有高血压病未能很好控制,还与脑出血后颅内压升高、引发反射性血压升高有关。

患者的症状和体征与出血部位、速度、血肿量有关,表现为不同程度的头痛、恶心呕吐、语言不清、大小便失禁、肢体活动障碍和意识障碍。位于非功能区的小量出血,可仅有头痛和轻度神经功能缺失。快速大量的

半球深部出血、丘脑出血或脑干出血的患者可迅速昏迷，出现去脑强直或肌张力低下，多数在数小时或数日内死亡。

基底节区出血

占所有脑出血的50%左右。依据出血量和速度，患者可无意识障碍或有不同程度的意识障碍，伴有不同程度的"三偏"症状，即对侧中枢性面瘫和肢体瘫痪，感觉障碍和同向偏盲，双眼向患侧偏斜、头转向患侧，优势半球还伴有语言障碍。典型的基底节区出血（壳核出血最为多见）表现为突发头痛，有或无呕吐，出现逐渐加重的肢体麻木和无力，语言不清或失语（出血位于优势半球），双眼向出血侧凝视，可伴有小便失禁。

丘脑出血

占所有脑出血的10%~15%。临床表现取决于血肿的大小及范围，出血动脉为大脑后动脉的丘脑穿支动脉。丘脑出血常可破入脑室系统，血肿向外侧扩展，可破坏内囊出现"三偏"症状，可伴有失语。血肿也可向前破入放射冠，发病的首发症状为急性感觉丧失，呕吐，伴有或不伴有头痛，偶致昏迷。丘脑内侧或下部出血时可出现典型的眼征，表现为垂直凝视麻痹，多为上视障碍，双眼下视内收视向鼻尖；眼球偏斜视，出血侧眼球向下内斜视；瞳孔缩小，可不等大，对光反射应迟钝；眼球不能聚合以及凝视障碍等。丘脑出血破入脑室血肿量较少时，患者可偏侧颜面及肢体感觉障碍，轻度意识障碍，反应迟钝；严重大量的丘脑出血破入脑室，导致脑室铸型扩张，往往病情危重，出现高热、四肢强直性抽搐，并出现脑内脏综合征。丘脑出血累及中脑的患者，早期即出现严重的意识障碍和瞳孔改变。

脑叶出血

发病率仅次于基底节出血，与丘脑出血相近。临床症状依出血部位不同而各异，多发生于大脑后半部，依次为顶颞枕叶，脑叶出血可破入邻近蛛网膜下隙，很少破入脑室系统，故可出现脑膜刺激征而较少出现意识障碍。根据血肿破坏皮层的部位出现偏瘫、偏盲（皮质盲或一过性黑矇）、失语或偏侧感觉障碍，预后较好。

脑干出血

原发于中脑和延脑的出血较少见，脑桥基底动脉的穿支血管破裂引起的脑桥出血，起病急骤凶险。病情较轻者可出现颅神经与肢体的交叉性麻痹、伸肌姿势异常等。偏一侧的脑桥小量出血可表现为交叉性瘫痪（出血侧面瘫和对侧肢体瘫痪），双眼向出血对侧凝视；大量脑桥出血时脑干上行网状激动系统损伤，脑桥出血量大时可迅速出现意识障碍、四肢瘫痪、眼球固定和针尖样瞳孔，出现"玩偶眼"征。严重者可迅速出现深昏迷，伴有高热死亡率较高。

小脑出血

小脑出血表现为头痛、眩晕、频繁呕吐，不能站立行走，少数患者出现病灶同侧肢体共济失调、眼震、构音障碍等典型小脑体征。大量出血常侵及脑干，出现一侧面瘫、展神经麻痹，双眼同向凝视等。发病初期往往意识清楚，无肢体瘫痪，头痛加重，并出现意识障碍，提示病情恶化，往往很快出现枕骨大孔疝呼吸循环衰竭而死亡。

脑室内出血

原发脑室出血较少见，多为继发于丘脑或基底节的出血，出血点越接近脑室壁破入脑室的机会越大，可表现为原发出血部位的症状和体征，还出现脑室内积血、脑干受压及颅内压迅速增高的症候，常出现严重的意识障碍、高热、肢体强直及生命体征不稳定等高血压脑出血症状。

辅助检查

头部CT

目前CT是最重要的检查手段,可对急性脑卒中的患者进行最快速诊断和鉴别。随着CT应用的普及,对可疑脑卒中患者均应该立即行头部CT检查。脑实质出血形成的血肿团块电子密度较高,CT影像呈现为边界较为清晰的高密度影,由于血肿弥散的范围不同,可为类圆形、肾形或不规则形,出血数小时后血肿周围脑组织出现软化及水肿,CT值略低于正常脑实质,并出现相邻脑组织受压移位。4~7天血肿开始自中心向外周逐步自溶、纤维蛋白溶解红细胞崩解,CT值逐渐降低,2~3周后血肿CT降低与脑实质CT相似。出血血肿量可经过公认的多田公式进行计算。动态CT扫描可及时发现血肿大小的变化,明确是否有进展性出血。另外,CT检查方便经济,可及时了解脑组织受压和移位情况,为确定治疗方案提供重要依据。

脑血管DSA

在CT普及应用以前,DSA曾作为高血压脑出血的重要检查手段,DSA检查时多数患者出血已停止,罕见造影中发现造影剂外溢确定脑出血的。因此不作为急诊常规检查,但是脑出血对于鉴别诊断有独到意义。DSA可初步明确可疑的出血责任血管,通过显示血流动力学判断脑血管痉挛程度,了解脑血管的动脉硬化及狭窄程度,及时发现有无血管畸形或动脉瘤存在。对于CT影像为非典型高血压脑出血特征的,应该在病情许可的情况下进行DSA,为防治再出血和选择针对性的治疗方案提供重要依据。

MRI

一般MRI不作为急性脑出血的常规检查。不同时间的血肿在MRI检查时出现不同的影像特点。脑出血后期,为了了解出血时间,判断是否存在反复出血,尤其可疑为动脉瘤破裂或脑肿瘤卒中继发性脑出血时可进行MRI检查,必要时可行MRA或强化MRI检查。

诊断与鉴别诊断

由于脑出血的部位和程度不同,脑出血可表现为多样的症状和体征,可逐步加重,也可突然发展到高峰而稳定下来。单纯依靠病史和临床表现,并不能作出准确的脑出血诊断,部分患者就医时不能提供明确的高血压史。另外,脑出血的症状和体征与脑梗死及脑血栓形成有许多相似之处。在CT普及应用以前极易误诊。

典型的高血压脑出血CT特征表现为初期边界清晰的类圆形高密度影,部分可看到血肿内部不均质,部分可看到高密度血肿团块的周围存在稍低密度的血浆渗出。随着时间推移,血块开始自周边溶解,CT下降,变为边界模糊近似于脑实质密度,随着血肿进一步液化和吸收变为稍低密度的液性低密度区。最后血肿彻底吸收残留为"中风囊"样软化灶。

高血压脑出血需要与以下出血性疾病鉴别。

脑血管畸形破裂

发病年龄轻,可有癫痫发作史,出血多为脑叶及脑室旁,CT血肿可呈不规则形态、楔形,偶可发现异常血管或钙化,部分可呈蛛网膜下腔出血或硬脑膜下血肿影像表现。CTA或DSA可有明确诊断。

颅内动脉瘤破裂

大脑中动脉动脉瘤、前交通动脉瘤出血,CT可表现为脑实质内出血,甚至向脑室突破的出血,但多伴有蛛网膜下腔出血。脑血管造影可明确诊断。

脑淀粉样变性出血

多为70岁以上的高龄患者,常发生与中型脑血管中层及外膜以及小的皮层、软脑膜血管的淀粉样蛋白质沉积。多伴有老年痴呆,血肿主要分布于皮层下脑叶。通常可无血压增高。

出血性脑梗死

少数的脑梗死患者,在梗死灶内或周边可发生出血,大量出血少见。出血性梗死灶形态与梗死血管分布区域一致。抗凝剂、溶栓剂可增加出血性梗死的风险。往往呈底边在脑表,尖端指向深部白质的楔形。DWI及脑血管造影可鉴别。

颅脑创伤

创伤性脑出血多发生于颅底凹凸不平挫伤部位,多见于额底、颞极等,较少发生于基底节。但对高血压出血发作患者摔伤头要加以区分,指导治疗。

脑肿瘤卒中

多见于血运较为丰富或肿瘤血管系有结构不良的新生血管构成的恶性肿瘤,或者肿瘤对血管侵蚀较重的肿瘤。如多形性胶质母细胞瘤、淋巴瘤以及黑色素瘤、绒膜癌、肺癌等转移癌等均可侵蚀血管或发生坏死出血等。增强CT或MRI有利于鉴别。

此外,凝血机制障碍、脑血管重建术后以及颅内感染性疾病均可发生脑出血。需加以区分。

治疗

高血压脑出血分为内科保守治疗和外科手术治疗。从目前的研究报告来看,两类治疗方案总体病死率和致残率基本相同,但是对于严重的大量脑出血患者开颅手术清除血肿对挽救患者生命还是必要的。

内科治疗

首先,药物控制高血压。严重而持续的高血压是导致责任血管持续出血、血肿扩大的主要原因。患者往往高血压与高颅内压并存,血压增高是在颅内压增高情况维持脑正常功能所需灌注压的生理反应,必须保证脑组织有足够的脑血流灌注。《中国脑出血治疗指南》建议在血急性期,如收缩压>180mmHg或舒张压>100mmHg应予以降压, 可静脉使用短效药物,并严密观察血压变化,目标血压宜在160/90mmHg,或将血压控制在发病前的基础血压水平,急性脑出血患者的收缩压快速降至140mmHg很可能是安全的。临床实践中,多数需要应用静脉降压药物,如亚宁定、硝普钠、硝酸甘油、尼卡地平等高效快速控制血压。

其次,止血治疗。早期适量合理使用止血药物对防止再出血有益。有报道称氨甲环酸等抗纤溶对防止血肿扩大有效。

第三,降低颅内压治疗。24小时后多数出血已经停止,再应用止血药物会增加血栓形成的风险,故在出血后期不再推荐使用止血剂。小量的脑出血在发病初期无明显颅内压增高,6小时后出血局部水肿,可适量应用高渗性脱水剂维持脑正常神经功能,直至度过脑水肿高峰期。大量的脑出血引起颅内压的急剧增高, 脑组织因血肿压迫发生移位、扭曲、撕裂及脑血管损害,脑灌注压急剧下降。强力的渗透脱水药物是快速缓解颅内高压的最有效措施,对争取珍贵手术时机至关重要。甘露醇是最有效的高渗性脱水剂,但对肾功能有一定损害作用,尤其原有肾功能不良的患者更要注意,必要时可配合应用呋塞米以减少甘露醇用量。长时间大剂量使用脱水剂对患者的电解质扰动较大,要适当补充胶体并及时监测血清钾、钠、氯水平,纠正电解质紊乱,以维持有效的药物降颅压效果。

第四,一般治疗。重症脑出血患者往往因呼吸道梗阻加重颅内高压,需及时行气管切开术。严重的脑出血应激状态使血糖增高,应适量应用胰岛素控制血糖在正常生理水平。应激还导致肺水肿使血氧分压下降,导致低氧血症,加重脑水肿;应用制酸剂可降低应激所致的消化道出血。神经保护剂的治疗效果尚未明确,需开展更多临床试验加以证实。早期适量进食水补充营养,对患者的康复至关重要。

外科治疗

高血压脑出血手术的目的是清除血肿,降低颅内压,减少或防止脑出血后一系列继发性的病理变化,挽救生命并争取部分神经功能恢复。近些年来手术方法有了极大发展。外科手术可使脑出血病死率较内科保守治疗明显下降,但神经功能的恢复与内科药物治疗还未发现明显优势。

手术适应证

患者无意识障碍时多无需手术;有明显意识障碍、无确定脑疝时,外科治疗优于内科治疗,是最佳的手术适应证;患者已深昏迷、双瞳孔扩大、生命体征趋于衰竭的,各种方法预后均不佳。采用立体定位、血肿穿刺吸除以及药物溶解血肿吸出的方法,定位准确创伤小,更适于深部出血,如丘脑、脑室出血,脑桥出血,手术适应证也较宽。

目前,关于脑出血的手术的适应证可从下述几点进行综合考虑。

出血量

通常皮层下、壳核出血大于30mL,小脑出血大于10mL即为手术指征。

意识状态及进展

Ⅰ级一般不需要手术;Ⅲ级最适于手术治疗;Ⅱ级和Ⅳ级者大多数也适于手术,但Ⅱ级如果出血量不多,也可先采用内科治疗,根据病情变化决定手术或继续保守治疗,Ⅳ级者如果高龄、病情进展较快,脑疝时间较长,估计预后较差则较少考虑手术;Ⅴ级者由于已经处于晚期,手术很难奏效。

部位

浅部位出血多需要考虑手术,如皮层下、壳核出血。小脑出血位于容积较小的后颅窝,并靠近脑干,早期多无意识丧失,在出现不可逆的恶化之前也无明显先兆,为了防止意外发生,手术是较为安全稳妥的方案,出血量较少时可保守密切观察变化。脑干出血手术效果不佳,应慎重选择。丘脑出血位置较深手术效果不佳。

出血

急骤进展性脑出血,出血量大,位置深在预后多不佳,不宜手术。

其他

年龄因素及身体一般状况较差的患者,一般不宜手术。对于近期有应用抗血小板药抗凝药物的患者要做好充分的止血准备(血小板、凝血因子、纤维蛋白原等),医生必须充分告知手术危险性和预后,取得家属充分理解。

手术时机

6~7小时为超早期手术;病后1~3天为早期手术;病后3天后为延期手术。实验证实,脑出血早期的血肿周围脑组织出现"海绵样改变",6小时后紧靠血肿的脑组织坏死,12小时后坏死出血相互融合。脑组织发生的不可逆性损害出现于出血后3~6小时，早期手术可更好地降低脑出血病死率。出血后6或7小时内超早期手术，病死率及功能恢复均明显好于以往报道。因此只要条件适合，应尽早手术。

手术方法

开颅血肿清除

适于脑叶皮层下出血或基底节区脑出血，通常采用骨瓣开颅，偶可采取骨窗开颅（后者可能出现手术后头痛）。皮瓣设计：原则上以离血肿中心位置最近或以原发出血点为中心，预先估计是否需要去骨瓣减压来设计开颅切口。①经颞叶皮层入路：一般取颞部弧形或马蹄形切开，颅骨钻孔后切开颞部骨瓣，通常骨瓣应该大于5×5cm²，放射状或U形切开硬脑膜，脑穿针穿刺血肿，必要时可应用B超定位血肿位置，取距离血肿最近的皮层于颞上回或颞横回切开皮层2~3cm，显微镜下或头灯照明下轻轻吸除血肿块，术者要综合评估术后水肿情况选择是否去骨瓣减压，复发出血的往往需要去骨瓣减压。②经侧裂入路：皮瓣及切开颅骨基本同上。尽量咬除或磨平蝶骨嵴。触摸感知硬脑膜张力，如果颅内压过高有脑膨出风险时，可在颞叶血管稀疏区硬脑膜戳小孔，脑针穿刺并吸出部分血肿使颅内压下降。以蝶骨嵴为中心弧形切开硬脑膜，脑压下降后侧裂池易于分离，暴露岛叶皮层在无血管区吸除少许皮层清除下方血肿。③经额叶入路，已经很少应用。有报告采用耳前1cm直切口3cm小骨窗开颅，显微镜直视下清除较浅部血肿，认为手术快捷创伤小。

穿刺血肿吸出术

可采用立体定向、CT体表标记简易定位、徒手定位等方式对血肿进行穿刺引流。

为了增加血肿排出，还可辅以轻度抽吸、血肿腔内注入纤维蛋白溶解药物或物理搅拌超声粉碎等措施。文献报道，采用导航下沿血肿长轴穿刺更利于血肿充分排出。穿刺引流的远期生存质量好于内科保守治疗。脑干出血手术效果不佳，不作为常规推荐。在取得患者家属对预后充分理解后，高血压桥脑出血可选择乙状窦后入路立体定向手术。对怀疑为海绵状血管瘤所致脑干出血的应该于距离脑干被膜最浅处切开，切除病变清除血肿。

神经内镜清除血肿

应用超声引导下将内镜穿至血肿中心，在37℃人工脑脊液持续冲洗下引出血压。文献报道，对于血肿量较大的患者治疗效果较好。

脑室穿刺外引流术

无论是原发性脑室出血还是继发性脑室出血，脑室内积血均可能导致脑脊液循环梗阻，引起严重的颅内压增高，导致严重意识障碍等其他生命体征紊乱。脑室穿刺引流能快速排出脑室内部分血凝块，缓解颅内压增高，引流管应该在皮下潜行数厘米后穿出头皮，减少颅内感染。文献报道脑室引流超过7天感染率明显增加。对于脑室内凝血块较多难以短期充分经引流管排出的，建议在此期间应用纤溶药物溶解血凝块。每天1~2次脑室内注入尿激酶5000~20 000U/5mL,闭管2~3小时开放引流。对于严重的脑室出血脑室铸型，往往第三、四脑室均填塞扩张，单纯穿刺注入纤溶药物也难以奏效，必要时需开颅经额角清除幕上脑室内血肿，以期挽救患者生命。注意无菌操作避免引起脑室内感染。一旦脑室系统解除完全梗阻，早期进行腰大池引流，使脑室及蛛网膜下隙残存血液逐渐引出体外，能降低长期放置脑室外引流管发生颅内感染的风险。

手术后处理

手术后患者要重点注意以下几点。①控制血压防止术后再出血：静脉或同步口服降血压药物，降低并稳定血压是防止再出血的重要措施，建议血压维持在术前基础血压或 160~120/90~80mmHg 水平。②控制脑水肿降颅内压：建议应用持续颅内压监测措施，早期手术清除血肿的，术后颅内压反弹增高的较少；手术较晚进行的，术后往往发生颅内压增高反弹。及时早期应用降颅压药物治疗对避免脑水肿继发损害极为重要。甘露醇是最有效的渗透性降颅压药物，长期使用要监测肾功能，必要时配合呋塞米协同降颅压效果。要注意呼吸道通畅、导尿解除尿便潴留。适当脑部降温，加强脑保护。控制正常颅内压是保证降血压效果的前提，可改善患者意识状态，降低病死率和致残率。③防止并发症：加强呼吸道护理，保持呼吸道通畅，尤其术前曾经发生误吸的患者，及时进行有效的翻身拍背和吸痰，防止发生肺内感染，必要时及时行气管切开术，改善通气有利于血压控制。注意各种导管的护理。此外，要及时纠正水电解质紊乱，增加营养摄入改善一般状况。

预后

术后功能恢复通常采用 ADL 分级法。 I 级：完全恢复日常生活；II 级：部分恢复或可独立生活；III 级：需人帮助，扶拐可走；IV 级：卧床，但保持意识；V 级：植物生存状态。高血压脑出血的患者会再次发生脑出血，高血压是再出血的主要原因。出血后舒张压持续高于 90mmHg 者，再次发生脑出血的风险每年约为 10%，如再次出血的部位发生在另一侧大脑半球，则预后更差。脑出血恢复期为 3~6 个月，早期进行功能康复治疗对于提高患者生存质量有积极意义。

（亢建民）

第13节   脑梗死的手术减压治疗

大面积脑梗死并不常见,临床上根据脑梗死部位分为大脑和小脑梗死。大脑大面积梗死多见于大脑中动脉急性闭塞,占缺血性卒中的10%~15%。主要原因为颈内动脉剥离、动脉硬化性颈内动脉闭塞、心源性卒中等。小脑大面积梗死占脑缺血性卒中的1.5%,心源性卒中是主要原因,其次为动脉粥样硬化。

大面积脑梗死病理过程:一旦发生大面积脑梗死,脑细胞短时间内因血液灌注停止发生缺血性细胞功能缺失,细胞膜泵功能丧失,导致急性细胞毒性及血管源性脑水肿,即使偶尔发生血管再通也可发生出血性梗死。表现为进行性加重的脑水肿,导致颅内压增高,CT表现为大脑脑沟、脑池消失,脑室变小或消失,脑实质CT值密度进行性减低,中线结构移位,脑干受压等。患者逐步出现意识障碍加重,内科治疗往往难以奏效。严重的颅内高压往往导致患者生命体征严重扰动,脑灌注压进一步下降,缺血梗死范围逐步扩大,最终导致脑干扭曲出血或梗死,脑干功能衰竭而死亡。

近些年对大面积脑梗死患者进行了大骨瓣减压术,患者生存状况明显改善。大脑中动脉闭塞实验研究发现,非手术组病死率为35%,手术减压组未发生死亡。临床研究发现大面积脑梗死患者CT追踪复查发现减压后部分患者的CT值增加,脑灌注逐步改善。这可能是大面积去骨瓣减压使颅腔刚性容积扩大。颅内压下降,灌注压增加。软脑膜侧支循环逆行灌注增加半暗区血流量,减小了梗死面积。

大脑半球大面积梗死

大脑半球大面积梗死合并脑疝的发生率可达20%,病死率最高可达80%~90%。对于大面积脑梗死,应该在积极内科药物降颅压治疗的同时,进行颅内压动态监测或CT影像监测。一旦发现颅内压进行性加重或梗死范围逐步扩大,药物降颅压治疗或其他保守方法不能控制颅高压,或降颅压效果持续时间逐步变短,预计不能安全度过水肿高峰期,应积极行外科去骨瓣减压治疗。

手术指征

- 内科保守效果不佳,出现早期脑疝体征,早期一侧瞳孔发生改变。
- CT复查发现梗死或水肿进行性加重,中线结构受压移位超过5mm。
- 颅内压监测持续增高,甘露醇等药物降颅内压效果不佳,或监测值超过30mmHg。
- 年龄≤70岁,但并不完全排斥大于该年龄。
- 排除其他系统疾病。

手术方法

采用气管插管全身麻醉,取平卧位或健侧卧位,取额颞顶部大骨瓣减压切口前方达发际内中线,后方达顶结节,下方平中颅窝底,充分切除蝶骨嵴外侧部,咬除颞骨,必要时前方可达额骨角突及额底水平。骨窗周缘硬脑膜要进行仔细悬吊止血,皮瓣和肌肉也要充分止血,防止术后发生硬脑膜外血肿。

硬脑膜减张缝合，严密缝合肌肉和筋膜，防止发生脑脊液漏。除非有确切的证据证实脑组织确已发生不可逆坏死或发生严重脑膨出，才可切除非功能区坏死脑组织。有条件可应用B超探测，发现是否有深部梗死后出血，以便及时清除血肿。部分患者术后获得出奇效果，可能因为及时减压提高了脑灌注压或侧支循环的开放，恢复了半暗区脑组织功能。前瞻性研究发现手术减压组的病死率和致残率显著好于非手术组。

小脑大面积梗死

发病原因往往为多支动脉闭塞，如小脑后下动脉合并小脑上动脉或小脑前下动脉。小脑梗死往往会发生严重脑水肿、脑积水，导致脑疝。患者主要表现为小脑损害症状和颅内高压症状。病程进展取决于梗死范围的大小。由于颅内监测的缺陷性，一般不作为主要监测指标。要特别注意观察患者头痛呕吐症状，密切注意意识变化，及时复查CT或MRI，了解和评估脑干受压程度，及时采取外科手术减压措施，手术预后良好。

手术指征

小脑梗死依据临床表现分为三期：早期为小脑功能缺失症状；中期为脑干受压症状，但患者意识清楚；晚期为脑干衰竭症状，表现为昏迷、去脑强直、呼吸循环衰竭症状。中期患者是手术的最佳时机和指征。如果患者最早出现的是脑干梗死的体征，一般不宜手术。

手术方法

因为小脑梗死往往伴随脑积水、颅内压增高。一般是先进行脑室穿刺术再进行枕下减压术。对于已经进入晚期的患者，麻醉气管插管要避免过度扭动颈部。一般采取枕下正中或旁正中切口。根据病变部位切除一侧或双侧枕骨鳞部，上方达横窦，外侧达乙状窦，下方达枕骨大孔和寰椎后弓，通过十字或Y字切口使硬脑膜充分减压。对于疝出坏死组织和小脑扁桃体予以切除。总体手术减压效果好于非手术治疗。

（亢建民）

第 14 节 亚低温与脑卒中

血管内低温治疗脑卒中

发达国家,卒中是第二位致死和主要的致残的病因。对于卒中治疗的研究在于发现神经保护方法和药物,保护受伤细胞免于死亡。近年来,很多研究证实,低温是动物试验具有希望的神经保护方法。与单一的保护剂相比,低温全面影响卒中后病理过程;且低温证实是唯一可以同时改善脑损伤及心搏骤停后脑复苏效果的方法。

低温治疗又称冬眠或人工冬眠,是通过镇静药物使患者进入睡眠状态,配合物理降温,患者体温处于可控的低温状态,从而使中枢神经处于抑制状态,对外界病理性刺激的反应减弱而产生神经保护作用。

目前国际上将低温划分为轻度低温(33℃~35℃)、中度低温(28℃~32℃)、深度低温(17℃~27℃)和超低温(2℃~16℃)。近年来,我国学者将轻中度低温(35℃~28℃)称之为亚低温。

自1997年7月以来,环湖医院投入2000万元,建立了国内最先进的亚低温治疗中心,即开始对急性重型颅脑创伤患者进行亚低温治疗的临床研究工作,包括对亚低温治疗的临床疗效、相应专科护理的研究,明确了亚低温治疗方法、疗效和适应证,建立健全了国内外专家认可的现代化亚低温流程,在国内外发表多篇相关论文,并率先在全国20多个省市的医疗单位推广应用,提高了我国急性重型脑创伤的救治水平。此项课题已获得国家科学技术进步二等奖和天津市科学技术进步一等奖。在进行临床研究的同时,我院神经外科研究所还应用微透析技术进行了亚低温治疗动物脑创伤模型的相关实验研究。

在此基础上,我院于2004年又率先开展了新的降温手段的研究,采用血管内降温治疗重型颅脑损伤。血管内降温治疗重型颅脑损伤与传统亚低温治疗具有相似的治疗效果,可促进患者神经功能的恢复和改善预后。同时,其降温的速度快,可控性强,并发症少。经临床验证对于重型颅脑损伤的患者是一种安全、有效的治疗方法。近年来,环湖医院又尝试将亚低温治疗应用于严重的脑卒中、脑肿瘤术后、心脏停搏后脑复苏以及脑血管病术中治疗,并取得了初步成效。

亚低温治疗历经60余年,几经波折,近年来又成为神经科危重症治疗中的热门话题。

早在18世纪拿破仑时期,就出现了冰雪掩埋救治脑损伤的尝试。1938年,美国神经外科医师Temple Fay,首先将低温治疗应用于临床,其研究结果发表于1943年,代表着亚低温治疗脑创伤的开始。

20世纪50年代,人们已将深低温(体温降低至27℃~28℃以下)应用于心血管直视手术,以保护脑和其他重要脏器。

60~70年代,深低温体外循环进行颅内动脉瘤直视手术。

1960年,Bering提出了低温治疗降低脑代谢的机制。

1968年,Busto提出亚低温减少兴奋性神经递质的释放机制。

80~90年代,相关实验研究进展显著,有研究证实,早期低温可改善梗死动物模型的梗死面积。中动脉闭塞后 1 小时,30℃~34.5℃ 的低温可降低 60% 的梗死面积。试验中发现,缺血同时即开始降温比缺血后再低温治疗效果好,且低温对于缺血的效果要好于梗死。大量研究证实,亚低温治疗不但能减轻脑缺血后的病理损害程度,缩小脑梗死的范围,而且能促进神经功能恢复。这些实验研究结果进一步为亚低温治疗急性脑梗死的临床应用提供了依据。

90 年代以来,亚低温治疗颅脑损伤和脑卒中的临床应用,又重新得到推广应用并且在有些医院已建立亚低温治疗中心,采取现代技术监护,使这一治疗到了一个新阶段。

2010 年 1 月,W.Dalton Dietrich 系统回顾了基础和临床研究的结果后认为,动物实验正性结果较多;低温治疗从多个方面影响脑损伤后的病理过程(血流动力学、兴奋性毒性、细胞间钙离子依赖的通信、炎性反应、水肿和细胞凋亡);基础和临床研究都取得了一定进展,但决定因素尚不清楚,有待 Ⅲ 期临床研究证实。

低温治疗神经保护作用的机制

关于机制的早期的研究强调低温对于代谢和能量需求的作用。但近年来的研究表明,低温的作用机制,更多是影响了继发损伤的多个机制。例如血流动力学、兴奋性毒性、钙依赖性细胞间信号传递和水肿以及凋亡,还有脑损伤后的分子标志物等。

● 降低脑氧耗量,维持正常的脑血流和细胞能量代谢,减轻乳酸堆积:脑组织本身没有能量储存,完全依赖血流供应氧和葡萄糖。实验表明,亚低温能明显降低能量代谢率,能使损伤后的脑组织 ATP 能量维持在正常范围。30℃~35℃ 低温能明显促进脑损伤后脑组织 pH 值恢复到正常范围,提示亚低温能减轻脑损伤后脑组织酸中毒程度。有学者采用脑微透析技术研究发现,亚低温显著降低

液压脑挫裂伤区细胞外液乳酸含量。

● 抑制白三烯生成,保护血脑屏障,减轻脑水肿及降低颅内压:由于脑损伤后脑组织白三烯(LTS)增加,直接使内皮细胞收缩,内皮细胞间隙增加,血脑屏障通透性增加,形成脑水肿。亚低温能抑制 LTS 生成,从而减轻脑水肿,降低颅内压。

● 抑制颅脑损伤后乙酰胆碱、儿茶酚胺以及兴奋性氨基酸等内源性有害因子的生成和释放,减少对脑组织的损害:研究已证明,亚低温能显著抑制脑损伤后谷氨酸和甘氨酸的生成释放,也能有效降低实验性脑外伤后脑脊液中乙酰胆碱含量,减轻乙酰胆碱对脑神经元的毒性作用。此外,亚低温还能明显抑制脑损伤后脑组织多巴胺、去甲肾上腺素和 5-羟色胺等单胺类物质生成和释放,从而有效地阻断这些毒性产物对神经细胞的损害作用。

● 减少钙离子内流阻断钙对神经元的毒性作用,并能调节调钙蛋白激酶 Ⅱ 活性和蛋白激酶 C 的活力:有学者用微荧光测定法测定神经细胞内钙离子浓度,并观察不同温度(31℃~35℃)缺氧后脑切片神经元内钙离子浓度的影响。结果发现,31℃~35℃ 低温能显著抑制缺氧所造成的神经元钙离子内流,降低神经细胞内钙离子浓度、试验研究发现亚低温能使调钙蛋白激酶 Ⅱ 活性恢复正常,并能调节调钙蛋白激酶 Ⅱ 的 mRNA 表达。

● 减少脑细胞结构蛋白破坏,促进脑细胞结构和功能修复:脑损伤后脑细胞蛋白的合成明显降低,特别是重要的细胞结构蛋白微管相关蛋白-2(MAP-2)含量也显著降低。研究发现,亚低温能有效地使脑损伤后脑组织蛋白质合成及微管蛋白-2 含量恢复至正常水平。

● 可减少或防止脑损伤后神经细胞凋亡的发生发展。

● 减轻弥漫性轴索损伤的继发轴索断裂。

● 改变脑缺血后各种酶的活性,减轻缺血性神经元损伤。

● 改变遗传信息的传递,促进蛋白质合成的恢复。

● 抑制炎性反应。

总而言之,低温保护作用在于减少梗死面积,抑制水肿形成,保护血脑屏障,抑制小胶质细胞活性,减少自由基,抑制兴奋性细胞毒性介质,乳酸和丙酮酸释放,抑制凋亡,降低代谢率和局部炎性反应等。

亚低温治疗方法

亚低温治疗的方法总体来说有下列几种:

● 全身体表降温
● 体外循环降温
● 头颈局部降温
● 血管内导管降温

有学者对几种降温方法进行比较后认为,单纯物理降温或药物降温均难以取得良好的效果。只有头部降温、口服对乙酰氨基酚、乙醇擦洗、腋下及腹股沟放置冰块等几种方法联合应用,脑温才可能很快降至35℃。

2000年以前,国外的治疗中心多采用物理降温与冬眠、肌松剂相结合的方法对患者进行体表降温治疗,需要肌松剂和呼吸机持续使用,存在着很多问题,比如降温速度较慢、控温不够稳定、肌颤难以控制、呼吸机相关并发症较多等。近几年,随着科技的进步,国外已建立了新型的降温系统——CoolGuard3000,进行血管内降温治疗。血管内降温技术采用中心静脉置管方法将温控导管置入上腔/下腔中心静脉,通过导管表面的球囊与血液进行热交换,其温度探头则放置于直肠内。临床医生设定目标温度以及所需速率,通过系统本身的软件计算控制球囊导管内循环盐水的温度,患者血液流经球囊表面时进行热交换,以达到改变温度

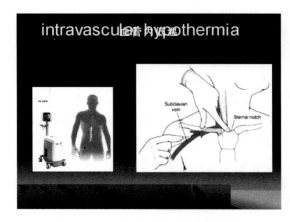

图3.14.1　血管内亚低温治疗模式图。

的目的。

该系统可实时显示目标温度及患者实测核心体温,微电脑自动调节泵速,控制降温及升温速率。该系统降温迅速,温度可控性强,并发症少,在国外已逐步取代冰毯,成为重症神经系统疾患患者低温治疗的首选,并已推广应用于心脏停搏、缺血性脑血管病以及术中降温等领域。

血管内低温治疗时间窗及目标温度

动物实验表明,在脑组织损伤超过60分钟实施亚低温治疗,疗效较差。但多数临床治疗开始于脑损伤后的数小时至十几小时,亦取得满意疗效。

早期缺血性卒中研究表明,短时程的低温仅能提供短暂的神经保护作用。长时程的低温可产生相对持久的神经保护。

早期国外学者主张临床亚低温治疗维持时程一般为24~72小时,但也有人主张亚低温治疗应维持4~5天为宜,最长可维持到7天。

目前多数学者主张,亚低温治疗应根据病情而定,对于重型颅脑损伤颅内压增高的患者,应在颅内压降至正常水平后再维持24

小时。而对于无颅内压增高的重型颅脑损伤、脑卒中患者,亚低温治疗持续4~5天即可达到治疗目的。

初期动物实验和临床研究公认的降温程度是脑温或中心温度33℃~34℃最为理想。但需要在设备良好的神经外科低温中心才可实行。直肠温度低于30℃以下,易发生并发症。

近年来,为了减少并发症的产生,很多学者采用35℃的核心温度治疗卒中和脑创伤患者,也取得了令人满意的效果。2008年,欧洲卒中协会在缺血性卒中和短暂性脑缺血发作的治疗指南中指出,32℃~33℃的亚低温可降低严重的大脑中动脉梗死患者的死亡率,35℃的低温治疗配合减压手术治疗的效果优于单独采用外科减压手术治疗。

并发症及其防治

亚低温治疗的可能并发症有以下几种。
● 心率减慢、血压下降及各种心律失常。复温后可逐渐消失,被视为非病理性改变。复温过程中由于血管扩张,回心血量减少,易引起低血容量休克。为此,复温速度宜缓慢,一旦发生低血容量休克,可用儿茶酚胺类药物如多巴胺提高外周血管阻力适当补充血容量。
● 复温速度过快易引起颅内压反跳增高故复温速度要缓慢,并适当应用肌松剂及镇静剂可以预防,必要时用脱水药物纠正。

● 有人报道低温能引起血黏度增加和凝血功能障碍,引发出血倾向,但一般认为32℃~34℃低温对血液系统无明显影响。
● 低温期间常发生低钾血症,应注意及时纠正。
● 低温期间免疫功能受抑制,易并发呼吸系统及泌尿系统感染,应注意预防。
● 低温状态下,促肾上腺皮质激素、肾上腺素和皮质激素的分泌均受抑制,要注意在短时程内适当补充少量激素类药物。
● 亚低温治疗过程中会发生胰酶活性增加和血小板降低,但治疗结束后患者均可恢复正常水平。

总结

血管内降温治疗重型颅脑损伤与传统亚低温治疗具有相似的治疗效果,可促进患者神经功能的恢复和改善预后。同时,其降温的可控性强;由原来的体表降温,改为体内深部降温,使脑组织的温度很快达到治疗温度,患者基本不发生寒战,减少肌松药和镇静药的使用,并且无需打断患者的自主呼吸而使用机械通气,减少了机械通气所带来的相关并发症。

血管内降温治疗迅速,而可靠的降温效果能满足脑缺血患者治疗的时间窗,是一种安全、有效的治疗方法。

(曹德晨)

第4章

神经外科病例精粹

第1节　颈动脉内膜切除术病例

病例1

高龄、高节段病变行CEA。

【病史】

患者,男性,74岁,主因"反复右侧肢体无力伴言语不清1个月"入院。入院查体:神志清楚,言语欠清,右侧鼻唇沟略浅,口角略左歪,右上肢肌力Ⅲ级,其余肢体肌力Ⅴ级,余无明显阳性体征。既往冠心病史20余年,间断发作,现间断服用单硝酸异山梨酯片;

高血压病史5年,未正规用药治疗;痛风病史4年余,间断服用秋水仙素片;否认糖尿病、肝炎、结核病史。

【辅助检查】

颈部CTA示左侧颈内动脉起始部管腔重度狭窄,颅内双侧颈动脉窦段重度狭窄,左侧大脑前动脉充盈较细,右侧A3段管腔狭窄,远端充盈不良(图4.1.1)。CTA骨窗像示病变部位节段较高,位于C2水平(图4.1.2)。MRI检查提示左侧基底节区、左侧脑室旁、左侧半卵圆中心异常信号,考虑脑梗死(图4.1.3和

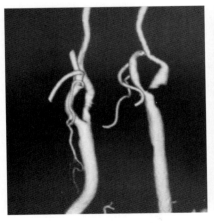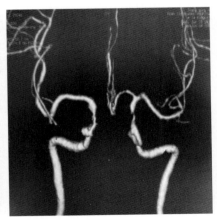

图4.1.1　颈部CTA示左侧颈内动脉起始部管腔重度狭窄;颅内双侧颈动脉窦段重度狭窄,左侧大脑前动脉充盈较细,右侧A3段管腔狭窄,远端充盈不良。

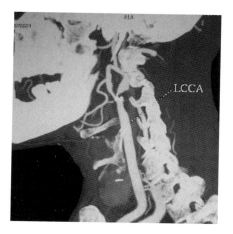

图4.1.2　CTA骨窗像示病变部位节段较高。

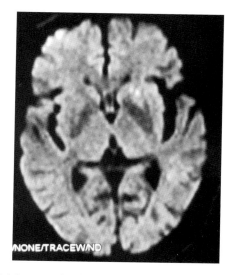

图4.1.3　MRI示左侧基底节区、左侧脑室旁、位于C2水平脑梗死。

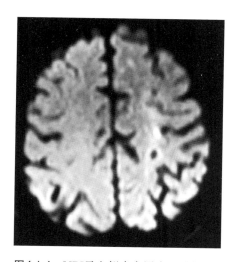

图4.1.4　MRI示左侧半卵圆中心脑梗死。

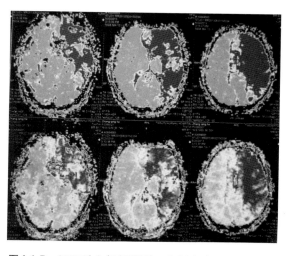

图4.1.5　fMRI示左侧额颞顶、左侧半卵圆中心、MTT及TTP明显延长。

图4.1.4)。fMRI提示右侧小脑半球MTT及TTP延长，左侧额颞顶、左侧半卵圆中心、右侧额叶MTT及TTP明显延长，右侧小脑CBF、CBV降低(图4.1.5)。

【手术及结果】

考虑患者高龄、病变位置较高，术前积极完善各项辅助检查，排除手术禁忌，给予常规胸锁乳突肌斜行切口+耳前切口扩大暴露(图4.1.6)，术程顺利，术后复查CTA示左侧颈内动脉形态良好，血流通畅(图4.1.7)，患者术后恢复良好，言语较术前明显改善，四肢活动自如，肌力V级，伸舌居中，无面舌肌瘫，患者刀口已拆线，康复出院。

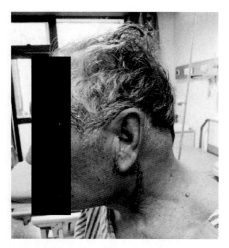

图4.1.6　胸锁乳突肌斜行切口+耳前切口。

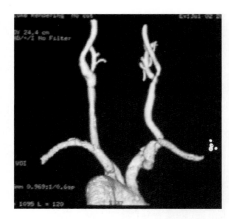

图4.1.7　术后复查CTA示左侧颈内动脉形态良好，扩大暴露好，血流通畅。

病例 2

颈部粗短行"Y"形切口 CEA。

【病史】

患者，男性，51岁，主因"突发右侧肢体活动不利15天"入院。入院查体：神清、言语正常，双侧瞳孔等大等圆，直径3:3mm，右侧肢体肌力Ⅳ级、左侧Ⅴ级；双侧巴宾斯基征（－），余未见明显异常。

【辅助检查】

入院后DSA示左侧颈内动脉起始部重度狭窄，狭窄率约为70%（图4.1.8）。CTA骨窗像提示狭窄位于C3-C4水平（图4.1.9）。MRI显示左半卵圆中心及左顶异常信号，考虑亚急性梗死（图4.1.10）。fMRI提示左顶梗死区异常低灌注，TTP、MTT较对侧延迟，CBF及CBV减低（图4.1.11）。

【手术及结果】

考虑此患者身材矮胖、颈部粗短，常规

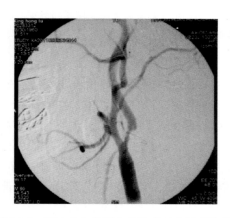

图4.1.8　DSA示左侧颈内动脉起始部重度狭窄。

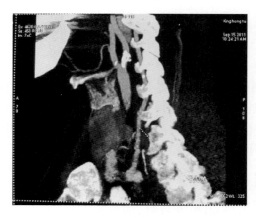

图4.1.9　CTA示狭窄位于C3-C4水平。

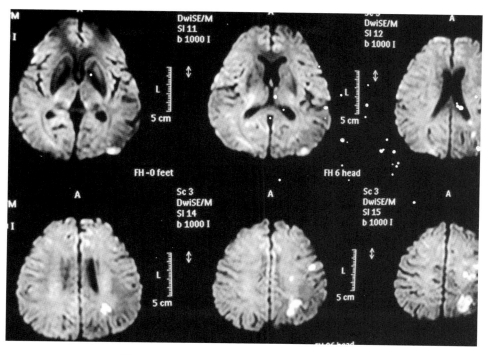

图4.1.10 MRI示左半卵圆中心、左顶梗死灶。

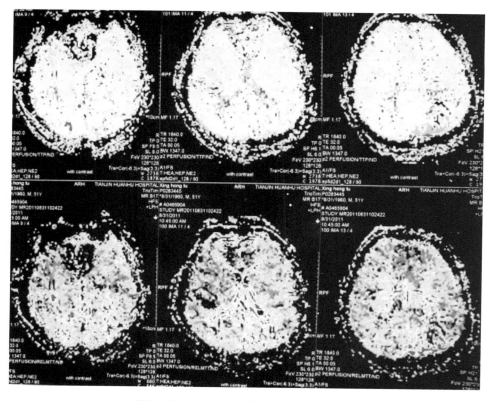

图4.1.11 fMRI示左顶梗死区异常低灌注。

胸锁乳突肌前缘斜行切口难以暴露病变部位,遂行颈部"Y"形切口(图4.1.12)以扩大手术暴露,患者应保持头部尽量转向对侧,增加患侧颈部暴露,短切口用以牵拉并外翻腮腺,长切口用以暴露、牵拉胸锁乳突肌,手术良好暴露病变部位,术程顺利,术后患者伤口恢复良好(图4.1.13),术后颈部CTA提示左侧颈内动脉起始部血流通畅(图4.1.14)。术后患者恢复良好,出院查体:神志清楚,精神状态良好,对答切题,言语清晰,伸舌居中,双侧肢体肌力Ⅴ级,肢体肌张力正常,腱反射正常,病理征未引出。

病例 3

右颈内动脉起始部支架成形术后管腔狭窄行 CEA 支架取出术。

【病史】

患者,男性,73岁。主因突发头晕伴言语不清、口角流涎16小时,于2012年6月6日入我院神经内科。入院诊断:脑梗死(左侧基底节区);2型糖尿病;冠心病;陈旧性脑梗死;右侧颈动脉支架成形术后。患者既往2型糖

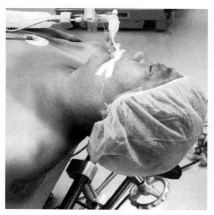
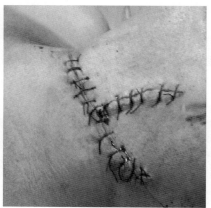

图4.1.12 患者颈部"Y"形切口。

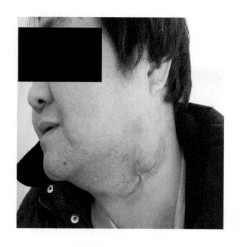

图4.1.13 术后患者伤口恢复良好。

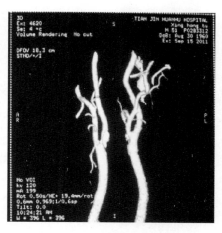

图4.1.14 术后颈部CTA示左颈内动脉起始部血流通畅。

尿病史10余年,长期接受甘精胰岛素16U(早餐前皮下注射)联合拜糖平100mg(3次/天)治疗;冠心病史20余年,口服复方丹参滴丸6丸(3次/天)治疗;入院前6个月前曾行左眼"白内障手术",术后恢复良好,目前视物尚可,无不适感。6个月前曾因"头晕伴意识障碍"在我院住院,CTA检查显示右侧颈内动脉起始部重度狭窄,行右侧颈内动脉支架成形术,术后恢复良好。本次入院前16小时无明显诱因出现头晕、言语不清伴口角流涎,发作时伴视物旋转,无恶心、呕吐,无耳鸣、耳聋,理解力正常。当地医院急诊行头部MRI检查,DWI提示左侧基底节区高信号(图4.1.15),考虑脑梗死伴软化灶形成。予脑蛋白、依达拉奉、舒血宁等治疗(具体剂量不详),构音障碍略有好转,语言交流基本正常,但仍感

头晕,遂转入我院神经内科。入院后体格检查:神清、轻度构音障碍,右侧中枢性面舌肌瘫;右侧肢体肌力Ⅳ级、左侧Ⅴ级;双侧巴宾斯基征(−),余未见明显异常。

【辅助检查】

头颈部CTA提示右侧颈内动脉起始部重度狭窄,呈支架成形术后改变。CTA骨窗像提示狭窄位于C3-C4水平,右侧颈内动脉颅内段闭塞,右侧大脑中动脉远端充盈不良(图4.1.16)。DSA示右颈内动脉起始部支架明显变形、管腔重度狭窄(图4.1.17)。头部fMRI提示左侧额颞顶、左侧基底节区、左侧脑室旁、左侧半卵圆中心TTP及MTT较对侧延长(图4.1.18),符合低灌注表现,于2012年6月13日转入我科接受进一步治疗。

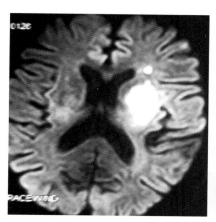

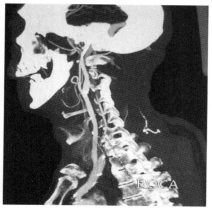

图4.1.15　头部MRI示左侧基底节区DWI高信号。

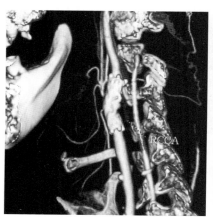

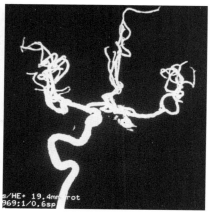

图4.1.16　CTA骨窗像提示狭窄位于C3−C4水平,右侧颈内动脉颅内段闭塞,右侧大脑中动脉远端充盈不良。

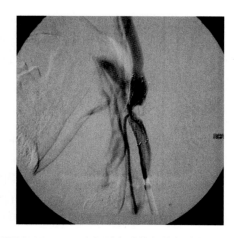

图4.1.17 DSA示右颈内动脉起始部支架明显。

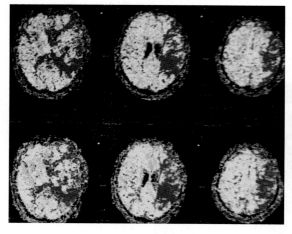

图4.1.18 头部fMRI提示左半球低灌注变形、管腔重度狭窄。

支架两端,"L"形剪刀离断粥样硬化斑块两端,完整取出斑块及支架,清除斑块碎片后5-0 PROLENE缝线间断严密缝合动脉壁切口,A型多普勒超声探查显示血流通畅,皮下放置负压引流管,逐层缝合。术中出血约150mL,未输血。术后经控制血压,并予以神经营养及保护药、复方右旋糖酐扩充血容量等对症支持治疗,患者自觉头晕症状减轻,右侧肢体肌力、言语清晰度亦明显改善。术后CTA检查显示右侧颈内动脉成形良好、血流通畅(图4.1.20)。住院15天痊愈出院,出院时神志清楚,对答切题,查体配合,言语仍欠清晰,但较术前明显好转,伸舌居中,右侧肢体肌力 V 级,双侧肌张力正常,腱反射正常,病理征阴性。

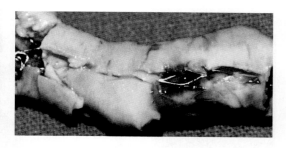

图4.1.19 病例3患者资料。

【手术及结果】

入院后2周于全身麻醉下施行右侧颈内动脉支架取出术。术中患者平卧位,气管插管静脉复合麻醉,"马蹄"形头托及弹力绷带固定头部、肩下垫方垫抬高肩部约15°、头偏向左转,标记右侧胸锁乳突肌前缘斜行切口线,分离并牵开颈阔肌、胸锁乳突肌,显露并切开颈动脉鞘,分离颈总动脉、颈内动脉、颈外动脉、甲状腺上动脉,分别临时阻断,充分显露支架两端,6号神经剥离子仔细剥夺离

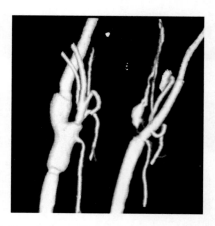

图4.1.20 术后CTA检查显示右侧颈内动脉成形良好、血流通畅。

(佟小光 施铭岗 尚彦国 韩敏)

第 2 节　后循环血管搭桥手术治疗椎-基底动脉闭塞病例

病例 1

枕-椎动脉颅外段搭桥。

【病史】

患者,男性,68岁,主因"间断性头晕发作15个月,加重伴左侧肢体麻木无力1个月"转入我院。既往高血压病史30余年,未规律监测血压及口服药物治疗,最高210/110mmHg,糖尿病史5年,间断口服拜糖平,餐前血糖维持在6~7mmol/L,无烟酒嗜好,有高血压家族史。

患者曾因"间断发作性头晕不适1周"就诊于当地医院,当地医院查体无明显神经功能障碍。头部CT未见明显异常,颈动脉超声示右侧椎动脉起始部狭窄70%,头颈CTA示右侧椎动脉起始部重度狭窄(图4.2.1)。医院未给予特殊药物治疗及随访,患者自行服用中药治疗(具体不详),症状无较大变化。3个月后复查头颈CTA示右侧椎动脉起始部重度狭窄,较前无明显变化(图4.2.2)。由首诊(2012-11-20)直到2014年1月14日,患者主因"突发严重头晕4小时,伴有左侧肢体麻木无力、恶心呕吐"再次就诊于当地医院。查体示神清语利,精神差,左侧肢体肌力Ⅲ级,病理征阴性。头部MRI示小脑、右侧丘脑、右颞叶内侧梗死(图4.2.3)。头颈CTA示右侧椎动脉起始部闭塞,左侧椎动脉起始部狭窄(图4.2.4),患者在当地医院治疗3周后,左侧肢体肌力部分恢复,但头晕仍明显。

2014年2月9日转来我院。来院时患者头晕显著,伴左侧肢体无力、麻木,无法坐、立、行走,只能平卧,床头抬高可加重头晕。查体示神清语利,眼动自如,左侧上肢肌力Ⅳ级,左侧下肢Ⅲ级,右侧肢体肌力Ⅴ级,病理征(-)。

【辅助检查】

颈动脉彩超示右侧VA近端闭塞,左侧VA开口处流速增快。头颈CTA示右侧VA近端闭塞,左侧VA开口狭窄(图4.2.5),双侧VA颅内段及BA动脉硬化。头部MR灌注示右侧小脑半球、双侧枕叶MTT及TTP明显延长,CBF减低(图4.2.6),CBV未见明显异常;DSA示右侧VA近端闭塞,同侧颈深动脉与颅外段远端吻合,左侧VA开口轻度狭窄,BA轻度狭窄(图4.2.7)。

【手术及结果】

于2014年2月19日全麻下行右侧远外侧入路,右侧枕-椎动脉颅外段血管吻合术。

术前准备: 术前予以阿司匹林100mg/d口服,连续应用>5天。术前1天头部备皮后于超声下标记供血动脉(枕动脉)体表投影;同时准备桡动脉以备术中移植用,于术前1天行Allen试验确定取桡动脉的侧别,并行超声检查确认和标记。

分离供血动脉: 患者侧卧位。于手术显微镜下切开头皮,分离枕动脉。一般情况下,较之易于分离的颞浅动脉,枕动脉由于穿行于头夹肌和头半棘肌之间,分离比较困难、耗时。

开颅及分离受血动脉: 实施枕-椎动脉吻合术(或同时移植桡动脉)者则无需开颅,

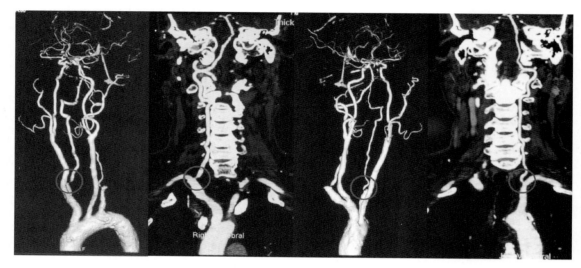

图4.2.1　首次发病时头颈CTA示右侧椎动脉起始部重度狭窄。

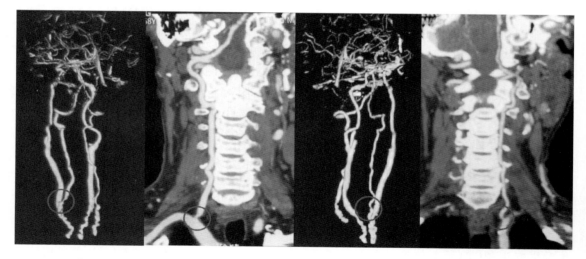

图4.2.2　首次发病3个月后头颈CTA示右侧椎动脉起始部重度狭窄,较前无明显变化。

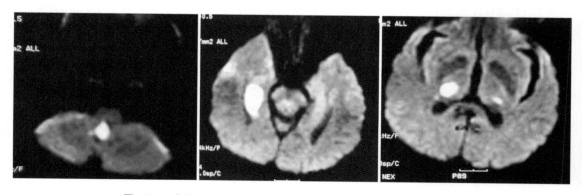

图4.2.3　本次入院前头部MRI示小脑、右侧丘脑、右颞叶内侧梗死。

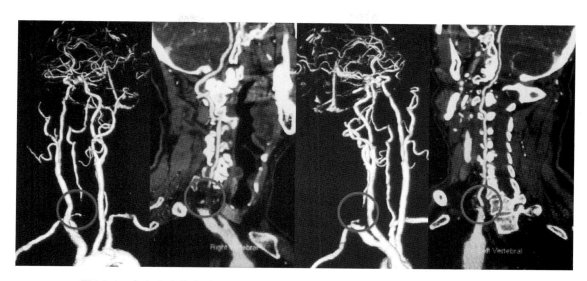

图4.2.4 本次入院前头颈CTA提示右侧椎动脉起始部闭塞,左侧椎动脉起始部狭窄。

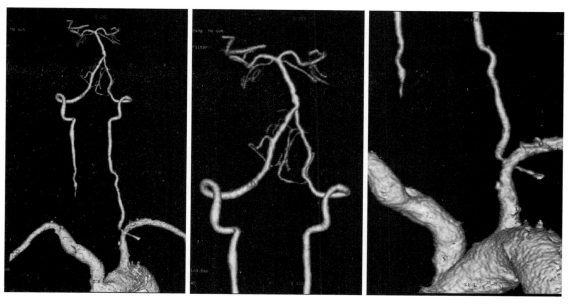

图4.2.5 本次入院后头颈CTA提示右侧VA近端闭塞,左侧VA开口狭窄。

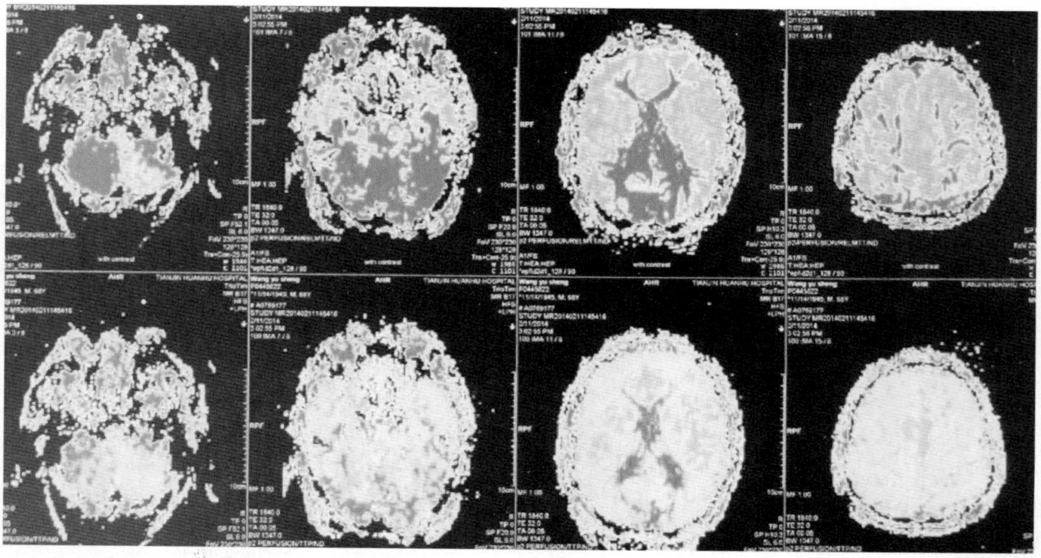

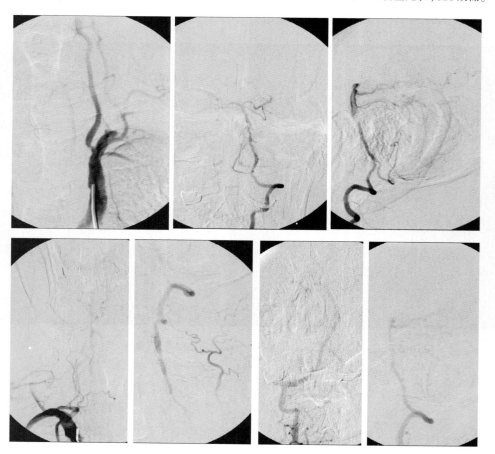

图4.2.6 本次入院后头部MR灌注提示右侧小脑半球、双侧枕叶MTT及TTP明显延长,CBF减低。

图4.2.7 本次入院后脑血管造影,示右侧VA近端闭塞,同侧颈深动脉与颅外段远端吻合,左侧VA开口轻度狭窄,BA轻度狭窄。

但须分离椎动脉寰椎上段周围的静脉丛,操作过程易发生出血,应注意预防。

血管吻合缝合:供血动脉远端切断后临时阻断,用肝素盐水和罂粟碱盐水冲洗管腔,与受血动脉比对后确定供血动脉所需长度,多余部分去除,吻合端去除外膜,修理整齐;受血动脉选取无穿支动脉的部位,在长约5mm范围两端临时阻断,纵行切开,去除少许管壁形成椭圆形缺口,用肝素盐水和罂粟碱盐水冲洗管腔;供血动脉远端和受血动脉用9-0或10-0显微缝线行端-侧吻合缝合,缝合后吻合口不能有活动出血,少许渗血用纤丝速即纱包裹数分钟即可停止。血管吻合后要在术中检查确认吻合通畅,可选择微型多普勒超声检查确认,亦可采用吲哚菁绿荧光血管造影进行观察并确认(图4.2.8)。

术后处理:除术后常规处理,还需严格控制血压变化,过高易导致颅内出血、过低可能引起新的缺血性卒中。术后3天内采用静脉降血压药物地尔硫䓬和硝酸甘油控制血压,地尔硫䓬和硝酸甘油各40mg加入生理盐水250mL中静脉滴注,由监护室护士根据血压控制滴速,使收缩压控制在120～140mmHg(1mmHg=0.133kPa),3天后改为口服降压药物硝苯地平30mg,1次/天,同时根据血压控制情况配合其他口服降压药。术后予以阿司匹林100mg/d口服,连续治疗1年。

术后头颈CTA证实枕动脉与椎动脉颅外段已建立吻合关系(图4.2.9);术后DSA证实枕动脉通过椎动脉的血流通畅(图4.2.10);术后头部MR灌注显示患者脑灌注在搭桥后获明显改善(图4.2.11)。术后2个月随访,患者神清语利,无头晕,四肢活动自如,生活可自理。

【总结】

对于椎动脉重度狭窄的患者,可选择积极的药物治疗及介入治疗;否则,一旦发生血管闭塞,会出现卒中且增加手术难度。枕动脉是颈外动脉的直接分支,压力高,国内外多数将其作为后循环搭桥的首选供血动脉。枕动脉与颅外段椎动脉血管搭桥无需开颅,创伤小,血流代偿能力几乎接近正常椎动脉。

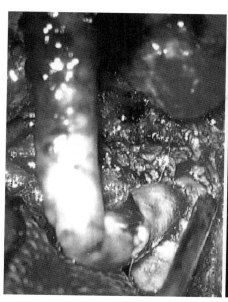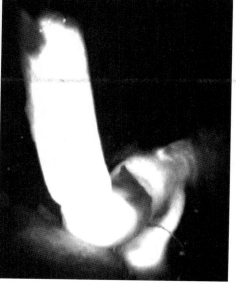

图4.2.8 术中枕动脉与椎动脉颅外段血管吻合术后,吲哚菁绿荧光提示吻合通畅。

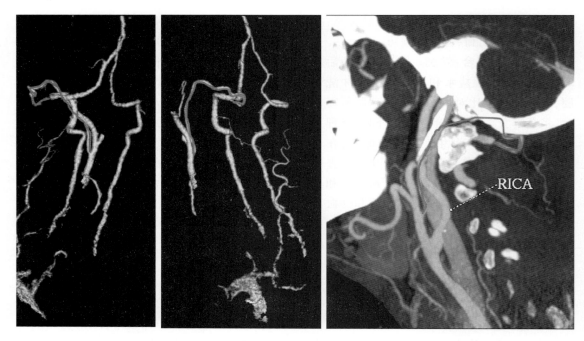

图4.2.9 术后复查头颈CTA,提示枕动脉与椎动脉颅外段吻合通畅。

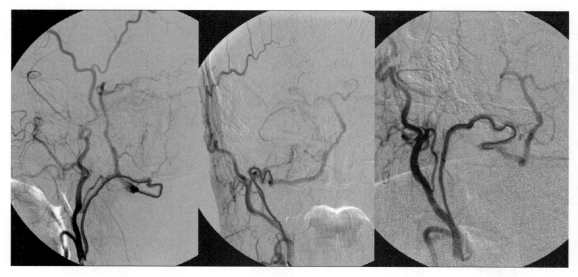

图4.2.10 术后复查脑血管造影,提示枕动脉与椎动脉颅外段吻合通畅。

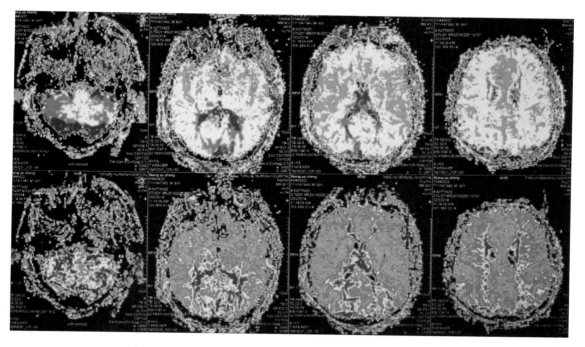

图4.2.11 术后复查头部MR灌注,提示原低灌注区灌注改善。

（佟小光 尚彦国 王轩）

第3节 颅颈交界区硬脑膜动静脉瘘病例

病例1

【病史】

患者，男性，48岁，主因突发头痛、呕吐伴意识不清18小时，于2013年4月入院。患者入院前18小时无明显诱因突发头痛，呈全脑暴发性剧痛伴非喷射性呕吐，呕吐物为胃内容物及暗红色血性液体。发病后意识状态呈渐进性下降，至入院前2小时处于昏迷状态，呼之不应，刺激四肢无反应。病程中无双眼凝视、口角歪斜、肢体抽搐等症状与体征，急诊入院。

既往史：无头颈部外伤史、中枢神经系统感染或炎症性疾病史、纤维肌性发育不良或神经纤维瘤病等中枢神经系统遗传性或先天性疾病史。个人史、婚育史、家族史无特殊。

【查体】

体格检查：血压190/120mmHg，心率128次/分、呼吸38次/分，体温36.8℃，血氧饱和度监测76%。深昏迷状态，双侧瞳孔左:右=2:2mm，直接光反应(-)，疼痛刺激无反应，脑膜刺激征(+)；四肢肌张力增高，刺激不动，双侧巴宾斯基征(+)。双肺可闻及明显的干、湿啰音，以双下肺更为显著。

【诊断与治疗经过】

入院后完善相关检查，头部CT检查显示广泛性蛛网膜下隙高密度影(图4.3.1)，以延髓和脑桥前方更为明显，脑室系统轻度扩张，中线结构居中。急诊行侧脑室穿刺外引

流术，气管切开插管，控制血压、降低颅内压，同时予以抗血管痉挛、胃肠减压，以及预防应激性胃溃疡、神经源性肺水肿和肺部感染等具有针对性的治疗措施。经上述对症性治疗意识状态逐渐好转、生命体征趋于平稳，遂行全脑血管造影检查，左侧椎动脉造影显示动脉早期延髓周围异常迂曲血管影(图4.3.2)，考虑颅内动静脉瘘，其余血管未见明显异常。鉴于患者肺感染病情严重，持续高热、呼吸深而急促，气道分泌物较多，间断发生血氧饱和度降低并呼吸衰竭，无法耐受外科手术治疗。遂转入我院内科治疗呼吸衰竭并调整全身状况，呼吸机辅助呼吸联合抗感染治疗，电子支气管镜清理深部气道痰液。脱离呼吸机后，仍然反复出现阵发性呼吸困难，血氧饱和度低，甚至合并心肌缺血、昏厥等情况，经综合治疗40余天后病情趋于稳定。虽然呼吸困难仍间断发作，但肺感染已得到控制，遂转入神经外科，于全身麻醉下施行经左远外侧入路延髓动静脉瘘探查并瘘口封闭术。术中证实颅颈交界区硬脑膜动静脉瘘伴脑干腹侧静脉引流，行术中荧光造影确认瘘口，予电凝夹闭，再次行荧光造影确认畸形血管消失(图4.3.3)。手术过程顺利，术后未再发作呼吸困难，7天后病情明显改善出院。术后3个月复查时，经口通气、进食，肺炎痊愈，神志清楚、语言流畅利，生活能够自理，无新发或遗留神经功能障碍。DSA检查显示瘘口闭合满意，异常血管消失(图4.3.4)。

神经外科主治医师：该患者为中年男性，以自发性蛛网膜下腔出血急性发病，合并应激性溃疡、误吸性肺炎、呼吸衰竭。既往

史、个人史及家族史无特殊。查体提示颅内压升高、意识水平降低、脑膜刺激征阳性。临床诊断较明确，为自发性蛛网膜下腔出血（Hunt-Hess Ⅳ 级）、呼吸衰竭、肺部感染及应激性溃疡。急救措施也较为恰当，如侧脑室穿刺术减压并引流，急诊气管切开插管术辅助呼吸及气道护理，同时予以控制血压、降低颅内压、抗血管痉挛，控制应激性溃疡、神经源性肺水肿及肺部感染等对症治疗及时有效，使患者安全地度过了急性期。为了明确出血原因，应早期进行干预，待患者生命体征稳定后行全脑血管造影，以排除颅内动脉瘤、动静脉畸形等常见出血原因，切勿遗漏其他相对少见的脑血管病变。对于DAVF，发现可疑动静脉交通后应调整采样角度，以便从最佳方向观察瘘口及周围解剖结构。三维容积再现图像可辅助分析并了解动静脉瘘之血管构筑形态。术前尽可能明确瘘口位置和数量，同时仔细识别引流静脉类型，对制订手术方案至关重要。明确诊断后，应考虑手术时机、选择手术方法，并注意预防术中有可能出现的问题，以及术后并发症。本例动静脉瘘位于延髓，故患者反复出现呼吸功能障碍，在麻醉条件允许的情况下应早期进行干预治疗，闭塞瘘口，使曲张的引流静脉恢复正常，同时维持该区域的正常血流动力学。手术方法可采取瘘口和软脑膜引流静脉阻断、经动脉或静脉途径血管内栓塞、传统或立体定向放射治疗等，开颅手术可于直视下操作，瘘口闭塞完全、治愈率高，病残及病死率低，建议作为首选手术方法。

神经外科主任医师：约有80%的自发性蛛网膜下腔出血（SAH）为颅内动脉瘤破裂所致，颅内血管畸形仅占自发性蛛网膜下腔出血病因的5%。DAVF为颅内血管畸形中的一种类型，而位于颅颈交界区者临床极为罕见，目前经"Pubmed"可检索到的病例不超过50例且多为个案报道，循证医学资料较少。

国外学者根据引流静脉类型、途径、瘘的胚胎组织发生学等对硬脑膜动静脉瘘进行分型，其中Cognard等根据静脉引流特点将其分为5型，本文病例归为Ⅴ型，以脑干、脊髓周围静脉引流为特征，临床十分少见，一般临床预后不良。大样本病例调查资料显示，Ⅴ型在硬脑膜动静脉瘘发病人群中的发生率低于5%，其典型临床表现为出血倾向和进展性髓内病变，后者可造成严重的脑干和脊髓神经功能缺损。该例患者发病后肺感染症状十分严重，持续高热、呼吸急促，气道分泌物多，间断发生呼吸衰竭。经系统的内科治疗后仍反复出现呼吸困难，结合病灶的特殊部位，考虑其呼吸困难与原发病有关：①延髓呼吸中枢受损，延髓网状结构内有呼气中枢和吸气中枢，是呼吸中枢最重要、最基本的组成部分，二者互相联系，维持呼吸运动的自动性与节律性；②上颈段脊髓或膈神经受损，膈神经由第3~5脊神经前支构成，其神经元位于颈部上段脊髓前角灰质内，膈神经麻痹可导致膈肌运动障碍，使肺（尤其是肺底部）内部分泌物排出困难从而发生坠积性肺炎。由于静脉淤血引起的中枢性呼吸障碍，如不及时针对病因治疗，容易反复发作，迁延不愈。因此，对于此类患者提倡早期治疗。治疗方法上，本例患者椎动脉造影检查脊髓前动脉未见显示，延髓及颈部上段脊髓血运可能来自椎动脉入颅处之小分支动脉，若行经动脉血管内栓塞治疗，易损伤上述重要解剖结构之供血动脉，导致脊髓或脑干梗死，诱发呼吸骤停或其他严重并发症。而开放性手术比较安全，术中行体感和运动诱发电位监测可进一步提高手术安全性。经远外侧入路可清楚地显露硬脑膜动静脉瘘，剪开齿状韧带是显露关键，显露不清可磨除部分枕骨髁。如果存在多支供血动脉术中不能清楚辨别时，可闭塞膨大的静脉，扩大空间后再闭塞瘘口，实时荧光造影可明确瘘口及异常血管结构消失，确保手术成功。

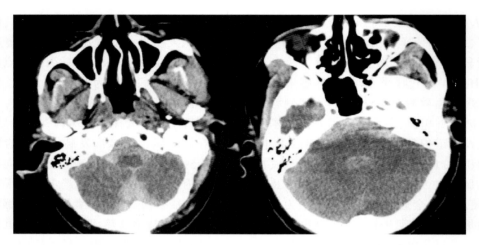

图4.3.1 入院时头部CT检查所见延髓周围蛛网膜下腔出血、脑桥周围蛛网膜下腔出血。

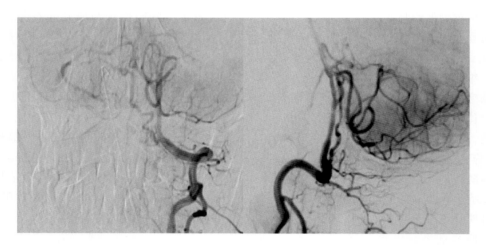

图4.3.2 左侧椎动脉造影检查显示为硬脑膜颅内动静脉瘘,由椎动脉第三段脑膜支供血,由脑干腹侧静脉向头侧引流。

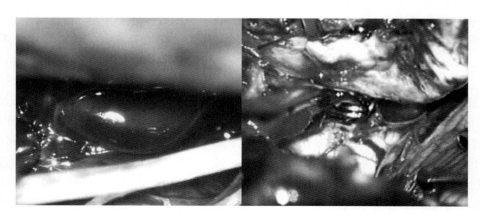

图4.3.3 术中直视所见曲张的引流静脉及瘘口夹闭后异常血管消失。

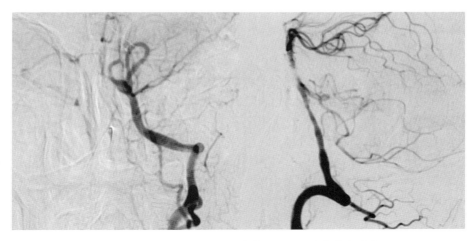

图4.3.4　术后3个月时左侧椎动脉造影显示动静脉瘘消失。

病例 2

脑血管搭桥孤立术治疗颅内复杂动脉瘤病例。

【病史】

患者，男性，61岁，主因"言语不清伴左手麻木40余天"入院。既往高血压病史10余年，否认糖尿病及冠心病史。

患者于入院前40余天无明显诱因出现言语不清伴左手麻木，就诊于当地医院。行头部MRI示右额颞叶脑梗死，予对症治疗后症状部分缓解。

【辅助检查】

入院前3天，于我院门诊行头部CTA示左侧大脑中动脉分叉部动脉瘤，大小约为6.6mm×5.5mm，右侧大脑中动脉M1段闭塞，双侧椎基底动脉多发狭窄（图4.3.5）。为进一步诊治收入我科，行DSA证实CTA结果，并发现大脑中动脉的3支分叉均由动脉瘤发出，无法进行栓塞（图4.3.6）。

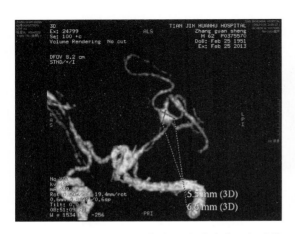

图4.3.5　术前CTA提示左侧大脑中动脉分叉部动脉瘤，右侧大脑中动脉M1段闭塞，双侧椎基底动脉多发狭窄。

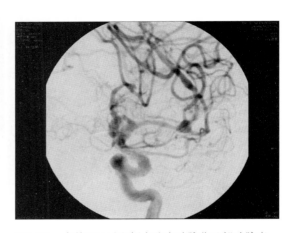

图4.3.6　术前DSA示左侧大脑中动脉分叉部动脉瘤。

【手术及结果】

2013年3月13日，全麻下行左侧额颞开颅抑制桡动脉颅内血管搭桥辅助动脉瘤夹闭术。患者平卧位。气管插管全麻满意。垫左肩，头右转上头架。标画左侧额颞皮切口。常规消毒铺巾。切开头皮，筋膜间分离翻开皮瓣，显微镜下分离左侧颞浅动脉主干、额支与颞支，远端切断，临时阻断备用。颞上线留肌肉条，推开颞肌。气钻铣刀骨瓣成形。磨除蝶骨嵴，硬膜悬吊后弧形切开。显微镜下分离视交叉池、颈动脉池，显露颈内动脉颅内段及分叉部，分离侧裂池，显露左侧大脑中动脉M1段，见左侧大脑中动脉分叉部膨大形成动脉瘤，直径约6mm，超宽颈，大脑中动脉发出的3支分支动脉均从瘤体发出，且靠近下支干的瘤体呈红色，可见瘤体内的血流，需要夹闭，瘤体其他部分为粉红色。考虑到夹闭动脉瘤红色部分后下支干也失去血流，故行血流重建。选取颞浅动脉顶支形态较好的适合血管搭桥的一段，切断，移植至颅内，一段与上支干的分支行端-侧吻合，另一端与下支干的分支行端-侧吻合，然后用1个钛动脉瘤夹夹闭动脉瘤红色部分，术中荧光造影见大脑中动脉主干、上中支干正向血流，下支干由搭桥血管供血良好（图4.3.7）。

术后患者恢复良好，出院前脑血管造影（图4.3.8）及术后1年行头颈CTA（图4.3.9）均示搭桥血管通畅。

病例3

椎动脉颅内段夹层动脉瘤病例。

【病史】

患者，男性，56岁，主因"头晕5年，步态不稳1年，加重伴视物模糊3个月"入我院。既往高血压病史3年，收缩压最高可达180mmHg，口服硝苯地平及尼莫地平控制，未规律监测，血压控制较差。

患者5年前体检行头部MRA发现"双侧椎动脉颅内段夹层动脉瘤"，当时未予特殊诊治。4年前无明显诱因出现一过性头晕伴意识不清，持续数秒后清醒，后患者以"夹层动脉瘤"就诊于多家医院均未获得效诊治。1年前患者出现步态不稳，未予特殊诊治。3个月后患者上述症状加重，呈持续性头晕，醉汉步态，并出现持续性视物模糊伴视物成

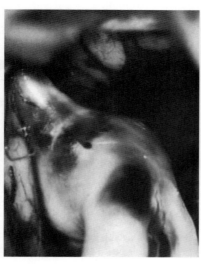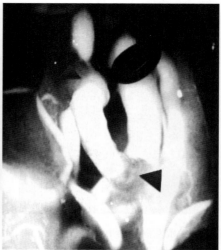

图4.3.7 术中动脉瘤暴露，荧光证实搭桥血管通畅。

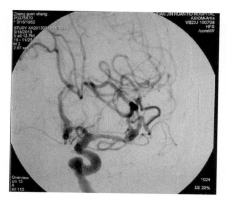

图4.3.8　术后出院前DSA证实血管搭桥通畅。

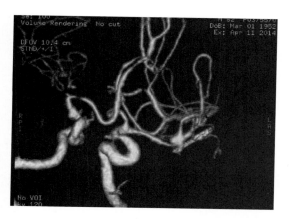

图4.3.9　术后1年头颈CTA证实血管搭桥通畅。

双,来我院门诊行头部MRA示双侧椎动脉颅内段夹层动脉瘤后收入我病区。

　入院后查体:神清,可语,双瞳左:右=2:2mm,光反应(+),四肢肌力Ⅴ级,肌张力正常,醉汉步态,病理征(-)。

【辅助检查】

　入院后查头部CTA示左侧椎动脉颅内段动脉瘤,瘤腔内部分血栓形成,颈部较宽;右侧椎动脉颅内段闭塞,椎动脉走行区环状钙化影(图4.3.10),考虑右侧椎动脉颅内段动脉瘤腔内血栓形成。

【手术及结果】

　因患侧VA为优势侧,动脉瘤位于PICA开口远端,故于2013年5月9日,全麻下行左侧椎动脉颅内段夹层动脉瘤支架辅助栓塞术。

　患者取平卧位,气管插管全麻满意后,常规消毒铺巾,右侧股动脉局麻穿刺置6F鞘,全身肝素化,6F导引导管导致左椎动脉颈段上部,行左侧椎动脉造影,见左侧椎动脉颅内段夹层动脉瘤同前,位于PICA开口远端。Synchro14微导丝导引Rebar 27导管至左椎动脉颅内段夹层动脉瘤以远,从中导入6mm×30mm SolitaireAB支架,支架释放满意,置于左椎动脉颅内段,覆盖整个动脉瘤,造影局部血流动力学改善。Synchro14微导丝辅助Echelon微导管导入动脉瘤腔,先后填入微弹簧圈,动脉瘤栓塞满意。再次Synchro14微导丝导引Rebar18导管至左椎动脉颅内段夹层动脉瘤以远,从中导入4mm×20mm SolitaireAB支架,支架释放满意,置于第一个支架内形成套叠,覆盖整个动脉瘤,造影局部血流动力学进一步改善(图4.3.11)。股动脉缝合,术毕。

　术后患者恢复良好,头晕、步态不稳、视物模糊症状缓解。

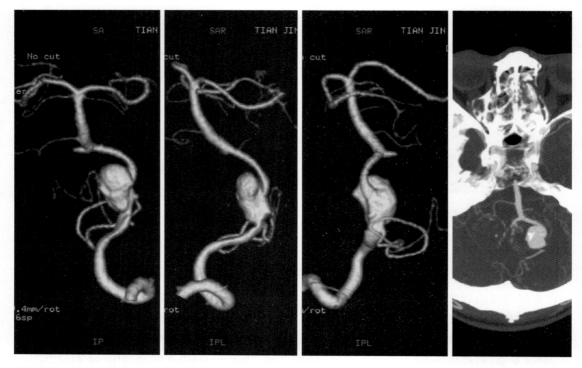

图4.3.10　患者术前头颈CTA提示左侧椎动脉颅内段动脉瘤,瘤腔内部分血栓形成,颈部较宽;右侧椎动脉颅内段闭塞,椎动脉走行区环状钙化影。

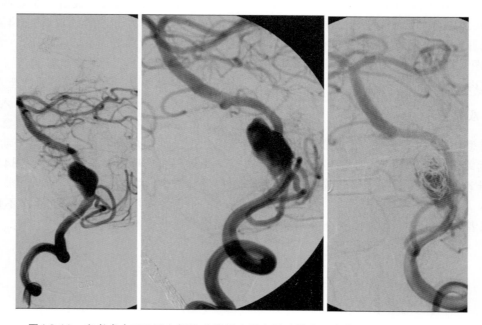

图4.3.11　患者术中DSA示左侧椎动脉颅内段夹层动脉瘤及治疗后血流动力学改善。

（佟小光　尚彦国　黄振华）

第 4 节　颅内动脉瘤病例

病例 1

前交通动脉瘤。

患者,女性,51 岁,主因突发头痛伴恶心呕吐 4 小时入院。查体:嗜睡,刺痛睁眼,可正确对答。双瞳等大等圆,光反应(+)。颈强。

四肢肌力肌张力正常,巴宾斯基征(-)。CT提示蛛网膜下腔出血,入院后行 DSA 示左侧前交通动脉瘤(图 4.4.1),尝试栓塞未成功后行开颅动脉瘤夹闭术,术后复查头颅 CTA 见动脉瘤夹闭完全(图 4.4.2)。术后行抗血管痉挛、脱水及扩容等药物治疗,住院过程中患者病情平稳,好转出院。

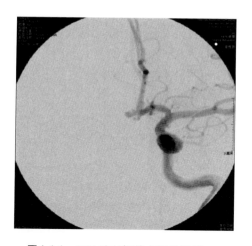

图4.4.1　DSA示左侧前交通动脉瘤。

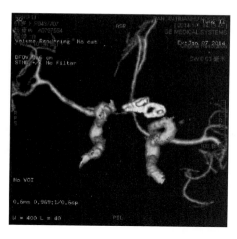

图4.4.2　CTA示左侧前交通动脉瘤夹闭术后。

病例 2

后交通动脉瘤。

患者,女性,49 岁,主因突发头痛伴恶心呕吐8小时入院。查体:嗜睡,可正确对答。双瞳等大等圆,光反应(+)。颈强。四肢肌力肌

张力正常,巴宾斯基征(-)。查头部CT提示蛛网膜下腔出血,入院后行DSA示后交通动脉瘤(图4.4.3),瘤颈宽3mm,适合栓塞,随即全麻下行动脉瘤栓塞术,动脉瘤栓塞成功,未见动脉瘤残余(图4.4.4)。术后给予尼莫地平控制血管痉挛、甘露醇脱水,同时给予补液扩容等药物治疗,好转出院。

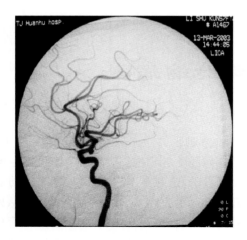

图4.4.3　DSA示后交通动脉瘤。

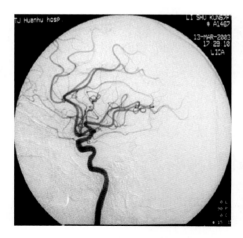

图4.4.4　DSA示后交通动脉瘤消失。

病例3

大脑中动脉瘤。

患者,女性,60 岁,主因突发头痛伴恶心呕吐 2 小时入院。查体:神清,呼唤可睁眼,正确对答。双瞳等大等圆,光反应(+)。颈强。四肢肌力肌张力正常,巴宾斯基征(−)。入院后查头部 CT 提示蛛网膜下腔出血,行 DSA 示右侧大脑中动脉 M1 段动脉瘤,颈宽 3mm (图 4.4.5),家属要求开颅手术夹闭。急诊全麻下行开颅动脉瘤夹闭术,术后复查头颅 CTA 见动脉瘤夹闭完全(图 4.4.6)。术后行抗血管痉挛、脱水及扩容等药物治疗,患者未出现颅内感染、肺炎、脑积水等并发症,病情稳定,好转出院。

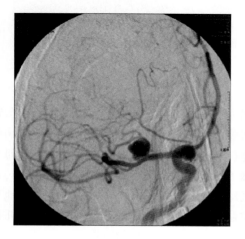

图4.4.5　DSA示右侧大脑中动脉瘤。

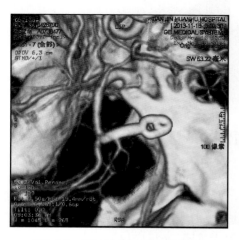

图4.4.6　DSA示动脉瘤夹闭术后。

病例 4

基底动脉尖动脉瘤。

患者,女性,66 岁,主因突发头痛伴恶心呕吐 3 小时入院。查体:昏睡,刺痛可睁眼,回答问题欠准确,四肢偶可从嘱。双瞳等大等圆,光反应(+)。颈强。四肢肌力肌张力正常,巴宾斯基征(−)。外院头部CT见环池及侧裂内血肿, 提示为蛛网膜下腔出血 (图4.4.7), 行DSA示基底动脉尖处动脉瘤 (图4.4.8)。查头颅CTA提示基底动脉尖动脉瘤(图4.4.9)。急诊全麻下行开颅动脉瘤夹闭术,术后复查头颅CTA见动脉瘤夹闭完全(图4.4.10)。术后患者昏睡,给予尼莫地平抗血管痉挛、补液扩容等药物治疗,患者病情好转,后患者出现脑积水、脑室系统扩张及吸入性肺炎等并发症,予以腰大池引流及抗生素抗感染治疗,患者症状逐渐好转。

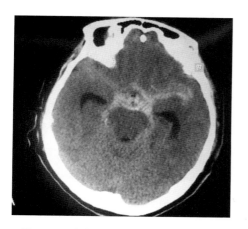

图4.4.7　头部CT示环池及侧裂内血肿。

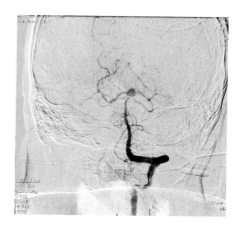

图4.4.8　DSA示基底动脉尖处动脉瘤。

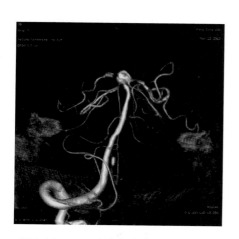

图4.4.9　CTA示基底动脉尖处动脉瘤。

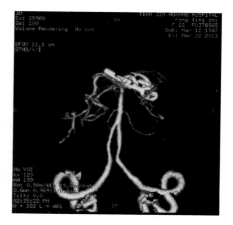

图4.4.10　CTA示动脉瘤夹闭术后。

病例5

夹层动脉瘤。

患者,男性,55岁,主因头痛多年,于当地医院查头部MRA发现椎动脉增粗,底端囊性扩大,考虑为夹层动脉瘤(图4.4.11)。入院后进一步CTA检查提示椎动脉夹层动脉瘤(图4.4.12)。后患者行全脑血管造影术,同期全麻下行支架辅助栓塞动脉瘤。术中造影提示动脉瘤栓塞致密,椎动脉形态恢复正常,形态完整,未见动脉瘤残余(图4.4.13)。患者住院期间给予尼莫地平控制血管痉挛,同时补液扩容、控制血压及抗凝药物预防血栓形成。患者病情稳定,好转出院。

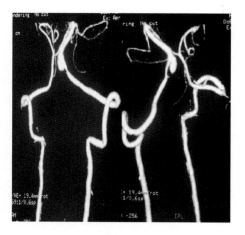

图4.4.11　头部MRA示椎动脉夹层动脉瘤。

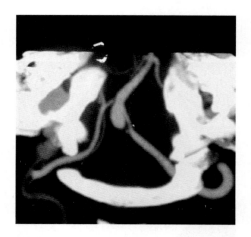

图4.4.12　头部CTA示椎动脉夹层动脉瘤。

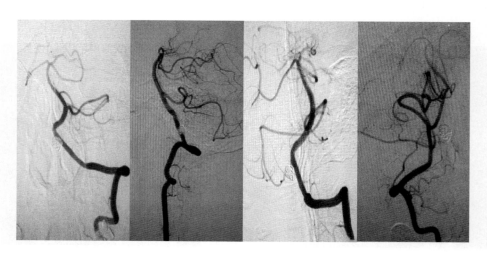

图4.4.13　头部CTA示椎动脉夹层动脉瘤支架辅助动脉瘤栓塞术后。

(姚鑫)

第 5 节　应用覆膜支架治疗颅内动脉瘤病例

病例 1

　　患者,男性,43岁。主诉因头痛 10 天就诊。CT检查显示后纵裂少量蛛网膜下腔出血,Hunt-Hess分级Ⅰ级。全脑血管造影检查显示右侧椎动脉颅内段夹层动脉瘤,双侧椎动脉均能很好地使基底动脉显影(图4.5.1)。遂予以阿司匹林(300mg/d)和氯吡格雷(75mg/d)连续口服,7天后全麻下施行覆膜支架植入术。手术中采用6F导引导管进入右侧椎动脉,显示椎动脉颅内段夹层

动脉瘤伴近端狭窄;于路径图指引下缓慢推入微导丝和3mm×12mm覆膜支架,术中可见支架走行过程与路径图不相符,提示由于微导丝和支架导管较硬而使椎动脉移位;当覆膜支架进入病变区域后脑血管造影可见支架与动脉瘤位置满意且动脉瘤未破裂;遂膨胀球囊、释放支架,动脉瘤不显影;抽出球囊和微导丝后椎动脉恢复原位、动脉瘤颈覆盖完全,载瘤动脉血流通畅,达到影像学满意效果。手术后18个月,复查脑血管造影,结果显示椎动脉支架段血管呈无症状性闭塞。

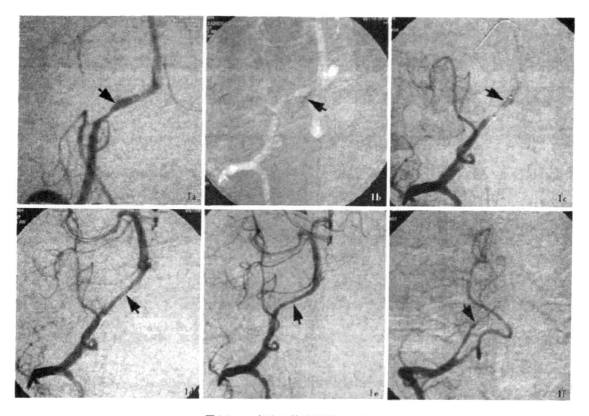

图4.5.1　全脑血管造影检查结果。

病例 2

患者，女性，28岁。主诉头部胀痛、复视、右侧眼睑轻度下垂10余天，头部MRI检查显示海绵窦区大动脉瘤。全脑血管造影检查显示右侧颈内动脉海绵窦段大动脉瘤（图4.5.2）。遂予以阿司匹林（300mg/d）和氯吡格雷（75mg/d）连续口服，5 天后于全身麻醉下施行覆膜支架植入术。于7F长鞘和6F导引导管指引下，将微导丝和4mm×16mm覆膜支架送达右侧颈内动脉病变部位；扩张球囊后可见球囊较支架前后端各长3.4mm，并绷直；释放支架后即刻行脑血管造影，可见动脉瘤和眼动脉均不显影，动脉瘤颈覆盖完全，颈内动脉血流通畅，达到影像学满意效果。手术后右眼视力无下降，2年后复查脑血管造影显示动脉瘤未显影，无支架内再狭窄，眼动脉恢复显影。患者临床预后良好。

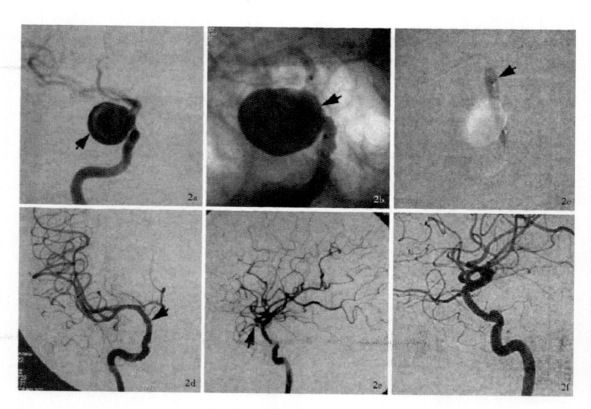

图4.5.2 全脑血管造影检查结果。

病例 3

患者,女性,54岁。因突发头痛、呕吐1天,CT检查显示蛛网膜下腔出血,Hunt-Hess分级Ⅱ级;DSA检查示右椎动脉颅内段夹层动脉瘤(图4.5.3)。遂予以阿司匹林(300mg/d)和氯吡格雷(75mg/d)连续口服,7天后于全身麻下施行覆膜支架植入术。术前造影示比入院时略有增大。经6F导引导管指引将3mm×16mm覆膜支架送至右侧椎动脉,覆膜支架长度略小于或等于AB两点(经弯曲的血管内圆做切线与外圆的交点)线段长度,至颅底段弯曲处血管阻力明显增大,导引导管向下移位,覆膜支架无法通过。更换7F长鞘,与6F导引导管置入椎动脉,再用力推送覆膜支架方缓慢通过弯曲段到达动脉瘤,膨胀球囊、释放支架后脑血管造影显示动脉瘤不显影。

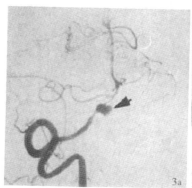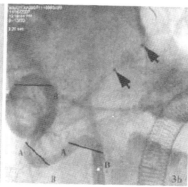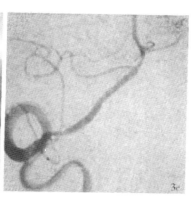

图4.5.3　全脑血管造影检查结果。

(尹龙)

第6节 高血压脑出血病例

病例1

患者,男性,高血压脑出血4小时,昏迷, 左侧肢体瘫痪,瞳孔对光反应迟钝,左:右=2: 3.5mm(图4.6.1至图4.6.3)。

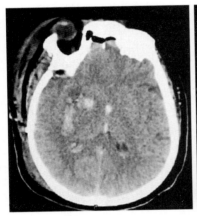

图4.6.1 出血后4小时头部CT。

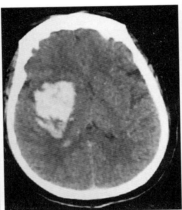

图4.6.2 手术后24小时头部CT。

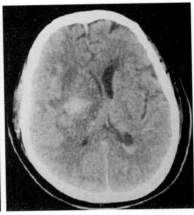

图4.6.3 手术后9天头部CT。

病例2

患者,女性,高血压脑出血2.5小时,嗜睡,左侧肢体瘫痪,瞳孔等大,光反应迟钝, 左:右=2.5:2.5mm。手术后24小时发现意识障碍加深,复查CT示脑出血复发及合并左侧额叶出血,脑疝行再次手术减压。因合并脑梗死、严重水肿而死亡(图4.6.4至图4.6.6)。

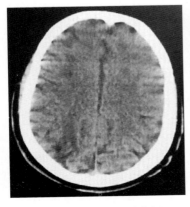

图4.6.4 出血后2.5小时头部CT。

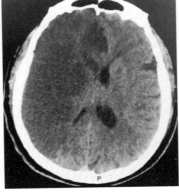

图4.6.5 第一次手术后24小时头部CT。

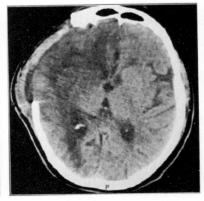

图4.6.6 第二次手术后72小时头部CT。

病例 3

患者,男性,高血压脑出血,突发剧烈头痛失语,右侧肢体偏瘫伴昏迷2小时,双侧瞳孔不等大,光反应消失。左:右=4.5:2mm。术后脑水肿严重昏迷持续21天(图4.6.7至图4.6.9)。

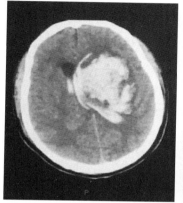 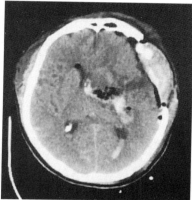 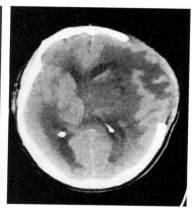

图4.6.7　发病2小时头部CT。　　图4.6.8　手术后48小时头部CT。　　图 4.6.9　手术后 14 天头部 CT。

(亢建民)

第 7 节　脑梗死的手术减压治疗病例

患者,男性,76岁,因突发左侧肢体偏瘫3小时入院。头部CT未见出血(图4.7.1),行静脉溶栓治疗后症状无改善。溶栓后22小时后患者出现意识障碍,复查CT(图4.7.2)发现右侧大面积脑梗死,中线结构受压移位超过5mm,紧急行去骨瓣减压术治疗。术后12天(图4.7.3),患者恢复意识,左侧肢体3级。

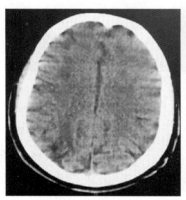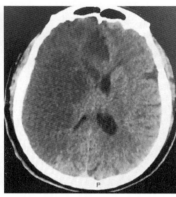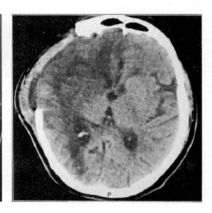

图 4.7.1　发病 3 小时头部 CT。　图 4.7.2　溶栓后 22 小时头部 CT。　图 4.7.3　手术后 12 天头部 CT。

(亢建民)

第 8 节　亚低温病例

病例1

患者,男性,34岁,突发肢体无力,渐进意识障碍1天入院。诊为左半球大面积脑梗死(图4.8.1),行去骨瓣减压术后转入亚低温治疗室,行血管内低温治疗。

患者入院时处于深昏迷状态,双瞳4:4mm,无光反应,骨窗张力高。治疗持续5天,温度33℃。患者骨窗张力明显降低,瞳孔恢复到3:3mm,微弱光反应。2周后意识清醒。

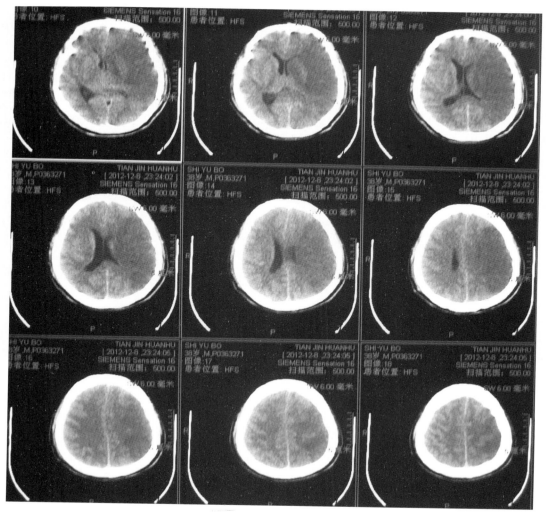

图 4.8.1　头部 CT 示左半球大面积脑梗死。(待续)

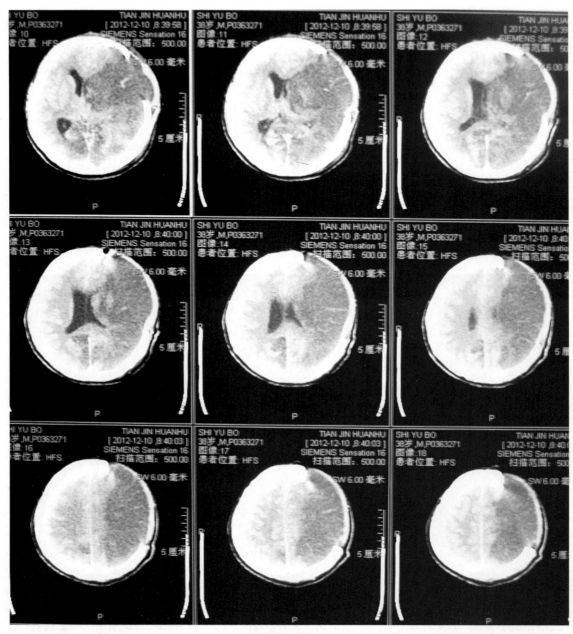

图 4.8.1（续）

病例2

患者，男性，63岁，突发左肢无力，加重伴意识障碍19小时入院。诊为：右侧半球大面积脑梗死（图4.8.2和图4.8.3）。

患者入院时意识欠清，刺痛睁眼，不能正确应答，左肢肌力Ⅰ～Ⅱ级，右肢可简单从嘱，未行气管切开，予血管内低温治疗，控制温度35℃，持续7天。未行去骨瓣减压术，患者意识基本恢复。

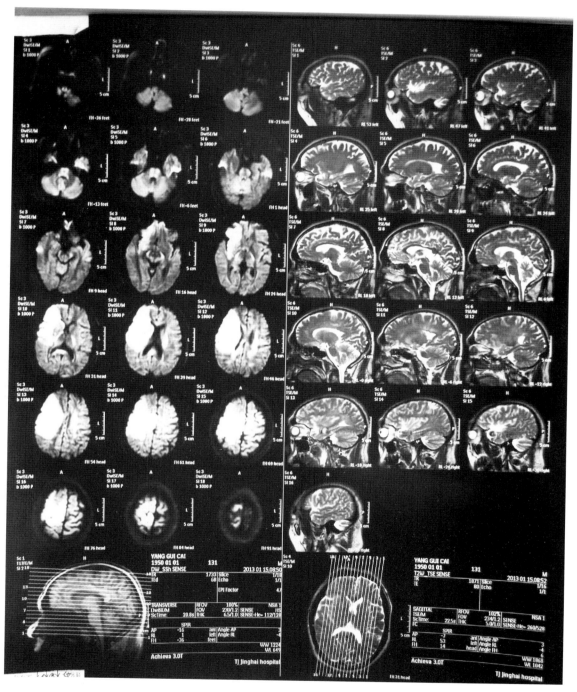

图 4.8.2 头部 MRI 示右侧半球大面积脑梗死。

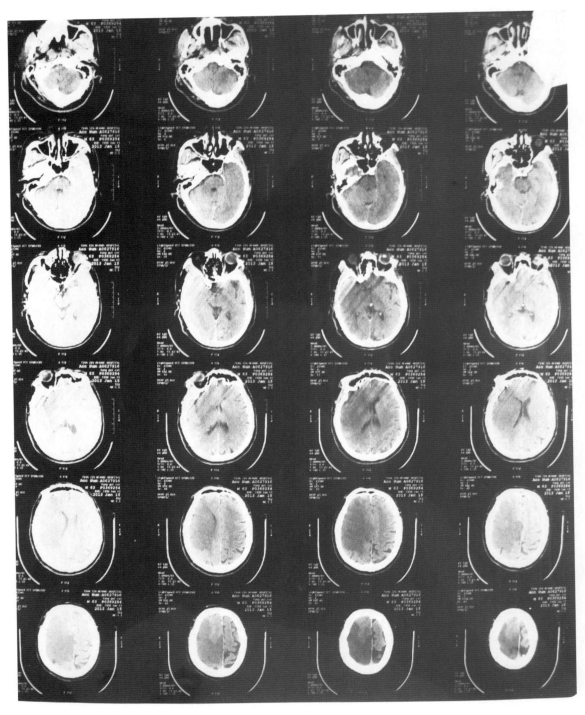

图 4.8.3　头部 CT 示右侧半球大面积脑梗死。

（曹德晨）

附录 1　十五病区病例讨论

患者,54岁,男性,视物模糊、言语欠利1个月,加重伴惊厥样发作3周。诊断为多发脑动脉闭塞(双椎动脉、左颈内动脉、右大脑中动脉)伴后循环多发脑梗死。经多方诊治病情仍进展,于2013年7月22日入我科,行右颞浅动脉-右大脑后动脉P2段吻合术,患者术后恢复良好。术后3个月复查,未再发作缺血症状,神经功能障碍明显改善。

简要病史分三个阶段进行介绍,并分段行相应的诊治方案讨论。

第一阶段:我院神经内科治疗阶段(入我科前个月)

患者无明显诱因反复发作一过性双眼视物模糊及言语不利,构音欠清晰,可理解他人言语,表达切题,每天发作2+次,每次3~4分钟。1周后,突发言语不利加重,呈持续性,伴双侧肢体力弱,右侧明显,吞咽困难,并间断发作一过性惊厥样发作,双眼向上凝视,无意识丧失及肢体抽搐。

既往:高血压病、帕金森综合征、吸烟史。6年前查体超声检查发现左侧颈内动脉闭塞,未处理。

辅助检查:血脂正常,血糖及糖化血红蛋白轻度升高,血清同型半胱氨酸升高,血流变正常。心脏超声基本正常。MRI显示多发脑梗死,后循环供血区为主(附图4.1.1)。CTA显示左ICA、右MCA、双椎动脉颅内段闭塞(附图4.1.2)。

讨论问题一:此阶段的诊断和治疗。

诊断:结合病史及辅助检查,患者缺血性卒中诊断确立,定位后循环为主,定性大动脉粥样硬化为主,不除外长期高血压导致

的小血管病变,病理生理学机制为以低灌注/栓子清除障碍为主的混合机制。

治疗:缺血性卒中的常规治疗有抗血小板聚集,补液扩容,改善微循环,控制卒中危险因素及二级预防等。

第二阶段:外院治疗阶段

患者经过上述治疗后,仍有频繁的后循环缺血发作,进一步完善检查:血沉升高;血管炎血清学检查:IgG、IgE、葡萄糖-6磷酸异构酶升高;DSA显示除左ICA、右MCA、双椎动脉闭塞外,颅内外多发多节段动脉狭窄/闭塞,侧支循环建立不良(附图4.1.3)。

讨论问题二:此阶段的诊断和治疗。

诊断:结合患者"血沉升高,血清抗体升高,颅内外多发多节段动脉狭窄/闭塞",经过天津医科大学总医院专家会诊,考虑中枢神经系统孤立性血管炎。

治疗:患者转入天津医科大学总医院,除之前治疗外,给予激素治疗。

结果:患者激素治疗后,症状在一定程度上有所好转,但从治疗后第三天开始,再次频繁发作一过性惊厥样发作,双眼向上凝视,无意识丧失及肢体抽搐。天津医科大学总医院组织专家会诊,考虑患者的后循环缺血主因为多发动脉闭塞引起的低灌注,内科药物治疗对此种情况疗效有限,遂建议入我科行血流重建手术。

第三阶段:我科(十五病区)治疗阶段

我科进一步完善术前检查,磁共振灌注显示小脑、脑干、右侧大脑半球CBF、CBV减低,MTT、TTP延长,后循环缺血低灌注明显。

遂全麻下行右颞极入路开颅右颞浅动脉－右大脑后动脉P2段端－侧吻合术。 患者恢复良好,术后3个月回院复查,未再发作缺血症状, 之前的神经功能障碍得到明显改善,吞咽功能基本正常,眼球运动自如。术后CTA显示吻合口通畅,远端显影好(附图4.1.4)。

讨论问题三:缺血性卒中的外科治疗指征及方法。

UCSF脑缺血搭桥术指征

1.症状:脑灌注不足引起的慢性缺血发作,包括TIA与卒中;

2.搭桥区域有可挽救脑组织。

3.疾病谱

A.颅内外动脉粥样硬化性疾病

　　a.颅外ICA闭塞

　　b.MCA重度狭窄/闭塞

　　c.椎基底动脉狭窄/闭塞

B.引起颅内动脉闭塞的血管炎

C.烟雾病

4.围术期卒中率<8%。

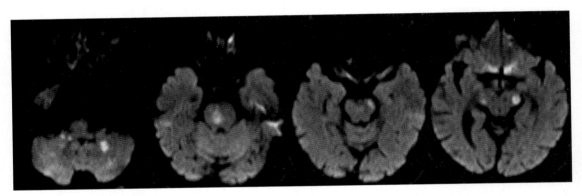

附图 4.1.1　第一次入院头部 MR 显示多发脑梗死,以后循环供血区为主。

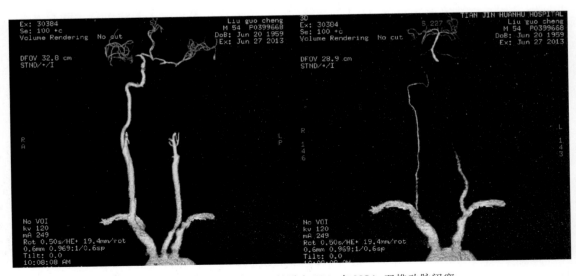

附图 4.1.2　第一次入院 CTA 显示左 ICA、右 MCA、双椎动脉闭塞。

手术方法(针对椎-基底闭塞性病变)：

1.颅外动脉-颅内动脉搭桥

A.枕-椎动脉第三段搭桥

B.颞浅动脉-大脑后动脉搭桥

C.枕动脉-小脑后下动脉搭桥

D.锁骨下动脉(或其分支)-椎动脉第一段搭桥

E.其他

2.颈内动脉系统-椎基底动脉系统搭桥

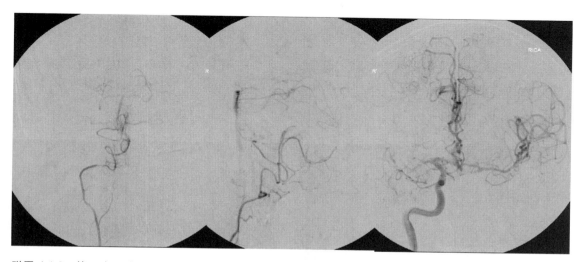

附图 4.1.3　第一次入院 DSA 显示除左 ICA、右 MCA、双椎动脉闭塞外,颅内外多发多节段动脉狭窄/闭塞,侧支循环建立不良。

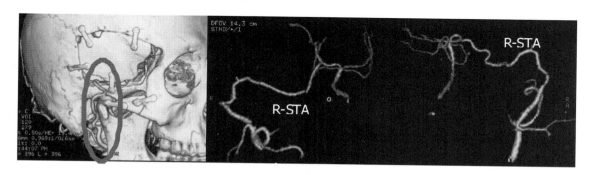

附图 4.1.4　术后 CTA 显示吻合口通畅,远端显影好。

(佟小光)

附录 2　院长查房及专家点评记录

2013年12月23日院长、各位专家及行政科室领导对十八病区进行院长查房,业务查房部分是对一名罕见的脑血管病患者进行标准的教学查房。

业务查房主持人医务科长:今天对十八病区进行院长查房,首先在床旁完成业务查房的背、查、问、讲解的过程,再回到会议室进行专家点评。

住院医师汇报病例:患者,男性,50岁,主因"突发头部胀痛25天"入院。患者于入院前25天,无明显诱因出现头部胀痛,无意识障碍,无头晕,无语言障碍,无肢体活动障碍。于外院就诊,行头部CT(附图4.2.1),显示右枕叶高密度,诊断为"脑出血"。予以降颅压等治疗。患者于外院行CTA(附图4.2.2),考虑为动静脉畸形。患者由于症状无明显缓

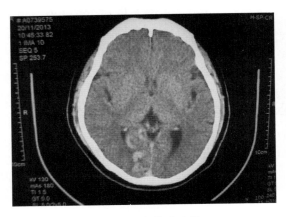

附图 4.2.1　患者外院头部 CT。

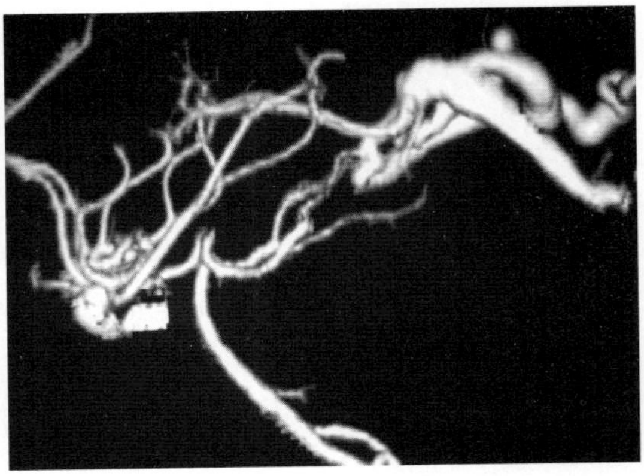

附图 4.2.2　患者外院头部 CTA。

解,转我院十八病区治疗。

我科于患者入院后,安排患者急诊行DSA检查,诊断患者为右枕硬脑膜动静脉瘘(DAVF),供血动脉为右枕动脉、左枕动脉及左脑膜中动脉(附图4.2.3)。

我科针对该患者病情,决定采用微导管超选择右枕动脉及左脑膜中动脉栓塞该DAVF。术中采用synchro微导管到达病变部位,Onyx胶栓塞病变,术后患者DAVF消失。患者术后恢复良好,头痛等症状消失,未出现其他不良症状。

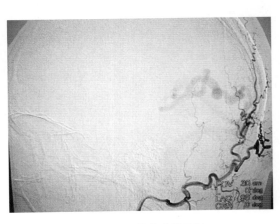

附图 4.2.3　患者术前 DSA。

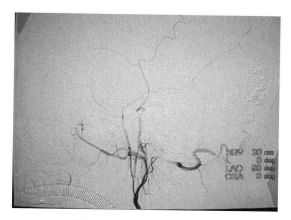

附图 4.2.4　患者术后查 DSA。

主治医师补充病例内容：患者以"头痛"症状起病，外院 CT 为右枕高密度影，CTA 显示右枕部异常的血管影像，但无畸形团影像，所以考虑 DAVF，术前检查未见明显禁忌证，局麻造影显示是一个双侧颈外动脉供血的复杂的 DAVF，引流经皮层静脉形成粗大的静脉团，最终向窦汇引流。经皮层静脉引流的 DAVF 出血概率较高，且患者存在头痛等症状，需要治疗。此 DAVF 为多支动脉参与供血，手术治疗可能较为困难，考虑介入治疗。介入治疗包括静脉入路和动脉入路，此患者经皮层静脉引流且引流静脉粗大迂曲，路途较远且比较复发，所以考虑经动脉入路进行治疗。微导管引导微导丝进入供血动脉，微导管造影显示位于瘘口处，利用 Onyx 胶进行栓塞，治疗效果比较满意。

主任询问病情及查体

主任：现在还头痛吗？

患者：已有两天不头痛了。

主任：我现在给你查体，请配合一下。

经系统检查示：患者神情，语畅，自主睁眼，回答正确，查体合作，双瞳等大，左：右=2∶2mm，光反应（+），视力粗侧可，视野无明显缺损，未见水平及垂直眼震，眼球各向活动到位，眼睑无明显下垂，球结膜及视盘无水肿，各颅神经检查未见明显，四肢肌力Ⅴ级，肌张力对称，腱反射活跃，病理征（−），四肢及躯干浅感觉对称，共济反射可。神经科查体无明显定位体征。

主任提问：患者在外院曾经诊断为脑出血，如你在问诊首次遇到此患者，需要如何鉴别诊断？

住院医师回答：CT 显示右枕叶高信号，首先考虑脑出血；但 CT 显示为条索状影像，不能除外血管畸形的血管影像，需行 CTA 或 DSA 进一步检查。其次考虑为肿瘤，但周围无水肿，侧脑室枕角无明显受压，无占位效应，需行 MRI 进一步鉴别。再者可能是炎性病变：患者无明显发热，无脑膜刺激症状，无占位效应，故临床特征不明确。

主任点评：此患者虽然 CT 显示右枕也高密度，但其形状并非脑出血团块状影像，而是蚯蚓状，极似血管影像；而且经治疗 14 天后前后两次 CT 无明显变化，病变周围无明显水肿等占位效应，故不像脑出血的典型表现，应首先考虑血管畸形。

主任提问：此患者造影证实为 DAVF，能否采用保守治疗？如进行介入治疗，治疗过程中最关键的问题是什么？请主治医师回答一下。

主治医师：此患者为多支动脉参与供血，并皮层静脉引流的 DAVF，出血概率较高，而且患者存在头痛等症状，需要治疗。治疗中关键的问题是尽量将微导管置于瘘口处，进行栓塞，单纯栓塞一条供血动脉不能达到治疗效果，会造成其他动脉开放，再次造成出血。

主任讲解：DAVF 是一种比较复杂的脑血管病，至今其病因尚未清楚。在病理上其为动脉直接与静脉吻合的瘘口，造成高流低阻。出血原因可为皮层静脉破裂出血，也可能为静脉回流障碍造成的出血。介入治疗的关键是判断瘘口的位置，治疗的标准是闭塞引流静脉的近端，没有液态栓塞剂进入引流静脉的近端就能判断其是否被栓塞掉。

DAVF不同于动静脉畸形，动脉与静脉之间没有畸形团，而是存在一种结构单元，在接近引流静脉的部位，有多支动脉在其上分布，血流经过硬膜上的结构单元再汇入引流静脉，只要闭塞引流静脉的近端所有供血动脉的血流即被阻断，由于其上没有畸形团，没有破裂的解剖学基础。远在2010年的WFNS会议上，Moret提出静脉入路，第一次使人们认识到DAVF可通过静脉来解决。经静脉入路的理论依据是在DAVF患者中，引流静脉或静脉窦已丧失正常引流功能，不能成为大脑的正常静脉引流途径，反而成为反流向皮层静脉的通道，因此闭塞静脉不会造成引流障碍，而且直接栓塞引流静脉及病窦，可封闭瘘口，避免了经动脉途径所致的并发症，尤其是多支供血的DAVF，可取得意想不到的结果。但最终选择哪种途径要根据静脉流出通道的情况、血管解剖变异以及DAVF的血流动力学的特点来决定。

主持人：各位专家听完汇报后，请对该病例的诊断及治疗进行点评。

神经外科主任A：DAVF为罕见疾病，诊断有难度，治疗复杂。本例DAVF主要由颈外动脉供血，经过皮层静脉汇入静脉窦，造成引流静脉的动脉样改变、扩张，进而可能造成出血。DAVF多数由外伤引起的，也可由于静脉窦血栓形成造成静脉压增高而引起的，病因及病生理复杂，但自发性DAVF与其基础解剖存在很大关系。此例患者由于多支动脉供血，应采用介入治疗，主治医师在补充病例中应重点介绍介入治疗中应注意的问题。另外患者栓塞了两支供血动脉，影像结果尚满意，但应注意随访，防止DAVF的复发。

颅脑创伤中心主任：此病例选择好，DAVF是一种血管畸形比较有特色的，对诊断、治疗上都有独到的特点，主要的治疗方法有观察治疗、介入及手术治疗。住院医师汇报病例应完善，例如患者以头痛起病，其部位、性质、诱因有无伴发症状应具体描述，因

为这些症状有助于血管性头痛和颅高压造成头痛的鉴别；此患者CT是典型的血管畸形的表现，蚯蚓状，没有明显的占位效应及水肿。部分DAVF患者可由头外伤造成，一般有明确的外伤史，常合并进行性加重的球结膜水肿等症状；该患者既往有4~5年高血压病史，术后血压恢复正常，是否可考虑为DAVF治愈后患者颅内静脉压力恢复正常的结果。

神经内科主任B：该患者于外院考虑为脑出血治疗20余天，症状未见明显好转。结合头部CT，应考虑脑血管本身的问题，应进行相应的检查，不应拘泥于单纯脑出血诊断。

神经内科主任C：该类患者头部CT易于与出血相混淆。CT所示高密度影应为引流静脉淤血扩张、静脉高流量所致。术后复查头部CT证明了这一点。对该类少见病历的既往史中，高血压及糖尿病的诊断依据应更充分详细。

神经内科主任D：本次院长查房的流程很好，病历汇报流畅，查体准确。可再探求该病的发病机制，有无外伤史等；DAVF病因复杂，术中风险大，术后容易复发，所以术前讨论要明确各种情况的发生及对策。

神经外科主任E：该病的选择有代表性，治疗效果好，可讨论的问题很多，应再对该病的诊断、治疗及预后等进行详尽的表述。

院长点评：①住院医师在病例汇报时欠熟练，病例关键点没有流利完整地说出。阳性体征应详细描述，例如在病例汇报时没有汇报患者有无颅内杂音，查体时没有进行眶部及颞部的听诊，以便检查有无与动脉搏动一致的颅内杂音，因瘘口流量大者应该能听到，借此病例应将所有阳性及有关的阴性体征都进行描述，以供大家进行讨论及分析。②主治医师对治疗方法的选择及对手术方式的选择，应进行比较详尽的分析，使得大家了解术式选择的原因，并非所有的DAVF患者均需外科干预性治疗。目前临床上常用的Cognard分型分为Ⅴ型，此病例为Ⅲ型，颅内

出血的发生率为40%,因此需要外科治疗。由于患者为多支供血,病变的血供非常丰富,手术治疗止血比较困难。此外,病变位于枕叶,手术切除后易造成视野缺损,因此选择介入治疗。③主任查体顺序可再调整,应该严格按照神经科查体的顺序进行。④对于主任提问,主治医师及住院医师回答等环节,应对栓塞材料的选择、术式的优缺点、术后复发、复发处理等方面应做进一步讲解。另外,通过检查十八病区的各项记录,发现科室交班记录全面、细致。医院的核心制度执行情况较到位,应该予以肯定,但十八病区危急值回报记录只有数字,没有标注不同单位,容易造成误解及混乱,应该记录完善。总之,十八病区业务查房比较规范,医疗质量良好,今天查房的问题和建议请十八病区注意整改。

(范一木)

第 **3** 篇

辅助检查

第 5 章

血管超声诊断技术

第 1 节 颈动脉超声检查
——卒中防控的排头兵

脑卒中防控时间紧迫

2013年3月的人口统计资料表明：中国60岁以上老年人口已经超过2.0亿，占人口总数的14.3%，换言之，每7个人里面就有1位老年人，防控脑卒中刻不容缓！脑卒中是一组脑组织因急性缺血或出血引起偏瘫、言语不利、肢体麻木、眩晕、恶心、呕吐、步态不稳、昏迷甚至死亡的急性脑血管病，具有发病率高、致残率高、复发率高和死亡率高的特点。卫生部2008年公布的我国居民死亡原因排序中，脑血管病已成为第一位的死亡原因，死亡率高于欧美国家4~5倍，是日本的3.5倍，甚至高于泰国、印度等发展中国家。我国脑卒中死亡率是心肌梗死的4~6倍。脑卒中不仅造成人类健康损害和生命威胁，还给患者及其家庭和社会带来沉重的医疗、经济和社会负担，其带来的经济负担是心肌梗死的10倍。据统计，致死性脑卒中占27%，而大部分脑卒中患者存活且遗留偏瘫、失语等严重影响生活质量的残疾。我国学者研究表明，我国复发性脑卒中的

比例高达37%~40%，25%~33%脑卒中患者将在3~5年内再次发作。这些数据都反映了脑卒中危害的严重性。

相比脑卒中的治疗而言，对于脑卒中的预防更为重要。早在先秦时期，《黄帝内经》记载："圣人不治已病治未病，不治已乱治未乱。"1500年前的唐朝，药圣孙思邈在其《千金要方》中就提出："上医医未病之病，中医医欲病之病，下医医已病之病。"这些都指出了预防的重要性。

对于已有脑卒中基础血管病变的高危人群来讲，及早筛查出病因及病变程度，并给予适当的干预是一项重要的防控措施。在以往的脑血管病防控工作中，我国人群普遍重视了对高血压的控制，因此脑出血的患病率在减少，但对导致缺血性脑卒中重要原因之一的颈动脉粥样硬化斑块造成的血管狭窄认识和重视不足，因此大量缺血性脑卒中前期患者未被及时发现并给予有效的干预。其实，颈动脉粥样硬化的检查方法比较简单且费用低，颈部动脉血管超声检查就可发现绝大部分存在颈动脉粥样硬化及狭窄患者，并可判定其动脉粥样硬化斑块的性质和血

管狭窄程度。通过对颈动脉状况的筛查,既可对狭窄不甚严重的患者及早给予行为指导或药物干预,延缓其狭窄进展,又可对狭窄严重的患者采取介入或手术治疗去除缺血性脑卒中发生的病源,减少脑卒中的发生及致残。

脑卒中患者的无奈

脑卒中患者极高的致残率使他们的生活质量急剧下降,尤其是在社会保障机制不完善的地区,甚至连基本的生存权利都可能得不到保证。大多数脑卒中严重后遗症的患者的生活空间仅局限在自己的家庭,甚至局限在床上。来自家庭的冷暴力没有相关的统计资料,却最令患者心痛。

颈动脉超声的救赎

自2006年我们意识到颈动脉筛查在防控脑卒中方面的价值后,经多方宣传,于2008年开始在健康人群中进行颈动脉体检,随着经验的积累,我们有许多新的发现。图5.1.1是天津市环湖医院(简称:我院)连续4年40岁以上职工的颈动脉体检情况,发现颈动脉斑块的比例逐年增加,特别是我院成为脑卒中防控基地以后,我院职工普遍意识到脑卒中的危险及防控的重要性,一些平时不注意健康的职工参加了颈动脉体检,发现颈动脉斑块的人数明显增多,比例再创新高,超过了四分之一达到25.1%。分析表明,很多平时由于各种原因忽视自身健康的职工,在进行卫生部脑卒中防控宣传时了解到脑卒中的高危因素,对照自身情况,主动参加了颈动脉体检,造成颈动脉斑块人数突然增多。另一方面,大多数颈动脉斑块者无任何临床症状,极易被忽视,导致延误治疗,放任动脉硬化斑块的发展。我院共355人连续参加了4年的颈动脉体检,统计结果见图5.1.2。

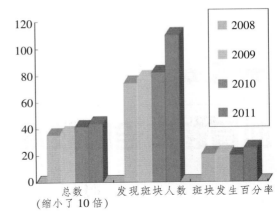

图5.1.1 我院40岁以上职工连续4年颈动脉筛查结果。

78%的人颈动脉情况保持稳定,19%的人颈动脉情况有发展,3%的人出现好转。发展是指首次颈动脉检查正常者出现IMT增厚或斑块、IMT增厚发展为动脉硬化斑块、动脉硬化斑块的数量增多或大小明显增大;好转包括增厚的IMT恢复正常及动脉硬化斑块显著缩小甚至消失,这再一次证明了脑卒中是可防可治的疾病,并坚定了我们防控脑卒中的信心。图5.1.3是动脉硬化斑块经过不断调整生活方式并结合药物治疗,历时约5年,最终斑块消失。实际上我们还发现很多病例的颈动脉硬化斑块不需要很长时间(最短的在一年内)就可以有非常明显的缩小,包括混合回声的斑块。

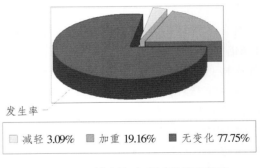

发生率

| 减轻 3.09% | 加重 19.16% | 无变化 77.75% |

图5.1.2 355例连续4年颈动脉筛查统计。

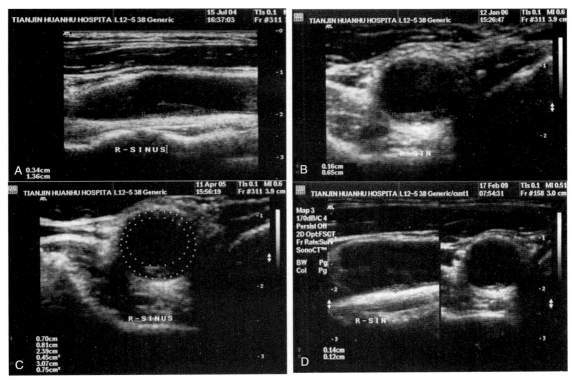

图5.1.3　动脉硬化斑块可以消失。(A)2004年时发现斑块。(B)2005年复查时的斑块。(C)2006年复查时的斑块已经稍稍缩小。(D)2009年复查时已经不能诊断为斑块。

脑卒中高危人群的筛查

2013年,我们进行了天津市市内社区脑卒中高危人群的筛查,统计了956人。其中,男性411人,女性545人,平均年龄(62.97±9.93)岁。

纳入标准

年龄大于40岁,具备以下8个脑卒中危险因素中的3个或3个以上的人群。危险因素:①高血压病史(≥140/90mmHg),或正在服用降压药;②心房颤动和心瓣膜病;③吸烟;④血脂异常;⑤糖尿病;⑥很少进行体育活动(体育锻炼的标准是每周锻炼≥3次、每次≥30分钟、持续时间超过1年;从事农业体力劳动可视为有体育活动);⑦肥胖;⑧有卒

中家族史。

排除标准

①既往有卒中和(或)短暂性脑缺血发作病史者;②户籍所在地非筛查社区内的常驻居民;③年居住时间少于6个月的社区居民。

颈动脉筛查发现

颈动脉超声结果让我们陷入思考,怎么有那么多颈动脉斑块的人?我们怎么办?现汇报如下:正常检出272人,占总人数的28.5%;IMT增厚检出89人,占总人数的9.3%;颈动脉粥样硬化斑块检出595人,占总人数的62.2%。总计发现ICA中、重度狭窄30例(重度狭窄11例,中度狭窄19例),有7例检出多支颈动脉狭窄。VA狭窄4例,其中椎动脉起始

部狭窄3例，椎间段狭窄1例。椎动脉闭塞3例，锁骨下动脉盗血10例，其中Ⅰ期盗血5例，Ⅱ期盗血3例，Ⅲ期盗血2例。

社区居民颈动脉筛查的特点

性别差异：见表5.1.1。男性颈动脉动脉硬化检出率明显高于女性，统计学比较有显著差异（$\chi^2:20.0666, P:0.0000$），但男性颈内动脉狭窄的检出率也明显高于女性，但统计学比较无显著差异（$\chi^2:2.3632, P:0.1242$）。同样，男性椎动脉狭窄和闭塞的检出率也明显高于女性，统计学比较无显著差异。我们分析，本组统计的病例较少可能是造成动脉狭窄检出率没有统计学差异的主要原因。

年龄差异：通过表5.1.2我们可发现，60岁以上人群颈动脉硬化发病率明显增高，大于80%。各年龄段间动脉硬化发病率比较有极显著的统计学差异（40~49岁组与50~59岁组比较——$\chi^2:18.6348, P:0.0000$；50~59岁组与60~69岁组比较——$\chi^2:52.6290, P:0.0000$；60~69岁组与≥70岁组比较——$\chi^2:9.5308, P:0.0020$），70岁以上年龄组颈内动脉狭窄的检出率明显提高，且多发颈动脉狭窄的比例也明显提高。从不同年龄段发病率的趋势图（图5.1.4）我们发现，50~70岁是颈动脉硬化斑块的迅速发展期，也是我们采取

表5.1.1　社区居民颈动脉筛查不同性别检出率对比

性别	年龄	正常检出率	IMT增厚检出率	斑块检出率	ICA狭窄检出率	VA狭窄及闭塞
男（411）	64.12±9.81	20.9%	5.6%	73.5%	4.1%	1.0%
女（545）	62.11±9.84	34.1%	12.1%	53.8%	2.4%	0.6%

表5.1.2　社区居民颈动脉筛查年龄段检出率对比

年龄组	年龄	男性比例	正常检出率	IMT增厚检出率	斑块检出率	ICA狭窄检出率	盗血检出率
40~49岁	45.39±3.18	30%	73.6%	12.7%	13.6%	0	0
50~59岁	54.06±2.99	40.6%	49.2%	17.3%	33.5%	0.5%	1.0%
60~69岁	64.51±2.75	43.1%	19.1%	11.7%	69.2%	1.4%	0.5%
70~79岁	73.42±2.67	48.5%	11.2%	8.8%	80%	7.3%	1.9%
80~90岁	81.5±2.26	63.4%	0	0	100%	22.7%	4.5%

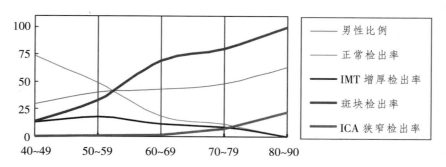

图5.1.4　不同年龄段颈动脉筛查结果趋势图。

干预措施的最佳时期,相信此时干预将事半功倍。

　　事业单位颈动脉筛查结果:自2013年初至第二季度,我们相继筛查了多个事业单位,总计526人。男性271人,女性255人;年龄(44.29±10.86)岁。颈动脉彩超体检发现,41%颈动脉硬化,其中25%颈动脉粥样硬化斑块,16% IMT增厚。统计数据表明:在职职工颈动脉硬化比例依然居高不下,特别是男性职工,颈动脉硬化发病率明显高于女性,颈动脉硬化斑块的发病率也明显高于女性(经χ^2检验,有显著差异),见图5.1.5。值得关注的是我们同时做了甲状腺疾病的筛查,女性是甲状腺疾病的高发人群,推荐了2例进行手术,病理结果为甲状腺乳头状癌。目前有关甲状腺癌的治疗虽然尚有争议,但作为超声科医生,探头从甲状腺癌上面滑过时应提示患者。

颈动脉超声检查

基本检测

　　①检测动脉:颈总动脉、颈动脉窦、颈内动脉的起始段及远端、颈外动脉、椎动脉的椎间段及起始段、锁骨下动脉、无名动脉。②检测重点:动脉分支处管壁情况及各动脉血流速度。③检测内容:管径、内中膜(IMT)、斑块、狭窄程度、血流速度、血流频谱。④探头选择:以频率范围12~3MHz线阵探头最常用,深部血管可使用凸阵探头或相控阵探

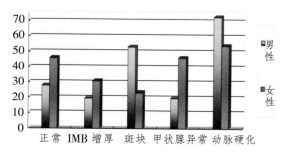

图5.1.5　不同性别在职职工颈动脉筛查统计。

头。另外,如果结合微凸阵探头常常有额外惊喜。

关于动脉管径

　　通常文献推荐——Sinus管径>CCA管径>ICA管径>ECA管径>VA管径。但缺乏对SCA管径的描述,我们认为SCA管径与Sinus管径相似或更大。

　　正常值(文献推荐):
CCA:6~10mm
ICA:4.5~6.5mm
ECA:3.5~5.5mm
VA:2.5~4.5mm

　　我们认为动脉管径略低于或略高于正常值并没有临床意义,无需投入太多精力。

关于内中膜

　　正常的IMT:<1.0mm且光滑、连续。增厚的标准:≥1.0mm或局限突出于官腔且大于邻近部位IMT的50%。

　　我们认为,颈动脉窦部IMT是否应该放宽标准应综合不同切面(特别是短轴图像),并与颈总动脉IMT比较而定。

动脉管径及IMT的测量

　　动脉管径和IMT的测量可以在长轴切面进行,但必须垂直于动脉管壁,并结合短轴切面寻找最佳测量切面进行,如图5.1.6。图5.1.7是常见的错误测量方式,错误在两个方面,首先是没有与管壁垂直,其次是太靠近窦部,受窦部增宽的影响测量值变化较大,不利于多次随访的对比。

血流速度测量与血流频谱

　　测量血流速度时取样线应与动脉血流方向平行,如果测量处动脉迂曲,应尽量与测量处动脉的长轴平行。需要注意的是:测量是在二维图像上进行的,取样线在二维图像上与动脉长轴的平行并非全部与动脉血

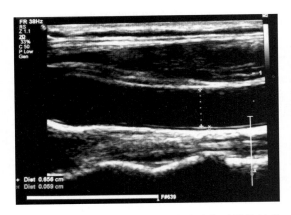

图5.1.6　测量动脉管径时测量线应该与动脉长轴垂直。

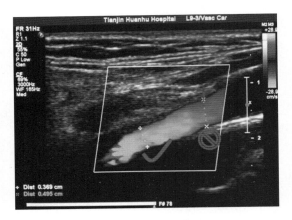

图5.1.7　常见的错误测量方式。

流方向平行,尤其是在动脉迂曲时。

　　观察血流频谱的细节是经颅多普勒医师所擅长的,超声医师经常忽略这项检测指

标,尤其在锁骨下动脉盗血时,轻微的收缩期切迹常常需要对比对侧血流频谱才能发现,如图5.1.8和图5.1.9。

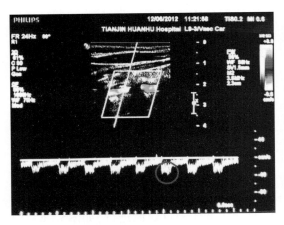

图5.1.8　常常被忽略的收缩期小切迹。

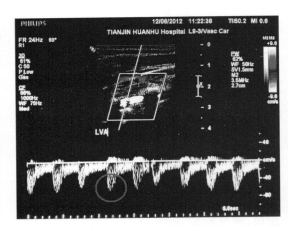

图5.1.9　健侧血流频谱没有切迹。

动脉粥样硬化斑块的超声检测

　　按照回声分类:强回声、中等回声、低回声

　　按照均匀性分类:均匀回声、混合回声

　　按照形态分类:规则、不规则(溃疡型斑块)

　　按照包膜完整性:完整、不完整

　　其中低回声、混合回声、形态不规则、包膜不完整的斑块可疑为不稳定斑块。因为超

声图像为灰阶显示,血液为无回声的黑色,所以对比强烈;而彩色血流显示时对比更强烈,容易形成视觉伪像,造成对斑块回声特点的判断失误,如图5.1.10中的梯形。约90%的观众会误认为上下两个梯形的灰度不一致(距离越远越明显),当你用一支笔挡住中间两个梯形的结合部时,你会发现其实它们是同一灰度。基于此种视觉现象,我们在观察动脉粥样硬化斑块时必须保持警惕,以免误诊。

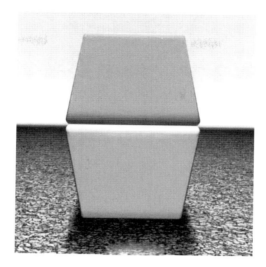

图5.1.10　视觉测试图。

（于德林）

第2节 经颅多普勒

历史

经颅多普勒(TCD)超声是20世纪80年代初发明的应用超声波多普勒原理检测和研究颅内、外主干动脉血流动力学的新型无创性技术。回顾其发展历史可以说一波三折：经历了90年代初发现时的欣喜；推广后因为缺乏了解导致滥用，而被临床医生视为"鸡肋"；自21世纪初，在北京宣武医院华扬教授为首的超声医学工程学会颅脑分会的正确领导下，回归到合理的使用。

原理

1842年，奥地利物理学家及数学家多普勒·克里斯琴·约翰 (Doppler Christian Johann)发现，当声源与接收器存在相对运动时，声波的频率发生改变，频移产生，即声源与接收器之间存在相对运动（彼此靠近）时则频率增加，反之则下降(相背运动)。这一物理学现象被称之为多普勒效应。利用这一物理学原理，人们对血管内流动的血细胞进行了流体动力学的重要研究，从而获得了不同部位动、静脉血管内红细胞(血液中主要的血细胞为红细胞) 的流动速度 （血流速度)，从而对血流速度有了量化分析结果。计算血流速度的公式为经典的多普勒方程：

$$V = F_d \times C / 2F_0 \times COS\theta$$

F_d为频移值 （发射频率与接受到频率的差值)；F_0为超声波原始发射频率；V为血流速度；C为超声波在人体内的传播速度；$COS\theta$为超声波与血流之间夹角的余弦值。

应用这一公式可以直接获得血流速度的检测值，但流速的高低与声波和血流之间的夹角直接相关。0°时流速最高(COS0°=1)，90°时流速最低(COS90°=0)，角度越大，流速越低。TCD就是应用超声多普勒原理，以2MHz的脉冲波探测血管，然后接收血管中有形成分(红细胞、白细胞、血小板、微栓子、微气泡等等)的散射波。通过"频移"反映血流速度，了解这一基本原理对于检测血流的准确性非常重要，特别是TCD的检测为盲探过程，对每一支动脉的检测更应多角度、多方向探测，以获得最佳的血流动力学参数。需要指出的是，根据TCD的原理，TCD只是反映动脉血流速度，通过血流速度推测动脉狭窄情况不能直接显示动脉狭窄。根据伯努利方程，$\Delta P = 1/2\rho \times V2$，血流速度只与检测段两端的压力差直接相关，与动脉管径没有直接关系，所以TCD的检测结果需要认真解读，不是所有血流速度增高都提示动脉狭窄，也不是所有正常血流速度都不存在动脉狭窄，这和我们经常见到的似乎不一致。如图5.2.1所示，小口径喷嘴喷水时的确速度

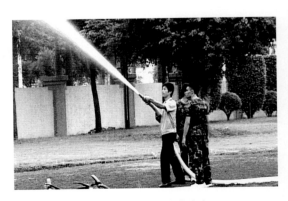

图5.2.1 小口径喷嘴喷水。

快、喷得远,但忽略了一个基本条件,即喷水时近端压力不变,远端的压力为"零",压力差保持恒定,而我们的动脉近端压力受很多因素影响,远端的压力也不可能为"零",同时,由于存在诸多侧支循环,狭窄远端压力甚至可以与正常时差别不大,所以不能完全照搬喷水的原理来解释动脉狭窄后血流速度的变化。

检查技术

检测动脉包括:①颈部血管:颈总动脉(CCA)、颈外动脉(ECA)、颈内动脉颅外段(EICA);②颈内动脉虹吸部(CS)各段:海绵窦段或称水平段(parasellar portion或C4段)、膝部(genu portion或C3段)、床突上段(supraclinoid portion或C2段)及眼动脉(ophthalmic artery);③大脑半球血管:大脑中动脉(MCA)、大脑前动脉(ACA)、大脑后动脉(PCA)、颈内动脉终末段(ICA1);④椎-基底动脉系血管:双侧椎动脉(VA)、小脑后下动脉(PICA)、基底动脉(BA)。由于颈动脉彩超对颈部动脉的检测非常准确,已经得到临床医师的认同并迅速推广使用,目前已经很少有医院应用经颅多普勒检测颈部动脉,故仅就颅底动脉介绍TCD的检查技术。本节部分内容选自华扬教授的《实用颈动脉与颅脑血管超声诊断学》。

颞窗

颞窗位于颞骨鳞部,颧弓的上方,外耳道的前方,眼眶外侧缘到耳前间的区域,一般在耳前1~5cm颞鳞范围内。从解剖学及放射学观察,颞骨鳞部是颅骨最薄弱的部位,超声波易于穿过的区域。由于个体的差异,骨质的厚薄各有不同,声波穿透颅骨时衰减率不同,因而,检测的准确性与颅骨窗的厚薄——颞窗穿透性直接相关。Grolimund(1986)研究了声波穿透性与颅骨厚薄的关系,声波穿透颅骨到达脑组织时,声频衰减达35%。为了补偿声波强度的衰减,大部分TCD探头的制造均增加了提高声波发射功率的功能,但仍有10%的患者无法穿透颞窗,特别是45岁以上的女性患者。因为绝经后激素水平的改变,颞骨鳞部薄弱的骨质随年龄的增加不断钙化增厚,透声窗非常小或不存在,所以颞骨的厚度及骨密度是影响声波穿透、检测成功与否的重要因素。

MCA:MCA是ICA1的直接延续,呈水平稍向前侧方走行,它是ICA的最大分支,平均管径为2.5~3.8mm。MCA起始段称之为M1段,MCA的M1段长度平均约16.2mm。经颞窗检测,取样容积深度为30~65mm,主干位于40~60mm,血流方向朝向探头,正向频谱的血流信号即为MCA。为了获得最高血流速度,必须适当调整探测深度和角度,多方向检测。当获得满意的MCA血流信号后,向MCA的远端探查,在35~45mm深度得到低频双向、双支或单向、双支的血流信号,即为MCA的M2段(MCA的I级分支),是TCD所能探及MCA的最远端部位。此时,将检测深度由浅逐渐加深,至60~65mm范围,出现双向对称血流频谱,即ICA末端分出MCA、ACA的分支处,正向为MCA的起始段,反向为ACA1。将探头角度稍向水平方向下倾,可获得ICA1血流信号。检测中必须注意血流信号的连续性。个别患者头颅双顶径较小,测得分支血流信号的最浅深度可在25~35mm。确定MCA的血流信号后,可以根据其他动脉与MCA的相对位置关系而得到确认,所以确定MCA血流信号的准确性关系到检测结果是否真实可信。通常我们可采用CCA压迫试验来确认MCA。CCA压迫实验分为两种:①CCA静态压迫试验:即压迫与MCA同侧的CCA 2~4秒钟,MCA血流信号明显减低,仅存接近基线水平的低平血流信号,放松压迫后MCA血流迅速恢复并略有升高。②CCA动态压迫试验:采用震颤压迫与MCA同侧的CCA,MCA血流频谱出现与压迫试验节律一致的震颤式血流信号,震颤结束后血流速度无明显升高。当Willis环变异时,PCA可以由ICA供血,通过压颈试验确认MCA并不可靠。此时可以结合MCA与PCA的相对位置鉴别,也可以通过睁闭眼试验鉴别,睁闭眼试验将在后面讨论。

ICA1:ICA1或称TICA(TICA)是ICA床突上段的终末端,即MCA和ACA1的分支处。ICA1走行首先朝向侧上方,随后转向侧方。当ICA1主干为侧向行程时,探测的入射角度较小,获得的流速相对准确。当ICA1向侧上方走行时,探测角度加大,获得的血流速度相对减低。正常ICA1的管径为3.6~4.6mm。在床突上段的背侧发出PCoA,斜行向后走行,长约1.5cm,与PCA相连接。由于PCoA的管径细小,走行与探头声束之间为垂直关系,常规检测PCoA的血流是困难的,只有在PCoA作为侧支循环通路开放时,才有可能获得PCoA的血流信号。检测时先沿MCA主干连续加深检测深度,范围在60~70mm,然后再调整声束角度使负向血流信号ACA接近消失,获得单纯的正向血流频谱为ICA1。当进一步向下调整探查角度时,可以获得颈内动脉虹吸部的血流频谱,经同侧CCA压迫试验与同侧的PCA相鉴别。ICA1与MCA同为正向血流信号,应用压颈试验可以鉴别。当压迫CCA时,前者(ICA1)血流信号消失,随即出现尖小波形反向(逆转)血流即可确认。这是由于压迫CCA后,阻断了上行的灌注血流,致血流信号消失;对侧ICA血流经ACA及开放的ACoA向该侧供血,到达ICA1时,为相对下行血流方向,与初始血流方向相反。另外,CCA压迫时,形成ICA1近端暂时性闭塞,造成ICA1近端相对阻力升高,因而出现尖小波形逆转血流信号。而压迫CCA时,MCA血流速度明显下降但并不消失、也不会出现尖小波形的逆转血流信号。

ACA1:ACA由ICA末梢分出后,稍向前走行于颅脑正中线。它比MCA管径细,1.8~

3.0mm。双侧ACA之间由ACoA连接。由于ACoA管径细小而短,TCD取样容积大于其管径和长度,通常不能直接检测到ACoA血流信号。由于ACA解剖结构与探测声速的角度关系,经颞窗仅能探及ACA的A1段血流信号(ACA交通前段,以后文中所指的ACA均为ACA1)。ACA血流检测是在检测到MCA的基础上,进一步朝向前上方适当增加取样容积深度。当探测深度在60~75 mm时,背向探头的血流频谱即为ACA。深度在75~85mm,可以检测到对侧半球的ACA(正向血流频谱)。当ACoA发育正常时,压迫同侧CCA后阻断了CCA向同侧颅内供血,该侧脑灌注压下降,对侧脑灌注压相对升高,血流通过对侧ACA经开放的ACoA向受压侧ACA供血,导致受压侧ACA血流方向改变,由正常的背向探头变为朝向探头,即ACA血流方向的逆转。同样,对侧ACA要供应双侧的ACA血流,出现代偿性血流升高现象。此种ACA血流频谱从负向逆转为正向,对侧ACA血流速度明显升高的特征性表现是鉴别ACA最好的方法。当颞窗透声不良时,可经眼窗检测,声束向内上方倾斜,与正中矢状面的夹角为15°~30°,深度为60~75mm,通过CCA压迫试验进行鉴别。眼窗探测到对侧ACA为正向血流频谱,MCA为负向血流频谱。

生理变异时的ACA检测:大脑前动脉的交通前段解剖变异是颅内变异最多的血管,以A1段、ACoA发育不良或不发育最常见,约占25%。因此,在TCD的检测中同样会出现相应的血流动力学改变,需要与病理性异常相鉴别。通常,TCD发现的ACA1段变异有以下三种:①双侧血流不对称型:即TCD检测到双侧ACA血流速度不对称,相差20%~30%,但均可探测到正常ACA血流频谱特征,具有典型ICA1分支水平的ACA血流信号。但CCA压迫试验显示双侧ACA1逆转血流信号强度不同。当压迫ACA流速相对低的一侧CCA时,该侧出现较强的逆转血流信号;压迫ACA

流速较高侧的CCA时,出现较低的逆转血流信号,以此证实双侧ACA为发育不对称型。②一侧ACA1不发育型:沿MCA主干加深检测深度,反复搜索未探测到ACA血流信号,而另一侧ACA血流速度高于同侧的MCA、ICA1,血流频谱形态正常,压迫同侧的CCA,ACA血流信号消失。由此推测一侧ACA1缺如,由另一侧ACA1向双侧ACA2供血。③ACoA不发育型:检测ACA时分别压迫双侧CCA,ACA血流信号均消失,且均未见逆转血流信号,说明ACoA不发育。

PCA:PCA通常是BA的分支,但有18%~27%的患者单纯由ICA或ICA与BA双重供血,这种变异称为原始型PCA。从BA分出到PCoA交界处为P1段或称PCA交通前段,P1段向前侧方走行,行程较短,平均长度为6.3mm。P2段是指PCoA交界点以后的PCA,称之为PCA交通后段,平均管径为1.96mm。经颞窗检测取样容积深度为55~70mm,以MCA/ACA为参考血流信号,将探测方向向枕部、下颌方向调整(MCA、ACA血流信号的下后方),并适当调整取样容积深度。当MCA/ACA血流信号消失,随后出现的相对低流速、音频低于同侧半球其他脑动脉的正向血流频谱为PCA的交通前段(P1段)。若继续加深取样容积深度达70~80mm时,可测得双向对称血流信号,为双侧PCA的P1段,是BA分支处。探测方向进一步向后外侧调整,并调整取样容积深度,可检测到负向血流频谱,是PCA交通后段(P2段)。当PCA血流来自BA且PCoA发育正常时,压迫同侧CCA可使P1、P2段血流速度增加。若PCA血供来自ICA,则无法探测到P1段血流信号,仅获得负向的P2段血流频谱,压迫同侧CCA时,P2段血流下降。若PCA直接发自ICA系统,或由ICA和BA共同供血,压迫CCA后PCA流速减低。为进一步证实PCA血流的可靠性,可行光刺激实验:获得PCA血流信号后嘱患者眼睛闭合,观察到PCA流速稳定后嘱患者睁开双眼,并注视强光处,或用

诊查类聚光器(如手电光)照射受试者的眼睛,PCA平均流速将升高15%~20%。这是因为PCA与视觉中枢供血相关,光刺激反射增加了视觉中枢的兴奋性,PCA血供增加,流速升高。另外,部分受试者MCA平均流速也可增高,但远不及PCA流速的增高幅度,据此可证实为PCA血流信号。

前交通动脉和后交通动脉:正常脑血流循环状态下,TCD无法发现前交通动脉(ACoA)和后交通动脉(PCoA)血流信号,只有当ACoA、PCoA因参加侧支循环而血流速度增加时才有可能被TCD检测到。作为侧支循环通路时,血液由压力正常或增高的颈内动脉系或椎-基底动脉系通过开放的ACoA或PCoA向压力低的颈内动脉系供血。血流特征表现为患侧ACA血流方向逆转及PCA1流速增加,或P1、P2交界处出现双向伴涡流频谱形成的高流速血流信号。

一侧声窗检测双侧半球血流的方法:当颞窗只有一侧透声满意时,可通过一侧检测到对侧血流信号,从而提高病变的检出率。例如,当获得右侧半球血流参数后,以右侧ACA为基本探测角度,逐渐加深取样容积深度,可获得与右侧ACA同时出现或右侧ACA消失后再出现的朝向探头方向的左侧ACA信号。在左侧ACA的基础上继续加深深度,出现双向的血流信号,即到达对侧半球的ICA1分支水平,朝向探头者为对侧的ACA,背离者是对侧MCA的近段,并且随深度的进一步增加,ICA1分支频谱特征消失,可获得对侧MCA主干血流信号。采用一侧声窗检测双侧半球血流的方法,对于操作者有一定的难度,最关键的问题在于检测动脉的鉴别。同样,可以采用CCA压迫试验。需要指出的是,CCA压迫是在检测声窗的对侧。例如,在右侧声窗检测左侧半球动脉时,应同时压迫左侧的CCA,其结果与上述CCA压迫产生的血流动力学变化是一致的。实施上述操作方法时,需要在反复实践的

基础上进行。

眼窗

　　探头置于闭合的眼睑上，手法应轻柔，不要重压眼睛，使声束通过视神经孔或前额颅骨较薄的眼眶骨板，调整探头角度及取样容积深度，可探测到眼动脉（OA）和颈内动脉虹吸部（ICS）；进一步调整探头角度并加深取样容积深度，甚至可探测到对侧ACA、MCA起始部和TICA。由于眼窗的声波能量衰减较颞窗明显减低，且过高的超声波能量会损伤晶体，所以应该采用尽可能低的声波强度。通常声波发射功率降至5%~10%；随着探测深度的增加，虹吸部血流信号探测不满意，可短暂适当增加探头的发射功率，但不应大于20%。一旦获得满意的血流信号，应将探头及时离开检测部位。

　　OA：经眼窗探头发射功率在5%~10%，声束基本与眼球轴线垂直或稍向内倾斜10°~15°，取样容积深度为40~50mm。OA为ICA的分支，但位于颅腔外，具有与外周动脉相近的高阻力，但不具备三相波的特征，同时又保留了具有颅内动脉特征的舒张期血流，因而正常OA为正向低流速、高搏动性血流。OA的PI值大于1.10，不同于颅内ICA系统动脉血流。压迫同侧CCA时，OA血流消失。一旦OA出现相对高流速方向逆转的血流动力学改变，说明存在ICA颅外段血管病变。

　　ICS：在获得OA血流信号的基础上，增加取样容积深度为55~75mm，适当向内下或内上调整声束角度，可分别获得ICS的C2、C3和C4各段血流频谱。ICS血流频谱具有颅内动脉低搏动性特征。根据ICS各段解剖走行特点，其血流方向明显不同。C3段（膝部）为双向血流，在获得C3血流信号的基础上，探头声束稍向上（顶侧），可检测到床突上段（C2段），为背向探头的血流信号（负向）；探头声束向下（鼻侧），可探测到朝向探头的海绵窦段（C4）段血流信号（正向）。

枕窗

　　探头置于枕骨粗隆下方，发际上1cm左右，枕骨大孔中央或旁枕骨大孔，通过枕窗检测双侧椎动脉（VA）、小脑后下动脉（PICA）和基底动脉（BA）。枕窗的大小及探测的角度受患者体位的影响。正常检测体位以坐位最佳，头部和颈部放松稍向前。若头和颈过度前倾，则颈部肌肉过于紧张，影响检测的效果。在患者行动不便、体力虚弱、不能坚持坐位检查时，可采用侧卧低头位。但受检者侧卧低头位时，有可能因一侧锁骨下动脉或椎动脉起始部人为受压，而影响椎-基底动脉检测的准确性。所以应该分别行左侧卧位和右侧卧位对比检测以防止误诊或漏诊。当患者因重病、意识不清、手术后等原因只能仰卧位检测时，依笔者经验可适当垫高并前移头枕，在患者后枕部留出一定空间方便操作探头即可进行检测。

　　椎动脉（VA）、小脑后下动脉（PICA）及基底动脉（BA）：VA颅内段是通过枕骨大孔从环枕关节后中占部横向上行，穿过硬脊膜进入颅腔，并沿前正中方向上行，通常在发出PICA后与对侧的VA汇合形成BA，有时PICA可由BA近端发出。BA的平均长度为32mm，平均管径为4.1mm，它走行并非平直型，通常是弯曲上行，因此探测中需不断调整声束角度。为提高图像质量，检测时探头功率及增益可适当减小。探头位于枕骨大孔中央或枕骨大孔旁，声束朝向眉弓，取样容积深度为55~90mm，通过调整检测角度，分别获得双侧椎动脉负向血流频谱及小脑后下动脉正向血流频谱。双侧VA的管径通常是不对称的，左侧VA为主要供血者占42%，右侧占32%，双侧大小均等占26%。检查者应以不间断的椎动脉血流信号为基准，逐渐增加检测深度，在90~120mm可获得负向、相对VA升高的基底动脉血流频谱。

脑血流微栓子的检测

1990年,Spencer等发现血流中通过的血小板或血栓碎片等固体颗粒能被TCD检测到,表现为血流频谱中短暂(小于300ms)、单向、高强度(大于背景信号3dB)并有特殊声音的信号,称为微栓子信号(MES)。

虽然从原则上来说任何一条颅内外动脉都可以作为被检血管,但通常用来监测微栓子的血管是颅内大动脉,尤其是大脑中动脉。选取哪一条颅内血管作为监测血管与所要检查的目的和栓子源的位置有关。使用微栓子监护软件,单通道、单深度监护探头及探头架或双通道、多深度探头及探头架,均可用作微栓子监测。首先将装有探头的监护头架安置在眉弓上和枕骨下方,并固定。需要注意固定的程度。监测过程中,过松容易随患者体位变动造成信号丢失并产生尾差;过紧容易造成患者疲劳,不利于长时间监测。然后分别探测双侧大脑中动脉(或其他要监测的血管),血流信号清晰稳定后固定头架及探头。监测时参数设置要求:①采用小取样容积(5~10mm);②取消包络线;③调整增益至血流背景信号刚能看清楚;④调整血流标尺比例至血流频谱能完整地显示在屏幕中;⑤加快屏幕扫描速度;⑥确定快速

傅立叶转换(FFT)时间窗覆盖率>60%;⑦设定自动检测的分贝阈值(如6dB)或可信限。有症状患者持续监测记录30分钟即可,无症状患者一般记录时间可适当延长,通常不超过60分钟。虽然有许多微栓子自动监测软件,但微栓子最后的确定标准是专家而不是机器。所以在监测过程中应该采用自动+手动方式记录可疑信号,在脱机状态下回放记录到的全部可疑信号并逐个鉴别。

层流与涡流(湍流)

层流:动脉中血细胞的血流方向一致(图5.2.2)。靠近血管中央的血细胞占多数且流速最快,而靠近管壁流速缓慢的血细胞占极少数。

在TCD血流频谱中则表现为靠近边缘部分颜色偏红、黄,靠近基线部分颜色偏蓝色或黑色(图5.2.3)。根据TCD血流频谱,我们可

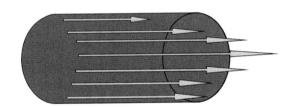

图5.2.2 层流示意图。

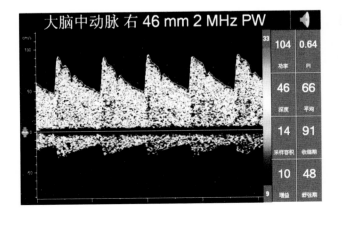

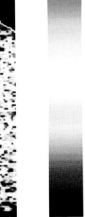

图5.2.3 TCD检测到的层流。(见彩图)

以知道：一个心动周期不同时相流速不一致，同一时相流速也不一致，靠近频谱边缘占大多数时为层流(流速快的血细胞占大多数)。

涡流(湍流)：血流方向不一致，如图5.2.4所示。少数靠近动脉中央的血细胞流速极快，多数靠近管壁的血细胞流速缓慢，极少数甚至反向流动。

在TCD血流频谱表现为：靠近频谱边缘占少数(流速极快的血细胞占少数)，靠近基线处占大多数，基线以下(反向血流)占少数时为涡流(湍流)，如图5.2.5所示。

对流速的理解

流速的决定因素——压力差！(根据伯努利方程$\Delta P = 1/2\rho \times V^2$)：与动脉管径无直接关系。

流速≠流量：因为单位时间内血流量=血流速度×截面积，而TCD无法显示血管管径，所以不可能精确计算血流量。

血流速度异常的常见原因：①流速增快常见于解剖变异的优势动脉；狭窄、代偿、痉挛等血管疾患；贫血、甲状腺功能亢进、高血压等全身疾患。②流速减慢常见于解剖变异的劣势动脉；狭窄前、后的血流动力学改变；不全闭塞、闭塞后再通等。

血管狭窄的判断

颅内动脉狭窄是指各种原因造成的颅内动脉管径的缩小，但血液可通过。当疾病进一步发展，一旦血液无法通过，即可诊断该动脉闭塞。临床上颅内动脉狭窄和闭塞的

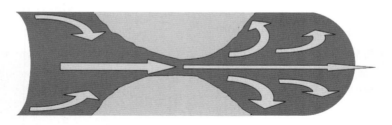

图5.2.4   涡流示意图。(见彩图)

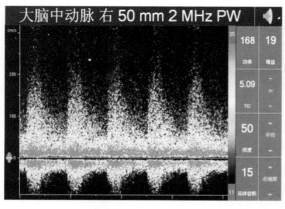
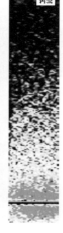
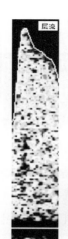

图5.2.5   TCD检测到的涡流。(见彩图)

最常见原因是动脉粥样硬化,少见的原因有烟雾病、大动脉炎、放疗等。颅内动脉狭窄发生率由高到低的顺序是MCA、ICA（末段、虹吸段）或TICA、VA-BA、PCA、ACA。

TCD检测时应该注意所检测动脉血流信号的连续性,比较双侧同名动脉血流速度及脉动指数的对称性,认真观察血流频谱的峰形、频谱内部分布状态,同时监听血流音频异常。TCD可以诊断血流速度增快的颅内动脉狭窄,此时的狭窄率通常大于50%。颅内动脉血流速度的正常值见表5.2.1,根据血流速度诊断大脑中动脉狭窄的标准见表5.2.2。

TCD诊断颅内动脉狭窄的标准如下：①血流速度的异常:典型血管狭窄的特点是节段性血流速度异常,狭窄段流速升高,狭窄近端流速正常或相对减低,狭窄远端流速减低,血流速度明显减低,脉动指数相对减低,血流频谱见收缩峰延迟——小慢波）(图5.2.6）。②狭窄程度的判断:根据血流速度并结合狭窄后血流速度、频谱和音频的改变进行综合分析判断。③血流频谱特征:随狭窄程度的增加,频谱基线上下出现湍流及弧形或索条状对称分布的血管杂音所特有的高强度血流信号形成的特征性频谱(呈涡流状态的高速狭窄）(图5.2.7）。④血流音频改变:随狭窄程度增加,音频出现低调或高调粗糙杂音以及乐音性或机械样血流杂音形成的音频特征。

血管闭塞的判断

如果动脉自起始部闭塞,因为闭塞后无血流通过,故TCD无法获得血流信号,临床诊断困难。但在特殊情况下——闭塞发生部位距动脉起始部有一定距离,TCD可以探测到振荡血流(图5.2.8）,此时可以明确诊断动脉闭塞,此情况常出现于基底动脉尖综合征的患者中。

表 5.2.1　颅底动脉 TCD 检测正常值(Aaslid,1982)

检测动脉	声窗	深度(mm)	血流方向	平均血流速度(MV)(cm/s)
MCA	颞窗	30~60	正向	55 ± 12
ACA	颞窗	60~85	负向	50 ± 11
PCA	颞窗	60~70	正向、负向	40 ± 10
TICA	颞窗	55~65	正向	39 ± 09
CS	眼窗	60~80	正向、双向、负向	45 ± 15
OA	眼窗	40~60	正向	20 ± 10
VA	枕窗	60~80	负向	38 ± 10
BA	枕窗	80~110	负向	41 ± 10

表 5.2.2　大脑中动脉狭窄诊断标准(首都医科大学宣武医院,2010)

狭窄分类	PSV(Vs)	MV(Vm)	PSV_1/PSV_2
轻度(<50%)	≥140,<180	≥90,<120	—
中度(50%~69%)	≥180,<220	≥120,<140	≥2.0,<3.0
重度(70%~99%)	≥220	≥140	≥3.0

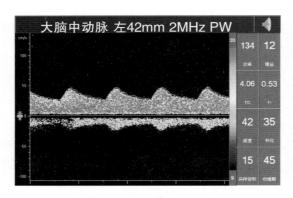

图5.2.6   MCA狭窄后改变。

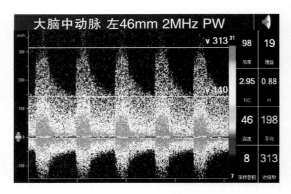

图5.2.7   MCA重度狭窄,频谱呈高速涡流状态。

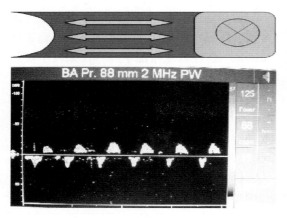

图5.2.8   基底动脉远端闭塞的示意图和TCD检测到的振荡血流频谱。

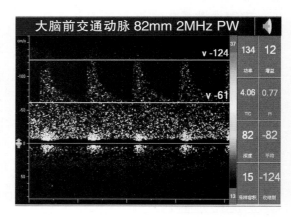

图5.2.9   前交通动脉(ACoA)开放,左向右供血。

侧支循环的判断

TCD检测颅内外动脉侧支循环是评估颈内动脉虹吸段、颈内动脉颅外段、颈总动脉重度狭窄(70%~99%)和闭塞病变的重要手段,规范化评估颅内外侧支循环开放的标准包括:

前交通动脉开放的评估

患侧半球MCA、ACA流速与PI减低,健侧ACA流速相对升高;患侧ACA血流方向为正向(逆转征);如果前交通动脉是患侧的主要供血动脉,压迫健侧CCA时患侧MCA流速迅速大幅度减低。如果患侧MCA仅部分减低,提示有其他代偿途径给患侧MCA供血,通常是后交通动脉和(或)眼动脉。图5.2.9为开放的前交通动脉(ACoA)。

后交通动脉开放的评估

患侧PCA流速升高,PI值高于同侧MCA、ACA但低于对侧PCA。若在前交通动脉开放的条件下,压迫健侧CCA时,患侧PCA相对升高,患侧MCA血流部分降低。若无前交通动脉开放,上述压迫试验无效。临床常见的是后循环通过后交通动脉向前循环供血,但少数也可以是前循环通过后交通动脉向后循

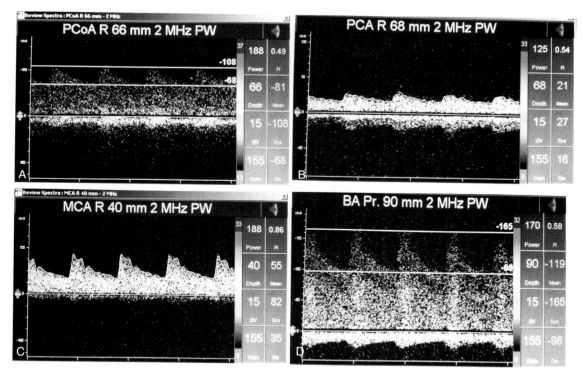

图5.2.10　后交通动脉开放,前循环向后循环供血。(A)前循环通过后交通动脉向后循环供血的情况临床较少见,TCD于大脑后动脉附近检测到明显高于大脑后动脉血流速度的背向探头血流信号。(B)大脑后动脉呈低速、低阻力血流频谱,收缩峰略延迟。(C)同侧的大脑中动脉血流速度和脉动指数均正常。(D)基底动脉远端狭窄,血流频谱呈高速涡流状态,证实了前循环向后循环供血(另外,彩超发现患者左侧的椎动脉起始部狭窄,右侧椎动脉细小)。

环供血,图5.2.10为前循环通过后交通动脉向后循环供血,此时后交通动脉是背向探头的血流,患侧的大脑后动脉血流速度及脉动指数均减低,收缩峰略延迟,而患侧的大脑中动脉血流速度及脉动指数未见异常。

颈内-外动脉侧支开放的评估

　　眼动脉向颅内供血通常是因为在眼动脉起始部的近心端动脉存在重度狭窄,可以是颈内动脉,也可以是颈总动脉。TCD可以检测到血流方向逆转(背向探头),PI值明显低于正常的眼动脉,血流速度通常较正常眼动脉升高,也可以与正常眼动脉接近,图5.2.11为正常眼动脉和向颅内供血的眼动脉。

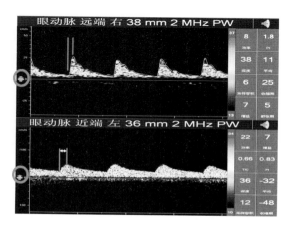

图5.2.11　双侧眼动脉(OA)对比,右侧眼动脉朝向探头,血流频谱为低速高阻力;左侧眼动脉背向探头,血流频谱为收缩期延迟,低速低阻力,向颅内供血。

间接证据

ACA：常见于代偿同侧MCA以及对侧前循环缺血。

PCA：常见于代偿同侧前循环缺血。

BA：常见于代偿前循环缺血，锁骨下动脉盗血时可以向颅外供血。

VA：常见于代偿前循环以及对侧VA缺血。

压颈试验

通过提示检测动脉的血供。来源分析颅内血流动力学变化。当压迫右侧颈总动脉（CCA）后，左侧MCA血流速度显著下降，提示左侧MCA的血供主要来源于右侧CCA，从而说明左侧MCA的血液是右侧CCA通过前交通动脉向左侧MCA供血，且前交通动脉是主要的代偿途径，缺乏其他代偿途径（图5.2.12）。

当压迫右侧颈总动脉（CCA）后，左侧MCA血流速度轻微下降，提示左侧MCA的血供仅部分来源于右侧CCA，从而说明左侧MCA的血液仅有部分是右侧CCA通过前交通动脉向左侧MCA供血，前交通动脉仅是代偿途径之一，尚有其他代偿途径为左侧MCA

供血，且代偿良好（图5.2.13）。

颅底动脉的血流动力学极为复杂，而TCD仅能检测到前交通动脉、后交通动脉、眼动脉等少数代偿途径，颈内动脉和同侧颈外动脉尚有许多交通支不能被TCD检测到。另外，TCD也难以分辨一些少见的生理变异，因此TCD评价颅内动脉的侧支循环时应谨慎。

锁骨下动脉盗血综合征的TCD检测

锁骨下动脉盗血综合征（SSS）是因锁骨下动脉起始部狭窄或闭塞导致的同侧椎动脉反流引起的临床症候群，其典型症状为椎−基底动脉供血不足（VBI）及患侧上肢的缺血性症状。临床并不少见，早期可无临床症状，常见的临床症状为双上肢肱动脉的收缩压相差>20mmHg，患侧脉搏较健侧弱或无脉，患侧锁骨上窝可闻及血管杂音。数字减影血管造影（DSA）只有在椎动脉血流方向完全逆转时才能诊断锁骨下动脉盗血综合征；而TCD对血流速度、方向非常敏感，通过椎动脉收缩期切迹并结合束臂试验，即可诊断早期锁骨下动脉盗血综合征。锁骨下动脉盗血的TCD表现。

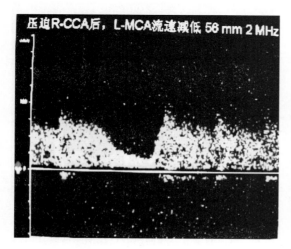

图5.2.12 压迫右侧CCA后，左侧MCA血流速度显著下降。

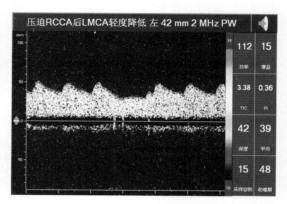

图5.2.13 压迫右侧CCA后，左侧MCA血流速度轻微下降。

盗血性椎动脉血流频谱改变

Ⅰ期盗血

血流频谱方向与健侧相同,但收缩期可见切迹(图5.2.14)。

Ⅱ期盗血

收缩期血流频谱方向与健侧相反,舒张期血流频谱方向与健侧相同,呈双向"振荡型"改变(图5.2.15)。

Ⅲ期盗血

收缩期和舒张期血流频谱方向全部与健侧相反(图5.2.16)。

锁骨下动脉狭窄/闭塞

患侧锁骨下动脉流速异常增高,且可见涡流/湍流。如果闭塞则近段血流信号探测不到,则远段血流速度减低并伴低搏动性改变(图5.2.17)。

脉动指数改变

健侧椎动脉脉动指数与前循环动脉比较明显增高(图5.2.18)。

束臂试验情况

在平静状态下测量双侧上肢肱动脉血压,在检测至理想椎动脉信号时,患侧上肢束带气囊充气加压至大于收缩压10~

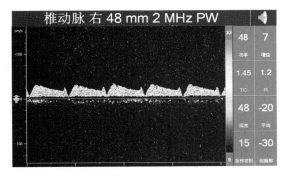

图5.2.14　患侧VA血流频谱出现:收缩期切迹(Ⅰ期盗血)。

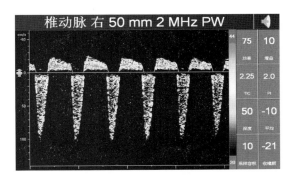

图5.2.15　患侧VA血流频谱出现:收缩期反向血流(Ⅱ期盗血)。

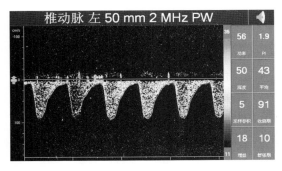

图5.2.16　患侧VA血流频谱出现:血流方向逆转(Ⅲ期盗血)。

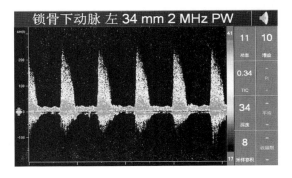

图5.2.17　锁骨下动脉呈高速涡流的血流频谱。

20mmHg,嘱患者持续进行束臂侧握拳动作,维持1~2分钟后迅速放松束臂。如果束臂侧椎动脉收缩期切迹加深,反向血流流速增加,舒张期血流频谱完全反向均可判定为束臂试验阳性(图5.2.19和图5.2.20)。

TCD诊断盗血准确吗?

我们知道:锁骨下动脉盗血时,椎动脉血流频谱的特征性改变仅仅是锁骨下动脉狭窄或闭塞后特殊的血流动力学改变所致,所以,所有能够引起相似血流动力学改变的情况都可以造成椎动脉相应的血流频谱改变,如胸廓出口综合征;同时,只要能形成相似的血流动力学改变。不仅是椎动脉,其他动脉也可以有类似盗血侧椎动脉的特征性血流频谱改变,临床我们可以见到,当右侧

锁骨下动脉闭塞时,右侧颈总动脉、颈内动脉的血流频谱有相同的特征性改变(图5.2.21和图5.2.22)。因此,SSS可有TCD典型血流频谱改变,而TCD典型血流频谱改变不一定是SSS。

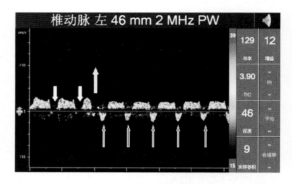

图5.2.20　束臂试验后可见收缩期血流方向逆转(向下实心箭头所指为束臂试验前的收缩期切迹,向上空心箭头所指为放松束臂后的收缩期反向血流,向上实心箭头为放松束臂)。

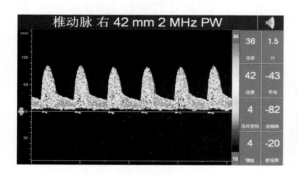

图5.2.18　健侧椎动脉PI相对增高。

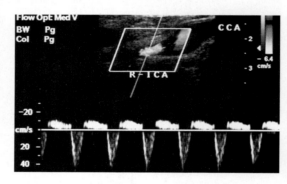

图5.2.21　颈内动脉血流频谱可见收缩期反向血流。

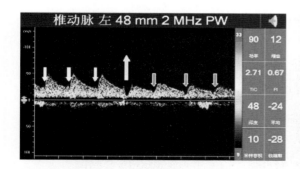

图5.2.19　收缩期切迹的束臂试验(向下实心箭头所指为束臂试验前的收缩期切迹,向上实心箭头为放松束臂,向下空心箭头所指为束臂试验后的收缩期切迹明显加深)。

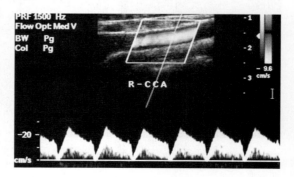

图5.2.22　颈总动脉血流频谱可见收缩期切迹。

微栓子(MES)监测的应用

1990年,Spencer等发现血流中通过的血小板或血栓碎片等固体颗粒能被TCD检测到,表现为血流频谱中短暂(小于300ms)、单向、高强度(大于背景信号3dB)并有特殊声音的信号,称为微栓子信号(MES)。气体MES和固体MES明显不同,一般气体MES强度明显高于固体MES;另外,气体微栓子在血管中流动时,容易被压缩或破裂,造成气体MES形态多变,也可与固体MES鉴别(图5.2.23和图5.2.24)。

临床应用——发泡试验

从肘静脉注射混合微气泡的生理盐水并配合Valsalva动作,使用TCD监测颅内大脑中

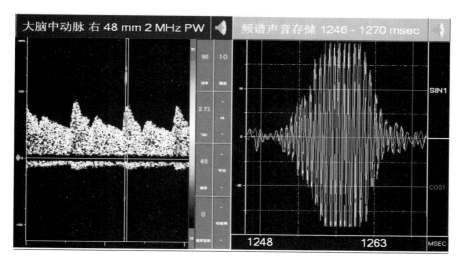

图5.2.23 性质为气体的微栓子信号。

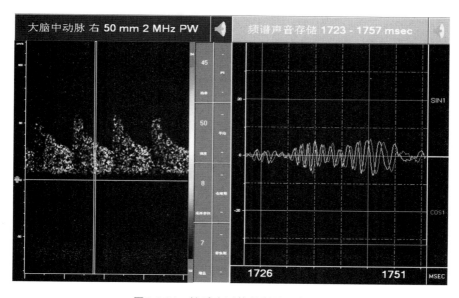

图5.2.24 性质为固体的微栓子信号。

动脉的MES。如果不存在肺循环到体循环的直接通路,那么TCD将不能在规定时间内探测到MES;如果存在上述通路,即可检测到MES,且检测中MES出现越多,则卵圆孔未闭(PFO)越大。20%~25%的成年人存在卵圆孔未闭,不明原因卒中和有先兆偏头痛患者存在卵圆孔未闭的概率显著增大。图5.2.25和图5.2.26为TCD监测到的发泡试验阳性病例。

据文献报道,TCD发泡试验比经胸超声心动检查(TTE)准确,甚至比经食管超声心动检查(TEE)更敏感(见表5.2.3)。

TCD的局限性:①颞窗透声不佳、闭锁;②识别错误:可能发生于任何一支动脉。

TCD的优势:①廉价、方便;②与CTA、

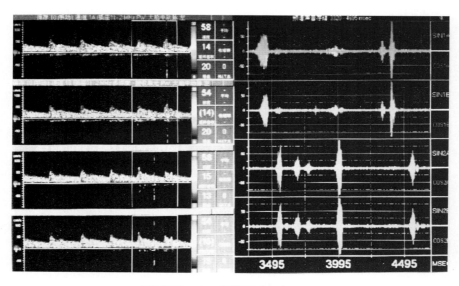

图5.2.25 TCD监测发现多个MES。

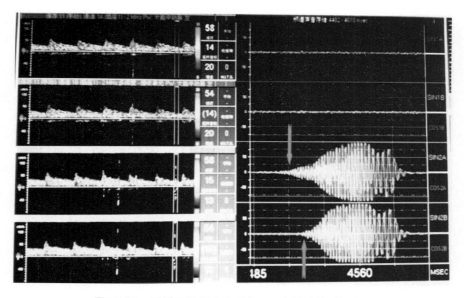

图5.2.26 不同监测深度发现的MES有明显的时间差。

表 5.2.3　TCD 发泡试验诊断 PFO 的敏感性、准确性比较

检查方法	敏感性	准确性
TCD+发泡试验	98%	94%
TEE	91%	88%
TTE	64%	63%

MRA、DSA符合率较高；③对侧支循环的评价简便、准确；④可发现早期SSS；⑤发泡试验应用前景广阔。

提高检测技术的有效方法

①参加脑卒中筛查的超声学习班及专业会议，推荐"脑卒中防控的血管超声学习班"和华扬教授领导的颅脑超声专业委员会举办的超声会议。②动手的同时必须动脑。③充分利用临床和网络优势，随时调阅MRA、CTA、DSA的检查结果以印证TCD结果，提高检查技术。

测量斑块时通常记录斑块出现的部位、回声特点、长度、厚度、形态及包膜情况。一般于长轴切面测量斑块的最大长度，于短轴切面测量斑块的最大厚度。同时观察斑块回声和形态，尤其是斑块内部回声。对斑块包膜的观察应非常仔细，结合不同切面并仔细观察。需要注意的是，不同档次的设备对斑块包膜的显示程度不同，某些低端或中端的彩超可能无法显示连续的包膜，而某些高端彩超设备有强大的图像渲染技术，甚至可能掩盖了包膜不连续的情况。

斑块的好发部位

经典著作中认为颈动脉粥样硬化斑块以颈动脉窦部最好发，但我们临床工作中发现事实并非如此。根据文献报道，动脉分支处的血流动力学情况非常复杂，其形成的剪切力容易造成动脉内膜损伤，是形成动脉硬化斑块的重要原因之一。因此，我们推测动脉分支处是动脉硬化斑块的好发部位。颈动脉超声最容易检测到的分支处是颈动脉窦部，其次是右侧锁骨下动脉起始部，双侧椎动脉起始部因位置较深，二维图像显示不清晰而常规进行彩色血流观察，测量血流速度，不观察斑块情况。我们随机选取66例颈动脉斑块患者，发现167个斑块，右侧锁骨下动脉起始部占全部斑块的26%（图5.2.27）。有5例仅发现右侧锁骨下动脉起始部下壁有斑块，约占7.6%。在另一项520例受检者中，<40岁组、41~49岁组、50~59岁组人群右锁骨下动脉起始部的内中膜增厚及斑块的患病率高于颈总动脉分叉处的动脉硬化患病率（P<0.05）；60~69岁组且≥70岁组人群右锁骨下动脉起始部与颈总动脉分叉处的动脉硬化患病率比较无统计学意义（P>0.05），见表5.2.4。<40岁组、41~49岁组、50~59岁组人群中动脉硬化病变单独出现于右锁骨下动脉起始部的检出率高于单独出现于颈总动脉分叉处（P<0.05）；60~69岁组、≥70岁组人群中动脉硬化病变较少单独出现，多为同时累及所探查颈动脉其他部位，见表5.2.5。

溃疡——不稳定斑块的典型表现

溃疡性斑块：斑块表面纤维帽破裂不连续，形成"火山口"征，彩色血流影像显示血流向斑块内灌注。临床二维图像并不一定能够很好地显示动脉硬化斑块的溃疡，必须结合彩色血流显像及多切面多角度观察（图5.2.28）。二维图像没有看到明显的溃疡，彩色血流非常明确地显示了溃疡存在。另外，

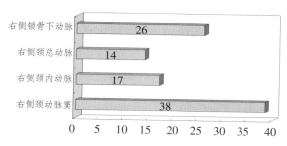

图5.2.27　单侧颈动脉动脉硬化斑块发病率比较。

表 5.2.4 不同年龄组颈总动脉分叉处与右锁骨下动脉起始部动脉硬化患病率比较

组别	样本数(例)	动脉硬化患病率(%)	CCA 分叉处患病率(%)	R-SCA 起始部患病率(%)
<40 岁组	65	10.8(7/65)	3.1(2/65)	6.2(4/65)
41~49 岁组	208	16.8(35/208)	4.8(10/208)	11.5(23/208)
50~59 岁组	108	44.4(48/108)	12.0(13/108)	26.9(29/108)
60~69 岁组	72	79.2(57/72)	40.3(29/72)	33.3(24/72)
≥70 岁组	67	94.0(63/67)	55.2(37/67)	43.3(29/67)

表 5.2.5 不同年龄组颈总动脉分叉处与右锁骨下动脉起始部动脉硬化单独检出率对比

组别	检出动脉硬化 样本数(例)	CCA 分叉处动脉硬化 单独检出率(%)	R-SCA 起始部动脉硬化 单独检出率(%)
<40 岁组	7	28.6(2/7)	57.1(4/7)
41~49 岁组	35	20(7/35)	48.6(17/35)
50~59 岁组	48	16.7(8/48)	43.8(21/48)
60~69 岁组	57	12.3(7/57)	8.8(5/57)
≥70 岁组	63	11.1(7/63)	6.3(4/63)

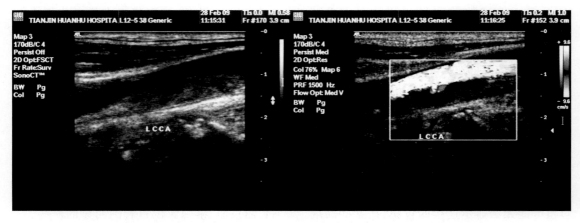

图5.2.28 溃疡性斑块在二维和彩色血流图像对比显示。(见彩图)

动脉内膜在不断生长,当内膜完全覆盖了溃疡表面,虽然溃疡还在,但其已经不易造成血栓附着及斑块脱落了。图5.2.29显示了内膜部分进入溃疡底部,其稳定性有待进一步探讨。

颈动脉附壁血栓比溃疡性斑块还危险!

颈动脉附壁血栓更容易脱落,尤其是血栓柔软时,随着血流的冲击,极易造成脱落而引发卒中事件(图5.2.30和图5.2.31)。颈动脉的附壁血栓大部分浸润在血液里,仅有少部分和动脉管壁相连,用危如累卵形容一点都不过分。特别是图5.2.32所示的远心端柔软的附壁血栓,随着血流的冲击快速摆动,随时有脱落的可能。我们认为,发现颈动脉附壁血栓时首先要进行轻柔的检测,尽量不使探头压

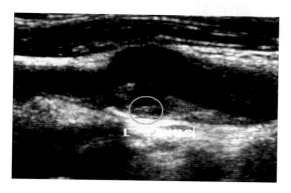

图5.2.29　溃疡底部可以看到纤细的内膜图像。

迫颈动脉,在超声图像上表现为伴行的静脉不被压扁,同时要保存好全部资料供临床医师参考,也是保护自己的最好方法;另外,嘱患者和患者家属血栓容易脱落,随时会发生卒中事件,尽量不要大角度用力转动、牵拉患者颈部,不要按摩患部以免血栓脱落。我们的经验不多,希望有经验的专家不吝赐教。

颈动脉狭窄与闭塞

颈动脉狭窄、闭塞的诊断:以二维图像为基础,结合血流速度评估狭窄。北京宣武

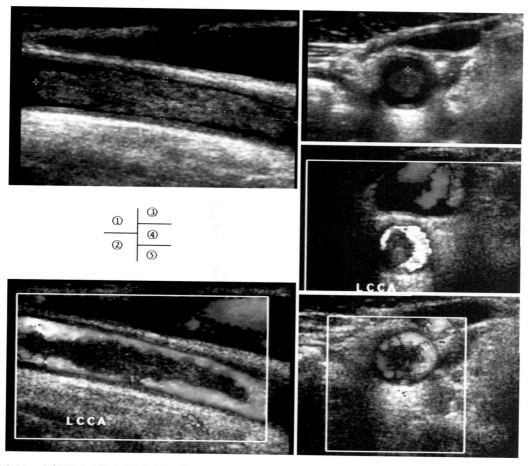

图5.2.30　左侧颈总动脉血栓(较硬)。①:长轴切面二维图像血栓呈中等回声,边缘不规则,与动脉管壁关系不紧密。②:长轴切面彩色血流显示血栓似乎与管壁没有接触。③:短轴二维图像显示血栓部分与动脉管壁连接,连接处显示欠清晰。④:短轴切面彩色血流可以清晰显示与动脉管壁连接处位于左侧颈总动脉内侧后壁。⑤:短轴切面彩色血流显示大部分血栓不与动脉管壁接触。(见彩图)

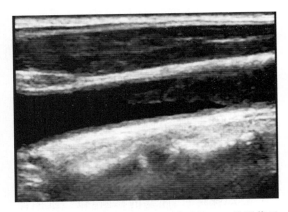

图5.2.31　颈总动脉血栓(远心端柔软)。二维图像显示血栓为中低回声且内部回声欠均匀,形态不规则,远心端细小。动态观察可见细小柔软的远心端随动脉搏动迅速摆动。

医院华扬教授的诊断标准在敏感度和特异性方面最佳,见表5.2.6至表5.2.8。

颈动脉狭窄或闭塞时超声可以提供的资料包括:狭窄处血流速度、狭窄近端和远端的血流速度、原始管径、残余管径、狭窄近端和远端的管径、狭窄段的长度、狭窄面积的百分比、侧支循环情况。图5.2.32至图5.2.37是典型的颈内动脉狭窄的超声图,其中低速狭窄是狭窄中的特殊类型,临床极少见到,一般在狭窄段较长时出现,必须结合二维图像、彩色血流显像共同分析,其形成原因尚缺乏报道。我们猜测可能与闭塞后再通远端已经形成了很好的侧支循环有关;或者与动脉夹层后,真腔闭塞,假腔开放相关。椎动脉椎间段的狭窄临床也比较少见,其超

表 5.2.6　颈内动脉狭窄诊断标准

狭窄/流速	PSV(cm/s)	EDV(cm/s)	PSV_{ICA}/PSV_{CCA}
正常或<50%(轻度)	<125	<40	<2.0
50%~69%(中度)	≥125,<230	≥40,<100	≥2.0,<4.0
70%~99%(重度)	≥230	≥100	≥4.0
闭塞	无血流信号	无血流信号	无血流信号

注:PSV:收缩期峰值流速;EDV:舒张末期流速;PSV_{ICA}/PSV_{CCA}:ICA 狭窄段与 CCA 峰值流速比值。

表 5.2.7　椎动脉狭窄血流参数标准

狭窄程度	PSV(cm/s)	EDV(cm/s)	PSV_{OR}/PSV_{IV}
<50%(轻度)	>85,<140	>27,<35	>1.3,<2.1
50%~69%(中度)	≥140,<220	≥35,<50	≥2.1,<4.0
70%~99%(重度)	≥220	≥50	≥4.0
闭塞	无血流信号	无血流信号	无血流信号

注:PSV_{OR}(起始段、V1 段);PSV_{IV}(椎间隙段、V2 段)(AJR; 2009 193: 1434–1438)。

表 5.2.8　锁骨下动脉重度狭窄标准(参考)

狭窄程度	PSV(cm/s)	EDV(cm/s)	PSV_{OR}/PSV_{dis}
70%~99%	≥343	≥60	≥4.0

注:PSV_{OR}(狭窄段),PSV_{dis}(狭窄远段)。Ultrasound in Med & Biol.2011

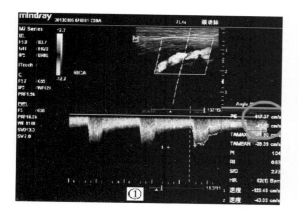

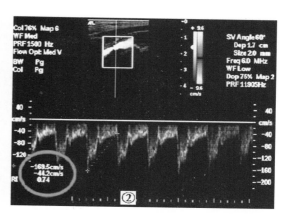

图5.2.32 右侧颈内动脉轻度狭窄。通常我们诊断轻度狭窄时血流速度必须明显高于对侧颈内动脉的血流速度。

图5.2.33 中度狭窄的彩超表现。(见彩图)

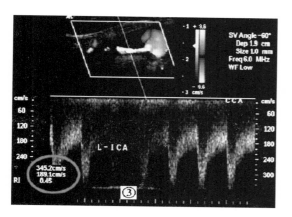

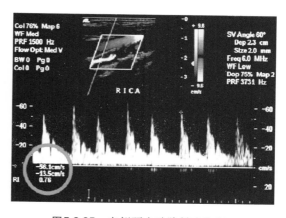

图5.2.34 左侧颈内动脉重度狭窄。

图5.2.35 右侧颈内动脉低速狭窄。

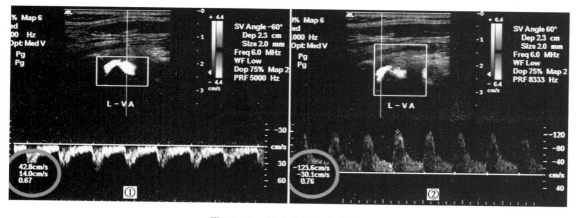

图5.2.36 椎动脉椎间段狭窄。

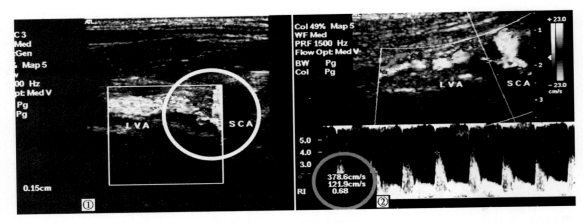

图5.2.37　椎动脉起始部狭窄。

声诊断没有统一的标准,我们的诊断原则是:二维及彩色血流显像显示局限的狭窄,同时狭窄处血流速度局限性增快。图5.2.37是椎动脉椎间段狭窄的超声图,狭窄前的峰值流速仅43cm/s,狭窄处的峰值流速达到124cm/s,是狭窄前的3倍,故诊断椎间段狭窄。椎动脉起始部也是动脉狭窄的好发部位,因其位置较深探测角度受限而检测困难,临床工作中常常被忽略。换用凸阵探头并结合彩色血流显像时多数能够得到显示,但不可能像检测颈内动脉起始部那样清晰。临床诊断椎动脉起始部狭窄程度主要依靠血流速度,如图5.2.38,残余管径通常是在彩色血流模式下进行,临床检测时应该仔细调整相关参数,防止彩色充盈不良及外溢。使用线阵探头时比较精确,使用凸阵探头时误差较大。

与其他影像学比较

颈动脉彩超是无创检查,显示的是颈动脉任意切面的解剖结构,具有实时、便捷、经济等特点,可以清晰显示血管内中膜是否增厚、有无斑块形成、斑块的部位、大小、是否有血管狭窄及狭窄程度、有无闭塞等详细情况,不仅能进行准确的测量及定位,还能分析动脉的血流动力学情况。而MRA、CTA、DSA虽然成像原理不同,但最后的图像都是动脉管腔内流动的血液所充盈的立体图像,不能直接显示血管壁,只能通过血液充盈情况分析血管壁情况。DSA为有创检查;CTA需要注射造影剂,为微创检查,严重肝肾功能不良者不宜使用;MRA通常也需要注射顺磁性造影剂,且需要大型设备的配合,受成本及便捷性的影响无法广泛使用。表5.2.9是我们向我院影像科、介入科专家请教之后总结的颈动脉彩超与DSA的各自特点。

提高检测技术的有效方法

1.参加脑卒中筛查的超声学习班及专业会议,推荐:脑卒中防控的血管超声学习班和华扬教授领导的颅脑超声专业委员会举办的超声会议。

2.动手的同时必须动脑。

3.充分利用临床和网络优势,随时调阅MRA、CTA、DSA的检查结果以印证超声结果,提高检查技术。

表 5.2.9　颈动脉彩超与 DSA 的影像特点对比

DSA	颈动脉彩超
血管内血液状态	血管壁及血液状态
对流速不敏感	可测量血流速度
图像清晰,范围大,高分辨率	依据探头频率不同,分辨率不同
显示与大体解剖相似	仅显示局部,无法跟踪全程
人为因素影响小	人为因素影响较大
不受骨骼影响	受骨骼、气体及深度影响极大
沿身体纵轴转动成像	可任意角度、方向成像
三维成像清晰	三维成像质量欠佳
需造影剂和高压注射器	纯生理状态
血管距体表距离几乎无影响	血管距体表距离影响极大
可显示循环时间及灌注情况	推测的脑血流灌注情况欠准确

（于德林）

第 6 章

血管性脑卒中的 CT 影像学诊断

高血压脑出血

概述

高血压脑出血又称脑溢血，常突然发病，表现为剧烈头痛、呕吐、偏瘫及意识障碍等，发病年龄多在50~60岁，既往有高血压病史，随着高血压患者的低龄化，30~40岁的高血压患者也可发病。我国脑出血的患病率为112/10万，在整个脑血管病中脑出血的死亡率占首位，可见脑出血不仅患病率高，死亡率也高，是危害人类健康既常见又严重的疾病。

病理

脑出血的常见病因是高血压和动脉硬化。人到老年血管常会发生硬化，持续的高血压更容易导致脑动脉硬化，血管壁出现脂肪玻璃样变，从而削弱血管壁的强度。加上脑血管壁的结构比较薄弱，血管中层肌细胞少，缺乏外弹力层，动脉外膜不发达，容易造成脑内小动脉壁发生局限性扩张，形成粟粒性微动脉瘤。当情绪激动或过度用力时引起血压骤然升高，即可造成脑内小血管破裂出血。其中豆纹动脉破裂最为多见，其他依次为丘脑穿通动脉、丘脑膝状动脉和脉络丛后内动脉等。

临床表现

高血压脑出血表现为突然出现剧烈头痛，并且多伴有躁动、嗜睡或昏迷。血肿对侧出现偏瘫、瞳孔的变化，早期两侧瞳孔缩小。当血肿扩大，脑水肿加重，遂出现颅内压增高，引起血肿侧瞳孔散大等脑疝危象，并出现呼吸障碍、脉搏减慢、血压升高。一旦发生脑出血，局部脑组织不仅遭到破坏，而且由于血肿的占位和周围脑组织水肿导致颅内压增高、加深，双侧瞳孔散大及生命体征明显紊乱者，严重者可发生脑疝致命。出血量少时，血肿可以自行吸收消散，症状逐渐缓解。

高血压脑出血通常有5个易发部位，最多见的是大脑半球深部基底节区的壳核出血，约占60%。其次分别为丘脑出血、大脑皮质下白质出血、脑桥出血及小脑出血，各约占10%。

基底节区壳核出血是最常见的高血压脑出血的部位，多损及内囊，患者常有头和眼转向出血病灶侧，呈"凝视病灶"状和"三偏"症状，即偏瘫、偏身感觉障碍和偏盲。若血肿破入侧脑室，甚至充填整个侧脑室，即为侧脑室铸型，其预后不良。

脑桥出血常在数分钟内进入深度昏迷，病情危重。脑桥出血往往先自一侧脑桥开始，迅即波及两侧，出现双侧肢体瘫痪。出血量较大时，两侧瞳孔缩小呈"针尖样"，为其特征性体征。部分患者可出现中枢性高热、不规则呼吸、呼吸困难,常在1~2天内死亡。

当小脑出血量较少时,患者神志清楚,常诉一侧后枕部剧烈头痛和眩晕、呕吐频繁、发音含糊、眼球震颤。肢体常无瘫痪,但病变侧肢体出现共济失调。当血肿逐渐增大破入第四脑室,可引起急性脑积水。严重时出现枕骨大孔疝,患者突然昏迷,呼吸不规则甚至停止,最终因呼吸循环衰竭而死亡。

影像学表现

CT是首选的影像学检查方法,具有快捷、准确、安全和简便的优点,一次CT检查仅需几分钟即可完成。CT能清楚显示出血部位、血肿大小、出血扩展方向及脑水肿范围,并可计算出血肿体积和出血量;给治疗方法的选择提供了重要依据。

CT表现

急性期 血肿密度为均匀一致的高密度,CT值55~90Hu,这与血红蛋白对X线的吸收高于脑实质有关,且外溢血液因容积较大,故在CT上显影。血肿形态多为肾形,其次为类圆形、不规则形。血肿周围低密度水肿,第1天内可不出现,以后逐渐明显,出现占位效应,这与血肿内血凝块收缩以及血肿压迫周围脑组织缺血、坏死和水肿有关。

吸收期 血肿内红细胞破坏,随着血红蛋白的分解,血肿密度逐渐减低,小的血肿(体积<5mL)密度下降较快,20天或更早就变成等密度,大的血肿在第3~5周变为等密度至低密度。演变过程为高密度血肿向心性缩小,表现为血肿周围低密度影逐渐扩大,边缘模糊,同时中心区密度逐渐降低,血肿周围水肿在出血2周内最明显,范围最大,占位效应较重,以后水肿及占位效应逐渐减轻。

囊变期 坏死组织被清除,较小的血肿由胶质及胶原纤维愈合;大的血肿则残留囊腔,呈脑脊液样密度,基底节的囊腔多呈条带状或新月状,伴有不同程度的脑萎缩。

MRI表现

脑内血肿的信号随血肿期龄演化而变化。急性期血肿T1WI呈等信号,T2WI呈稍低信号,显示不如CT清楚;亚急性和慢性期血肿T1WI和T2WI均表现为高信号;囊肿完全形成时T1WI呈低信号,T2WI呈高信号,周边可见含铁血黄素沉积所致低信号环,此期MRI探测比CT敏感。

诊断与鉴别诊断

根据典型的CT、MRI表现和严重的临床症状,脑内出血容易诊断。CT和MRI在脑出

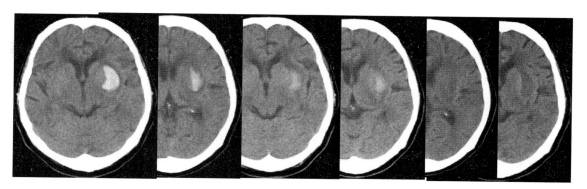

图6.1 左侧基底节血肿,急性期→吸收期→囊变期。

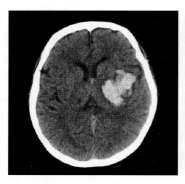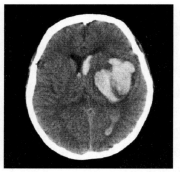

图6.2 发病1小时和3小时的CT,显示血肿增大,出血破入脑室。

血上有很强的互补作用,为脑出血不同时期的鉴别诊断提供了有力帮助。临床症状不明显的脑内出血在吸收期时CT检查可能为等密度,需要和肿瘤鉴别。

颅内动脉瘤

概述

颅内动脉瘤是指脑动脉内腔的局限性异常扩大造成动脉壁的一种瘤状突起,动脉瘤破裂而导致蛛网膜下腔出血是临床上最常见的原因。不同国家颅内动脉瘤的发生率有一定差异,在一般人群中颅内动脉瘤的发生率为0.5%~1%。因动脉瘤破裂引起蛛网膜下腔出血,每年每10万人口中有6~35例。可发生于任何年龄,但20岁以下和70岁以上少见,主要见于40~60岁,1/3患者在20~40岁之间发病;女性略多于男性,男、女发病比例约为2:3。

颅内动脉瘤形成的病因归纳起来有先天性、动脉硬化性、感染性、创伤性四大主要因素:①先天性因素:是目前较公认的一种主要因素,一般认为脑动脉血管壁中层发育不良,缺少弹力纤维和平滑肌;其二,在胚胎时期脑血管形成过程中,一些未能完全闭合而留下的血管残端,由于血流动力学的影响,尤其在动脉分叉部血流湍急,受血流压力的冲击而形成动脉瘤。②动脉硬化因素:由于动脉壁发生粥样硬化致血管壁变性,使内弹力层纤维断裂,削弱了动脉壁对血流冲击的承受力而形成动脉瘤。③感染性因素:由于血管内源性、外源性或隐匿性的感染,细菌微粒或炎性赘生物脱落,滞留在脑动脉引起局部炎症,破坏血管壁,从而形成动脉瘤,但因感染因素形成颅底动脉瘤较少见。④创伤性因素:颅脑闭合性、穿通性外伤或医源性损伤时,因异物、骨折碎片、人为牵拉等造成脑动脉血管壁部分或全层损伤,从而形成真性动脉瘤或假性动脉瘤。

以往,颅内动脉瘤确诊主要依靠脑血管造影,近年来,随着多层螺旋CT和高场强超导核磁共振影像设备取得突飞猛进的发展,使得CTA、MRA技术得到全面提高,对颅内动脉瘤的早期发现和准确诊断起着重要作用,目前已经取代了DSA用于动脉瘤的筛查、急诊的快速诊断及术前评估等方面。

病理

分型

影像学根据动脉瘤的大小可将其分为小动脉瘤(直径小于1.0cm)、大动脉瘤(直径在1.0~2.5cm)、巨大动脉瘤(直径大于2.5cm);根据动脉瘤的形态分为囊状动脉瘤、粟粒状动脉瘤、假性动脉瘤、梭形动脉瘤、壁间动脉瘤

（即夹层动脉瘤）。最为常见的是囊状动脉瘤，一般形态呈浆果状。葫芦状、腊肠状或分叶状。动脉瘤与载瘤动脉相连处较狭窄，称为瘤颈（蒂），瘤颈宽的较瘤颈窄的动脉瘤治疗起来相对困难。动脉瘤囊状膨大部分为瘤体，与瘤颈相对的远侧最突出的部分为顶部，瘤顶部小的隆起称之为小阜，常为动脉瘤发生破裂之处。镜下见动脉中层在动脉瘤颈处突然终止或逐渐消失，弹力层中纤维大多数断裂。瘤壁主要由不同厚度的胶原纤维将内膜与外膜相连，在较大的动脉瘤壁内可见较厚的玻璃样变并常合并钙化斑和形成附壁血栓。

分部

颅内动脉瘤好发于颅底Willis动脉环的分叉部及其主要分支，约90%起自前循环的颈内动脉系统，即颈内动脉颅内段、大脑前动脉、前交通动脉、大脑中动脉、后交通动脉。动脉瘤最常发生的部位依次为前交通动脉、后交通动脉和大脑中动脉。起自前交通动脉者占28%~30%；起自颈内动脉后交通动脉开口处占20%~25%；大脑中动脉动脉瘤主干及分叉部约20%；约10%起自椎-基底动脉系统。基底动脉动脉瘤约占5%，好发于基底动脉分叉部，椎动脉动脉瘤约占3%，好发于椎动脉小脑后下动脉开口处。约1/5的病例为多发动脉瘤，其中74%病例动脉瘤为2个，常呈对称性，且多见于女性。

临床表现

一般症状及体征

未破裂的动脉瘤临床上常无症状，部分发生在颅底的大或巨大动脉瘤，压迫相邻神经出现相应的体征。例如，后交通动脉瘤压迫动眼神经常引起动眼神经麻痹，出现眼睑下垂、眼球外展、复视等，是后交通动脉瘤最有价值的定位体征。前交通动脉的大动脉瘤可压迫视神经、视交叉，出现视力障碍、视野

缺损、垂体功能低下等临床症状。

先兆症状及体征

先兆症状常见为头痛、头晕、恶心、呕吐、动眼神经麻等，发生率占40%~60%。引起先兆症状的原因主要是动脉瘤在破裂前有一个突然扩大所致的微量出血或脑局部缺血过程。半数先兆症状和体征在动脉瘤破裂大出血前一周发生，亦可出现在出血前数周内。及时发现先兆症状，通过影像学CT、MRI检查，早期明确诊断，给予相应的治疗将会显著提高动脉瘤的疗效，获得满意的预后。

动脉瘤破裂出血后症状及体征

80%~90%的动脉瘤患者是因为动脉瘤破裂引起蛛网膜下腔出血才被发现，出血症状的轻重与动脉瘤的部位、出血量的多少、出血的急缓有关。多数患者表现为突发头痛和意识障碍。出血量较少时，出现头痛、颈部僵硬、眩晕等症状；出血量多时，出现嗜睡、频繁呕吐、抽搐、昏迷等。

影像学表现

动脉瘤影像学的直接征象

颅底较小的动脉瘤CT及MR平扫多难以显示，增强扫描病灶内对比剂充盈，与邻近动脉密度一致，对诊断有帮助，但需与血管祥相区别。较大的动脉瘤影像学最佳诊断征象为圆形、分叶状、囊状病灶，位于动脉走行区，通常起源于血管分叉部。

CT表现 ①无血栓动脉瘤（图6.3）：平扫为圆形等或略高密度影，边缘清楚，病灶周围无或轻度水肿。增强有均匀强化。②部分血栓动脉瘤（图6.4）：平扫有血流的部分为等密度，而血栓部分密度稍高。增强扫描，瘤腔部分强化，血栓部分不强化。如果血栓是偏心型，强化部分则显示为半圆形、新月形等。如果血栓位于血管腔内的周边，增强扫

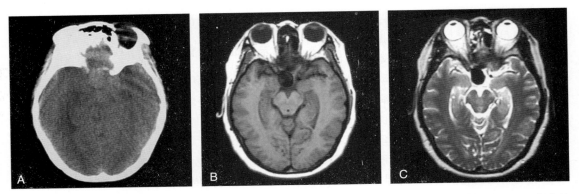

图6.3　右侧颈内动脉眼动脉段动脉瘤(无血栓)。A~C为同一患者。(A)CT平扫示鞍区圆形略高密度影,密度较均匀。(B)横断面T1WI示病灶呈不均匀低信号。(C)横断面T2WI示病灶为圆形血管流空影。

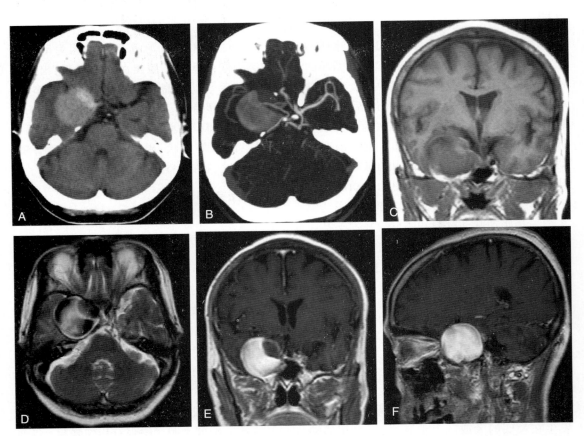

图6.4　右侧颈内动脉海绵窦段巨大动脉瘤(部分血栓)。A~F为同一患者。(A)CT平扫示右侧鞍旁圆形略高密度影,血栓部分为高密度影。(B)CT增强示瘤腔部分明显强化,血栓无强化。(C)冠状面T1WI示病灶呈等信号,其上缘可见稍低信号。(D)横断面T2WI示瘤腔内血流慢的部分为高信号,血流快的部分为低信号。(E,F)冠状面和矢状面T1WI增强扫描示瘤腔强化,血栓无强化。

描动脉瘤中心的瘤腔和外层囊壁均有强化，形成中心高密度和外围高密度环，中间隔以等密度带，称之"靶形征"（图6.5）。③完全血栓动脉瘤：平扫为等密度，其内可有点状钙化，瘤壁可见蛋壳样弧形钙化（图6.6）。增强扫描仅有囊壁环状强化，其内血栓无强化。

MRI表现 MRI显示动脉瘤与其血流、血栓、钙化和含铁血黄素沉积有关。无血栓动脉瘤，T1WI与T2WI均为无信号或低信号。较大的动脉瘤，由于动脉瘤内血流速度不一，血流快的部分出现"流空效应"，血流慢的部分在T1WI图像为低信号或等信号，

T2WI上为高信号。动脉瘤内血栓，MRI可为高、低、等或混杂信号。增强扫描动脉瘤腔强化，血栓无明显强化。钙化和"流空"的鉴别可根据其位置，前者位于周边，后者位于中央，同时钙化的信号稍高于"流空"。

CTA和MRA 是无创性血管成像方法，具有简单、快速、准确等优点，能清楚显示动脉瘤部位、大小、形态、多角度显示瘤颈。CTA对直径≥3mm的动脉瘤阳性率为95%~100%，对直径1~3mm的动脉瘤显示优于MRA和DSA，成为动脉瘤筛选和诊断的有效方法（图6.7）。

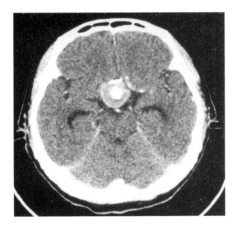

图6.5 后交通巨大动脉瘤CT增强示"靶征"。

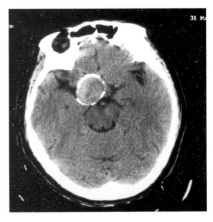

图6.6 右侧颈内动脉末端动脉瘤CT平扫示动脉瘤腔内血栓，动脉瘤壁"蛋壳样"钙化。

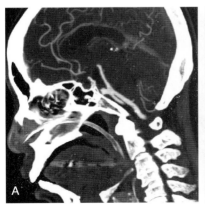
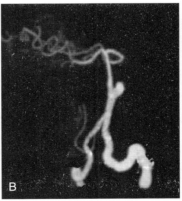
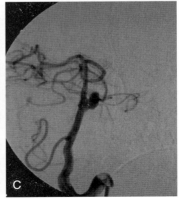

图6.7 基底动脉动脉瘤。A~C为同一患者。(A)CTA的MIP成像示基底动脉腹侧囊状动脉瘤。(B)CTA的VR成像清晰显示动脉瘤颈。(C)DSA显示动脉瘤大小、形态、瘤颈的情况与CTA一致。

DSA　是诊断颅内动脉瘤的金标准。全脑血管造影可发现破裂出血的动脉瘤、检出多发动脉瘤、明确动脉瘤与载瘤动脉和邻近穿支之间的关系、评估侧支循环、显示血管痉挛。动脉瘤在血管造影上显示为外凸于血管壁的造影剂充盈影,诊断不难。脑血管造影主张早期进行,最好在出血3天内,避开蛛网膜下腔出血后4~14天的血管痉挛期。

动脉瘤影像学的间接征象

蛛网膜下腔出血（SAH）　80%~90%的患者是因为动脉瘤破裂引起蛛网膜下腔出血才被发现,故以自发性蛛网膜下腔出血的症状最为多见。血液进入蛛网膜下隙后,大多数呈不凝固状态且随脑脊液循环。CT扫描目前是诊断蛛网膜下腔出血的首选方法。急性SAH在1天内CT平扫有95%呈阳性,24小时内的MR检查,T1WI呈比脑脊液稍高信号影,T2WI呈比脑脊液稍低信号影,液体衰减反转恢复(FLAIR)上呈高信号改变。FLAIR被认为是发现SAH最敏感的序列,但它是非特异性的。CT对SAH的敏感性随着时间下降,出血后3天CT平扫70%呈阳性,一周后30%~50%为阳性。SAH在亚急性期MR的T1WI出现高信号,T2WI、FLAIR亦呈高信号,慢性期在T2WI出现含铁血黄素沉积形成的低信号,较具特征性。

蛛网膜下腔出血及局部血肿的临床意义　SAH伴局部血肿有可能为邻近动脉瘤破裂,对提示动脉瘤的部位有指导意义,如大脑前纵裂区、额叶底部、视交叉池积血,均提示大脑前动脉或前交通动脉瘤(图6.8)。大脑外侧裂积血,提示大脑中动脉分叉部动脉瘤(图6.9)。脚间池、环池积血,提示为后交通动脉瘤或基底动脉分叉部动脉瘤(图6.10)。

脑血管痉挛　SAH引起脑血管痉挛的发生率约40%~70%,一般出血后4~14天的血管痉挛最严重,可导致血管相应供血区脑水肿、脑梗死。

脑积水　蛛网膜下腔出血会影响正常脑脊液循环,阻塞脑脊液通路。蛛网膜粘连引起蛛网膜对脑脊液的吸收障碍,造成脑积水,发生率为10%~25%,常出现在出血后3~4周。

推荐影像学检查方案

对怀疑蛛网膜下腔出血的患者,急性期首选CT平扫,结果为阳性时则选择CTA或MRA进一步检查。如果CTA或MRA能确定动脉瘤的存在,则可进一步行血管内介入栓塞

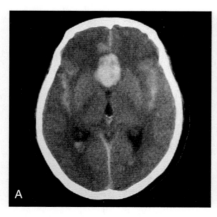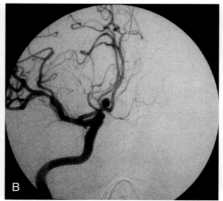

图6.8　前交通动脉瘤伴前纵裂区积血。A~B为同一患者。(A)CT示前纵裂区血肿伴蛛网膜下腔出血。(B)DSA示前交通动脉瘤。

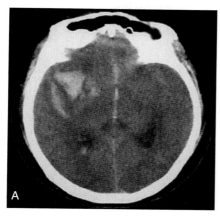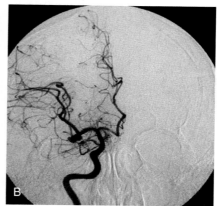

图6.9　右侧大脑中动脉分叉部动脉瘤伴外侧裂积血。A~B为同一患者。(A)CT示右侧外侧裂区积血伴蛛网膜下腔出血。(B)DSA示右侧大脑中动脉分叉部动脉瘤。

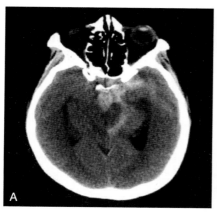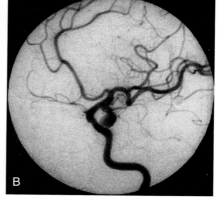

图6.10　左侧后交通动脉瘤伴脚间池积血。A~B为同一患者。(A)CT示脚间池、环池偏左侧积血。(B)DSA示左侧后交通动脉瘤。

或手术夹闭治疗。如果CTA或MRA未发现动脉瘤,需要脑血管造影进一步确诊,DSA是诊断颅内动脉瘤最可靠的检查方法。

鉴别诊断

　　颅内肿瘤　鞍区附近的动脉瘤需与鞍区肿瘤如垂体瘤、颅咽管瘤和脑膜瘤鉴别。CT或MRI增强前、后影像学表现并结合临床可作出诊断,MRI比CT更敏感、可靠。

　　脑血管畸形　好发于青少年,出血前常有头痛、癫痫病史。

　　烟雾病　发病高峰期为10岁以下和20~40岁,可见颅底异常血管网。

　　外伤性蛛网膜下腔出血　可见于任何年龄,有外伤史,可伴有其他颅内外伤表现。

诊断精要

　　最佳诊断征象为血管分叉部的囊泡状或分叶状突起。CTA、MRA是筛选颅内动脉瘤的有效方法,可以部分取代DSA。

参考文献

[1] 李善泉,周梁.颅底疾病诊断与治疗.上海:上海科学技术文献出版社,2002.462–478.

[2] 李松年.现代全身CT诊断学(上卷).北京:中国医药科技出版社,2001.80–84.

[3] 王忠诚.神经外科学.武汉:湖北科学技术出版社,1998.583–596.

[4] Henry H.Schimdek. Operative Neurosurgical Techniques. 王任直译. 北京：人民卫生出版社,2003.1067–1331.

[5] Anne G.Osborn. Brain Top 100 Diagnoses. 艾林主译. 北京：北京大学医学出版社,2006.93–109.

脑血管畸形

脑血管畸形为先天性脑血管发育异常,是指脑血管发育障碍引起的局部脑血管数量和结构异常,并对正常脑血流产生影响,以脑动静脉短路为主要病理生理改变,以癫痫、出血、偏瘫为主要流程表现。一般分为四种基本类型:动静脉畸形(AVM)、毛细血管扩张症、海绵状血管瘤和静脉性血管畸形。其中AVM最多见。毛细血管扩张症一般只为病理诊断,CT和MRI很难显示。

脑动静脉畸形

概述

脑动静脉畸形(AVM)是最常见的颅内血管畸形,它由供血动脉、引流静脉及畸形血管团三部分组成,动脉直接与静脉交通,其间无正常脑组织, 这些异常血管为胚胎期原始毛细血管和前毛细血管残留形成的异常血管团, 占自发性蛛网膜下腔出血的20%~30%。有些动静脉畸形,由于血栓形成或出血破坏,常规脑血管造影不能发现,称

为隐匿性动静脉畸形。近年来,影像设备飞速发展, 越来越多的隐匿性脑血管畸形被发现。

AVM血流动力学的改变是由于动静脉之间没有毛细血管, 血液经动脉直接进入静脉,缺乏血管阻力,局部血流量增加,血循环速度加快,出现"脑盗血"现象。由于动脉内压力减低致使其代偿性扩张,以弥补远端脑供血不足, 造成动脉的自动调解功能丧失。静脉内血流加快,静脉内压力升高,血管壁增厚,形成静脉的动脉化。随着动静脉的扩张及盗血量的日益增加, 病变逐渐增大,血流不断冲击静脉的薄弱处,造成破裂出血。

AVM可发生于任何年龄, 高发年龄为20~30岁,平均年龄25岁,60%~72%在40岁前起病, 男性略多于女性,男女比例为 (1.1~1.2):1。

病理

AVM绝大多数(98%)为单发,多发者可见于 Rendau-Osier-Weber 综合征和 Wyburn-Mason综合征。可发生于颅内任何部位,约85%发生于幕上,常见于大脑中动脉供应区的顶叶、颞叶脑皮质,其次为大脑前动脉供应区的额叶、顶叶内侧面,亦可发生于基底节、丘脑、侧脑室,约15%发生于后颅凹的小脑、脑干、四脑室。AVM的供血动脉一般只有1条,多者可有2~3条,引流静脉1~2条。AVM的出血与其体积的大小及其引流静脉的数目、状态有关,即中小型(<4cm)的容易出血,引流静脉少、狭窄或缺乏正常静脉引流者容易发生出血,与年龄、性别、供血动脉数目、部位似无明显的关系。

AVM大小差异较大, 小的仅数毫米,大的直径可达8~10cm以上, 可累及整个脑叶、一侧或双侧大脑半球。病变中畸形血管粗细不等纠缠成团, 其中有的血管极度扩张、扭曲,管壁极薄,有的血管较细小,有时可见动

脉与静脉直接相通。血管团内有些血管壁仅有一层内皮细胞,容易破裂出血。

临床表现

AVM的主要临床表现有出血、头痛和癫痫。①出血是最常见的症状,发生率为52%~77%,半数以上在16~35岁发病,且多为首发症状,常表现为蛛网膜下腔出血,40%形成颅内血肿,出血具有反复性,再出血率23%~50%。②癫痫发生率30%~60%,10%~30%为首发症状,癫痫与AVM的部位及大小有关,额顶叶、颞叶的AVM癫痫的发生率较高。AVM越大,癫痫发生率也越高。③头痛:60%以上的AVM有长期头痛史,头痛常限于一侧,表现为阵发性非典型的偏头痛,可能与脑血管扩张有关。此外尚可见神经功能障碍、颅内压增高征象、颅内血管杂音、突眼等症状。

影像学表现

CT　根据AVM的大小、部位、有无钙化、出血、缺血等情况表现各异。AVM常表现为边界不清的混杂密度病灶,其中可有等或略高密度条形、蛇形血管影以及点状、线状高密度钙化和低密度软化灶,25%~30%出血钙化。无出血时病变周围无脑水肿,周围脑组织常有脑沟增宽等脑萎缩改变。出血形式非常多变,可表现为位置表浅的实质内血肿、也可表现为蛛网膜下腔出血、脑室出血等。出血后畸形血管被血肿淹没或压迫,不容易辨认,有时血肿附近发现的蜿蜒状略高密度影有助于AVM的诊断。增强扫描可见点、条状血管强化影,亦可显示粗大引流血管。少数小的AVM平扫未见异常,增强才显示异常血管和引流血管。邻近脑室的动静畸形可突入脑室中,类似脑室内占位病变(图6.11)。

MRI　AVM的血管成分在T1WI和T2WI均表现为低或无信号区,呈"蜂窝状"的流空血管影;AVM的回流静脉由于血流缓慢,T1WI为低信号,T2WI为高信号;供血动脉表现为低或无信号区。用Gd-DTPA增强能更清楚地显示血管。病变区内常可见到新鲜或陈旧的局灶性出血信号,周围脑组织萎缩,其中可有长T2信号胶质增生灶,在显示隐匿性动静脉畸形方面MRI优于CT(图6.12)。

CTA和MRA　可直接显示出AVM的供血动脉、异常血管团、引流静脉及静脉窦,有助于判断血流情况,同时三维成像提高了显示效果(图6.13)。

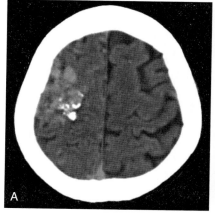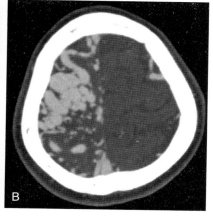

图6.11　右额顶动静脉畸形。A~B为同一患者。(A)CT平扫示右额顶边界不清的略高密度条形、蛇形血管影伴点状钙化。(B)CT增强示右额顶条状血管强化影,并可显示粗大引流静脉汇入上矢状窦。

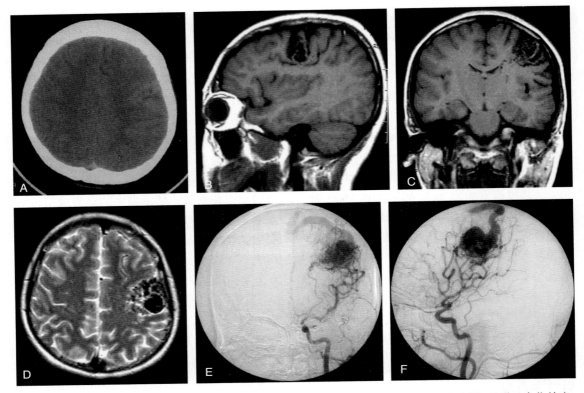

图6.12 左额顶动静脉畸形。A~F为同一患者。(A)CT平扫示左额顶边界不清的混杂密度影,无明显占位效应。(B,C)矢状面及冠状面T1WI示左额呈"蜂窝状"的流空血管影,病灶周围无水肿。(D)横断面T2WI示不规则的畸形血管团和扩张的静脉湖。(E,F)DSA正侧位造影显示左额顶动静脉畸形,左侧大脑中动脉为供血动脉,畸形血管团内可见扩张的静脉湖,并可见粗大引流静脉汇入上矢状窦。

DSA 脑血管造影是诊断 AVM 最可靠、最准确的方法,典型表现为:在动脉期可见粗细不等、迂曲的血管团,有时可表现为网状或血窦状,供血动脉多增粗,引流静脉早期显现。有时病变以外的动脉由于循环量减少,显影不良。部分体积小或栓塞的 AVM 常不能显示或早期显影仅表现为模糊、浅淡的引流静脉,偶尔可见到血流缓慢的供血动脉在动脉晚期或毛细血管期显影。在无出血的情况下不出现血管移位等占位征象。

推荐影像学检查方案

CT用于常规检查,对不能明确诊断的可疑病灶需MR进一步检查。MRI对AVM的检出率、定性及病灶周围脑萎缩的诊断方面优于CT,特别是隐匿性动静脉畸形的显示。而CTA对显示AVM供血动脉及引流静脉优于MRA,可为下一步制订治疗方案提供帮助。DSA是确诊AVM最可靠的检查方法。

鉴别诊断

血供丰富的肿瘤 AVM需与血供丰富的胶质瘤、脑膜瘤、血管外皮肉瘤相鉴别。由于肿瘤血管增生,动静脉之间的交通,容易与AVM相混淆,MR增强检查,肿瘤会出现不同情况的强化改变和明显的占位效应,再根据发病年龄、病史等不难鉴别。

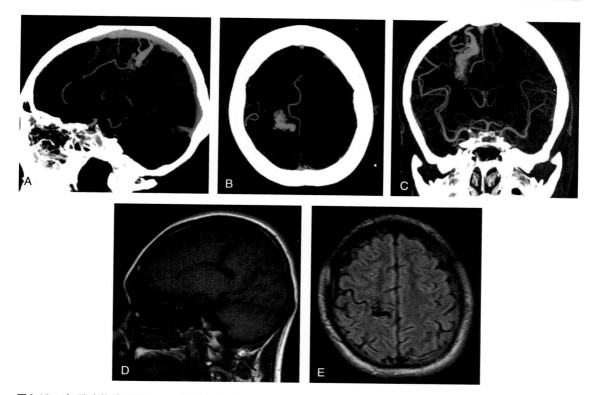

图6.13　右顶动静脉畸形。A~E为同一患者。(A~C)CTA的MIP成像示右顶动静脉畸形,右侧大脑前动脉及大脑中动脉参与供血,引流入上矢状窦。(D)矢状面T1WI示畸形血管团呈不均匀低信号,可见粗大的引流静脉。(E)横断面FLAIR像显示右侧大脑中动脉分支参与供血。

诊断精要

　　AVM由供血动脉、畸形血管团、引流静脉三部分组成,CT上发现蜿蜒状增粗血管影伴钙化,MRI特征性的血管流空改变,都有助于AVM的诊断。CTA和MRA对明确诊断有很大的帮助。

海绵状血管瘤

概述

　　海绵状血管瘤(CM)是一种少见的先天性脑血管畸形,其发生率约占脑血管畸形的7%。好发年龄是40~60岁,也可见于儿童,男女比例基本相等。病变表现为反复出血的动态变化过程,常规脑血管造影检查多为阴性。

病理

　　海绵状血管瘤外观为紫红色,剖面呈海绵状或蜂窝状,由缺乏肌层和弹力层的薄壁血窦状腔隙紧密排列构成,管腔内充满血液,其间隔是纤维组织不是正常脑组织,扩张的血窦仅衬有薄层的内皮细胞,腔内有凝固及半凝固的血块,有的附着在腔壁上,表现为不同程度的纤维化、机化、钙化。病灶几乎百分之百有瘤内出血,常为分叶状,大小不等,病灶直径在几毫米至4厘米之间,平均2cm。

　　海绵状血管瘤约80%发生于幕上,最常见于额、颞叶深部髓质区、皮髓质交界区和基底核区,也可发生于小脑、脑干和脊髓。大多数为单发,25%为多发。多发性海绵状血管综合征存在家族遗传性。

临床表现

临床上常见的症状有癫痫（38%）、头痛（28%）、颅内出血（23%），其他少见症状有局部神经功能障碍，主要取决于病变的部位，部分海绵状血管瘤可无任何症状和体征。单纯依据临床表现诊断困难，确诊有赖于影像学检查。

影像学表现

CT　平扫表现为边缘清楚的圆形、类圆形或分叶状略高密度病灶，密度可均匀一致；但多数不均匀，常有钙化，部分病灶甚至全部钙化。病灶周围多无水肿，无或仅轻度占位效应。合并出血时，病灶可短时间内增大，出现明显占位征象，新鲜出血表现为病灶内均匀一致的高密度。增强扫描可有不同程度强化图，强化程度与灶内血栓形成和钙化有关，血栓程度轻，钙化少则强化明显，反之亦然。小的海绵状血管瘤CT可呈阴性表现（图6.14）。

MRI　在常规自旋回波像上显示为边界清楚的混杂信号病灶，周围完整的低信号含铁血黄素环，使病变呈"爆米花"状，具有特征性。病灶内含有不同阶段的出血是信号不均匀的原因。病灶在梯度回波像中显示尤为清楚，常为多发低信号灶（黑点征），MR对多发病灶的发现优势明显。

CTA 和 MRA　海绵状血管瘤CTA和MRA检查不能显示病灶，多表现为阴性。

DSA　海绵状血管瘤属于隐匿性血管畸形，脑血管造影常表现为阴性，对诊断帮助不大，少数病例在动脉晚期或静脉期相有局部病灶染色。

推荐影像学检查方案

CT可作为常规检查应用，对CT不能确诊的可疑病灶，需要MR进一步检查。MR对小病灶、多发病灶的显示明显优于CT。DSA检查对海绵状血管瘤的确诊无帮助。

鉴别诊断

出血性肿瘤　一般没有完整的含铁血黄素环，瘤周水肿较明显，肿瘤有明显强化。

脑膜瘤　靠近颅骨与硬脑膜，较少出血，增强可见"硬膜尾"征。

转移瘤　无钙化，瘤周水肿明显，有明显强化，有原发肿瘤病史。

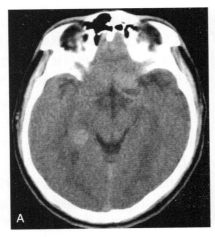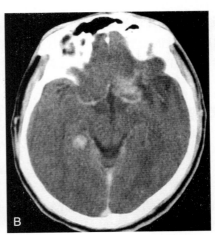

图6.14　颅内多发海绵状血管瘤。A~B为同一患者。(A)CT平扫示右侧颞叶及左侧额叶深部类圆形略高密度病灶，左侧额叶病灶密度不均，无灶周水肿。(B)CT增强示右侧颞叶病灶均匀强化，左侧额叶病灶强化不均匀。

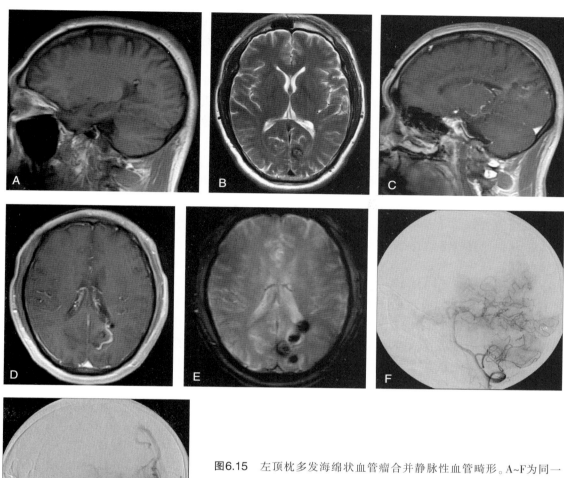

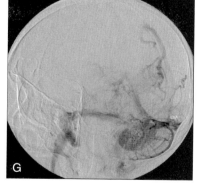

图6.15　左顶枕多发海绵状血管瘤合并静脉性血管畸形。A~F为同一患者。(A)矢状面T1WI示左顶枕呈"爆米花"状混杂信号病灶,边界清晰。(B)横断面T2WI示病灶周围有完整的低信号含铁血黄素环。(C)MR增强矢状面T1WI示病灶无明显强化。(D)MR增强横断面T1WI除显示左顶病灶外,还可见纵行增强的异常静脉血管影;(E)梯度回波像显示多发边界清楚的低信号灶(黑点征)。(F)DSA动脉晚期可见病灶染色。(G)DSA静脉期显示左顶静脉性血管畸形。

诊断精要

"爆米花"征伴完整的含铁血黄素环是海绵状血管瘤最有特征性的MR表现。

静脉性血管畸形

概述

脑静脉性血管畸形(CVM)是脑血管畸形的一种常见类型, 其发病率报道不一,脑血管造影资料表明,静脉性血管畸形占脑血管畸形的9%~15.1%；尸检资料静脉性血管畸形发现率较高,20~60岁发病者约占82%,高发年龄30~40岁,男性略多于女性。

病理

多数学者认为静脉性血管畸形是胚胎期静脉发育不良,为正常引流静脉的解剖变异。它由许多异常扩张呈放射状排列的髓样静脉及由其汇集成的一条或多条增粗中央引流静脉两部分组成，髓样静脉多起自脑室周围区域，中央引流静脉向大脑表面浅静脉系统或室管膜下深静脉系统引流，幕下病灶多直接向静脉窦引流。在显微镜下可见畸形血管为静脉，管壁少有平滑肌和弹力组织，管壁也可发生透明样变而增厚。血管间散布少量正常脑组织，一般不伴胶质增生和钙化。这些特点明显不同于其他的脑血管畸形。

静脉性血管畸形约70%位于幕上，病变主要位于皮质下的区域，常呈楔形伸入脑深部。最常见为额叶靠近侧脑室前角附近的髓质区，约占40%，顶叶或顶枕叶病灶占15%，基底节和丘脑占11%。约30%位于幕下，好发于小脑深部髓质、第四脑室区。

临床表现

大多数患者临床常无症状，多为影像学检查偶然发现。常见症状的发生依其部位而定，幕上病灶最常见的症状为慢性头痛，其次是癫痫、运动障碍或感觉障碍。幕下病灶多表现为共济失调、步态不稳等症状。静脉血管畸形发生出血率约15%~20%，幕下病灶比幕上病灶更易于出血，主要为蛛网膜下腔出血、脑实质出血和脑室内出血。

影像学表现

CT   CT平扫静脉性血管畸形可无异常表现，或仅显示侧脑室前角附近条形稍高密度影，边界不清晰，增强扫描可显示出有强化的点、线状髓质静脉及聚集增粗的中央静脉影，也可表现在连续层面上边界清晰的圆形或卵圆形强化影。病灶无占位征象，周围无脑组织水肿。

MRI   静脉性血管畸形MRI见扩张的髓质静脉及中央静脉可因血管流空或与流动相关的增强而显影，髓质静脉呈放射状或星芒状排列。增强扫描显示更清楚。病变血管周围可有长T2胶质增生信号以及出血信号灶。

CTA和MRA   可显示畸形的静脉血管贯穿脑实质流入静脉窦、浅静脉或深静脉，许多髓静脉呈伞状或水母头状，表现较具特征性。

DSA   脑血管造影是静脉性血管畸形最佳诊断方法，其典型表现是在静脉期中出现许多细小扩张的髓静脉呈放射状汇入一条或多条粗大的引流静脉，经常经表浅的静脉进入静脉窦，或向深部进入深静脉系统，表现为"水母头"或"海蛇头"改变，在静脉早期出现，持续到静脉晚期，髓静脉在静脉中期显示最清晰（图6.16和图6.17）。Yasargi总结静脉性血管畸形诊断标准是：①缺乏供血动脉；②病灶出现在静脉期；③许多细小扩张的髓静脉；④经扩张的脑贯穿静脉（表浅型）或室管膜下静脉（深部型）引流。根据引流静脉的类型分为表浅型和深部型。幕上表浅型经皮层静脉进入静脉窦；幕上深部型注入侧脑室上外侧角室管膜下静脉；幕下表浅型向小脑蚓静脉或小脑表面静脉引流；幕下深部型向四脑室侧隐窝静脉、前中央静脉或桥横静脉引流。

推荐影像学检查方案

CT表现缺乏特征性，临床不能据此确诊，但增强扫描病灶出现圆形或条形线状强化往往能提示诊断。MRI表现常具有特征性，CTA和MRA能显示绝大部分病变，最后确诊要靠脑血管造影。

鉴别诊断

富血供肿瘤，肿瘤有占位效应，通常强化。

静脉窦闭塞，有静脉窦血栓，静脉窦充盈缺损。

静脉性血管瘤需与脑肿瘤鉴别。Galen静

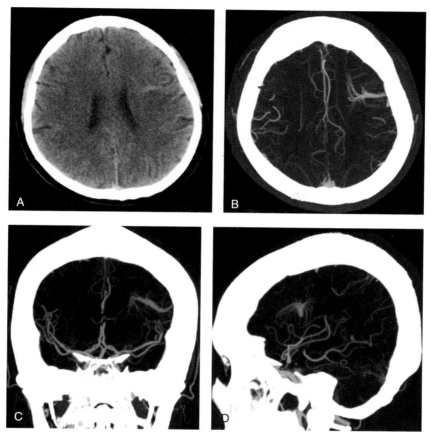

图6.16　左额静脉性血管畸形。A~D为同一患者。(A)CT平扫示左侧脑室前角附近条形稍高密度影,边界不清晰。(B~D)CTA的MIP成像清晰显示"水母头"样髓静脉及聚集增粗的中央静脉影。

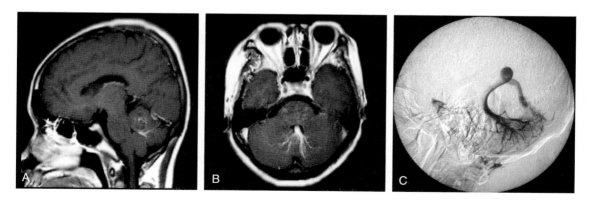

图6.17　左侧小脑半球静脉性血管畸形。A~C为同一患者。(A)MR增强矢状面T1WI示小脑髓静脉线状强化。(B)MR增强横断面T1WI示髓质静脉呈星芒状排列。(C)DSA静脉期"水母头"状的髓静脉汇入一条粗大的引流静脉引流入直窦。

脉瘤较大时需与脑膜瘤鉴别。

诊断精要

"水母头征"或"海蛇头征"是静脉性血管畸形特征性表现。

（靳松）

参考文献

[1] 李善泉,周梁.颅底疾病诊断与治疗.上海:上海科学技术文献出版社,2002,479-486.

[2] 李松年.现代全身CT诊断学(上卷).北京:中国医药科技出版社,2001,84-87.

[3] 王忠诚.神经外科学.武汉:湖北科学技术出版社,1998,632-658.

[4] Henry H.Schimdek. Operative Neurosurgical Techniques. 王任直译. 北京：人民卫生出版社,2003,1067-1331.

[5] Anne G.Osborn . Brain Top 100 Diagnoses.艾林主译.北京:北京大学医学出版社,2006:113-134.

[6] 王宁,李庆斌.脑静脉血管畸形的自然史和治疗策略. 国外医学神经病学神经外科学分册,2002,29(1):35-37.

[7] 胡锦清,徐冶敏,沈建康.脑发育性静脉异常的影像学表现与诊断. 国外医学临床放射学分册,1998,21(6):336-338.

烟雾病

概述

烟雾病又名脑底动脉环闭塞症,是以双侧颈内动脉末端及大脑前、中动脉起始段慢性进行性狭窄或闭塞,并伴有特征性的颅底异常血管网形成的脑血管疾病。在脑血管造影中，这种颅底异常血管网呈现杂乱无章、密集成堆的小血管影，如同吸烟时吐出的"烟雾"，被称之为"烟雾状血管"。这些烟雾状血管是扩张的穿通动脉,起着侧支循环的代偿作用,故名烟雾病。该病最初见于日本,1955年由清水和竹内描述,1966年由铃木命名。以后在中国和其他国家均有发现。据文献报道,以中国和日本人为多。

烟雾病的病因至今尚不完全清楚,归纳起来可将其分为原发性和继发性两类,前者有明显遗传倾向, 后者与颈内动脉发育不良、脑外伤和病毒感染以及非特异性动脉炎有关。

烟雾病好发于儿童和青少年,亦可见于成人, 以10岁以下和30~40岁为两个高发年龄组,由于本病少年与成人患者的临床表现有明显差异,有学者将其分为少年组与成年组,其中少年组发病约占50%,成人组发病约占20%,男女发病比例无明显差异。

病理

烟雾病的发病本质是以双侧颈内动脉末端为中心的进行性狭窄和闭塞,脑底或其他部位异常血管网和侧支通路形成。烟雾病是典型的脑侧支通路形成和开放的病变,其侧支通路包括:①基底动脉环,是烟雾病最主要的侧支通路。一侧颈内动脉狭窄和闭塞后,前和后交通动脉是主要侧支通路,而双侧颈内动脉狭窄和闭塞后,后交通动脉是主要侧支通路。②眼动脉,可对慢性进行性颈内动脉狭窄做出反应,以维持和改善大脑血液循环,是颈内动脉和颈外动脉之间最常见的侧支通路,造影中可见眼动脉增粗。③软脑膜吻合支,是颅内主干动脉即大脑前、中和后动脉皮质支的交通。④脑底烟雾血管,是由异常扩张的穿支动脉构成的侧支循环,包括脉络膜前、后动脉和丘脑穿支动脉供血, 当颈内动脉或后循环血管严重闭塞时才出现。⑤其他颅外侧支循环通路,脑膜中动脉等颈外动脉分支通过硬膜与脑表面的血管分支吻合。血管中层平滑肌细胞反复进行的破坏与增生，粟粒样动脉瘤的形成和破裂，可能是烟雾病发生出血的形态学基础。

临床表现

烟雾病临床表现大致可分为缺血性和出血性两组表现。

缺血性表现

常发生在少年组，15岁以下者约95%以上缺血性脑卒中为首发症状。隐蔽发展的颅底动脉狭窄或闭塞，造成供血区脑缺血改变，早期可表现为短暂性脑缺血发作（TIA），约20%患者会出现，反复发作后随着血管狭窄的进一步发展导致闭塞，出现脑梗死，这种脑梗死多为多发性。临床特点是反复发生的一过性偏瘫或肌力减弱，亦可为左右交替性偏瘫或双偏瘫，发作后运动功能大部分可恢复，部分患者急性脑缺血发作可导致永久型瘫痪，也可出现不同程度的癫痫发作、智能减退、吞咽困难、呛咳等。

出血性表现

多发生在成人组，颅内出血表现为蛛网膜下腔出血、脑室出血。脑实质内出血，约60%为蛛网膜下腔出血，其临床表现与一般脑出血类似，即突发不同程度的头痛、头晕、意识障碍、偏瘫、失语等。形成颅内出血的原因是颅底侧支循环形成后，脑缺血状况得到改善，但由于侧支血管结构不健全，血管壁变薄、扩张，并可伴粟粒样动脉瘤，易发生破裂出血。

影像学表现

CT

烟雾病的单独或合并以下几种表现：①多发性的脑梗死（图6.18），这是由于不同部位的血管反复闭塞所致，多见于额叶、顶叶、基底节区，多发脑梗死可以是新鲜的，亦可为陈旧的，并有病灶形成脑软化灶。②脑室扩张和继发性脑萎缩，约半数以上的患者出现脑室扩张，常与脑萎缩并存，脑萎缩多为局限性的，以额叶底部和颞叶较为明显。③颅内出血（图6.19），以蛛网膜下腔出血最多见，脑室出血亦常见，多为原发性脑室出血，亦可表现为颅内血肿。CT增强检查，可见颅底动脉环附近的血管变细，显影不良或不显影，颅底及基底节区可见点状或弧线状强化的异常血管团，分布不规则。

MRI

在常规MR上颅底部异常血管网因流空效应而呈蜂窝状或网状低信号血管影像。同时，MRI在显示脑梗死的新旧程度和发现颅内出血灶的敏感性上优于CT。15%~44%的成人烟雾病患者头颅MRI的T2加权成像上可发现脑内微出血灶，对继发脑萎缩和脑室扩张的显示亦有优势。

CTA和MRA

可清晰显示血管闭塞的部位和程度，异常血管网的大小、数目、供应范围。部分合并动脉瘤的亦可诊断。目前，CTA和MRA的诊断准确率基本上能和DSA保持一致。

DSA

作为烟雾病诊断金标准的脑血管造影仍然是确诊的主要手段，目前国际上普遍采用日本烟雾病研究会1997年制定的烟雾病诊断标准：在脑血管造影中，从双侧颈内动脉终端至大脑前、中动脉分叉部原因不明的狭窄或闭塞，其附近脑底形成异常血管网，也有的包括大脑后动脉在内的全脑主干动脉不显影，明确狭窄为其他原因或仅限于一侧的均需排除在外。

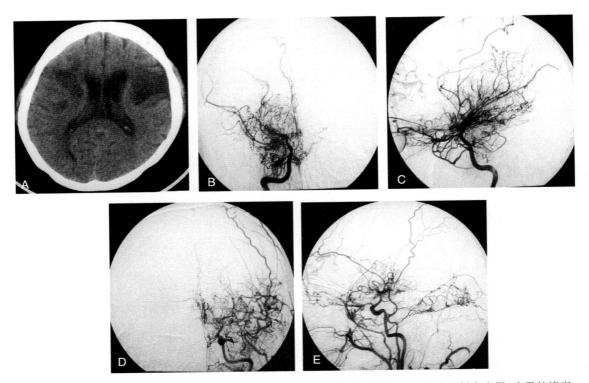

图6.18 烟雾病伴颅内多发梗死灶。A~E为同一患者。(A)CT平扫示双侧额叶多发片状低密度影,边界较清晰,双侧脑室扩张。(B,C)DSA右侧颈内动脉造影正侧位显示右侧颈内动脉末端及大脑前、中动脉近端血管狭窄伴闭塞,颅底异常血管网。(D,E)DSA左侧颈内动脉造影正侧位显示左侧颈内动脉末端及大脑前、中动脉近端重度狭窄伴闭塞。

造影可见异常血管网的特殊变化是由于脑底动脉闭塞后形成的侧支循环代偿供血的结果。临床表现脑缺血者,其侧支循环建立不完全;临床表现出血者,广泛侧支循环建立,但颅底异常血管网粗细不均、杂乱,类似于血管畸形。

推荐影像学检查方案

CT和MRI能显示脑实质的基本病变,后者明显优于前者。良好的CTA或MRA可以和脑血管造影相媲美,能满足临床诊断的需要。对可疑烟雾病的推荐首选无创性CTA和MRA检查。而DSA造影仍然是该病诊断的金标准,可通过脑血管造影表现评价烟雾病的进展变化,进行分期并制订最适合的治疗方案。

鉴别诊断

烟雾病的诊断和鉴别诊断主要靠脑血管造影,对那些不符合上述诊断标准,却又与烟雾病难以区分的异常血管网称之为"类烟雾病",这可能是烟雾病没有最后完成的狭窄或闭塞。

诊断精要

烟雾病的影像学基本表现是双侧颈内动脉末端及大脑前、中动脉近端重度狭窄或闭塞,颅底异常血管网以及脑实质内继发血液循环障碍的变化。

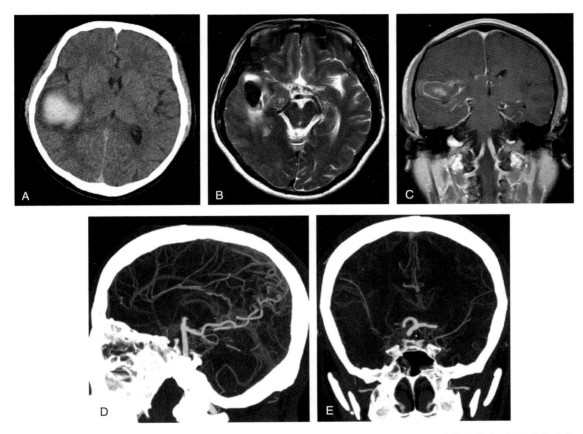

图6.19　烟雾病伴颅内出血。A~E为同一患者。(A)CT平扫示右颞不规则高密度影,边缘较模糊,周围少量水肿影。(B)横断面T2WI示右颞不规则低信号,周围少量高信号水肿影,鞍上池周围可见许多细小点状、线状低信号,为颅底异常血管网。(C)冠状面T1WI示右颞出血呈不均匀稍高信号,外侧裂区流空血管显示不清,双侧椎动脉颅内段粗大。(D,E)CTA的MIP成像显示双侧颈内动脉末端闭塞,大脑前、中动脉远端分支显影稀疏,椎基底动脉粗大,可见大脑后动脉与大脑中动脉存在皮层吻合。

（靳松）

参考文献

[1] 李松年.现代全身CT诊断学(上卷).北京:中国医药科技出版社,2001.92.

[2] 王忠诚.神经外科学.武汉:湖北科学技术出版社,1998.670-671.

[3] 赵云辉,马着彬,张玉忠.Moyamoya病侧支途径的DSA评价及其与临床的关系.临床放射学杂志,2001,20(10):735-737.

[4] 徐斌,宋冬雷,毛颖,等.直接与间接血管重建术治疗烟雾病. 中华神经外科杂志,2009,5(2):102-105.

[5] Baba T,Houkin K,Kuroda S. Novel epidemiological features of moyamoya disease. J Neurol Neurosurg Psychiatry,2008,79:900-904.

第7章

缺血性脑血管病影像学评估流程及应用经验体会

脑卒中又称中风或急性脑血管病,是一组急性起病、以局灶性或全脑性神经功能缺失为特征的综合征。由脑血液供应障碍导致的缺血性脑卒中占85%,具有发病率高、致残率高、死亡率高和复发率高的特点。颅内动脉及其分支阻塞或脑部血液循环障碍均可造成相应脑区血流灌注减少。在脑血管病形成的过程中,脑血流灌注经历了轻度波动和代偿阶段。梗死前期血流灌注的可逆过程造成临床上无脑卒中的先兆发作——短暂性脑缺血发作(TIA)。当血流量急速减少达到一定阈值以下时,即引起脑组织功能缺失,直至细胞肿胀、崩解、坏死。根据发病后时间的长短,可对脑梗死进行分期:超急性期脑梗死(6小时以内),急性期脑梗死(6~72小时),亚急性期脑梗死(4~10天),早期慢性期脑梗死(11天~1个月),晚期慢性期脑梗死(1个月以上)。纵观缺血性脑血管病发生及转归的过程,循证医学证据表明对超急性期脑梗死的早期溶栓治疗以及梗死前期的临床干预是逆转缺血性脑血管病患者病理生理学改变的有效手段。

在院领导的带领下,我院近年来开展的急性缺血性脑血管病静脉溶栓治疗和缺血性脑血管病的外科治疗卓有成效,在救治缺血性脑血管病方面走到了全国前列。对于梗死前期缺血性脑血管病的治疗方面,我院拥有一流的神经介入和血管外科团队,颅内血管搭桥、动脉支架植入、颈内动脉内膜剥脱等神经外科技术水平居于全国前列。有效的神经内-外科会诊制度以及卒中单元、脑血管病三级防治体系的建立更加具有环湖特色。预防性治疗和个体化治疗使得患者终身受益。

随着CT和MRI技术的不断发展,缺血性脑血管病的影像诊断水平有了显著提高。同时,医院临床工作的开展对影像学科提出了更高的要求。如何合理应用上述技术手段为临床及患者提供相应信息是科室面临的重大课题。近年来,我院医学影像科针对医院的需要,本着"服务临床,方便患者"的理念,较早开展了有关缺血性脑卒中影像学改变、缺血半暗带功能影像演变等基础与临床方面的研究。积极参与科技部 "九五""十五""十一五""十二五"科技攻关项目,如关于影像学指导的缺血性脑血管病动脉溶栓、静脉溶栓科研项目。通过多年的摸索,参考国内外医院的临床实践和国际最新的影像学指南,结合脑系专科医院的特点,制定并完善了一系列急性脑血管病救治及缺血性脑血管病影像学筛查的流程与评估方法，有效地配合临床完成影像信息指导下对病患的救治。

急性缺血性脑血管病

影像学评估的作用和意义

　　研究显示，当大脑主要供血动脉严重狭窄或闭塞时，血流可通过Willis环及软脑膜表面小血管的侧支循环到达缺血区。若侧支形成不良，则不足以代偿急性血管损伤或阻塞后引起的缺血。脑组织的局部血流量需求很大，但脑细胞对缺血和缺氧耐受性很差。若血流停止10~30秒，神经细胞即可损伤；若血流停止30分钟以上，脑组织即可出现不可逆性坏死。

　　对于超早期脑梗死的早期规范治疗是影响患者预后的决定性因素。现代影像学检查不仅能显示梗死区形态学方面的变化，还能提供脑血流、代谢等功能信息。诸如急性梗死区和周边半暗带的范围、脑供血动脉及侧支循环状况、脑组织血流灌注的状态以及梗死区是否合并出血等重要信息。为临床决策脑血管病患者的个体化治疗方案提供指导，即从原来单纯依赖时间窗到重视影像学检查结果提示的受累脑组织的病理生理分型，不但能够为临床治疗争取宝贵的时间，也为有的放矢的个体化治疗提供客观保证。

急性缺血性脑血管病的病因和病理生理学改变

　　依据神经影像学检查、神经系统检查及相关病因学检查，脑缺血的原因包括以下五大类（改良TOAST分型）：大动脉粥样硬化性血栓形成、心源性脑栓塞、小动脉病变、其他原因卒中以及原因未明卒中。脑缺血的最常见病因是脑动脉粥样硬化性斑块形成伴栓子脱落，约占脑梗死的90%。

　　上述病因可导致相应区域供血动脉灌注压下降。当脑血流灌注压在一定的范围内波动时，机体可以通过小动脉和毛细血管平滑肌的代偿性扩张或收缩来维持脑血流量的相对动态稳定，维持神经系统正常的形态及功能。该效应被称为Bayliss效应。脑血管通过Bayliss效应维持脑血流量正常稳定的能力被称为脑循环储备（CCR）。脑组织缺血、缺氧后，首先出现脑电功能障碍，即电衰竭。当脑血流量继续下降时，神经元对氧和葡萄糖的摄取率增加，以便维持细胞代谢的正常和稳定，这种能力被称为脑代谢储备（CMR）。脑血流量下降到电衰竭阈值以下，致神经元功能障碍，神经元细胞电活动停止，突触传递障碍，侧支供血仅能维持细胞膜稳定，脑组织进入贫困灌注状态。此时患者出现频次不同的TIA征象。随着脑血流量进一步下降并持续一段时间，神经元出现代谢改变及膜结构的改变，即膜衰竭，此时脑组织便进入了不可逆损伤阶段。

　　以膜衰竭阈值为界，我们把缺血性脑卒中的发病过程分为梗死前期和梗死期。梗死出现在膜衰竭之后，此时神经元细胞出现代谢变化甚至细胞膜结构改变。在分子水平出现时间依赖性缺血瀑布，其特点为自由基产生、兴奋性氨基酸释放，在血小板活性因子、乳酸中毒、脑水肿作用下使神经元代谢紊乱，细胞内离子泵失效，致使钙离子、钠离子流入导致细胞膜去极化、细胞内pH值下降，能量代谢物三磷酸、腺苷酸、磷酸肌酸和酶代谢产物葡萄糖、糖原匮乏，线粒体呼吸停止，甘油二酯、自由脂肪酸累积导致前列腺素、白细胞介素和有自由基的中间物形成，从而发生神经元死亡，即脑梗死形成。病变区自由水弥散受限，出现细胞毒性水肿，细胞内外水分子自由扩散明显受限。

影像检查流程

　　众所周知，早期、快速、有效的影像学检

查对缺血性脑血管病的临床筛查、确诊、评估及临床决策至关重要。所以急性缺血性脑血管病所应用的影像学检查方法必须满足以下条件：能够随时投入使用，快速获得患者血管和病变脑组织病生理学信息，对被检查者安全无害。

能够满足上述要求的影像学检查流程包括CT一站式、MR一站式以及混合检查三种检查模式。CT一站式检查包括CT平扫、CTP、CTA检查；MR一站式检查包括MR平扫（包括T1WI、T2WI、FLAIR、DWI）、MRA检查、MR灌注成像；混合检查模式即临床诊断急性缺血性脑梗死的患者行CT平扫除外脑出血后进入MR一站式检查模式。

我院影像科室及临床科室结合我院实际情况，在院长的领导下依据国际最新静脉溶栓治疗指南，采用混合影像评估模式。既要遵从发病时间小于3小时时间窗的原则，又要根据影像学信息判断病变脑组织的病生理状态。

具体操作流程

对于急性脑血管病患者，影像检查首选CT，观察有无出血。经CT检查无出血改变，符合溶栓条件者，紧急溶栓。

对于发病超过3个小时但未超过9小时的患者或发病时间不明的患者，我们采用多模式磁共振检查。评估梗死面积、灌注异常区及半暗带范围，剔除早期出血倾向等危险因素。结合临床判断是否溶栓并制订治疗方案（静脉溶栓、介入取栓等）。

影像检查目的

急性缺血性脑血管病影像学检查的目的如下：确立脑梗死的诊断，除外其他颅内病变；明确梗死区分期、范围、区域；是否存在半暗带及可挽救半暗带的范围；明确梗死的责任血管，确诊血管狭窄或闭塞；提供全脑脑组织血流灌注的状态等功能信息及侧支循环状况，判断低灌注；明确梗死灶是否合并出血或有出血性转化的可能。

上述判定结果的最终目的是提供受累脑组织的客观信息，帮助临床医师确定患者是否能够进行溶栓治疗。转变临床单纯依赖时间窗指导超早期脑梗死治疗为依据影像检查所呈现的病生理状态为指导实施个体化治疗的观念。

在评估急性梗死发生后成像模式的成本效益时，最重要的考量包括：症状发作到成像评估的时间，影像结果对继发治疗和临床预后的影响。其他的考量包括成像方法在解剖与功能方面描述病理学改变的能力，以及成像是否能够提供足以有用的高质量影像。

影像检查种类及序列

对急性缺血性脑血管病进行诊断的影像检查种类及序列的选择与评估需要遵循以下几个方面：该影像学方法对疾病诊断的敏感性和特异性，获取、进行和解释多模式影像学技术所需的时间。

CT平扫

CT扫描需包括全脑。若怀疑病变位于后颅窝，则需要行3~5mm薄层扫描。CT主要用于除外脑出血和其他颅内病变。与MR弥散成像比较，CT扫描对急性脑梗死的诊断敏感性差。有意义的早期征象包括：局限性密度减低、脑血管[大脑中动脉水平段和（或）侧裂段]高密度、岛带征、豆状核模糊。使用窄窗技术帮助观察有无皮层肿胀，脑沟、脑池，有无变窄以及相应区域轻微的密度减低。6小时内CT观察到局限性低密度的病灶往往意味着血管源性水肿的出现，同时该受累区域脑细胞不可逆性损害，是溶栓的相对禁忌证。经CT检查无出血改变，临床诊断脑梗死患者经评估符合溶栓条件者可行紧急溶栓。

弥散成像

弥散成像（DWI）是目前活体测量水分子弥散程度的唯一功能成像方法，可反映细胞内外水分子转移与跨膜运动，并可计算水分子的弥散差异。该序列用于确诊颅内是否存在急性脑梗死灶，明显早于常规MR序列及CT平扫。急性脑梗死灶DWI呈高信号（图7.1），具有很高的特异性和敏感性。

DWI多采用回波平面技术（EPI）的快速成像方法。它对超急性期梗死区自由水分子的弥散受限非常敏感。该序列层厚5~8mm，包括全脑。要求B值至少包括0和1000两个数值。其中B=0时的图像可代替T2WI，用于判别血管源性水肿的出现。上述图像经软件处理后能够得到表观扩散系数（ADC），ADC的数值能够近似反映组织内水分子运动程度的强弱。ADC图可用于观察超早期脑梗死细胞毒性水肿累及的范围。细胞缺血导致膜衰竭后，随着钠-钾泵的失活，大量的钠离子、钙离子和水涌入细胞内，致细胞毒性水肿。正常情况下，细胞内水分子的布朗运动较细胞外慢，水分子在细胞内的ADC值小于细胞外。在细胞毒性水肿时，细胞内水分子的增加引起细胞肿胀，造成细胞外水分子减少，从而使整个梗死区水分子的布朗运动减低，ADC值减小，图像上显示为明显低信号。部分观点认为DWI所代表的区域除代表最终的梗死核心外，还包括一小部分能够恢复功能的脑组织。

DWI高信号，同层面ADC图相应区域低信号提示存在新鲜脑梗死灶。确诊时应除外存在更多假阳性（肿瘤性病变、脱髓鞘病变、出血性病变、T2穿透效应）及假阴性（小病灶、病灶位于深部核团等）的病灶，不可单独应用此序列做出急性脑梗死诊断，需要结合ADC图和其他MR序列，避免误判。临床上存在DWI阴性的脑梗死，应结合临床症状，提高对此类患者的认识。对于开展时间窗内溶栓，可减少死亡率、致残率、致死率。

T2WI

该序列用于确诊是否存在不可挽救的脑组织。其层厚、层距和扫描层面与DWI相同。超急性脑梗死主要改变为细胞毒性水肿。整个缺血区的含水量没有增加，只是细胞内、外的含水量发生了变化。脑梗死后24

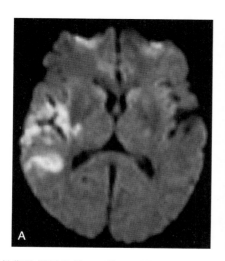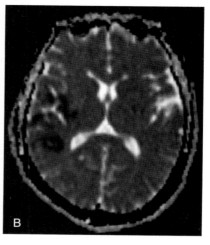

图7.1　超急性期脑梗死患者DWI及ADC图。患者，女性，49岁。突发言语不清、左肢无力3小时。横断面DWI(A)显示右侧额颞岛交界部、右侧颞叶皮层异常高信号，提示新鲜梗死灶。横断面ADC图(B)示梗死区信号明显减低。

小时,由于血脑屏障的损坏导致血管源性水肿,以及梗死细胞的崩解、死亡,造成细胞外间隙增大,含水量增加。由于超急性期脑梗死区内出现的细胞毒性水肿不造成组织含水量的增加,故常规T2WI无阳性发现(图7.2)。T2WI图像上出现的高信号区代表组织含水量增加的区域,即血管源性水肿的区域,标志着梗死组织进入不可挽救的状态。故T2WI与DWI图像的比对能够显示明确脑梗死组织所处的准确病理生理时期,为临床确定静脉溶栓的适应证提供影像学证据。DWI图像中B=0的图像在无T2WI的情况下可替代T2WI的作用。

FLAIR

典型的反转恢复序列包括一个反向180°脉冲、一个90°脉冲和一个180°复相脉冲。180°脉冲与90°脉冲之间的间隔时间即为反转恢复时间(TI),选择适当的TI能够使特定的组织在MRI上表现为信号消失。液体水平衰减翻转回复序列(FLAIR)选择的TI值是液体的T1值,可以对自由水的信号进行压制,这样的序列不仅提高了对结合水的显示程度,同时对脑沟内走行的流空不良血管异常敏感。该序列的作用在于:其于发病早期(4小时以内)可为阴性;可显示受累脑区脑沟内的慢血流征(呈线样等或略高信号);如果FLAIR呈高信号,其意义与T2WI相同(图7.2);增强后的FLAIR能够显示由血脑屏障破坏所致对比剂渗出的范围(异常高信号),对预测梗死区血脑屏障的完整性具有一定的价值。

GRE/SWI

梯度回波序列(GRE)与磁敏感成像(SWI)都属于T2*序列。该序列对磁场的不均匀性非常敏感。病灶内的血液衍生物(脱氧血红蛋白、含铁血黄素、高铁血红蛋白)、钙化等磁敏感性物质均可造成磁场局部的均匀性减低,表现为非常快速的横向弛豫,影像上表现为低信号(图7.3)。应用该序列的目的在于:发现梗死灶是否存在渗血、出血等溶栓治疗的禁忌证;除外其他出血性病变;溶栓后复查患者是否有颅内出血等并发症。

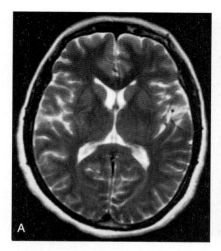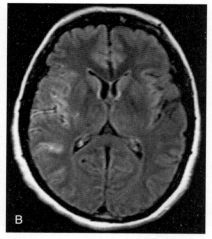

图7.2 超急性期脑梗死患者T2WI及FLAIR。同图7.1患者。横断面T2WI(**A**)显示右侧额颞岛叶交界部(DWI高信号区)无阳性征象,右侧颞叶皮层信号略显增高(与对侧比较)。横断面FLAIR图(**B**)示右侧颞岛叶脑沟较对侧变浅,脑沟内可见"慢血流"征,右侧颞叶皮层病灶略高信号。

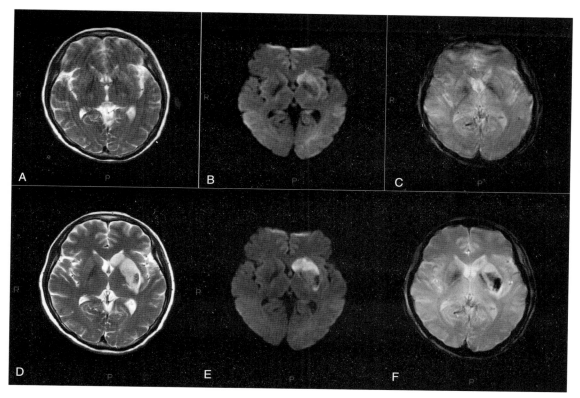

图7.3 超急性脑梗死患者溶栓前后T2WI、DWI及GRE对比。患者,男性,46岁。突发言语不清、右侧肢无力、右肢麻木及言语不清3小时就诊。溶栓前横断面T2WI(A)显示无阳性征象。溶栓前横断面DWI(B)显示左侧基底节区异常高信号,提示新鲜梗死灶。溶栓前横断面GRE图(C)示双侧苍白球少量矿物沉积。左侧基底节病灶内未见渗血。溶栓后横断面T2WI(D)示正常基底节混杂信号。溶栓后横断面DWI(E)显示正常基底节区梗死区范围扩大,病灶后部异常低信号。溶栓后横断面GRE图(F)示左侧基底节病灶梗死灶内不规则出血信号。

MRA

磁共振血管造影(MR)是MR常规血管检查技术。常用的方法包括时间飞跃法(TOF)、相位对比法(PC)和对比增强MRA(CE-MRA)。超早期脑梗死患者采用3D-TOF,不需要对比剂即可清晰显示颅内大血管及分支。与DSA及CTA相比,MRA无创、简便且更为安全,避免了肾毒性造影剂和电离辐射。MRA能够显示Willis环及其邻近颈动脉和各主要分支,方便临床显示脑梗死的责任血管,评测是否狭窄、闭塞,同时能够详细描述管腔狭窄的程度。超急性期脑梗死典型表现为责任血管的阻塞、中断,管径纤细,狭窄

处远端分支稀疏等。MRA的不足是对于幽闭恐惧、心律失常、置入除颤器后及肥胖的患者无法进行检查。此外,MRA容易将次全闭塞诊断成完全闭塞,容易对血管狭窄程度过度评估(图7.4)。

MR灌注成像

灌注成像是能够反映血流动力学改变的功能成像。我们应用灌注成像明确灌注异常的区域,通过与DWI图比较,明确是否存在缺血半暗带。

灌注成像包括应用扩散性示踪模型的PET、SPECT、Xenon CT技术以及应用示踪动力学模型的CT灌注、MR灌注,其均可提供脑

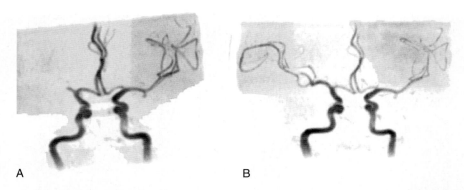

图7.4　超急性脑梗死患者溶栓前后MRA对比。同图7.1患者。溶栓前MRA（**A**）显示右侧大脑中动脉起始部以远闭塞。溶栓后MRA（**B**）示右侧大脑中动脉M1再通。

血流量的定量评估。灌注的金标准是PET，但是由于费用和药物制备严格等原因导致前几种方法的局限性，不能应用于急性脑血管病的诊断。CT灌注及MR灌注应用的是示踪动力模型，提供了定量数据，操作简单，结果相对可靠。CT灌注采用高压注射器将碘对比剂注入静脉，监测碘剂团注通过大脑血管系统的首次通过曲线，经计算得到局部脑血容量、局部脑血流量、平均通过时间、达峰时间和通透性等5个参数。其局限性是有限的扫描范围及较大的辐射剂量。磁共振灌注加权成像（PWI）包括动态磁敏感对比剂增强灌注成像（DSC-PWI）和动脉自旋标记（ASL）成像。ASL采用反转脉冲磁化标记动脉血中的氢质子，将标记前后得到的图像进行减影，从而获得组织灌注参数图，其优点是无需对比剂，简单易行。缺点是图像密度分辨率低且无CBV图。该成像技术有一定的应用前景。

目前活体测量微循环状态的MRI技术以DSC-PWI最为成熟。我们通过静脉内团注磁共振造影剂GD-DTPA，使用MR快速成像技术对造影剂首次通过脑组织进行实时成像，可以显示出脑灌注的情况。使用动态T2*加权扫描可以观察到造影剂首次通过脑组织时信号下降的程度和造影剂流出后脑组织信号的恢复情况，得出时间-信号强度曲线，

并计算出局部相对脑血流容量（rCBV）。通过估算动脉输入函数，可以计算出平均通过时间（MTT）和达峰时间（TTP）。根据公式rCBF=rCBV/MTT，计算出相对脑血流量（rCBF）（图7.5）。

在梗死前期，无神经细胞的膜代谢障碍所致的水分子弥散异常，DWI显示阴性。如何在神经元细胞细胞毒性水肿之前发现缺血性卒中的蛛丝马迹，评估相应脑区梗死出现的概率以及潜在危险性，使患者得到有针对性的治疗，是临床医生面临的重要课题。

众所周知，梗死前期位于膜衰竭之前，此时受累区域最重要的改变是血流动力学的变化。

在临床上常将灌注成像与DWI联合应用，这有助于区分可恢复性脑缺血与真正的脑梗死。亚急性期局部脑血容量的升高可能与血液再灌注，包括血管再通、侧支循环形成及血管舒张有关。灌注成像可以在治疗前通过提供缺血性病变的血流特征、范围大小指导临床治疗，同时追踪预后，并可以反复地检测以获得所需的指标，提高脑血管病的准确诊断率和治愈率。

Parsons MW通过研究灌注异常面积大于扩散异常面积的超急性期脑梗死患者的相对脑血流量分布图、脑血容量图以及平均

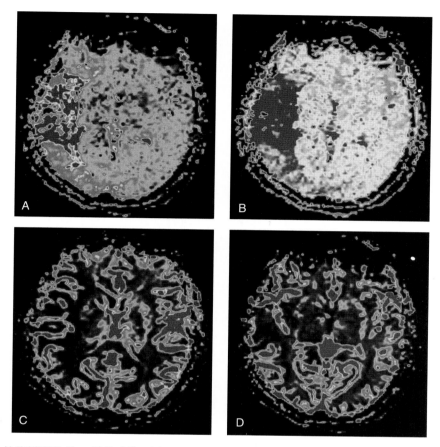

图7.5 超急性脑梗死患者MR灌注成像。同**图7.1**患者,右侧大脑中动脉供血区异常低灌注,结合DWI提示存在可挽救脑组织。A~D依次为MTT图、TTP图、CBF图、CBV图。右侧额颞顶(右侧大脑中动脉供血区)MTT(A)及TTP(B)明显延迟。CBF图(C)示右侧额颞顶叶CBF较对侧明显降低,范围与TTP一致。CBV图(D)异常低灌注区范围小于CBF图。

通过时间图来预测梗死灶的转归。运用半定量彩色阈值分析图测量低灌注的体积,包括伴有相对平均通过时间延迟的彩色信号强度阈值的升高,同时与脑梗死的进展、预后脑梗死的面积和临床特征对比发现,病灶的相对脑血容量与最终梗死的面积(r=0.67,P<0.01)和临床预后(r=0.67,P<0.01)明显相关。提示rCBF可以在灌注成像病变面积大于扩散成像病变面积时更为准确地辨别半暗带。彩色阈值灌注成像图对急性期患者对预后的评估具有重要的意义。

Thijs VN等通过研究9例患者的灌注及扩散加权成像发现,在早期急性卒中患者中,灌注异常面积大于扩散成像异常面积者,在发病早期临床症状不会有明显的改善,最初扩散加权像上的病变进展程度与早期平均通过时间(MTT)和局部脑血容量(rCBV)灌注图的异常缺失明显相关。

影像评判标准

在多模式磁共振检查中,我们应用DWI判断脑梗死区域的组织活性;应用MRA评估大血管管腔狭窄程度;应用PWI评估局部脑组织血流动力学变化,同时与DWI结合,判断梗死核心区及半暗带的范围;应用梯度回波或磁敏感成像确定病灶内是否合并出血以及溶栓后病灶内是否出血。

缺血性半暗带由围绕缺血中心区的、低灌注但尚未发生不可逆性损害的脑组织构成,其血流量在维持该组织功能和形态完整性的阈值内。半暗带组织在急性缺血性脑血管病中具有潜在恢复和治疗的可能,是静脉溶栓和介入治疗的适应证。我们可以通过测量减少的血流量低于维持正常功能性活动的低限以及区分脑组织形态完整性与破坏来达到。对试验模型中灌注组织的恢复和不可逆性梗死的研究证实:灌注加权成像和扩散加权成像可做到这一点。

分别采用扩散加权成像和灌注成像,比较所获得的异常区域的体积大小,可出现以下4种情况,提示不同的意义。

1.DWI所显示异常区域明显小于PWI所显示者(临床上最常见),提示DWI所显示异常区域可能代表梗死核心,而PWI所显示者可能包括了梗死核心和缺血性半暗带,积极救治可能减少最终梗死范围或区域。因为如不积极救治,DWI所显示之异常区域将于短时间内扩大达PWI所显示异常区域之大小或最终梗死区将介于二者之间。

2.DWI与PWI所显示异常区域的大小相仿。研究发现,数天后随访所显示的最终梗死区域常略大于原DWI所显示的面积,故认为原DWI显示之梗死核心所产生的兴奋性毒性物质,通过周围新生的血管扩散至其邻近正常组织,使梗死周围组织发生继发性梗死,故最终导致梗死区较大,从而推测这种情况仍有数天的救治"时间窗口"(即存在救治余地)。还有研究发现,最终梗死区域的体积与DWI和PWI所显示者相仿,认为这种情况可能意味着缺血组织已发展达到"能量供应不足以维持膜内外离子梯度之需",而侧支循环尚足以限制梗死不再发展至其周围组织,故积极救治,最终梗死区不会缩小或增大。

3.DWI异常而PWI不能显示灌注缺损区,甚至显示灌注过渡区。这是一种很少见的状况,其最终随访所显示之梗死区域都与DWI所显示之大小相仿或较小。解释为PWI成像时栓塞等致脑梗死的病因已自行解除(如自发性溶栓),故病因解除前已形成的梗死区或非完全性脑梗死区(DWI为高信号)可以灌注正常或灌注过度(反应性充血所致)。

4.DWI正常而PWI显示灌注缺损,提示为一过性脑缺血,而没有梗死。

缺血性脑血管病

影像学评估的作用和意义

在缺血性脑血管病形成的过程中,存在脑血液循环的轻度失调和代偿阶段,早期轻度的循环障碍能够通过机体的代偿功能而不出现任何特征和症状。随着病情的进展,这些可逆性的改变于临床上表现为无脑卒中的先兆发作——短暂性脑缺血发作(TIA)。TIA的出现提示一过性的脑功能紊乱,影像学无责任病灶,常为脑梗死发作的前驱症状。影像学筛查能够在梗死发生之前明确脑血液循环异常的区域,确认患者是否存在梗死证据,明确有无责任血管以及评估脑侧支循环储备能力。由于是在梗死发生之前进行筛查,所以患者能够获得充裕的时间处置病情,无需考虑时间窗、溶栓后出血等一系列情况。

急性缺血性脑血管病的病因和病理生理学改变

以膜衰竭阈值为界,我们把缺血性脑卒中的发病过程分为梗死前期和梗死期。梗死期膜衰竭导致钙内流,出现细胞毒性水肿,病变区自由水弥散受限,弥散信号增高,ADC减低。

综上所述，膜代谢的异常出现在血流动力学异常之后。也就是说，能够反映血流动力学变化的灌注成像，能够在梗死发生之前发现缺血性卒中发生之前的蛛丝马迹。有助于临床医师了解患者的真实情况，制定个体化治疗方案。

在缺血性脑血管病中，从脑血流量开始下降到急性脑梗死的发生共经历了三个过程：首先是由于脑灌注压下降引起局部脑血流动力学改变，接着是脑循环储备力失代偿所造成的神经元功能改变，最后是脑血流量下降超过脑代谢储备力发生不可逆的神经元形态学改变，即脑梗死。前两个过程即可称为梗死前期。

影像学检查流程

对TIA或梗死前期的患者，影像学检查流程与急性缺血性脑血管的流程类似。

应用CT或MR平扫除外出血性病变或颅内其他病变；应用超声检查，包括颈动脉双功能超声及经颅多普勒筛查血管病变，特别是管腔狭窄程度以及动脉硬化斑块情况；超声检查阳性者行DSA、CT血管造影（CTA）、对比剂增强头颈部MRA（CE MRA）评估血管狭窄程度；血管检查阳性者行血流灌注状态（CTP或MR PWI），明确血流灌注异常的病理生理状态。最后根据形态学检查、血管信息、灌注来制订治疗方案（药物治疗、动脉内膜剥脱、动脉管腔支架成形术、动脉搭桥等）。

影像学检查目的

缺血性脑血管病影像检查的目的在于：确定或排除需要特殊治疗的TIA的病因，并寻找可改善的危险因素和预判预后。

具体目标如下：CT或MRI平扫确立脑梗死的诊断，除外其他颅内病变；B超确诊血管狭窄和动脉硬化斑块；头颈部DSA、CTA、CE MRA确诊血管狭窄程度和侧支循环情况；

CTP或MR提供全脑组织血流灌注的状态等功能信息及侧支循环状况。

影像检查种类及序列

结构成像

CT/MR平扫。MR平扫包括DWI、T2WI、T1WI、GRE、T2-FLAIR。CT检查除外出血及其他颅内病变。MR检查能够确诊是否存在新鲜脑梗死灶。

脑血管检查及颈部血管检查

颈部血管检查可根据病情选择颈动脉超声多普勒检查以及经颅多普勒检查。检查结果阳性者应根据临床病情选取头部和颈部CT或CE-MRA检查。

灌注影像检查

灌注成像可选择CTP或MR PWI。MR PWI包括DSC-PWI和ASL。灌注检查能够评估梗死前期脑实质微循环的变化，根据CBV、CBF、MTT及TTP的改变对梗死前期进行分期从而明确缺血程度及侧支循环的代偿情况。

其他影像学检查

根据患者临床症状，参考多方面临床检验结果和上述影像学检查结果，确定患者进一步的检查治疗方案。对拟采用神经外科治疗（经动脉支架成形术、颈动脉内膜剥脱术、旁路血管搭桥手术等），且符合手术适应证的患者行DSA等适宜检查。

影像评判标准

梗死前期的影像学分期

根据CT灌注表现，早期的研究将脑梗死前期分为两期四个亚型，该分期同样适用于MR灌注。

Ⅰ期,脑血流发生异常变化,脑血流灌注压在一定范围内波动时,机体可以通过小动脉和毛细血管平滑肌的代偿性扩张或收缩来维持脑血流相对稳定。Ⅰa期,脑血流速度发生变化,脑局部微血管尚无代偿性扩张。灌注成像见TTP延长,MTT、rCBV和rCBF正常。Ⅰb期,脑局部微循环代偿性扩张。灌注成像见TTP和MTT延长,rCBF正常或轻度下降,rCBV正常或升高(图7.6)。

Ⅱ期,脑循环储备力失代偿,CBF达到电衰竭阈值以下,神经元功能出现异常,机体通过脑代谢储备力来维持神经元代谢的稳定。Ⅱa期,CBF下降,由于缺血造成局部星形细胞足板肿胀,并开始压迫微循环血管。灌注成像见TTP、MTT延长,rCBF下降,rCBV基本正常或轻度下降(图7.7)。Ⅱb期,星形细胞足板明显肿胀并造成脑局部微血管受压变窄或闭塞,局部微循环障碍。灌注成像见TTP、MTT延长,rCBV和rCBF下降(图7.8)。

我院经验总结

基本情况简介

天津市环湖医院(天津市脑系科中心医院)是以神经内、外科为特色,集医疗、教学、科研为一体的三级甲等医院,是天津市高等院校教学基地之一。神经外科是全国重点学科,卫生部首批"脑卒中筛查与防治基地"、卫生部脑卒中早期筛查和规范诊疗培训基地及人力资源和社会保障部工伤康复试点机构。2012年被评为全国脑卒中筛查与防治工作优秀基地医院。

我院拥有3.0T MRI、64排多螺旋CT、DSA及术中B超等先进的诊断治疗设备。MR和CT每年接受检查患者超过80 000人次,MR检查患者占到天津市三甲医院的37%,服务人次均居全市各大医院之首。

功能影像急症化的经验

我院的日均检查量在百余人次左右,近90%病例为阳性结果。20%~25%为疑难病例。存在着增强检查多、紧急手术加急、溶栓筛查以及特殊检查(如各种功能成像)要求多的特点。在安排溶栓加急检查时,其他候诊患者由于等候时间长,情绪难以控制,如果不制定相应的措施和预案,非常容易出现矛盾和纠纷。针对以上情况,我们采取了如下的解决方案。

24小时值班制度

我院是天津市唯一一家24小时全天候向患者开放MR检查服务的医疗机构。为保证开机时间,上机医师吃饭及午休时间安排替班,做到人歇机器不歇。

分时段预约登记制度

即按照患者登记的先后顺序,依据每个小时做3~5个的数量估算,估算并告知患者检查的时间段。发挥两台机器优势,登记处调度,电话预约通知,使患者无效等候减少,避免高峰期拥堵。若溶栓急查可以随时插入,优先安排。

绿色通道制度

对于急性脑血管病紧急溶栓、紧急手术、急症重症或需紧急诊治者建立绿色通道,临床医师与主任、医师交流协商后,由影像科室特定联系人协调,紧急安排检查。

这样的预案贯彻了医院关于建立溶栓通路的要求,其意义在于使真正需要紧急成像者得到优先处理,择期检查患者避免占用解决危急状况的黄金时间,确保紧急溶栓的时间窗。

基本步骤

1.患者入住急症,值班的溶栓小组启动溶栓评估。

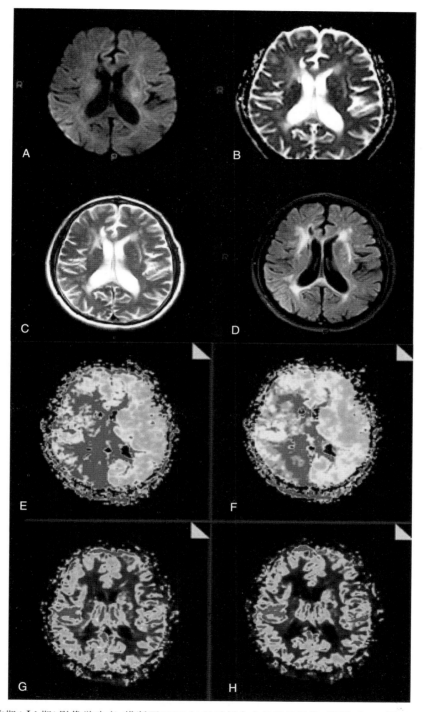

图7.6　梗死前期(Ⅰb期)影像学改变。横断面DWI(A)显示颅内未见明显异常。横断面ADC图(B)示脑实质内未见明显异常信号。横断面T2WI(C)示脑萎缩,缺血性脑白质脱髓鞘改变。横断面FLAIR(D)示双侧侧脑室旁缺血性脱髓鞘改变,未见皮层脑沟内存在慢血流征。MTT(E)及TTP(F)提示右侧额颞枕顶(右侧大脑中动脉供血区、右侧大脑后动脉供血区及右侧后分水岭区)灌注时间明显延迟。而 CBV(G)图提示上述区域CBV略高于对侧。CBF图(H)未见明显异常,符合梗死前期Ⅰb期改变,提示右侧大脑半球灌注异常区侧支循环代偿。

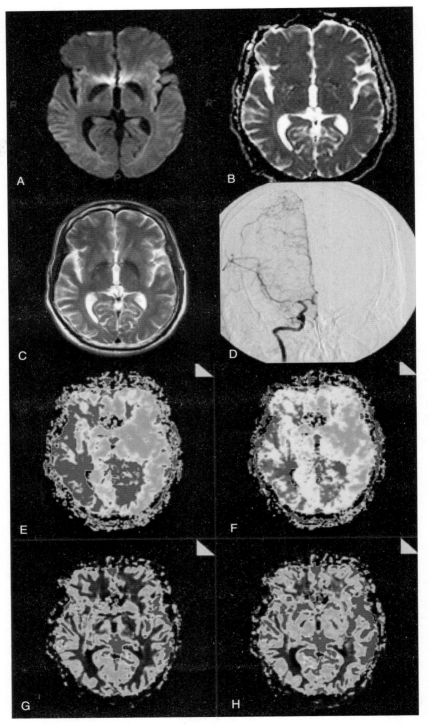

图7.7 梗死前期（Ⅱa期）影像学改变。横断面DWI（A）显示颅内未见明显异常。横断面ADC图（B）示脑实质内未见明显异常信号。横断面T2WI（C）示脑沟轻度增宽。正位DSA（D）示右侧大脑中动脉起始部狭窄。MTT（E）及TTP（F）提示右侧额颞枕顶、左侧枕叶（右侧大脑中动脉供血区）灌注时间明显延迟。而CBV（G）图提示上述区域CBV与对侧比较无明显差异。CBF图（H）显示上述区域低于对侧，提示局部微循环障碍。

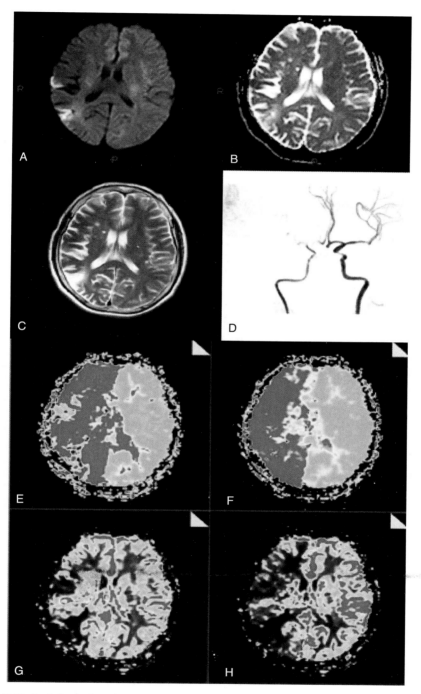

图7.8 梗死前期Ⅱb期改变,部分区域处于失代偿期,可见少量脑梗死灶。横断面DWI(**A**)显示右侧颞顶交界部皮层小片状高信号,提示较新鲜脑梗死灶。横断面ADC图(**B**)示梗死区略低信号,右侧颞顶枕叶交界部较陈旧性脑梗死灶。横断面T2WI(**C**)示右侧颞顶枕叶交界部较陈旧性脑梗死灶。前后位MRA(**D**)示右侧大脑中动脉M1段及右侧大脑前动脉A1段断续流空影,右侧大脑中动脉水平段以远流空影消失,右侧大脑前动脉A2段流空浅淡。MTT(**E**)及TTP(**F**)提示右侧额颞枕顶叶灌注时间明显延迟。CBV(**G**)图示右侧大脑中动脉供血区、右侧后分水岭区信号减低。CBF图(**H**)提示异常低灌注区大于CBV。

2.初筛合格后由评估小组通知影像科指定的联系人。

3.联系人负责安排影像科加急检查事宜。

4.患者各项准备就绪,到达制定检查室。

5.开始多模一站式功能影像检查。

6.溶栓小组与影像医师评估检查结果。

7.溶栓小组制订治疗方案。

意义:溶栓患者能在最短时间内得到正确的治疗。多模式功能影像能够知道临床明确溶栓的适应证,同时监控脑组织的动态变化。

具体病例介绍

急性脑血管病患者静脉溶栓前、后MR一站式扫描

患者,男性,61岁,主因"突发言语含混、右肢不利4小时"入院。神经科查体(神经康复科):神清,轻度构音障碍,高级神经功能正常,右鼻唇沟浅,伸舌右偏,右肢近端肌力Ⅲ级,远端Ⅰ级,肌张力增高,右半身痛觉及振动觉减退,右侧上肢腱反射(++),左下肢腱反射(+++),右侧巴宾斯基征(+)。头CT未见出血。为明确梗死及半暗带,经首诊医师联系行多模式磁共振检查。MR显示左侧额颞岛交界部、左侧颞枕叶交界部超急性脑梗死。左侧大脑中动脉水平段近端以远闭塞(图7.9)。灌注成像显示左侧大脑中动脉供血区及邻近前、后分水岭区明显低灌注,灌注异常面积大于DWI异常区域,提示存在缺血半暗带(图7.10)。

阿替普酶溶栓治疗,溶栓后6小时右肢无力缓解,麻木较前减轻。失语症状缓解。

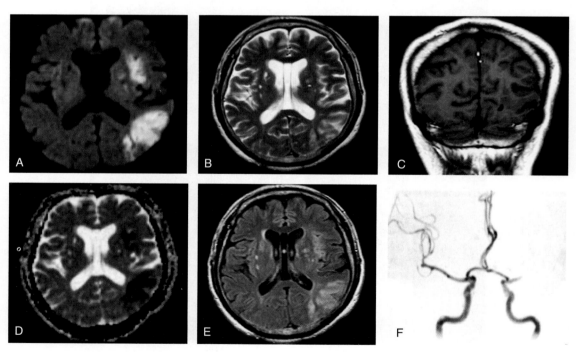

图7.9　超急性脑梗死患者溶栓前MRI及MRA改变。患者,男性,突发言语含混、右肢不利4小时。横断面DWI(A)显示左侧额颞岛交界部,左侧颞枕叶交界部斑片样异常高信号,提示新鲜梗死灶。横断面T2WI(B)示左侧额颞岛叶交界部未见明确异常高信号影,左侧颞顶枕叶交界部皮层轻度肿胀。冠状位T1WI(C)示左侧颞顶枕叶交界部脑沟变浅。横断面ADC图(D)示左侧额颞岛交界部,左侧颞枕叶交界部斑片样异常低信号,范围较DWI略小。横断面FLAIR(E)示左侧岛叶皮层、正常颞顶枕叶交界部皮层异常略高信号影,左侧侧裂内线样慢血流影。前后位MIP MRA(F)示左侧大脑中动脉水平段近端以远流空影消失,远端分支消失,提示闭塞。

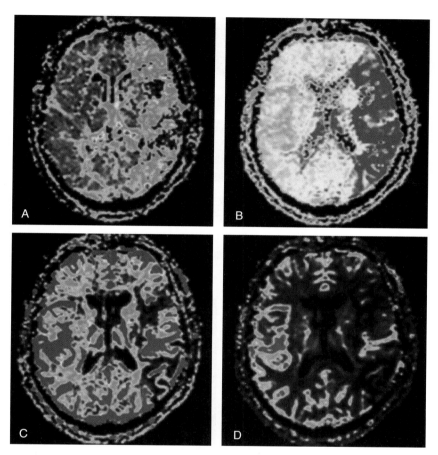

图7.10　超急性脑梗死患者溶栓前灌注成像改变。A~D依次为MTT图、TTP图、CBV图、CBF图。左侧额颞枕顶(左侧大脑中动脉供血区及邻近前、后分水岭区)MTT(A)及TTP(B)明显延长。CBV(C)提示异常低灌注,异常减低范围小于MTT、TTP及CBF图(D)。CBF明显降低,异常低灌注面积大于DWI异常区域,提示存在缺血半暗带。

MRI显示T2WI左侧额颞岛叶交界部及左侧颞顶枕叶交界部长T2高信号,提示上述区域不可逆性坏死。MRA示左侧大脑中动脉水平段及远端分支再通。水平段末端局限性流空断续影,但其远端血管显影,提示该处血管狭窄原因依然存在,但程度不重(图7.11)。灌注成像显示再灌注,提示溶栓后血流的及时再灌注阻止了缺血性半暗带向梗死的转化(图7.12)。

　　患者3周后原临床症状消失,复查MRI及MRA显示左侧额颞岛叶交界部及左侧颞顶枕叶交界部软化灶形成,病灶范围与发病时DWI相比略显减小。MRA示左侧大脑中动脉

水平段末端局限性狭窄(图7.13)。

缺血性脑血管病颞浅动脉-大脑中动脉搭桥的影像学改变及术前术后评估

　　患者,男性,54岁。1个月前无明显诱因出现左肢活动不利,持续约10分钟自行缓解,约每天1次。神经科查体:神清,言语欠流利,右侧肢体肌力Ⅴ级,左侧肢体肌力Ⅳ+级。行常规影像学检查、血管DSA检查、MR灌注检查。MRI未见急性期梗死灶。DSA显示右侧颈内动脉闭塞(图7.14)。灌注成像显示右侧大脑中动脉供血区、右侧大脑前动脉供血区及右侧前分水岭区灌注异常,符合梗死前期

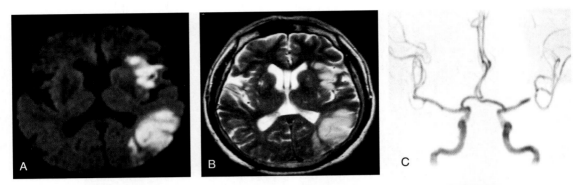

图7.11 超急性脑梗死患者溶栓后24小时MRI及MRA改变。横断面DWI(A)显示左侧额颞岛交界部病灶范围轻度扩大,左侧颞枕叶交界部病灶范围未见增大。横断面T2WI(B)示左侧额颞岛叶交界部及左侧颞顶枕叶交界部脑实质肿胀,呈长T2高信号,提示上述区域不可逆性坏死。前后位MIP MRA(C)示左侧大脑中动脉水平段及远端分支再通。水平段末端局限性流空断续影,但其远端血管显影,提示该处血管狭窄原因依然存在,但程度不重。

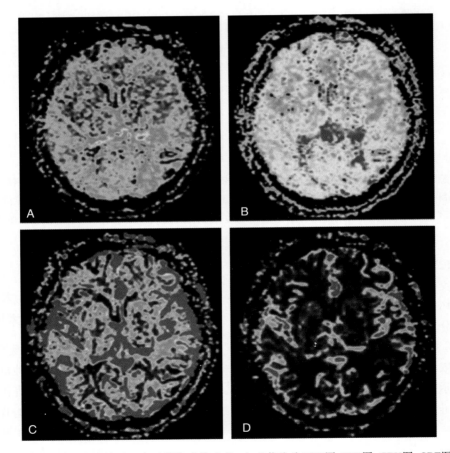

图7.12 超急性脑梗死患者溶栓后24小时灌注成像改变。A~D依次为MTT图、TTP图、CBV图、CBF图。左侧额颞枕顶原来的灌注异常区消失。MTT(A)及TTP(B)与对侧正常区类似。CBV(C)提示左颞顶枕叶交界部CBV异常减低区,信号异常的范围与DWI类似。CBF(D)示左侧颞顶枕叶交界部为低灌注区,左侧额颞岛叶交界部未见明显灌注减低区,提示再灌注,即溶栓后血流的及时再灌注阻止了缺血性半暗带向梗死的转化。

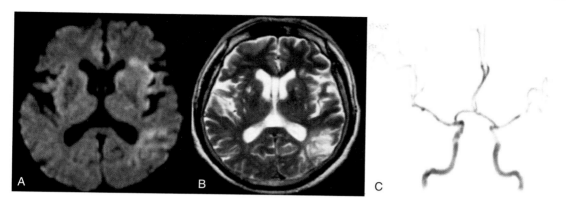

图7.13　超急性脑梗死患者溶栓后21天MRI及MRA改变。患者临床症状基本消失。横断面DWI(A)显示左侧额颞岛交界部病灶及左侧颞枕叶交界部梗死区略高信号,信号强度明显低于超急性期。横断面T2WI(B)示左侧额颞岛叶交界部及左侧颞顶枕叶交界部软化灶形成,病灶范围与发病时DWI相比略显减小。前后位MIP MRA(C)示左侧大脑中动脉水平段末端局限性流空断续影,提示狭窄。

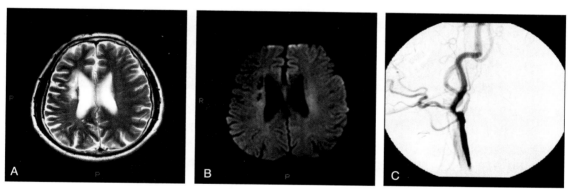

图7.14　缺血性脑血管病搭桥术前MRI及MRA改变。横断面T2WI(A)显示右侧侧脑室旁多发陈旧性梗死灶,未见急性脑梗死灶。横断面DWI(B)软化灶中心呈低信号,未见急性脑梗死灶。DSA显示右侧颈内动脉闭塞。

Ⅱ1期改变,提示右侧大脑半球侧支循环代偿(图7.15)。符合旁路动脉搭桥手术指征。患者入院后,各项检查完善,后行颞浅动脉–大脑中动脉搭桥术,术后检查显示搭桥动脉供血良好(图7.16),原灌注异常区域明显好转(图7.17)。未出现梗死等并发症。

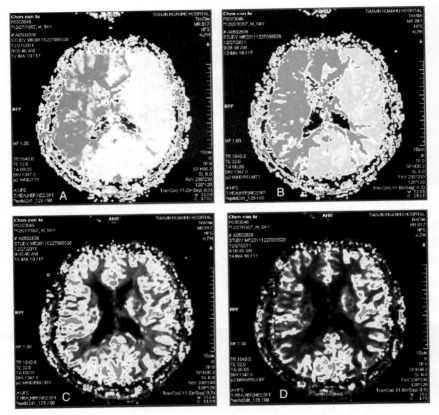

图7.15　缺血性脑血管病搭桥术前MR灌注改变。A~D依次为MTT图、TTP图、CBV图、CBF图。右侧额颞枕顶(右侧大脑中动脉供血区、右侧大脑前动脉供血区及右侧前分水岭区)MTT(A)及TTP(B)明显延迟。CBV(C)图未见明显异常低灌注区。CBF图(D)示右侧大脑中动脉供血区、右侧大脑前动脉供血区及右侧前分水岭区CBF较对侧轻度降低,符合梗死前期 Ⅱ 1期改变,提示右侧大脑半球侧支循环代偿,尚未出现梗死。

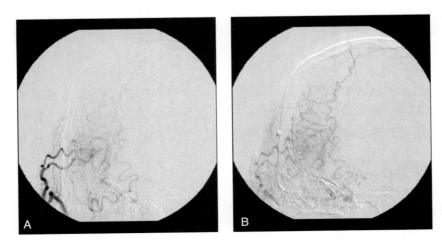

图7.16　缺血性脑血管病行右侧颞浅动脉-大脑中动脉吻合术后经右侧颈外动脉DSA。动脉期(A)和静脉期(B)显示右侧大脑中动脉分支显影,提示右侧颞浅动脉-大脑中动脉吻合血管通畅。

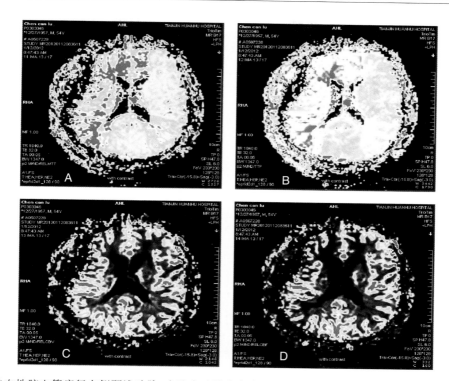

图7.17　缺血性脑血管病行右侧颞浅动脉–大脑中动脉吻合术后24小时灌注成像改变，原灌注异常区域范围减小，右侧CBF部分恢复，较前升高较明显。提示灌注明显改善。A~D依次为MTT图、TTP图、CBV图、CBF图。左侧额颞枕顶原来的灌注异常区消失。右侧额颞枕顶（右侧大脑中动脉供血区、右侧大脑前动脉供血区及右侧前分水岭区）MTT(A)及TTP(B)较对侧轻度延迟，与术前相比明显改善，以右侧额颞岛叶交界部最为明显。CBV(C)图未见明显异常低灌注区。CBF图(D)示未见明显低灌注区。

（韩彤）

参考文献

[1] 高培毅.脑血管病影像学手册.北京：人民卫生出版社,2008.

[2] Kloska SP1,Wintermark M,Engelhorn T,et al. Acute stroke magnetic resonance imaging:current status and future perspective. Neuroradiology, 2010,52(3):189–201.

[3] 高培毅,林燕.脑梗死前期脑局部低灌注的CT灌注成像表现及分期. 中华放射学杂志, 2003,37(10):882–886.

[4] Burton KR,Perlis N,Aviv RI,et al. Systematic Review, Critical Appraisal, and Analysis of the Quality of Economic Evaluations in Stroke Imaging.Stroke. 2014,45:807–814.

[5] 石蕾, 段磊.急性脑梗死MRI弥散加权成像持续阴性的探讨. 临床内科学杂志,2012,29(7)：466–468.

[6] 隋海晶, 赵振国, 白青科, 等.2种MRI灌注成像在脑梗死溶栓治疗中的应用. 实用放射学杂志,2012,28(11):1674–1676.

[7] Parsons MW, Pepper EM, Bateman GA, et al. Identification of the penumbra and infarct core on hyperacute noncontrast and perfusion CT. Neurology,2007,68(10):730–736.

[8] Thijs VN,Adami A,Neumann-Haefelin T,et al. Relationship between severity of MR perfusion

deficit and DWI lesion evolution. Neurology, 2001,57(7):1205-1211.

[9] Parsons MW,Christensen S, McElduff P,et al. Pretreatment diffusion and perfusion-MR lesion volumes have a crucial influence on clinical response to stroke thrombolysis. J Cereb Blood Flow Metab,2010,30(6):1214-1225.

[10] 崔世民,只达石,刘梅丽.颅脑影像新技术诊断图谱.北京:人民卫生出版社,2006.

[11] 高培毅,梁晨阳,林燕,等.脑梗死前期脑局部微循环障碍CT灌注成像的实验研究.中华放射学杂志,2003,37(8):701-706.

第 4 篇

医院管理经验谈

第 8 章

缺血性脑卒中急诊溶栓绿色通道的建立及持续改进

——在海口"脑卒中临床研究及诊疗策略高级学习班"上的发言

天津市环湖医院的缺血性脑卒中急诊溶栓工作开展得比较早,通过几年的努力已经取得一些成绩,在此向大家介绍一下,希望可供借鉴,以推动脑卒中筛查与防治工程的实施。

脑卒中目前已经成为常见病之一,在环湖医院尤其明显。我院是以神经内、外科为主的三级甲等脑系科医院,医院大部分资源投入到神经内、外科中,神经内科的住院患者中有60%~80%为脑血管病患者,神经外科有1/3的是脑血管病患者。这类疾病防治对于我院尤为重要,医院从多个方面加强了对这类疾病的管理。从患者入院、住院期间管理到患者出院后随访的整个过程,我们做了系列化地整合,目前在多个环节上已经得到极大优化。患者在急性期送至我院时,符合溶栓指征的进入静脉溶栓通道,不符合溶栓的患者进入卒中单元管理。多学科合作的综合诊疗特色以及以患者为中心的服务理念在我院的卒中单元管理中得到很好地体现。对于发病患者不仅需要神经内科医师进行药物治疗,还有康复医师、心理医师、临床护士、营养师等共同参与救治过程。对于有神经外科手术指征的患者要及时收入或从神经内科转入神经外科,进行包括内膜剥脱、神经介入治疗、颅内外血管搭桥、动脉瘤夹闭、脑血肿清除等相关外科手术治疗。对于出院患者,我院专门开设第二门诊部,每天有常驻医师进行专门的随访和复查。在我院诊治、住院过的患者都可以来院随访,现在每天的随访人次达400多人,同时还在随访门诊内配置了血液化验设施和交费、取药窗口等,以方便患者。

今天主要介绍一下环湖医院近两年开展的急性缺血性脑卒中静脉溶栓工作。很多人关注这项工作是如何开展的,工作的成功开展是整个溶栓团队努力奉献的结果。他们在临床上不断提高技术、改进工作质量,而医院从管理层面整合、搭建平台,改进流程,减少各环节中的限制。我们的静脉溶栓已做到全国乃至世界单个医疗中心例数第一的成绩,如不亲自到医院看一看是无法相信这一事实的。在此将环湖医院溶栓工作的发展历程进行剖析,从医院多学科协作的角度,阐述医院需要为静脉溶栓解决哪些方面的问题,让大家了解我们医院具体开展了哪些工作。

　　环湖医院于2009年开展溶栓工作,进行到20余例时就停止了,原因是连续出现2例脑出血死亡病例,引发医疗纠纷后医院管理层面叫停此项工作,其实目前很多大医院都停止了这项工作。静脉溶栓最早在心血管内科开展,但现在多数医院已经由支架代替了静脉溶栓,而神经内科开展的急性缺血性脑梗死静脉溶栓虽历经多年但发展缓慢,目前仍然停滞不前,甚至是有所倒退。至今全国一年只有几千例,全国静脉溶栓的患者只占缺血性脑梗死住院患者的1.3%。而在欧美国家,有的医疗中心静脉溶栓占缺血性脑卒中住院患者的比例已达10%~20%。国内主要是溶栓过程中所发生的严重并发症制约了这项工作的开展。2010年我们计划重启静脉溶栓时也遇到很大困难,很多人都不建议开展这项工作,几例医疗纠纷就能扰乱正常的工作,这就是严峻的现实情况。但是作为三级甲等医院,专科特色非常显著的三甲医院都不能开展这项工作,那么综合医院以及二级医院的技术推广就无从谈起,对此我们一定要有面对和迎接这个挑战的勇气。

　　患者不敢选择溶栓、医生不愿做溶栓、医院也回避溶栓,说明很多层面存在问题。从患者的角度讲,他们不了解溶栓,有的患者发病后不及时送到医院,甚至是第2、3天才到医院,这说明患者的防病治病知识贫乏,认为早一点、晚一点没关系,能扛到病情好转就不到医院诊治。周边地市到我院就诊时常遇到路途远交通拥挤的状况,院前患者就诊途径不通畅导致很多患者错失诊治机会。而院中存在的问题更为集中、严重,我院有多个神经内科科室,但也无法保证每个患者到院后能得到及时评估,往往是排队等到急诊医生询问时才发现是脑血管病,等候时间长错过了最佳治疗时间。除此之外,检验、核磁和CT等检查排队等候也会耽误一段时间,患者到院时一般都没有带足够的钱交住院押金、医药费等,无法办理住院交费又成为一道障碍。一切符合条件者也有患者及家属听说有严重并发症时不愿意接受溶栓,另外,药物贵也是制约溶栓开展的因素之一。当前面的程序都做完后,真正开始静脉溶栓时,医生又面临极大的考验。溶栓对于医师不只是输入药物的事情,还需要管理心脏、血压、血糖等一系列指标,这些因素对溶栓效果的干扰都很大,对于每个溶栓医师的临床技术要求也很高。溶栓效果不好,患者就会对医院不认可,医院内部员工也会对溶栓治疗产生怀疑。患者发病往往在夜间,但夜间人手少,需要医师加班,也使医护人员很疲劳。

　　以上哪一个问题不解决都会成为开展溶栓工作的障碍。再启动此项工作时,我们必须重新考虑这些问题。经反复研究,我们发现一定要从医院的层面上解决问题,神经内科主任和医师是无法承担溶栓带来的风险的,风险要从医院管理层面化解。对此,我院以医政科牵头,负责院内管理协调,与神经内科、神经外科、检验科、核磁、CT、护理等科室共同成立溶栓小组,让他们了解到医院要启动这项工作,各方面必须鼎力配合。我院最初的溶栓流程是患者到院后由急诊的神经内科医师做初步评估,初步判断为脑血管病后再进行CT检查,检查结果显示没有出血而是缺血而且没有溶栓禁忌时,再安排血液化验检查,结果显示符合各项指征时安排病区医师全面评估,在认为可以溶栓后与患者家属谈话,同意后办理住院手续,医师要从药房取药,最后开始溶栓。我们计算过,整个流程走完需要60分钟以上的时间。这个流程看似没有问题,每个医院开展溶栓可能都要经过这几步,但是其实这样的一个流程实际存在很多问题和不足,如为什么要等CT检查后才血液化验,临床医师会说只有CT检查后才能判断是缺血还是出血,缺血性的才可以进行溶栓,但是血液检查会比CT检查时间

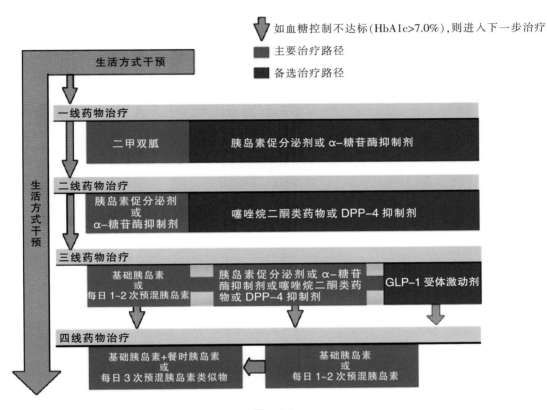

图 1.6.2

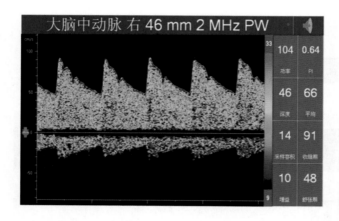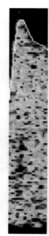

图5.2.3

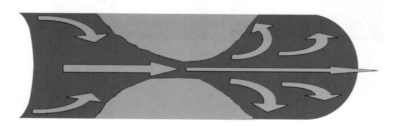

图5.2.4

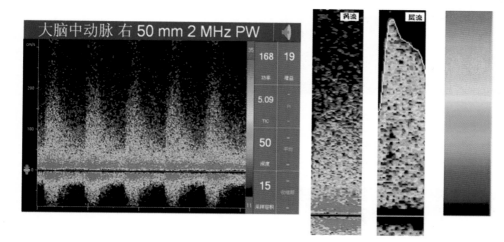

图5.2.5

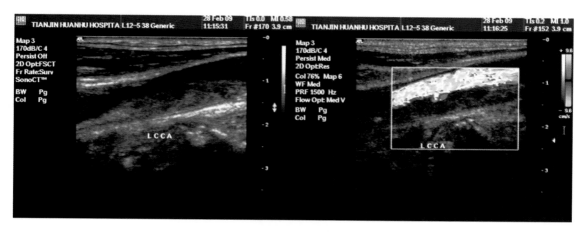

图5.2.28

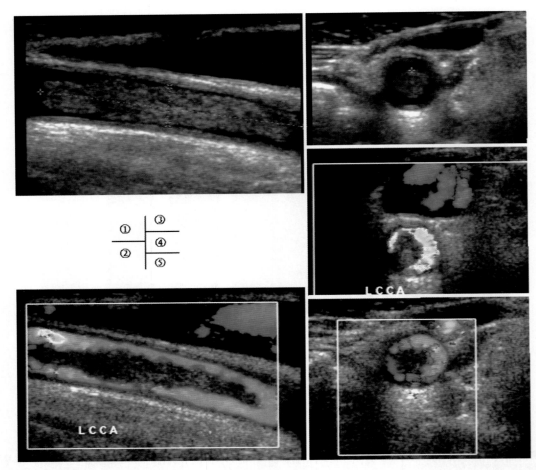

图5.2.30

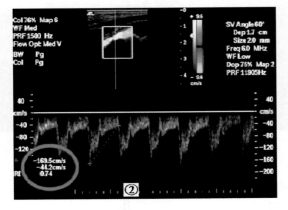

图5.2.33

还长，为什么不在CT检查前抽血以同步进行血液检查免去等待的时间？此外，患者夜间发病的情况多，具体发病时间不明，有失语的患者发病时没有家人在旁边，具体发病情况无法讲清，对于这些患者需要启动多模式核磁评估，这就需要核磁室24小时开放，现在我院有2台核磁每天可以做到150多例的检查，高效率源于夜间仍保持应急状态。所以说医院层面需要整合CT室、核磁室及检验科等多方面资源，只靠神经内科是无法调动这些资源，实现工作顺利开展的。

此外在初步评估上也存在问题，急诊医师的初评认为不符合溶栓时不通知溶栓病区的医师，而不参加溶栓工作的急诊医师对溶栓的认识并不到位，初步评估时有可能出现误判，使得有些患者被漏诊，同时各个神经内科病区轮流做溶栓也易于忽略一些患者，而积极性高的病区安排医师到急诊评估没有固定的诊室和令患者认可的身份，会导致急诊患者的不信任。对此，我们将静脉溶栓的宣传栏和分诊标识张贴在急诊室，设立溶栓初评室由溶栓小组医师首先简单筛选每一位急诊患者，怀疑是急性脑卒中患者时立即同时开出血液化验检查单和CT检查单以缩短检查、检验时间，大大提高了溶栓效率和效果。此外，急诊还设置绿色通道卡，需要溶栓的患者拿到绿色通道卡优先进行CT和核磁检查，缩短等待时间。另外，凭绿色通道卡还可以优先办理入院手续，即使钱不够，医院也为患者开启通道。

我院十七病区是开展溶栓最为突出的科室，2013年全年完成694例，但是医院病床紧张，不可能空床等待溶栓患者，最多时每天溶栓10例，每一例溶栓都有2名医师和3名护士共同负责，同时开通2个静脉输液通道，使用监护仪、量血压、准备导尿、配药等，而所有的这些都是在医院走廊的加床上完成的。早期因走廊上抢救设备无法使用，吸氧仅靠氧气袋。结果因氧气流量不足也导致部分患者溶栓效果不佳。为此医院将功能带等安装在邻近走廊的病房内，以供给走廊加床患者吸氧，使用监护仪、输液泵等抢救设备，改善了急救的条件，使患者得到应有的救护。但是随着患者逐步增多，走廊排满加床后影响正常的秩序，容易引发住院患者的不满。针对这一情况，医院又将一间容纳9张床的监护室专门划作十七病区溶栓使用，在硬件条件提高的情况下，十七病区将月100例的溶栓记录提高到月142例。另外，脑梗死患者送院救治多在夜间或午间，而此时医护人员最少，护士不仅要做溶栓准备，有的还要临时到药房取溶栓药，往往每天要多次奔波于取药途中，有时患者家属带的费用不足，还要行政值班人员批准后方可取药，浪费了宝贵的溶栓时间，对此医院及时改进流程，每天将3人次药品备在科室，不需临时取药，大大节约了时间，现在病房每日备药已达7人次。

去年国际静脉溶栓指南出台后，认为TIA患者也适宜溶栓，但是这类患者往往自己认为情况不严重，不容易接受溶栓，咨询医院的其他医师时得到的答案也是不用溶栓，输注其他治疗药物就可以，但是有些情况下，患者第二天就出现瘫痪的状况，这种事情在我院发生过多次。患者信任医院内医师们的建议，但是现实情况是有的医师没有跟上最前沿的技术进步，在给患者咨询时会存在偏差。为此我们组织全院范围的培训，请张佩兰主任和安中平主任为大家讲解培训，普及溶栓指征和溶栓的最新研究动态及脑卒中防治知识，让全院知晓溶栓工作的意义。溶栓不仅需要流程合理，因病情危急，随时出现血压极高、极低的波动和血糖的极度波动，这些都考验着溶栓医师的救治水平。通过溶栓的开展，促进了医师们钻研、解决溶栓过程中的紧急情况，锻炼了队伍，增进了知识，不断地改进救治水平，目前我院很多开展溶栓工作的医师都已总结出控制血压、使用强力降压药如硝普钠等的经验,总结出控制血糖水平的宝贵经验,使溶栓过程容易出现的多种问题得到有效的控制。近半年多来,我院溶栓几百例,没有发生大出血等恶性并发症。目前我院的溶栓死亡率已降至低于3%的水平,在国内处于领先水平。

解决了管理层面的问题后,医院还承诺因为溶栓导致的纠纷由医院负责协调,因为出现问题后临床医师压力极大,还要面对患者纠纷,降低医师工作积极性。但令人欣慰的是溶栓工作重新启动以来至今还没有引发任何一例纠纷。同时医院设立溶栓单项奖励金,每做一例溶栓单独为溶栓小组发放单项奖金,鼓励大家的积极性。我院现对外承诺患者到院后45分钟内能够开启溶栓,实际上很多患者20~30分钟就已用上溶栓药物。2013年全院共完成713例溶栓,其中694例是十七病区贡献的。自开展溶栓以来到2014年2月,十七病区共收到124面锦旗,60封感谢信。感谢信不同于红包,是患者自愿的、发自肺腑的感谢和感激。每一面锦旗的背后都有一个令人感动的故事,如有的患者是外地出差来津的,既没有家属在身边也没带多少现金,等检查完毕需要开启溶栓时,患者已不能签字同意溶栓,而医院从患者生命至上的角度出发在为其录音并摁手印后直接溶栓。有的老人,子女在国外,身边没有家属为其签字,医院在确认后,仍能在此次情况下为其溶栓。还有的患者一听溶栓药费七八千元,当时就质疑医院和医师是在推销药品拿回扣,但当他们看到医护人员紧张有序的陪检、跑步帮助其办入院手续、转运患者时,当患者大小便失禁连身边的儿女都嫌脏,而看到我们的医护人员及时为其清理的实际行动时,有些家属感动地说在环湖医院住院后对医护人员的认识、对医院的认识得到了根本的改变。溶栓以后,患者偏瘫、失语得到全面恢复,更使患者及家属感激涕零,甚至在有出血等并发症或大的栓塞溶不开病情恶化时,家属也表示充分理解,他们认为医院尽力了,他们作为家属已经没有遗憾了。更使我们感动的是有一次护理人员偶尔出现输液错误时,家属都无条件原谅了我们。医患之间的互信,大大改善了医患关系,至今为止,溶栓患者还没出现过医疗纠纷,这在国内医患紧张的大环境下,使我们感到无比欣慰。现在我们将收到的锦旗挂到科室走廊里,让更多的人了解我们溶栓工作的成绩,让更多的患者认可并信任我们。

此外我们还借助媒体的力量,加大宣传,很多患者说是看到我们做的节目才了解到发病后及时送至医院的重要性。同时还通过对辖区内的医院开展培训、在脑卒中大会做报告讲解,早期到周边各省市巡回宣讲等多种措施,大大提升了医院的知名度,普及了对溶栓的重要性和紧迫性的认识。2013年有一百多家基地医院的272名学员参加我院组织的脑卒中高危人群筛查与防治新技术推广项目培训班,内科诊疗技术有一百多人参加,今年的第一期培训班已经开始有87人报名参加。我们的工作得到同行的认可,也取得了良好的社会效益,引起了市级领导对我们的关注和关心,业内专家也给予我们高度评价。

截至2015年2月,我院已开展溶栓近1000例,其中很多成功的溶栓患者免去了偏瘫失语,挽救了众多的家庭,积聚了极大的社会正能量。为使广大患者能够尽早地回归正常生活,我们将继续努力,不断提高技术,也欢迎更多同仁加入这一行列,共同为脑卒中防治工作做出贡献。

(王金环)

第 9 章

多学科协作下脑卒中病房管理

我国脑卒中的危害不仅严重地威胁着患者的生命,更可怕的是可能造成患者严重致残,影响自理生活能力和生存质量。脑卒中也称脑中风、脑血管意外,是由于脑血管缺血或出血引起的脑损害,具有发病率高、致残率高、病死率高的特点,至今尚无任何一种灵丹妙药能使损伤的脑组织功能得到恢复,也无一种单一的技术可以有效地解决卒中患者的全部问题。

最新医学资料表明,我国脑卒中每年新发病例150万,每年死亡人数近100万,重度致残率40%,每12秒钟有一位脑卒中新发患者,每21秒钟有一人死于卒中,每年造成的直接和间接经济损失高达数百亿元,已成为重要的公共卫生问题,给患者及其家庭和社会带来沉重的医疗、经济和社会负担。

随着我市老龄人口的快速增加,脑卒中的发病率呈持续上升态势。以我院2011年临床调查资料为例:75岁以上年龄组发病率为65~74岁组的1.6倍,为55~64岁组的4倍,为45~54岁组的8~9倍,为35~44岁组的30~50倍。三四十岁的中年人脑卒中发病率已占临床的3%~4%,该病已呈现低龄化趋势。

脑卒中管理存在不容忽视的问题

我院作为国内少数几家大型神经内外

科三级甲等专科医院之一,500多张神经内外科病床中收治的脑血管患者约占一半。虽然在2010年初就被天津市卫生局首批推荐为脑卒中防控基地医院,但对脑卒中的管理方面依然存在着一些不容忽视的问题,除一两个病区采用卒中单元管理救治效果显著外,多数医师和神经内外科病区均不把该病作为自己临床和科研的重点,导致入住神内科的一些患者多次发病,反复入院治疗,在神内科输液,好转出院,再发病,再住院。在神内科住院而需外科手术治疗的患者不能得到神外科医师及时会诊和处理,有的患者甚至因多次住院未能好转,改到外地医院治疗,甚至有的神内科医师还主动劝说患者到外地医院治疗而不是请本院相关医师诊治。即使是神外科的患者,如动脉瘤患者,若首诊医师擅长动脉瘤夹闭术,则为患者提供开颅动脉瘤夹闭术,若医师擅长栓塞术则劝说患者接受血管内介入治疗手术,若这两种手术均不适用,有的医师还能采用颅内、外血管搭桥手术为复杂动脉瘤和严重栓塞患者提供服务,但往往这些患者却流失到外地医院,甚至有些患者从环湖医院出院,辗转多家外地医院后被外地医师介绍回环湖医院,去找相关医师诊治。有些神外科医师对脑出血患者救治积极性不高,主因在于进行血肿清除后,患者长期昏迷卧床,醒后留有残疾,导致住院时间长，住院期间的护理强度大，一旦稍有疏忽，容易引起医患关系紧张。

多学科协作下脑卒中病房管理

为了显著提高卒中患者疗效，降低致残率和死亡率，改进卒中预后的治疗和康复现状，有效地提高患者的生存质量，解决脑卒中的管理方面存在一些问题，2011年起，我院推行了综合性脑卒中管理新模式，即实行多学科协作下的卒中病房管理，从患者入院治疗延续到出院后的社区医疗，形成了卒中管理的社会化系统工程。

目前卒中病房管理的模式已在我院6个神经内科病区推广，按照该模式，脑卒中患者入院后，即接受国内外多种量表进行评价，医师按照患者病情选择适当的治疗药物，同时早期即有康复医师介入，对需要康复治疗的患者进行评价和治疗，必要时心理医师也早期介入评价和心理干预，护士也在第一时间进行护理学的评价和护理方案的制订，营养师则根据患者的病情和需要制定营养膳食。所有这些干预和评价均录入到脑卒中数据库。患者在住院期间连同家属，还能通过健康讲堂得到健康师有关脑卒中发病高危因素预防方面的知识，出院后3个月、半年、一年及两年等均要定期电话随访，建立专门的随访门诊，接待来医院的随访患者。针对行动不便的患者实行入户随访，随访资料也纳入数据库管理。通过这种管理模式的运作，患者在卒中病房的住院治疗效果好于普通病房，家属对医生及医院均有很高的依从度。

多学科协作不仅表现在病房管理方面，还凸显在神经内外科的联合查房和联合会诊机制的建立上。重点实行定期的神经内外科医师联合会诊，还有影像、超声科、电生理科等相关医师参加。通过联合会诊为患者选择最佳的治疗手段，避免了反复药物治疗，使部分通过药物治疗无效的患者，能及时得到相应的手术治疗。神经内外科的医师合作，不仅避免了患者的治疗效果受个别医师的专业和技术水平的影响，还使大量的卒中患者得到有效的手术治疗。

2011年底，我院临床统计数据显示：患者的病死率比普通病房下降了15%，致残率下降了35%，平均住院时间缩短了25%，治疗药品费用下降40%~70%，极大地提高了患者的生活自理能力，改善生存质量，通过推行卒中病房规范化管理模式，两个病房出院的脑卒中患者复发率从22.3%下降至6.85%，多学科的合作，患者对神经内外科满意度达到90%以上。同时，多学科协作模式杜绝了一些神外科医师由于受专业技能所限随意让患者转院的做法，使住院患者不出相关科室即得到合理治疗，还遏制了神经外科医师之间的不良竞争，体现了以患者为中心的医疗服务理念。

从卒中病房管理延续到社区医疗

2010年12月，我院被列为卫生部脑卒中筛查与防治基地和卫生部脑卒中防控培训基地。作为基地医院，必须有利于本地区的脑卒中防治工作的开展。针对我市脑血管病的发病率骤升态势，在实行院内脑卒中病房管理的基础上，2011年，我院与河西区卫生局联合启动脑卒中筛查与防治工程，在广大居民中普及脑卒中一级预防知识，提高知晓率，大力推广健康的生活行为方式，有效遏制脑卒中增长势头，节约并控制医疗费用等资源，共同撑起保护百姓的健康屏障。

具体做法是：我院以河西区为试点，充分利用本院医疗技术资源，帮助该区在12个社区卫生服务中心开设了脑卒中科室，对该区社区医师进行为期一个月的专项培训，凡在12个中心就诊的患者，经社区医师初步筛查诊断列为脑卒中筛查对象，由社区医师为其建立个人档案,由我院神经内科医师对12个中心筛查出的脑卒中患者进行会诊和干预治疗,每季定期随访,每年体检,形成了覆盖全区的社区居民脑卒中筛查和防控网络体系。

在脑卒中筛查和防控网络体系中,所有社区居民的档案将被分为两级,防控网络将分级别对其进行免费预防管理。一级预防主要针对未发患者员,这部分人群主要包括患有高血压、糖尿病、心脏病、心血管病等慢性病患者以及有脑卒中家族病史的人群。二级预防是指建档人员为曾患有脑卒中疾病的人进行健康教育、饮食指导、心态调节等行为干预,帮助居民特别是高危人群科学预防脑卒中疾病。

在脑卒中筛查与防治网络建成后,我院向该区12家社区卫生服务中心开放检查权,即市民可以拿着社区医院医师开的检查单直接到环湖医院的检查科做脑卒中筛查。我院设有专属脑卒中的病区和专家组,如果社区内有患者发病,患者可由社区医院直接转诊到环湖医院住院部,不需要排队挂号。

综上,通过建立脑卒中筛查和防控网络体系,不仅使患者得到及时合理的救治,减轻了经济负担,且对于我院自身的学科建设也是一个推动,通过该体系的建设,神经内外科实力增强,影像、超声科等相关学科得到发展,多学科之间的协作得以强化,医院发展步入快车道。

(王金环)

第 10 章

医院——脑卒中筛查与防治的生力军

脑卒中筛查与防治是我国一项重大的国民健康促进工程。到目前为止,全国已经建立近306家基地医院。包括部队医院18家、中医医院5家。基地医院怎样履行职责,提高脑卒中筛查和防治的效果是每个医院所面临的实际问题。天津市环湖医院通过周密部署,精心组织,在全国脑卒中筛查与防治工作中取得了一定的成绩。

领导重视,制定相关责任制度

医院领导充分认识到脑卒中筛查与防治基地医院建设工作的重要意义,切实加强组织领导,实行一把手负责制。由院长担任组长,统筹全局,确保推动整个基地医院建设过程中各项工作进度的开展。同时,成立医疗副院长为副组长,医政科、神经内科、神经外科、超声科主任等共同参与的卒中筛查与防治领导小组,并确定领导小组的工作职责,推动脑卒中筛查与防控工作的深入开展,将工作落实到位。

此外,由上级主管部门牵头成立脑卒中医疗质量控制指导中心,从而站在更高的角度整合资源,协调发展,指导整个市、局筛查的工作。局级卫生系统可以将项目实施作为维护人民群众生命安全、身体健康和医疗卫生事业发展的重要抓手,突出卫生行业"重

民生,务实效"的优良传统和作风。

搭建平台,开发信息化管理系统

基地医院制定严格的管理规范,注重信息收集上报工作力度,夯实循证医学基础。按照国家卫生计生委脑卒中筛查与防治工程办的要求,实行卒中单元管理,着力加强信息化建设。首先研发卒中单元数字化管理软件以及相应的数据库,建立卒中临床随访及研究平台,并指定责任心强、技术过硬的信息管理员,专门负责信息上报工作。同时,积极开发筛查住院患者的数据库接口,整合PACS、LIS等资源以减轻基地医院收集数据的劳动强度,提高数据质量并减少数据录入错误。作为国内脑卒中单元医疗模式和示范病区,环湖医院从2005年5月至2012年,累计卒中单元数据库入库患者总共将近22 800人左右,在国内首家开发与国家数据库平台接口程序并成功上传数据。

整合资源,建立多学科协作机制

在基地医院建设中,要进一步引导各级医疗机构和医护人员转变观念,打破传统的"重治疗、轻预防"服务模式,落实"防治关口前移"的健康教育模式,鼓励多学科、多层

次、多领域的合作,建立防治结合的规范化基地医院工作模式。

1.推行综合性脑卒中管理新模式,即实行多学科协作下的卒中单元管理,从患者入院治疗延续到出院后的社区健康管理,形成了卒中管理的社会化系统工程。同时,建立神经内外科联合查房制度、会诊制度及双向转诊制度。对于反复发作的脑卒中患者,通过及时会诊为患者选择最佳的治疗手段。

2.对于缺血性脑血管病防治,设置整套溶栓机制。由医政科牵头,整合急诊科、影像科、检验科、神经内科、神经外科,组成静脉溶栓专业小组,制订急性脑卒中诊疗流程,开通绿色通道流程,实行溶栓患者检验"零排队",24小时为患者提供CT、MR检查服务,从入院评估,到多学科专家会诊,再到接受治疗,医院为患者建立了贯穿始终的绿色通道。有了这个绿色通道后,整个过程不超过45分钟。

3.对神经外科以外的相关科室人员进行脑血管介入治疗、脑血管搭桥术、颈动脉内膜剥脱术适应证、新技术进展培训,提高医院整体防治意识,减少漏诊和误诊率。

积极开展神经外科脑血管病治疗技术创新

2009年6月完成了天津市首例颈外动脉-桡动脉-大脑中动脉高流量脑血管搭桥手术,目前已经能够完成高、中、低各种流量的十余种颅内外搭桥手术,已经完成搭桥手术300余例,无论技术水平、治疗数量均处于国内领先地位。并承办中国医师协会神经外科分会"全国首届脑血管病搭桥手术研讨会"。

针对国人颈部短粗、颈动脉壁薄等特点,研发了适合中国人特点的"Y"切口和新型手术缝合方式,并将显微手术操作技术引入颈动脉内膜剥脱术。内膜剥脱手术从每年10多例增长到40多例,预计今年能完成近100例该手术。至今为止,尚未发生死亡及严重并发症病例。

针对颅内静脉窦血栓,开展抗凝、系统性静脉溶栓、静脉窦内置管接触性溶栓技术,处于国内领先地位,并与国内主要神经疾病诊疗中心专家共同起草了相关诊疗的中国专家共识。

发挥优势,开展规范化指导培训

脑卒中筛查与防治医师队伍技术水平的高低直接影响到筛查质量,更是筛查结果成败的关键环节。基地医院需要点面结合,不仅对本地区的社区和农村医疗服务人员进行脑卒中筛查和干预技术培训,还作为主要单位承担起全国脑卒中筛查与防治内科诊疗技术、介入诊疗技术、颈动脉内膜剥脱技术、影像诊断技术、超声诊断技术培训。我院已经面向全国开办2期培训班,来自全国10多个省市的近百人参加培训。此外,还应为了更好地引领本地医院积极参与这项民心工程,承担起相关的脑卒中高危人群筛查和干预项目相关会议、沙龙的策划、承办、组织工作。

为了让更多的医院更快地融入工程工作,基地医院对网络医院的医师进行卒中防治的培训,通过培训控制每个环节,来保证筛查的质量。同时还开展脑卒中跨地区交流活动,组织包括主管业务副院长、神经内科、神经外科、影像科、超声科、医务科、科教科共10位高级职称医师兼科主任人员组成"脑卒中筛查与防治专家团",赴周边医院、其他省市等多家医院进行脑卒中学术讲座和交流,促进了当地医院脑卒中防治水平的提高。

注重掌握多种脑血管病外科防治技术复合型人才的培养,鼓励本院的神经外科医师尽可能地同时掌握血管介入、血管搭桥、颈动脉内膜剥脱术、开颅动脉瘤夹闭术等技术,在完善本人医疗技术结构的同时,更好地根据患者病情的需求来选择适宜的手术方式,尽量避免医师根据自己所掌握的技术来选择手术方式。

全面覆盖,构建防治网络体系

各基地医院重视卒中防治体系的构建,充分依托"脑卒中筛查与防治工程"平台,以点带面,联合区域性一、二级医院,形成分布较均匀、覆盖广泛的脑卒中筛查与防治网络体系,在卒中单元成立初期便在农村和城市社区展开脑卒中的社区防治工作。除积极建立当地社区、周边区县固定或流动的脑卒中筛查服务点外,还将卫生局联网社区卫生服务中心列为首批基地网络医院,将脑卒中筛查与防治引入公共卫生项目,形成覆盖全区的脑卒中筛查与防治网络。凡是在网络医院就诊的患者,经社区医师初步筛查诊断列为脑卒中筛查对象的,都将进入基地医院的脑卒中数据库。

内外结合,打造全方位宣教格局

为进一步提高群众脑血管病防治知识的知晓率,倡导健康生活方式,实现脑血管病的早预防、早诊断、早治疗,基地医院需要内外宣传并重,利用电视、报纸、专题网站、讲座等多种宣传形式,努力打造立体化、全方位、广覆盖的脑血管病宣教格局。针对住院患者及家属,按时定期开展以卒中健康宣教为主题的健康科普讲座,为患者及家属讲解脑血管病的健康教育知识。为惠及更多的群众,使脑血管病的预防和防治走进百姓生活,组织专家接受电视台专访,通过电视节目录制关于脑卒中防治的专题访谈,让专家也走进直播间,以生动的语言、具体的事例,为百姓重点讲解一些二级预防的知识。利用纸质媒体的健康专栏形式,进行脑血管病的

健康宣教,倡导健康方式,远离脑血管的袭扰。借助网络平台,专家做客网站健康访谈栏目,介绍了脑血管病的防治知识,为群众进行健康生活行为指导,提高了公众脑血管病防治意识。

跟踪随访,降低患者复发率

卒中单元管理平台上的患者都应纳入跟踪随访的范围。所以基地医院需要专门设立随访门诊,病房所有的副高级以上的医师定期排班下去参加门诊随访,接待所有来访的患者。在患者的随访过程中,重点对高血压、糖尿病调脂药物以及一些行为学进行指导,包括戒烟、戒酒、饮食习惯。针对具体的患者来制订一些具体的饮食习惯,指导患者进行一些运动,加上合理的服药,让其血压达标、血糖达标、血脂达标,以期达到二期预防的目的,使患者的复发率明显下降,这是卒中单元随访的主要目的。

加强科研,提高脑卒中研究水平

基地医院积极开展卒中科研,一方面,通过科研提升医院整体实力水平,并将科研成果有效转化于脑卒中的防治与临床诊治之中;另一方面,借助科研与世界上最先进、最尖端的脑卒中研究接轨,提高脑卒中筛查、干预和防治的综合水平。以我院为例,完成如下科研情况:

2012年环湖医院申请并获批天津市科委科技支撑计划重点项目"脑卒中的早期防治与临床诊治规范化研究",经费100万元,并获得卫生部脑防委组织的天津市脑卒中筛查与防治项目经费60万元,已经按照要求完成了近1.3万高危患者的筛查任务,并且将所得数据补充进入我院卒中单元数据库。同时获得卫生部脑防委15万元脑卒中关键防治技术项目培训经费,用于培养我院相关技

术人员,为天津市农村和社区脑卒中筛查与防治工作提供更好的服务。

惠及民生,救助贫困脑卒中患者

在开展脑卒中高危人群筛查和干预试点项目工作过程中,做好贫困脑卒中患者的诊治救助工作,为降低我国贫困脑卒中患者经济负担、减少"因病返贫"、"因病致贫"等现象,维护广大贫困脑卒中患者的健康权益做出贡献。我院自2011年起,利用第一批救助资金100 000元(其中50 000元来自卫生部经费,50 000元来自我院资助),共救助脑卒中高危人群48例。

国家卫计委脑卒中筛查与防治是一项重大的国民健康促进工程,是一项利国利民惠院的民心工程。需要政府、医院、医生、百姓、社会五方共同努力,在卒中防治的道路上,同心同德、携手并进,实现卒中防治"中国梦"。

(王金环)

索 引